外科疾病
诊治基础与临床进展

李学礼 丁 凯 贺 伟 田晓娟◎主编

世界图书出版公司

图书在版编目（CIP）数据

外科疾病诊治基础与临床进展 / 李学礼等主编. --
北京：世界图书出版公司, 2022.9
ISBN 978-7-5192-9743-5

Ⅰ.①外… Ⅱ.①李… Ⅲ.①外科—疾病—诊疗
Ⅳ.①R6

中国版本图书馆CIP数据核字(2022)第154818号

书　　　名	外科疾病诊治基础与临床进展	
（汉语拼音）	WAIKE JIBING ZHENZHI JICHU YU LINCHUANG JINZHAN	
主　　　编	李学礼　丁　凯　贺　伟　田晓娟	
总 策 划	吴　迪	
责 任 编 辑	韩　捷	
装 帧 设 计	张萍萍	
出 版 发 行	世界图书出版公司长春有限公司	
地　　　址	吉林省长春市春城大街 789 号	
邮　　　编	130062	
电　　　话	0431-86805559（发行）　　0431-86805562（编辑）	
网　　　址	http://www.wpcdb.com.cn	
邮　　　箱	DBSJ@163.com	
经　　　销	各地新华书店	
印　　　刷	吉林市京源彩印厂	
开　　　本	787 mm×1092 mm　1/16	
印　　　张	28	
字　　　数	681千字	
印　　　数	1—1 000	
版　　　次	2022 年 9 月第 1 版　　2022 年 9 月第 1 次印刷	
国 际 书 号	ISBN 978-7-5192-9743-5	
定　　　价	108.00 元	

编委会

前　言

　　外科学是现代医学的一个科目，主要研究如何利用外科手术方法去解除病人的病原，从而使病人得到治疗。外科学和所有的临床医学一样，需要了解疾病的定义、病因、表现、诊断、分期、治疗、预后，而且外科学更重视手术的适应证、术前的评估与照顾、手术的技巧与方法、术后的照顾、手术的并发症与预后等与外科手术相关的问题。

　　本书详细介绍了各类外科疾病的诊断、治疗方法及应注意的问题，具有极强的实用性和操作性，主要包括胸心外科疾病、肛肠外科疾病、肝胆胰外科疾病、神经外科疾病、血管外科疾病以及骨外科疾病，此外还增加了临床外科危重症救治、常见外科手术麻醉及常见外科疾病护理内容。本书内容翔实丰富，观点新颖，结构严谨，论述全面系统，突出介绍了外科学新知识、新理论、新技术及新方法，是实用性很强的关于外科疾病诊疗的医学著作，可供外科医师参考阅读。

　　由于编写时间仓促，书中难免有遗漏或不足，敬请广大读者提出宝贵修改意见，使之不断完善，并致谢意。

目　录

第一章

胸心外科疾病

第一节　贲门失弛缓症

一、病因及发病机制

（一）病因

贲门失弛缓症的病因迄今不明。一般认为是神经肌肉功能障碍所致。其发病与食管肌层内肠肌（Auerbach）神经节细胞变性、减少或缺乏以及副交感神经分布缺陷有关。神经节细胞退变的同时，常伴有淋巴细胞浸润的炎症表现，或许病因与感染、免疫因素有关。

（二）发病机制

贲门失弛缓症是最为常见的食管动力障碍性疾病，其主要表现为食管蠕动的缺失以及食管下括约肌的松弛缺陷。早在 1674 年，英国的解剖学家首先描述了该疾病，并成功地使用由鲸鱼骨制成的扩张器进行了治疗。1881 年，学者提出，该疾病可能是由食管痉挛所致，并将其定义为贲门痉挛。而在 1927 年，通过钡餐造影研究发现，该疾病其实是一种食管肌性组织的松弛缺陷，并最终将其命名为 Achalasia，意为"失弛缓"。

组织学研究发现，在贲门失弛缓症患者的食管肌间神经丛往往存在神经节细胞的缺失以及神经纤维化现象。进一步的免疫组织化学研究发现，贲门失弛缓症患者的抑制性神经递质如血管活性肠肽（VIP）和一氧化氮（NO）等减少甚至缺失，从而导致抑制性神经元功能减弱，并最终影响食管下括约肌的松弛。随着研究的深入，越来越多的证据表明贲门失弛缓症的产生可能是由于某种感染性事件激发了针对抑制性神经元的自身免疫反应。以往的多个研究显示贲门失弛缓症与 HLA-DR、DQ 等位基因密切相关，尤其是在携带 DQA1 0103 和 DQB1 0603等位基因的贲门失弛缓症患者中发现存在特异性的抗神经元抗体。通过发现，在感染 HSV-1 病毒后，该病毒可持续存在于食管的神经元中，并诱导细胞毒性 $CD8^+$ T 淋巴细胞浸润以及抗神经元抗体的产生。

二、临床表现

贲门失弛缓症患者的临床表现多由食管乏蠕动和食管下括约肌松弛不全而引起的食管腔内食物滞留所致。由于患者对吞咽困难的耐受程度不同以及就诊时的疾病严重程度不一，因此贲门失弛缓症的临床表现也存在较大的差异。

吞咽困难是最为常见的症状,约97%以上的患者存在,呈间歇性发作并逐渐加重。与食管恶性肿瘤所致吞咽困难不同的是,贲门失弛缓症患者在进食固体和液体食物时均有表现。约75%的患者存在未消化食物反流症状。11%～46%的患者由于食物反流而导致夜间误吸,表现为夜间阵发性咳嗽,严重者可引起吸入性肺炎甚至肺脓肿。约40%的患者会有胸痛表现,且多存在于40岁以下的年轻患者,在疾病进展而出现食管扩张后该症状可逐步缓解。在食管扩张后并刺激迷走神经纤维时,患者可出现呃逆症状。当宿食发酵产生酸性物质时,患者可有胃灼热感,且该症状不能通过口服质子泵抑制药缓解。由于长期的进食困难,约58%的患者可表现为体重逐步下降。此外,尚有学者报道,在部分贲门失弛缓症患者中同时存在胃酸分泌障碍、胃排空延迟以及胆囊功能异常等表现,与迷走神经切除术后症状类似,推测可能为迷走神经的部分神经节细胞受损所致。

贲门失弛缓症患者若不及时治疗,可出现严重的远期并发症,如食管下括约肌压力持续增高可继发食管憩室、长期的反流误吸所致的间质性肺炎、食管极度扩张可产生气道阻塞症状以及长期的宿食刺激可导致食管鳞癌。因此,对于贲门失弛缓症患者而言,尽早发现尽早治疗尤为重要。但由于贲门失弛缓症的早期症状不典型,甚至对于某些症状典型的患者亦会被临床医师所忽视,有文献报道该类患者平均在发病4.6年后方能确诊,需引起重视。

三、诊断及鉴别诊断

(一)诊断

1.病史

有本病的症状和体征,但开始时症状不明显,病情进展缓慢,可突然发生。

2.X线检查

(1)胸部X线平片:有时可见扩张的食管,胃内气泡消失。有肺部炎性改变时可见肺野改变。扩张明显的食管在后前位胸片上见有纵隔影增宽或有液平面。侧位片上见有气管前移。

(2)食管钡餐检查:对食管扩张明显或有大量食物残渣者,造影前应插管冲洗食管。失弛缓症的食管钡餐检查,特征为食管体部蠕动消失,吞咽时远端括约肌无松弛反应,典型表现为钡剂在食管胃接合部停留,该部管壁光滑,管腔狭窄呈鸟嘴样改变,食管体部直径可自正常至明显扩张。失弛缓症中食管扩张的严重性可分为3级。1级(轻度):食管直径＜4 cm;2级(中度):食管直径4～6 cm;3级(重度):食管直径＞6 cm。食管可弯曲呈S形,食管内充满钡剂,靠重力作用使下端括约肌开放,小量流入胃内,吸入亚硝酸异戊酯可使食管远端开放。

3.食管镜检查

主治医师最好参与食管内镜检查,目视病变性质、程度,对术前准备亦有帮助。

钡餐检查后应施行食管镜检查,以排除食管器质性病变或合并癌,镜检见到食管扩张,贲门部闭合,但食管镜通过无阻力。有时可见有阻塞性食管炎的表现,如黏膜充血及增厚,黏膜溃疡及血斑,结节增生性斑块或息肉样改变。可能时将内镜通过食管远端括约肌检查胃部,以排除外因胃癌出现的假性失弛缓症。食管镜检查前3天对食管扩张明显及有食物残渣者,应下胃管充分冲洗,改用流质饮食。扩张、弯曲的食管在镜检时有发生穿孔的危险,应予注意。

贲门失弛缓症患者行食管镜检查的适应证:①临床症状及 X 线检查不能确诊者。②有可疑其他食管良、恶性疾病者,特别是可疑有癌变或合并癌者。③单纯采用食管镜下扩张术者。④黑勒贲门肌切开术后诊断有反流性食管炎者。

4.食管测压

检查前应做食管钡餐 X 检查及清洗食管。食管测压检查有助于失弛缓症的诊断。测压所见常很典型,尤其是食管扩张不明显需与食管痉挛相鉴别时。

失弛缓症的测压特征是:①食管内静息压(正常在大气压以下)高于正常,约等于胃底内压力(2.7 kPa,20 mmHg)。②吞咽时食管体无蠕动性收缩性反应,常可见到非蠕动性低振幅(低于 6.7 kPa,50 mmHg)收缩。③吞咽时食管下括约肌不松弛或松弛不良。④食管平滑肌对胆碱能药物有超过敏作用,如注射氨甲酰甲胆碱(乌拉胆碱),可使食管内压力上升。但有时出现假阳性,如远端有浸润性肿瘤的患者;在食管弥漫性痉挛病例中,有时亦同样出现阳性效果,故此项试验的价值可疑。

5.闪烁图检查

应用放射性核素闪烁图检查食管,可以对食管功能不良程度进行定量检查及检查治疗的反应。方法是吞咽液体或固体放射性标记 ^{99m}Tc 胶体硫,进行单次或多次吞咽,吞咽开始后间歇进行伽马计数,数字储存于计算机内。从计算机资料画出清除曲线就可定出一次或多次吞咽中清除时间及清除曲线。其特征是:①吞咽第一口时,液体团通过延迟,全部有潴留;②食团在食管远端平均每隔 3 秒间歇来回有摆动(正常人饮水时可在 1 秒内完全通过食管。食团摆动及明显潴留是失弛缓症的特性)。

（二）鉴别诊断

1.食管弥漫性痉挛

该病又称非括约肌性食管痉挛,也称假憩室或节段性痉挛,为一种不明原因的原发性食管神经肌肉功能紊乱疾病之一,多见于中年人或有神经质的女性。国人较少见。有的患者无任何症状,而有症状者常为阵发性胸骨后疼痛,并放射到背、颈部,个别患者可向耳后及前臂放射,类似胆石症及心绞痛。疼痛发作与饮食无关。有些患者在疼痛发作时伴有程度不同的吞咽困难。无特殊阳性体征。食管 X 线造影显示食管中 2/3 部分呈节段性痉挛收缩,无食管扩张现象。发作时食管钡剂造影有较多的蠕动波,呈念珠状。有的食管造影又很像憩室,因此又有称其为痉挛性假憩室病。有时见真性憩室或合并食管裂孔疝和胃、十二指肠溃疡存在。食管大小正常。食管镜检查食管黏膜正常,器械通过无障碍。食管测压显示食管体内有重复的同时性的收缩,下端括约肌有正常弛缓功能。治疗多采用保守治疗,但亦有主张行肌层切开(主动脉弓下缘直至胃底)的报告。

2.贲门癌

出现假性失弛缓现象,患者有吞咽困难症状。X 线检查食管体有扩张,远端括约肌不能松弛。测压食管体部无蠕动及食管远端括约肌不松弛。食管镜通过该处有困难。最常见的原因是贲门部肿瘤浸润,大多数活检可确诊,但有时需探查才能确诊。

3.食管硬皮病

各种结缔组织疾病如系统性硬化病、系统性红斑狼疮、多发性肌炎等均能合并食管运动障碍。这些疾病一旦累及食管时，能引起食管平滑肌及纤维组织萎缩。出现食管远端一段无蠕动。食管受累先于皮肤硬皮病的出现。食管测压近端可出现正常蠕动波，而远端括约肌常呈无力，但松弛正常。在周围性神经疾病中如糖尿病及系统性硬化病患者中，亦可见到食管无蠕动性异常。

4.精神性贲门失弛缓症

本症多见于年轻有神经质的人。症状很像贲门失弛缓症。X线检查时很少有食管扩张，亦有第三收缩波和鸟嘴状的贲门。食管镜检查常属正常。

5.老年性食管

该病多见于老年人，老年人中食管运动功能紊乱是由于器官的退行性变在食管上的表现。与贲门失弛缓症在鉴别上有3点：①老年性食管多为年过80岁者。②缺少贲门失弛缓症的食管扩张及贲门改变。③食管腔内测压检查贲门和食管静止压不增加。

6.迷走神经切断后吞咽困难

经胸或腹途径切断迷走神经后能发生吞咽困难。高选择性迷走神经切断术后约75%的患者可发生暂时性吞咽困难。大多数情况下手术后6周症状可以逐渐消失。X线及测压检查中，可见到食管远端括约肌不能松弛及偶然无蠕动，但很少需要扩张及外科治疗。与贲门失弛缓症鉴别主要依靠病史。

7.食管美洲锥虫病（Chagas病）

本病系南美洲的一种寄生虫病。这种寄生虫病常累及全身平滑肌，而引起巨食管、巨胃、巨十二指肠、巨空肠、巨结肠及巨子宫等。Chagas病从小儿时期就开始发病，分急性及慢性阶段。慢性阶段能持续30～40年以上。急性阶段是从昆虫咬伤后，伤口感染而发病，临床上有发热、肌肉痛、食欲缺乏、肝脾肿大和全身水肿症状。寄生虫经血侵入人体后，则使全身平滑肌产生Chagas病。有研究认为锥虫侵犯平滑肌内释放神经毒素破坏了肠肌神经丛（Auerbach神经丛）的神经节细胞，因此患者常在急性阶段死亡，幸存者则进入慢性阶段。Chagas病的巨食管在临床、X线检查及食管腔内测压检查上均与贲门失弛缓症相同。在鉴别诊断上，只有在锥虫病流行区才有意义。Chagas病除食管外，尚有其他内脏的改变。用荧光免疫及补体结合试验可确定锥虫病的感染史。

四、治疗

药物治疗的效果并不理想，对术前准备及拒绝或不适于做扩张术及外科手术者可能有一些作用。抗胆碱制剂能降低括约肌压力及改善食管排空，但临床应用效果不佳。长效硝酸盐或钙拮抗药硝苯地平（30～40 mg/d）是内科治疗失弛缓症的两种有效药物，可降低食管下端括约肌张力解除吞咽困难。肉毒毒素（BTX）注射，也起到一定的治疗作用。目前常用BTX的A型（BTXA）。方法是在纤维食管镜下，食管胃黏膜移行处典型的齿状线结构作为判断食管下括约肌（LES）的标志，将LES分成4或5个象限，分别注射BTXA注射液，总量80～100 U。亦可在超声内镜指导下，将BTXA注射液准确地注入LES内。BTXA作用于运动神经末梢肌肉接头处,抑制乙酰胆碱的释放,阻断神经冲动传递,导致肌肉松弛和麻痹。

(一)扩张治疗

20世纪40年代就应用扩张食管远端括约肌的方法治疗失弛缓症。50年代以后逐渐用手术方法代替,为长期缓解症状,需强行扩张括约肌,现在常用的有机械、静水囊、气囊及钡囊等方法。

扩张前晚起患者禁饮食,食管内食物残渣应予吸引清除或冲洗清洁,有可能时在食管镜检查后立即进行扩张,所有扩张均在X线透视下监测。

1.器械性扩张器扩张

(1)金属扩张器(Starck扩张器):由Starck制作的扩张器,有可扩张的金属臂,用手法控制。因扩张程度不易控制及屈曲扩张的食管不易进入,现已较少应用。

(2)静水囊扩张器:其扩张是将双层扩张袋置于食管下端括约肌的中点,压力可至$53.9\sim63.7$ kPa($404\sim477$ mmHg)。

(3)气囊扩张器:气囊扩张时充气至压力$40\sim80$ kPa($300\sim600$ mmHg)。

(4)钡囊扩张器:用$25\%\sim30\%$钡剂,使食管胃交界部扩张至4 cm左右。

(5)其他扩张器:如水银囊扩张器、柔性扩张器,应用纤维食管镜进行扩张或经金属食管镜利用塑料探条扩张,还有一些带引导丝的扩张器,其类型大致相似。

2.加压扩张的并发症

(1)疼痛:约5%的患者发生胸骨下持续疼痛。疼痛向背、肩或两臂放射,常可自行消失,为除外食管穿孔,患者应留院观察,禁饮食。

(2)食管穿孔:约有3%的患者扩张术后$30\sim60$分钟内疼痛不减轻或症状恶化,应怀疑有穿孔的可能。左胸剧痛、气短,皮下气肿及液气胸为食管穿孔特征。经吞服碘剂确诊后,应缝合穿孔及在食管对侧行肌层切开术。根据穿孔情况同时行胃造口术,以利术后连续吸引保持食管排空。术后第$5\sim6$天用水溶性对比剂进行X线食管检查,穿孔愈合后,停止吸引,经口进流质。亦可发生亚临床穿孔,出现纵隔脓肿,需手术引流。由于加压扩张后发现食管穿孔大都较晚,对可疑病例在强力扩张术后,用水溶性对比剂进行检查,排除穿孔。

(3)出血:发生大出血者少见。表现为呕血或黑粪,患者应留院监测直至出血停止。

(4)胃食管反流:多次扩张后,小部分患者发生症状性胃食管反流,出现食管炎症状。可施行抬高床头,服抗酸药及H_2受体阻滞剂。出现贲门失弛缓症复发或保守治疗失败,则需手术治疗。

(二)手术治疗

食管肌层切开术或同时施行抗反流措施是治疗失弛缓症的标准手术方法。

有学者第1次施行食管前后壁纵行食管贲门黏膜外肌层切开。有学者将经腹行食管贲门前后壁双切口的肌层切开方法,改为经胸食管贲门前壁单切口肌层切开,亦取得同样效果。现在均采用此改良手术方法。

1.手术方法

食管贲门黏膜外肌层切开术的改良术式即黑勒贲门肌切开术,现在除此手术外,其他手术方法已极少应用。

2.术前准备

有营养不良者术前应予纠正。可经中心静脉插管胃肠外营养支持或经内科治疗(亚硝酸异戊酯或硝苯地平等)或经扩张术使其经口进流质。有肺部并发症者予以适当治疗,如停止经口进食,促进食管排空,肺部理疗及应用抗生素。由于食物潴留于食管,食管有不同程度的炎症,所以手术前要清洗食管2~3天,清洗后注入抗生素溶液,麻醉前重复一次,清除隔夜积液的分泌物并留置胃管进手术室。术前用药不给丸剂或片剂。

3.适应证

(1)重症失弛缓症,食管扩张及屈曲明显,扩张器置入有困难并有危险者。

(2)合并有其他病理改变,如膈上憩室、裂孔疝或怀疑癌肿。

(3)扩张治疗失败或曾穿孔或黏膜损失或导致胃食管反流并发生食管炎。

(4)症状严重而不愿做食管扩张者,亦可施行手术以改善症状。

(5)以往在胃食管结合部做过手术。

4.禁忌证

(1)心肺功能有严重障碍者。

(2)营养状态低下,血红蛋白<60 g/L。

5.手术操作要点

可经胸部或腹部途径行食管肌层切开术,同时施行抗反流手术。一般认为经胸途径较好,但在老年及体弱患者可经腹部途径,认为危险性较小及操作时间较短。如需同时施行其他手术,如切除膈上憩室或修补裂孔疝或同时做抗反流手术者,应经胸部途径。

(1)经胸食管贲门肌层切开术

①麻醉:全身麻醉,气管内插管。

②切口:左胸后外侧切口,自第7肋间或第8肋床进胸。

③游离食管:将肺向前牵开,切断下肺韧带直至下肺静脉,纵行切开食管下端纵隔胸膜显露食管,绕以纱带向外上方牵引,将食管胃接合部一小段拉入胸内。除非要做抗反流手术,否则不切断食管的裂孔附着部。如不能将食管胃接合部拉进胸内,可在裂孔前壁做2.5~5 cm短切口,以显露贲门及胃,之后此切口应以丝线间断缝合修补,需注意不要损伤附贴于食管前、后壁的迷走神经。

④切开食管肌层:左手握食管,拇指向前,用圆刃刀片于食管前壁小心做一切口。用钝头直角钳分离外层纵形肌,继续切开,小心游离,深达黏膜下层,用钝头剪延长肌层切口,近端至下肺静脉水平,远端在食管胃结合部至胃壁上1 cm。将切开肌缘向两侧游离至食管周径1/2~2/3,使整个切口长度有黏膜膨出。仔细分离肌层尤其是要切断环行肌,止血不可用电凝或缝扎,应用手指压迫止血。

⑤检查黏膜的完整性:嘱麻醉师将预置于食管腔内的鼻胃管提至肌层切开水平,用纱带提紧闭塞近端管腔,经胃管注空气或挤压胃体观察有无漏气、漏液,有破损处黏膜应予细丝线缝合修补。

⑥安放胸腔引流管,逐层缝合胸壁。

⑦改良式:原黑勒贲门肌切开术黏膜膨出部不予覆盖,亦可利用膈肌瓣覆盖。将食管邻近膈切开成舌状瓣,再将此带蒂膈肌瓣向上转移缝于两侧切缘上。

(2)经腹食管贲门肌层切开术

①切口:剑突至脐正中切口或左正中旁切口。

②游离食管:探查腹腔后暴露食管胃结合部。将左肝叶向右下方牵引,切断三角韧带并切断膈至食管胃结合部的腹膜返折。手指钝性游离食管周围,在食管远端绕一纱带暴露食管胃结合部狭窄处,勿损伤迷走神经,但有时需切断迷走神经才能将食管拉下。

③食管贲门肌层切开及检查黏膜的完整性,步骤同经胸途径。

④关闭腹腔不置引流管。

6.术后处理

术中未发生黏膜破裂者,术后24小时可停止胃肠减压,48小时拔除胃管,先少量饮水后逐渐恢复流质饮食,术后第10天可进半流质饮食。若术中黏膜穿孔行修补者,术后禁食延长至第7天。

7.术后并发症

(1)食管黏膜穿孔:是食管肌层切开术后最严重的并发症,原因是术中未曾注意到有黏膜穿孔或缝合后又发生的穿孔,可致脓胸。若术后能早期确诊,发现于12小时以内者,可再次手术修补,否则行闭式胸膜腔引流,小瘘口禁经口进食,用胃肠外营养支持等待自愈。瘘口较大、持续1个月以上者,常需手术修补或食管重建。

(2)胃食管反流及反流性食管炎:食管肌层切开术后胃食管反流的发生率很难确定,各家报道并不一致。有报道X线片上反流发生率可达30%~50%,但不一定发生反流性食管炎。术后发生反流性食管炎,出现轻重不同的胸骨后疼痛及上腹部烧灼感,内科治疗可使症状缓解。已发生狭窄者治疗需切除狭窄部分后施行食管胃吻合术及胃底折叠术。预防措施应在肌层切开术后施行抗反流手术。

(3)食管裂孔疝:黑勒贲门肌切开术后发生裂孔疝者占5%~10%,原因系裂孔结构及其支持组织遭到破坏所致。常为滑动疝并伴有胃食管反流,食管旁疝可造成狭窄。若在肌层切开时裂孔附着部不予切断或在重建贲门同时施行抗反流手术,术后发生率可以减少。滑动疝确诊后予以手术修补,有嵌顿疝可疑时,立即开胸探查。

术中因探查腹部或便于施行肌层切开术,而在膈上曾行切口,术后可能裂开造成膈疝。

(4)症状不缓解:约有6%的病例食管肌层切开术后持续有症状,其原因常是肌层切开不完全或切开太短所致。可用F45~F50探条做扩张治疗。同时曾行抗反流手术后出现下咽缓慢者,可能系缝合太紧之故,可予扩张治疗。若术后经一无症状期又发生症状,其原因可能为:肌层切口愈合;有扩张明显及屈曲的食管存在;胃食管反流造成狭窄;食管或胃近端发生癌肿,应考虑外科治疗。手术方式的选择取决于患者的全身情况、治疗失败的原因及术中发现。所有患者术前应做食管切除及用结肠再造的准备。若原施行的切口不充分或已愈合,可予以延长切口或再行新的肌层切开术,这类病例75%效果良好。

8.疗效评价

根据患者自觉症状分为4级。①优秀:无症状,体重上升,恢复正常活动。②良好:进步明显,偶有吞咽困难,无反流。③好转:有进步,偶有吞咽困难及反流。④恶化:无进步,甚至出现新症状。

食管肌层切开术的长期有效率(优秀及良好)占患者的 85%～90%,手术死亡率 0%～0.3%,并发症发生率约为 3%,反流造成消化性狭窄的发生率约为 5%。扩张后约有 65%的患者取得长期满意的效果,如复发后再治疗死亡率为 0.2%,穿孔率约为 3%。

（丁 凯）

第二节 胃食管反流病

胃食管反流病(GERD)是指胃十二指肠内容物反流入食管引起烧心等症状,根据是否导致食管黏膜糜烂、溃疡,分为反流性食管炎(RE)及非糜烂性反流病(NERD)。GERD 也可引起咽喉、气道等食管邻近的组织损害,出现食管外症状。

GERD 是一种常见病,发病率随年龄增加而增加,男女发病无明显差异。中国人群 GERD 病情较美国等西方国家轻,NERD 较多见。

一、病因及发病机制

GERD 是由多种因素造成的以 LES 功能障碍为主的胃食管动力障碍性疾病,直接损伤因素是胃酸、胃蛋白酶及胆汁(非结合胆盐和胰酶)等反流物。

(一)抗反流屏障结构与功能异常

贲门失弛缓症手术后、食管裂孔疝、腹内压增高(如妊娠、肥胖、腹水、呕吐、负重劳动等)及长期胃内压增高(如胃扩张、胃排空延迟等),均可使 LES 结构受损;上述部分原因、某些激素(如缩胆囊素、胰高血糖素、血管活性肠肽等)、食物(如高脂肪、巧克力等)、药物(如钙通道阻滞剂、地西泮)等可引起 LES 功能障碍或一过性 LES 松弛延长;当食管的清除能力和黏膜屏障不足以抵抗反流物的损伤时,则可致病。

(二)食管清除作用降低

常见于导致食管蠕动和唾液分泌异常的疾病或病理生理过程,如干燥综合征等。食管裂孔疝时,部分胃经膈食管裂孔进入胸腔,除改变 LES 结构,也可降低食管对反流物的清除,导致 GERD。

(三)食管黏膜屏障功能降低

长期吸烟、饮酒等刺激性食物或药物将使食管黏膜不能抵御反流物的损害。

二、临床表现

GERD 的临床表现多样,轻重不一,主要表现如下。

(一)临床特征

1.食管症状

(1)典型症状:烧心和反流是本病最常见和典型的症状。反流是指胃内容物在无恶心和不用力的情况下涌入咽部或口腔的感觉,含酸味或仅为酸水时称反酸。烧心是指胸骨后或剑突下烧灼感,常由胸骨下段向上延伸。烧心和反流常在餐后 1 小时出现,卧位、弯腰或腹压增高时可加重,部分患者烧心和反流症状可在夜间入睡时发生。

(2)非典型症状:胸痛由反流物刺激食管引起,发生在胸骨后。严重时剧烈刺痛,可放射到后背、胸部、肩部、颈部、耳后,有时酷似心绞痛,可伴有或不伴有烧心和反流。由 GERD 引起的胸痛是非心源性胸痛的常见病因之一。吞咽困难或胸骨后异物感,见于部分患者,可能是由于食管痉挛或功能紊乱所致,症状呈间歇性,进食固体或液体食物均可发生;少数患者吞咽困难是由食管狭窄引起,呈持续或进行性加重。

2.食管外症状

由反流物刺激或损伤食管以外的组织或器官引起,如咽喉炎、慢性咳嗽和哮喘。对一些病因不明、久治不愈的上述疾病患者,要注意是否存在 GERD,伴有烧心和反流症状有提示作用,但少部分患者以咽喉炎、慢性咳嗽或哮喘为首发或主要表现。严重者可发生吸入性肺炎,甚至出现肺间质纤维化。一些患者诉咽部不适,有异物感或堵塞感,但无吞咽困难,称为癔球症,目前也认为与 GERD 相关。

(二)辅助检查

1.内镜检查

通过内镜检查可直接观察食管炎症情况,并取黏膜活检,是诊断胃食管反流病最准确的方法。对可疑胃食管反流病患者一般先行内镜检查,特别是症状发生频繁、程度严重、伴有报警征象或有肿瘤家族史的患者或患者自身希望行内镜检查时。上消化道内镜检查有助于确定有无反流性食管炎以及有无合并症和并发症,如食管裂孔疝、食管炎性狭窄、食管癌等。内镜检查能有效缩短诊断时间。

根据内镜检查,肉眼所见严重程度不同,有多种分级方法,常用的有:

(1)Savary-Miller 分级及内镜表现

①Ⅰ级:贲门上方一处或多处非融合性的黏膜损害,红斑或不伴有渗出及浅表糜烂。

②Ⅱ级:融合性糜烂,渗出性病变,但未完全累及食管一周。

③Ⅲ级:融合性糜烂、渗出病变,已经完全累及食管一周,导致食管壁炎性浸润,但未引起狭窄。

④Ⅳ:黏膜糜烂发展为溃疡、纤维化、狭窄、食管缩短伴巴雷特(Barrett)食管等。

(2)我国内镜诊断分型

①轻度:红色条纹和红斑,累及食管下 1/3。

②中度:糜烂累及食管中、下段 1/2 食管圆周。

③重度:Ⅰ级:糜烂累及食管中、下段及 1/2 食管圆周或已累及上段或形成溃疡及<1/3 食管圆周;Ⅱ级:溃疡累及>1/3 食管圆周。

2.X 线钡餐造影

上消化道 X 线钡餐造影检查是诊断胃食管反流病的一种基本方法,它可以观察食管蠕动情况,并可发现食管憩室、裂孔疝和肿瘤等病变。该方法尤其对于食管裂孔疝的诊断最有价值,可以确定疝的大小和分型。气钡双重造影可以显示良好的食管黏膜,食管炎时可见食管黏膜粗糙、溃疡等改变。在造影过程中,患者可以采取头低脚高位或通过各种增加腹压的方法以观察钡剂有无反流。

3.24 小时食管 pH 监测以及食管阻抗监测

食管 pH 值测定是将一个微型腔内 pH 传感器直接送入食管内,然后由体外记录装置记录 pH 值变化。食管内 pH 监测常用的 6 种参数:①总 pH<4 的时间百分率(%)。②直立位 pH<4 的时间百分率分数。③卧位 pH<4 的时间百分率。④反流次数。⑤pH<4 长于 5 分钟的长反流次数。⑥最长反流持续时间。一般认为 24 小时 pH 监测敏感性最高。24 小时食管 pH 监测是诊断胃食管反流病的金标准。其意义在于证实反流存在与否。它能够详细显示酸反流、昼夜酸反流规律、酸反流与症状的关系以及患者对治疗的反应,使治疗个体化。

阻抗是用交流电测量电阻,阻抗测量技术可以显示食团通过食管的情况,明确反流物的性质(气体、液体或气体液体混合物),通过阻抗测量技术可以监测到食管 24 小时 pH 监测无法发现的 pH 大于 4 的弱酸性反流以及非酸性反流事件,食管 24 小时 pH 和阻抗监测的结合可以探测到食管 24 小时内发生的所有的反流事件,明确反流物为酸性或非酸性以及反流物与反流症状的关系,为胃食管反流病的诊断提供最为直接可靠的临床证据。

4.食管胆汁反流测定

部分胃食管反流病患者的症状和并发症与十二指肠内容物反流有关。该过程涉及非酸性反流物质因素参与,特别是与胆汁反流相关。在阻抗技术应用之前,最敏感地发现十二指肠胃食管反流的方法是胆红素监测,通过监测胆红素以反映是否存在胆汁反流及其程度。但多数十二指肠内容物反流与胃内容物反流同时存在,且抑酸治疗后症状有所缓解,因此胆汁反流检测的应用有一定局限性。

5.食管测压

食管测压可以在抗反流手术前获知有关食管下括约肌和食管体部运动异常的信息。它并不能直接反映胃食管反流,但能反映食管胃结合部的屏障功能。比如在反流性食管炎测压中往往有 LES 压力降低;裂孔疝患者的测压中可见食管下括约肌高压带呈双峰曲线(有两个高压带)。在胃食管反流病的诊断中,食管测压除了能帮助食管 pH 电极定位、术前评估食管功能和预测手术外,还能预测抗反流治疗的疗效和是否需长期维持治疗。

6.标准酸滴注试验

标准酸滴注试验是测定食管黏膜对酸敏感性的一种方法。患者取坐位,空腹于鼻腔插入双腔胃管到 30 cm 处固定。在未预先告知患者使用何种溶液的情况下,先以每分钟 100～200 滴(6～7.5 mL)速度滴注生理盐水 10～15 分钟做对照,如患者无特殊不适,则换注 0.1 mol/L 的 HCl 共 10～15 分钟,滴注同前,如在滴酸过程中患者出现胸骨后疼痛、烧灼感时,则予停注,再换滴生理盐水,症状消失,如此可重复两次。如滴酸后不引起症状为阴性;滴酸后诉胸骨后烧灼及疼痛,提示食管炎;如盐水和盐酸滴入均阳性,则可能是高敏感者。本试验阳性者与食管炎程度不成正比,可能与患者对酸的敏感程度有关。本试验对确定食管源性胸痛有一定帮助。

7.食管酸清除试验

食管酸清除试验是判断食管清除胃反流物能力的方法。将 pH 电极置 LES 上方 5 cm 处，一次注入 15 mL 0.1 mol/L 的 HCL，此时食管内 pH 值降至 1.5 以下，嘱患者每隔 30 秒吞咽 1 次，正常人在少于 10 次吞咽动作后可清除酸负荷，大多数经 1～3 次吞咽后即清除。如吞咽 10 次以上 pH 值仍未达到 5 以上即为阳性，说明食管清除功能不良。

8.食管闪烁扫描

该方法是一种生理性无创检查法，对诊断胃食管反流病的敏感性较高。通常摄入 8.1 MBq ^{99m}Tc 标记的硫化胶体和 300 mL 酸化桔子汁，测定食管放射活性来判断，可通过缚在腹部的可充气带加压来增加检出率。

三、诊断

胃食管反流临床表现复杂且缺乏特异性，仅凭临床表现难以区分生理性胃食管反流或病理性胃食管反流。目前必须采用综合诊断技术。凡临床发现不明原因反复呕吐、咽下困难、反复发作的慢性呼吸道感染、难治性哮喘、生长发育迟缓、反复出现窒息、呼吸暂停等症状时都应考虑到胃食管反流存在的可能性，必须针对不同情况，选择必要的辅助检查，以明确诊断。

四、治疗

（一）手术适应证及禁忌证

胃食管反流病可以通过改变生活方式、药物以及外科手术等治疗方法来稳定患者病情，改善生活质量。许多胃食管反流病患者通过消除日常生活中诱发反流的因素来使症状得到大幅度改善。生活方式改变通常与非药物或药物治疗相结合。然而部分胃食管反流病患者病情反复发作，无法停药，甚至少数患者药物治疗后症状仍无法缓解，尤其对于伴有食管裂孔疝的患者，药物治疗难以奏效。

大量临床研究表明，对于严重或顽固的胃食管反流病需要采取外科治疗。外科方法短期疗效明显，症状缓解迅速，约可获得 90% 的胃灼热和反食症状缓解率，但远期疗效尚不理想，而且疗效受手术经验影响很大。因此对于严重反流性食管炎，内科治疗无效，可考虑行外科治疗，以增强食管下括约肌的抗反流作用，缓解症状，减少抑酸药物的使用，提高患者生存质量。并且在术前应进行 24 小时食管 pH 值监测和食管测压，了解患者反流的严重程度和食管下括约肌及食管体部的运动功能，进而指导选择不同的手术方式。

1.外科治疗的适应证

（1）内科治疗失败，主要表现为充分而有效的内科药物（PPI）治疗，历时半年以上，仍不能缓解症状者或虽然缓解，但停药后症状复发者。

（2）难以耐受内科治疗而自愿接受外科治疗的病例。

（3）胃食管反流症的重大并发症，如重度消化性食管炎（Sacary-Miller Ⅲ 或 Ⅳ 级）、食管狭窄或两者并有、出血、反流引起的喉炎、咽炎、肺炎、哮喘、短食管，年轻患者（小于 50 岁）更应考虑手术。

（4）Barrett 食管，有反流症状，药物治疗不成功者；细胞有重度异型改变或癌变。

（5）食管 24 小时 pH 监测证实，患者反复发作的哮喘、嘶哑、咳嗽、胸闷以及误咽等症状确由胃食管反流引起。

（6）食管旁疝和混合型食管裂孔疝。

（7）抗反流手术后复发，并有严重反流症状者。

（8）儿童胃食管反流病引起呼吸道并发症，特别是反复发作的患者或有因反流造成窒息的病史。

（9）食管运动功能障碍性疾病（如贲门失弛缓症），行贲门肌层切开术，为了防止日后的胃食管反流。

2.外科治疗的禁忌证

（1）内科治疗不充分。

（2）缺乏反流的客观事实，特别是内镜检查和食管 24 小时 pH 监测的证据。

（3）症状是否由食管反流病引起尚难肯定，目前症状不排除由心绞痛、胃本身疾病或胆系疾病引起。

（4）有精神症状的胃食管反流患者。

（5）仅有胃食管反流而无并发症。

（6）无症状的滑动性食管裂孔疝。

对于胃食管反流病，手术治疗应在严格掌握适应证及禁忌证的基础上，考虑以下两点：

第一，对于缺乏胃食管反流的客观证据，其症状可能是由非反流性疾病引起的患者以及虽已确诊为胃食管反流病，但未经过充分内科治疗的患者，不宜贸然采用外科手术治疗。

第二，抗反流手术失败者，约 50% 是由于手术适应证掌握错误引起。作为一种良性疾病以及手术可能造成严重后果与考虑当前医疗环境，手术适应证是否应该缩小。

（二）手术治疗

1.全周胃底折叠术（Nissen 手术）

此手术能消除裂孔疝，使贲门复位，恢复食管胃角结构，在食管下括约肌处建立了一个活瓣机制。Nissen 手术是目前采用最为广泛和施行例数最多的术式，被奉为抗反流手术的经典手术。

Nissen 手术原系采用左肋下切口进路，但临床上多用上腹部正中切口。下列情况则应经胸操作，折叠的胃底部分留在胸内或放置于膈下：

（1）有失败的抗反流手术史。

（2）短食管。

（3）有胸内情况需经胸处理，如膈上憩室、食管运动障碍等。

（4）极度肥胖者。

进腹后先切断左侧三角韧带，向右牵拉肝左叶。从食管腹段前面横行切开后腹膜和膈食管膜，游离足够长的食管下段，用纱布带或胶带绕过，牵引食管。充分游离胃底，小弯侧切开肝胃韧带上部，一般不需切断胃左动脉；大弯侧切开胃脾韧带和离断胃短动脉。胃上部的后面予以游离,避免折叠缝合时有张力。剔除贲门部脂肪组织。上述游离过程中应注意保护迷走神经,勿使受损。将游离的胃底绕经贲门后面,拽向右侧,在食管下端前面与左侧的胃前壁相遇,即完成胃底对食管胃连接部的包绕。然后缝合胃底,为 4～5 针浆肌层缝合,中间穿经食管肌层,全部缝合长 6 cm。为了巩固折叠的位置,防止滑脱,把折叠的胃壁下边用间断浆肌层缝合固定于胃壁上。折叠的胃底部应该够松,为了避免缝合过紧,在食管内插入一 46～50 F Maloney 探条做支撑物,亦有人用 60 F 探条,视具体情况而定。探条在原位不动时,缝合部分应通过拇指或示指。然后在食管后面缝合左右膈脚,以缩窄膈裂孔。缝合之后,食管旁可容一指通过膈裂孔。

全胃底折叠术包括传统和改良的两种术式。鉴于传统式式术后有较多的机械性并发症,如包绕部分滑脱、缝合裂开、胃胀气、嗳气困难和气顶综合征等,学者先后将折叠缝合改为 2 cm 或更短,且包绕缝合较松弛,称为短松 Nissen 手术。有学者又简化为只缝合一针,为了避免缝合线撕脱,缝合处用聚四氟乙烯片做衬垫,以加强组织力量。经过改良的 Nissen 手术,与传统术式比较,疗效已有提高,术后吞咽困难发生率由 21% 降至 7%。

Nissen 手术还常与其他手术结合进行,如胃切开成形术及胃底折叠术(Collis-Nissen 手术)用于短食管;腹直肌切口作食管裂孔修补及胃底折叠术(Thal-Nissen 手术)用于消化性食管狭窄;贲门失弛缓症和弥漫性食管痉挛行食管肌层切开后,可同时行全胃底折叠术。

2.240°胃前壁部分折叠术(Belsey 4 号手术)

称为 Belsey 4 号手术(Belsey Mark Ⅳ),是因为 Belsey 经过多年实践,试图设计一恢复贲门活瓣机制的手术,其第一个术式(1 号手术)基本是 Allison 手术的改良术式,2 号和 3 号手术是建立腹段食管和做不同程度胃底折叠的手术。这三种手术疗效皆欠满意,遂弃而不用,又于 1952 年设计了另一新的式式,故命名为 4 号手术。

手术系经左侧第 6 肋间进胸,游离食管,向上直达主动脉弓下方。从贲门前面切开膈食管膜和腹膜,游离贲门部全周和胃近端。左膈下动脉和胃左动脉的分支均予切断,剔除食管胃连接部的脂肪组织,注意保护迷走神经。用 3～5 针不吸收材料缝合左右膈脚,缝线暂不打结。前面,用两排缝线缝合折叠食管胃连接部。每排至少包括 3 针,均为垂直褥式(U 形)缝合。第 1 排在胃上缝浆肌层,食管上缝肌层,分别缝在食管胃连接部以上、以下 1.5 cm 处。在第 1 排缝线打结之后,第 2 排缝合缝针首先从膈裂孔边缘膈上面穿至膈下面,其余如同第 1 排缝合,胃-食管-胃做 U 形缝合,最后缝针由膈下面穿至膈上面开始缝合处附近。第 2 排距第 1 排缝线线结 1.5～2 cm。第 2 排缝线打结后,食管胃连接部自然降至膈下,且无张力。此手术的缝合包绕食管胃连接部全周的 240°。后面,膈脚的缝线松松打结,食管与其后面的膈裂孔应能很容易地插入一指。缝合时进针太深或结扎太紧,均易引起食管和胃壁穿孔或坏死。因为缝合线有可能割透食管壁与膈肌,在缝合第 2 排时用涤纶片或聚四氟乙烯片做衬垫物,可以加强缝合。

3.经腹胃后固定术(Hill 手术)

手术可达到以下目的:

(1)恢复腹段食管。

(2)加深了食管胃角。

（3）紧缩贲门部套索纤维，加强了食管下括约肌的张力。

（4）缩窄膈裂孔：手术系经腹操作，取上腹正中切口，食管胃连接部暴露和周围组织的游离如 Nissen 手术或食管裂孔疝修补术（Belsey 手术）。但在横行切开膈食管膜时，在食管胃连接部留尽量多的该膜的束带组织，用于修复。将食管拉向左侧，暴露主动脉前筋膜。腹主动脉与腹腔动脉的搏动甚易触到。内侧弓状韧带恰位于腹主动脉前面和腹腔动脉的上方，用钝性剥离，使其与其下方的腹腔动脉分开。松松地缝合左右膈脚，关闭膈裂孔。用粗的不吸收缝线经靠近胃小弯的胃前壁做浆肌层缝合，缝针穿经膈食管膜束带，再依次穿经分离的小网膜前层与后层，胃后壁的束带，最后缝合于内侧弓状韧带上。一般缝合 5 针，长约 3～4 cm。手术最终是在食管下端建立一纵长形的折叠，形成一长的食管腹段，并轻微地弯向右侧。

首先应用手术中测压技术来指导缝合。他认为术中食管下括约肌压力应达到 50～57 mmHg。根据其 200 例的测压经验，此范围的压力术后可降到 15～25 mmHg，即术中测到的压力折半，即为正常食管下括约肌压力。术中如果压力超过 60 mmHg，缝合应松一些。如压力低于 40 mmHg，缝合应再紧一些。

胃后固定术的主要困难是识别内侧弓状韧带在腹主动脉前的部分。对肥胖患者的操作尤为困难。如不能准确识别此韧带，缝合时可能仅缝在腹膜或腹膜后脂肪上。此手术也容易损及腹腔动脉，此血管或恰从内侧弓状韧带下方发自腹主动脉或掩盖在此韧带之后。

4.半胃底折叠术（Toupet 手术）

为半胃底折叠术或 240°～270°胃底后壁折叠术。1963 年有学者用法文发表此手术。手术是将胃后壁折叠部分缝合于膈脚上，恢复了对食管下括约肌的支持作用和防止折叠部分进入胸内。

手术为经腹操作，充分游离胃底部与食管末端，如同 Nissen 手术的做法，把胃底由食管后牵拉至食管右侧，显露膈脚，将胃底和胃后壁上部缝合于右膈脚上，再将食管右缘与胃底缝合，食管左缘与胃底缝合。胃底缝合于膈脚上，不仅可防止胃从膈裂孔疝入胸内，更重要的是减少食管胃缝合的张力，避免撕脱。与其他手术相比，此手术不缝合膈裂孔本身，除非裂孔太大（如有混合型食管裂孔疝时），此时可在行胃底折叠之前，在食管前面缝合裂孔。

对有食管运动障碍的患者和推动性蠕动能力降低的患者，Toupet 手术是最好的选择，因为此术式可减少术后吞咽困难和气顶等不良反应，其实此术式亦可作为任何反流患者的首选术式。

5.食管胃连接部前壁 180°包绕（Dor 手术）

方法是将胃底松动后拉至食管前面，缝合于食管腹段的左壁和前壁上。游离胃底时可离断 1 支或数支胃短动脉或不予离断。食管与胃两行纵行缝合各长 4 cm。最后将左右膈脚缝合。贲门失弛缓症行贲门肌层切开术后，行 Dor 手术可将胃底掩盖在食管胃连接部黏膜下层上，起保护作用。此种术式还可恢复足够长度的腹段食管。

6.食管腹段前壁与胃底做 180°折叠缝合（Gallone 手术）

方法与 Dor 手术相似，同样起到把食管腹段固定在腹内的作用。最后缝合左右膈脚。

7.贲门斜行套叠术

有学者于 1995 年设计了贲门斜行套叠术，动物实验证明行之有效后，已应用于临床。手术一般可经腹施行,短食管或食管旁疝须经胸操作。用纱带向下牵拉食管,食管末端与胃上部予以游离,包括膈食管韧带、胃短动脉、胃左动脉。以食管胃连接部为中心,将胃大弯侧胃壁缝合于食管左侧上,缝合点各距食管胃连接部 4 cm。再将胃小弯侧胃壁缝合于食管右侧上,缝合点各距食管胃连接部 2 cm。胃前壁中点与胃后壁中点分别缝合于食管前壁与后壁上,各距食管胃连接部 3 cm。然后在上述 4 处缝合的间隙缝合胃与食管壁,完成一周的缝合。此种术式的有效性在于:①延长了食管腹段;②缩小了食管胃角;③紧缩了胃底,以减少暂时性食管下括约肌松弛;④套入胃腔的食管末端加强了贲门部"玫瑰花结"的作用;⑤符合拉普拉斯(LaPlace)定律。

值得思考的问题。

(1)Toupet 手术与 Nissen 手术的选择问题:有 9 个随机对比研究比较了包括开放与腔镜 Toupet 手术与 Nissen 手术后 1 至 5 年随访的结果。大部分研究结果表明,Toupet 手术吞咽困难的发生率较 Nissen 手术组低,而胃灼热症状控制两组无差别。另外在其他结果指标方面,两组也无差别。一项研究比较了 1.5 cm 长与 3.0 cm 长的 Toupet 手术的疗效,3.0 cm 长 Toupet 手术在反流控制方面优于 1.5 cm 长 Toupet 手术,吞咽困难症状的发生率两组无差别。Nissen 胃底折叠术的长度不影响反流控制率,但有如下趋势:在随访 12 个月的时间节点上,3.0 cm 长的 Nissen 胃折叠术吞咽困难的发生率高于 1.5 cm 长 Nissen 手术。现在的临床研究没有超过 5 年的临床资料,因此,需要进行长期随访研究资料,才能确定 Toupet 手术与 Nissen 手术的长期结果。

(2)部分与全周抗反流手术的选择问题:到目前为止,有 11 项随机对比研究和 2 项荟萃分析(Meta)分析比较了部分与全周抗反流手术,1 项随机对比研究比较了两种部分胃底折叠术的结果。在这些报告的病例中仅 1 例死亡,死亡率仅为 0.07%,死亡原因为食管损伤造成的纵隔感染。根据两个 Meta 分析,围术期并发症发生率两组无差别。手术时间两组也无差别,大约在90分钟。

关于手术后并发症,如手术后吞咽困难、气胀综合征、胃肠胀气、再手术率全周胃底折叠均高于部分胃底折叠。在食管炎、胃灼热、持续酸反流、长期效果优良率、Visick 评分 1 分与 2 分比率两组无差别。有趣的是按照食管动力学选择抗反流手术方式受到挑战,伴食管运动功能障碍患者的手术结果,并不受抗反流手术类型的影响。

由于文献报告的部分胃底折叠术的不一致性,这就需要更多文献及观察来分析与比较。

(3)前壁与全周抗反流手术的选择问题:4 个随机对照试验(RCT)研究比较了腔镜前壁抗反流手术与腔镜全周抗反流结果,包括了 457 例患者,进行了 6~10 个月随访。其中 2 个研究为前壁 180°抗反流手术,另 2 个为前壁 90°抗反流手术。根据这些研究,前壁抗反流手术吞咽困难的发生率较全周抗反流手术低,酸反流控制效果较全周抗反流效果差,再手术率相对较高。两组患者的满意度评分无差别。关于前壁 90°或 180°抗反流手术疗效的区别并不清楚,原因是没有进行类似对比研究,但有学者认为 90°抗反流手术疗效差。

(4)前壁与 Toupet 手术选择问题:一项随机对比研究比较了两个部分胃底折叠术,120°前壁和 180°~200°后壁胃底折叠术。这一研究对 95 个患者随访了 5 年,随访率为 95%,结果表明在反流控制方面,后壁抗反流手术优于前壁,而吞咽困难发生情况两组无差别。除此之外,此研究还报告了前壁抗反流手术组较高的质子泵抑制剂(PPI)使用率,较多的食管酸暴露,较高的再手术率和较低的患者满意度,因此得出结论,由于前壁的抗反流手术抗反流效果不完全,因此不推荐作为治疗 GERD 的常规手术。

综上所述,根据现有的证据,部分胃底折叠术与全周胃底折叠术 5 年随访结果相比,吞咽困难发生率低,再手术率低,患者满意度和酸控制率相当。根据食管运动功能结果选择抗反流手术类型似乎并不可取。在缺乏长期随访资料的情况下比较抗反流手术的疗效,指出某种手术方式优于另一种手术方式是困难的。但从文献报告看,前壁抗反流手术的长期疗效不如全周,回顾性研究结果也表明,部分抗反流手术的疗效也不如全周抗反流手术。尽管如此,研究表明,经过严格训练的外科医师,腹腔镜部分抗反流手术或短的全周 Nissen(1~2 cm)在减少手术后的吞咽困难方面优于在腔内放置粗探条(56F),选择全周抗反流手术和长的后壁抗反流手术(大于 3 cm)可使抗反流的效果最大化。在选择抗反流手术方面存在地域差别,北美医生们喜欢选择全周抗反流手术,主要考虑到远期疗效较好。

(5)术前胃排空对手术的影响:胃排空延缓有可能影响术后胃张力和手术疗效。但一项前瞻性非随机研究表明,胃排空与抗反流手术疗效无关。有鉴于上述一些影响抗反流手术疗效的影响因素,手术前应特别注意以下几点:

①医生应当清楚,术前对 PPI 治疗依从性差或无反应的患者,抗反流手术疗效差。

②只要患者能耐受手术,年龄不应成为手术禁忌证,因为此类患者的术后结果与年轻人相同。

③术后早期应当尽量避免恶心、打嗝、呕吐,因为证据表明,这些症状能够导致解剖术后早期解剖撕裂进而造成手术失败。

④对于严重抑郁症的患者,应采用部分胃底折叠术,因在此类人群中这一手术方法效果更佳。

(6)抗反流手术失败的再手术问题:许多学者用同样的手术方法矫正失败的手术。多个回顾研究报告了短期和长期腹腔镜抗反流手术失败再手术方法的 12 个月随访结果。与第一次手术相比,再手术治疗手术时间明显延长,中转开放手术率明显增加,手术并发症明显增高(30 天死亡率小于 1%,食管胃穿孔 11%~25%,气胸 7%~18%,脾损伤 2%,迷走神经损伤 7%。尽管如此,手术后吞咽困难和气胀综合征的发生率比第一次手术并无明显增加。第二次手术后 18 个月的随访患者的满意率明显增加,胃灼热症状的控制率在 68%~89%,反胃症状的控制率在 83%~88%。根据客观检查,13% 的患者 3 个月后仍存在反流。

(丁　凯)

第三节　肺结核

肺结核(PTB)在古代被称为"白色瘟疫",是一种由结核分枝杆菌引发的古老的传染性疾病。其传染源主要为排菌的肺结核患者,健康人感染结核分枝杆菌并不一定发病,只在机体免疫力下降时才发病。全世界每年有 800 万~1 000 万人得肺结核,约有 300 万人因肺结核死亡。1993年,世界卫生组织(WHO)宣布"全球结核病紧急状态",认为结核病已成为全世界重要的公共卫生问题,并将每年3月24日定为国际结核病日,而我国是世界上结核疫情最严重的国家之一,据统计,我国结核病年发病人数约130万,居全球第2位。

一、病因

结核菌属于放线菌目,分枝杆菌科的分枝杆菌属,为有致病力的耐酸菌。主要分为人、牛、鸟、鼠等型。对人有致病性者主要是人型菌,牛型菌少有感染。结核菌对药物的耐药性,可由菌群中先天耐药菌发展而形成,也可由于在人体中单独使用一种抗结核药而较快产生对该药的耐药性,即获得耐药菌。耐药菌可造成治疗上的困难,影响疗效。

二、临床表现

"面色苍白、身体消瘦、咳嗽……"19世纪的小说和戏剧中不乏这样的描写。随着人们身体素质的增强和抗结核药物的问世,现在大多患者症状多不典型,仅在贫困地区因治疗不及时仍可发生。肺结核患者常有结核病密切接触史,起病可急可缓,常见症状有低热、夜间盗汗、疲乏无力等。急性血行播散性肺结核、干酪性肺炎、空洞形成或伴有肺部感染时可表现为高热。其他症状如下。

(一)咳嗽

干咳为主,如伴有支气管结核,常有较剧烈的刺激性干咳。

(二)咳痰

多为白色黏痰,较少,合并感染、支气管扩张时咳黄脓痰;干酪样液化坏死时也可有黄脓痰,偶尔可见坏死物排出。

(三)咯血

结核坏死灶累及肺毛细血管壁时,可出现痰中带血,如累及大血管,可出现不同程度的咯血。

(四)胸痛

病灶与胸膜粘连常可引起钝痛或刺痛,与呼吸无明显相关,并发结核性胸膜炎会引起较剧烈的胸痛,与呼吸相关。

(五)呼吸困难

以下情况可出现:大量胸腔积液、气胸;气管或较大支气管狭窄、纵隔、肺门、气管旁淋巴结结核压迫气管、支气管;晚期肺结核,两肺病灶广泛引起呼吸功能衰竭或伴右心功能不全时。

(六)结核性变态反应

青年女性多见,可引起全身性过敏反应,临床表现类似于风湿热,主要有皮肤的结节性红斑、多发性关节痛、类白血病和滤泡性结膜角膜炎等。经抗结核治疗后可好转。

总之,肺结核并无特异性的临床表现,伴有免疫抑制状态的患者,临床表现多不典型,起病和临床经过隐匿或者急性起病,症状危重,且易被原发疾病所掩盖,易误诊。

三、诊断及鉴别诊断

（一）诊断

古希腊人曾使用叩诊法、听诊法诊断胸部疾病,公元 2 世纪时,有学者就已经将视诊、触诊、叩诊、听诊作为疾病诊断的重要方法。

X 线检查法:将 X 线用于临床,不同类型的肺结核均有其相应的 X 线影像特征。

1.原发综合征

典型的表现为哑铃状双极现象,一端为肺内原发灶,另一端为同侧肺门和纵隔肿大的淋巴结,中间为发炎的淋巴管。

2.血行播散性肺结核

表现为两肺广泛均匀分布的密度、大小相近的粟粒状阴影,即所谓"三均匀"X 线征。亚急性和慢性血行播散性肺结核的粟粒状阴影则分布不均匀,新旧不等,密度和大小不一。

3.继发性肺结核

病灶多发生在肺上叶尖后段、肺下叶背段,病变可局限也可多肺段侵犯,X 线影像可呈多形态表现,也可伴有钙化,可伴有支气管播散灶和胸腔积液、胸膜增厚与粘连。易合并空洞。

CT 检查法:1961 年,美国学者提出了 CT 的方法。1972 年,有公司成功制造出头部 CT 并应用于临床。胸部 CT 扫描表现可归纳为"三多三少",即多形态、多部位、多钙化和少肿块、少堆聚、少增强。胸部 CT 扫描可发现胸内隐匿部位病变。

结核分枝杆菌痰涂片法:德国学者在碱性亚甲蓝液中长时间染色,傅斯麦棕(碱性染料)复染,成功地染出特有的结核分枝杆菌。1882 年,有学者发表了用石碳酸复红结核分枝杆菌染色法。1883 年,丹麦学者将齐-内染色法(Ziehl 染色法)加以改良。抗酸染色检出阳性有诊断意义。

结核分枝杆菌培养:时间长。

结核菌素试验:我国目前所使用的则为自行研制的结核菌素纯蛋白衍生物(PPD),无非特异性反应。强阳性者有助于诊断。

结核病分子生物学技术、结核病免疫技术、血清学等现代诊断技术已经应用于临床,血清结核抗体测定、红细胞沉降率、结核分枝杆菌聚合酶联反应(PCR)、胸腔积液检查、支气管镜检查、胸腔镜检查、纵隔镜检查、组织学病理检查成为重要的诊断方法。

（二）鉴别诊断

原发综合征应与淋巴瘤、胸内结节病、中心型肺癌和转移癌鉴别。

急性血行播散型肺结核,应与伤寒、脑膜炎、败血症、尘肺、肺泡细胞癌、含铁血黄素沉着症相鉴别。

浸润型肺结核要与各类肺炎、肺脓肿、肺真菌病、肺癌、肺转移癌、肺囊肿和其他肺良性病变鉴别。

四、治疗

(一)肺切除术及其他有关手术

1.适应证

(1)空洞性肺结核:经抗结核药物规则治疗18个月,空洞无明显变化或增大痰菌阳性,特别是结核菌耐药的病例;有空洞病变,反复咯血,有继发感染,治疗无效;不排除癌空洞者;非典型抗酸菌空洞。高度耐药化疗效果不佳者。

(2)结核瘤:经抗结核治疗18个月,痰菌阳性,有咯血者;结核瘤不能排除肺癌者、结核瘤直径大于3 cm,可作为手术相对适应证。

(3)毁损肺:经规则治疗仍排菌或反复咯血及继发感染者。

(4)结核性支气管扩张:反复排菌及大咯血。

(5)结核性支气管狭窄或闭塞:结核性支气管狭窄或闭塞或伴有远端肺部反复感染、血痰与气短者,应根据狭窄部位长度及狭窄远端肺组织情况,行肺切除术或气管或支气管成形术。

(6)肺结核合并支气管淋巴瘘,持续排菌者。

(7)结核性脓胸伴支气管胸膜瘘者。

(8)肺结核合并急性大咯血者:大咯血对患者是一重要威胁,作用于血管、促进和增加凝血因子以及抗纤溶、抗肝素等各类止血药,都用于止血,但疗效难以肯定,目前仍以垂体后叶素疗效比较肯定。也有经纤支镜直视定位后在出血部位涂布或灌注缩血管药物,如肾上腺素、促凝血药物或血管硬化剂(鱼肝油酸钠),亦可经纤支镜插入带球囊导管压迫止血。有文献报道,使用支气管动脉栓塞,可以有效控制出血。偶尔肺结核空洞壁动脉瘤破裂出血,可联合肺动脉插管暂阻断血流或经超选择插管至动脉瘤处进行肺动脉栓塞。如上述处理无效,出血部位明确,应急诊做肺切除术,以挽救生命。

(9)结核性脓胸:经内科治疗无效,应考虑施行手术:①胸膜纤维层剥脱术——用于单纯结核性脓胸,无感染,肺内无病变者。②胸膜纤维层剥脱术并行肺切除术——伴有肺空洞;纤维层剥脱术后肺扩张不满意者。③胸膜外全肺切除——结核性脓胸伴肺内多个空洞或毁损肺、支气管胸膜瘘,痰菌阳性,而对侧肺基本正常者。④胸腔引流术——用于急性及慢性混合性感染者或因反复胸穿引起继发感染经抗生素治疗无效者。

(10)自发性气胸:多次反复发作;胸腔闭式引流两周以上,仍有漏气者;液气胸有继发感染者;血气胸经闭式引流后肺未复张者;气胸侧合并肺大疱者;一侧气胸且对侧有自发气胸者,应及早手术。

(11)肺门纵隔淋巴结结核:经规则抗结核治疗,病灶扩大者;病灶压迫气管、支气管引起呼吸困难者;病灶穿破气管、支气管引起肺不张、干酪性肺炎,内科治疗无效者;不能排除纵隔肿瘤者。

2.禁忌证

(1)结核病活动期,对侧肺或同侧其他肺叶有浸润性病变,痰菌阳性。体温、脉搏及血沉不正常,应先行药物治疗,以免术后发生血行播散。

（2）术前要做肺功能测定，全肺切除者应做分侧肺功能测定。一般来说，肺活量、时间肺活量（第一秒）、最大通气量等预计值的 80％ 以上，应能耐受肺叶切除甚至全肺切除。上述检查占预计值的 60％，可以耐受肺叶切除；全肺切除要慎重考虑，特别是右全肺切除。检查值占预计值的 40％ 以下，一般肺部手术均不能耐受。有严重心脏病、哮喘及重度肺气肿；广泛的肺外结核病，药物难以控制者；某些重症使患者全身情况难以改善者；要做血气分析，观察血氧饱和度、氧分压、二氧化碳分压等项目。同时，结核病患者也可伴有肝、肾损害，有肝肾功能异常时，要查明原因，积极治疗，待好转后，再手术。术前患者体质虚弱者，要给予支持疗法，加强营养，必要时给予输血、血浆、清蛋白等，使之更好地耐受手术。

（3）未成年儿童的肺结核病，药物治疗大多能治愈。老年患者，心肺功能较差者，手术应全面衡量，十分慎重，应尽量避免做肺切除术。

3.手术时机

要有良好的术前准备，对患者进行全面的了解。内、外科医师密切合作十分重要，共同会诊，患者必须情况良好，无中毒症状，在一系列 X 线胸片上显示病灶稳定，痰菌最好转阴。一般认为肺结核经 6 个月抗结核药物治疗，大部分可逆性病变可被吸收或痊愈，此时，应是最佳手术时机，厚壁纤维空洞，经历 3～4 个月药物治疗后，亦可手术切除，并不增加其危险性。X线体层摄片可进一步了解病灶具体情况。纤支镜可确定有无支气管狭窄，支气管内膜结核或结核性支气管内膜病变。有的患者还需要进行支气管造影检查，以观察有无支气管扩张和肺段的病灶情况。术前除原用的抗结核药物外，还需要增加一种有效的抗结核药物，使术后能发挥药物的保护作用。

4.手术的原则与方式

手术应掌握的原则是彻底切除结核病灶，尽最大可能保留健肺组织与功能。一般认为楔形局部切除只适用于病理证实为肉芽肿的结核球的局限病灶。肺叶切除仍是肺结核的主要术式。病变超过一个肺段，主要病变又局限在一个肺叶内，为肺叶切除的适应证。过去需行肺段切除的局限病灶，多数已为抗结核药物所控制，已不再需外科手术。因而分段切除及多段切除的方法，已很少施用。若一侧肺内病变广泛，如毁损肺，在心肺功能允许的情况下，可做一侧全肺切除术。对某些特殊病例袖状肺叶切除也可施行，这样可以利用支气管成形术，以保留较多的肺功能，多挽救一部分危重患者的生命。一侧全肺切除术后是否需要加同侧胸廓成形术，以防止纵隔向患侧移位及对侧肺过度膨胀，近来，一侧全肺切除后，由于术侧隔肌升高，肋间隙变窄，胸内积血机化，加上纵隔移位及胸膜增厚，术后残腔缩小，甚至可以消失，因而多数学者不主张同期加胸廓成形术。

空洞切开病灶清除缝合术：对两侧肺结核病灶广泛，一侧有大空洞，经常出血，导致结核播散的可能，但心肺功能不佳，不能耐受肺叶切除者，为控制大量排菌和咯血，有学者报道，可切开空洞行病灶清除，结扎引流的支气管，洞壁用碘酊、乙醇消毒后，折叠缝合空洞壁，术后配合抗结核治疗，可达到痰菌转阴，咯血停止的效果。

5.肺切除术后的并发症及其处理原则

（1）支气管胸膜瘘：为术后严重并发症之一。引起的原因大致为感染，包括支气管腔内或胸腔内感染，影响了残端愈合；技术不良：支气管残端有结核病变，残端不易愈合。遇此情况，可采用黏膜外缝合法或将残端再切除一些,于正常组织缝合。再有就是患者营养不良,血浆蛋白低,伤口愈合差,引起残端裂开。

支气管胸膜瘘的患者主要症状是:术后出现呛咳、痰量增多,呈暗红色稀痰,伴有发热、胸痛,应进一步摄胸片检查,可见胸腔内有液平,残腔增大,胸腔穿刺有大量气体及液体,吸出的液体与咳出的液体相似。向胸膜腔内注入亚甲蓝,咳出的痰中带蓝色,即可确诊。纤支镜检查,在支气管残端可见到瘘口。支气管胸膜瘘一经确诊,应即做胸腔闭式引流,积极抗感染治疗,若瘘口较小病例,余肺膨胀良好,可望愈合。如不能愈合,待病情稳定后,再次手术,找到瘘口,修整残端,达健康黏膜,缝合瘘口,用周围组织覆盖瘘口,并加做胸廓成形术,消灭残腔。残腔不大者,可动用胸壁的肌肉加以填充残腔,也能收到好的效果。

(2)结核播散和余肺结核恶化:这是一种严重的并发症,可进一步加重患者的呼吸功能不全,严重者可引起呼吸衰竭。造成播散的主要原因为——空洞型肺结核大量排菌,术中空洞内容物流入对侧肺内;麻醉后痰液未能吸净,残存的带菌痰液流入对侧,余肺内有较多的病灶,术后可使原有的病灶进一步恶化。若术后患者持续高热、咳嗽,并有结核中毒症状,就应考虑此种并发症的可能,及时拍胸片、查痰菌,对早期诊断有益。

一旦发生余肺结核播散,就应积极抗结核治疗,可选择未曾用过的药物,联合强化抗结核,加强营养,增加患者的抗病能力,使病灶得到有效控制。预防:严格手术适应证,术前病灶一定控制在稳定状态;手术麻醉时气管内插双腔导管,若用单腔导管,要及时清除气管内痰液,这样可有效防止有菌痰液流至对侧。术中操作轻柔,不可过分用力挤压空洞,甚为重要。

(3)术后脓胸:常见原因为:①术中胸腔受污染。②术后胸管引流不畅,胸内积液积血,易招致感染。③术后余肺膨胀不全,留有较大残腔,脓胸一旦发生,及时引流,处理支气管胸膜瘘,加强抗结核,并根据细菌培养结果、药敏试验选用强力的抗菌药物和综合的支持疗法。

(二)胸廓成形术

1.适应证

主要为上叶空洞,对侧无明显病变或已稳定。两肺上叶慢性纤维空洞型肺结核,经正规治疗,空洞不能闭合,持续排菌,因体质条件差,不能耐受肺切除者;肺结核合并脓胸或支气管胸膜瘘,患者不能耐受切除术者;一侧肺结核病变广泛,又多为纤维性病灶,痰菌阳性,细菌高度耐药,估计药物治疗效果不佳,患者不宜行全肺切除者;一侧肺结核行肺叶切除术后,余肺内残留较多的病灶,为防止余肺过度膨胀而致病灶恶化,应做部分胸廓成形术。

2.手术方法

胸廓成形术是一种萎陷疗法,即切除多根肋骨,使胸壁塌陷,压缩病肺组织,使其得以静息,有利于组织愈合。同时,减慢该部血液和淋巴回流,减少毒素吸收,并产生局部缺氧,不利于结核菌繁殖。肺受压缩可使空洞壁靠拢,促使组织愈合。

胸廓成形术治疗肺结核要求切除足够的骨质胸壁,使空洞周围的肺组织萎陷。对上叶空洞要切除1～7根肋骨,但要分期进行。手术在全麻下插双腔气管导管,能有效地控制呼吸,并能有效地防止痰液流入对侧肺内。第1期手术可先切除3～5根肋骨,上3根肋骨切除要够长,后端应切除肋骨小头及椎体横突,前端切至肋软骨部位,第4根肋骨以下,前端逐渐留长一些,以达到充分的塌陷,术后用棉垫多头胸带加压包扎,防止胸壁反常呼吸运动。第 1 次手术后,间隔 2~3 周后进行第 2 次手术,再切除 2~3 根肋骨,要求达病变部位以下两条肋骨的平面即可。术后应鼓励患者有效地咳嗽,保持呼吸道通畅,应用抗生素预防和控制感染,术后加强抗结核治疗,定期复查、观察肺部病变及痰菌是否转阴,以决定进一步的治疗方法。

(丁 凯)

第四节　支气管扩张症

支气管扩张症是各种原因引起的支气管树的病理性、永久性扩张,导致反复发生化脓性感染的气道慢性炎症,临床表现为持续或反复性咳嗽、咳痰,有时伴有咯血,可导致呼吸功能障碍及慢性肺源性心脏病。

支气管扩张症是一种常见的慢性呼吸道疾病,病程长,病变不可逆转,特别是广泛性支气管扩张可严重损害患者的肺组织和功能,严重影响患者的生活质量,造成沉重的社会经济负担。但目前,社会包括医护人员对本病关注不足,远不如支气管哮喘或慢性阻塞性肺疾病(COPD)等疾病,相关文献也为数寥寥。

支气管扩张症的患病率随年龄增加而增高。新西兰儿童支气管扩张症的患病率为3.7/100 000,英国的患病率约为 100/100 000,美国成人总体患病率为 52/100 000,其中 18~34 岁人群的患病率为 4.2/100 000,但 70 岁及以上人群的患病率高达 272/100 000。这些研究均为多年前的文献,当时尚未采用胸部高分辨率 CT(HRCT)等检查手段。HRCT 扫描引入支气管扩张症诊断后,检出病例明显增多,进一步提高了临床医生对支气管扩张症的确诊率。通过报道应用 HRCT 后,大约增加 10 倍的支气管扩张症诊断率。在我国,支气管扩张症并非少见病,然而由于长期以来对这一疾病缺乏重视,患病率被远远低估,流行病学调查资料也甚少。因此,需要进行大规模的流行病学调查。

一、病因及发病机制

(一)病因

支气管扩张症是由多种疾病(原发病)引起的一种病理性改变。作为支气管扩张症患者临床评估的一部分,寻找原发病因,不但有助于采取针对性的诊疗措施,而且还可避免不必要的侵袭性、昂贵或费时的辅助检查。各种病因引起的支气管扩张症的发生率文献报道不一,且不同人种不同。但总体看来,多数儿童和成人支气管扩张症继发于肺炎或其他呼吸道感染(如结核);免疫功能缺陷在儿童支气管扩张症患者中常见,但成人少见;其他原因均属少见甚或罕见(表 1-1)。

表 1-1　支气管扩张症的病因

分类	举例
1.感染	
病毒	麻疹、百日咳、腺病毒、流感病毒

分类	举例
细菌	肺炎克雷伯杆菌、金黄色葡萄球菌、铜绿假单胞菌、流感嗜血杆菌、卡他莫拉菌
分枝杆菌	结核分枝杆菌、非结核分枝杆菌、鸟胞内分枝杆菌复合物
真菌	曲霉菌、荚膜组织胞质菌
2.吸入性损伤	有毒烟雾、气体和粉尘、胃酸、食物
3.先天或遗传因素	
发育异常	支气管软骨缺陷、囊性纤维化、巨大气管-支气管症、α_1-抗胰蛋白酶缺乏、肺隔离综合征、黄甲综合征
黏液清除功能缺损	原发性纤毛不动综合征、杨氏综合征
4.免疫系统疾病	
原发性免疫缺陷	低免疫球蛋白血症、补体缺陷、白细胞功能异常
继发性免疫缺陷	人免疫缺陷病毒(HIV)感染、长期服用免疫抑制剂、慢性淋巴细胞性白血病
免疫过度反应	变态反应性支气管肺曲霉病、炎性肠病、类风湿关节炎、干燥综合征
5.支气管腔的阻塞	
腔内阻塞	支气管异物、黏液栓塞、支气管内膜结核、支气管肿瘤
腔外阻塞	肺部肿瘤、淋巴结肿大(纵隔淋巴结结核)
6.支气管牵拉性扩张	肺叶切除后、肺结核肺组织毁损

1.既往下呼吸道感染

下呼吸道感染是儿童及成人支气管扩张症最常见的病因,占 41%～69%,特别是细菌性肺炎、百日咳、支原体及病毒感染(麻疹病毒、腺病毒、流感病毒和呼吸道合胞病毒等)。询问病史时应特别关注感染史,尤其是婴幼儿时期呼吸道感染病史。

2.结核和非结核分枝杆菌感染

支气管结核和肺结核是我国支气管扩张症的常见病因,尤其是肺上叶支气管扩张,应特别注意询问结核病史或进行相应的检查。非结核分枝杆菌感染也可导致支气管扩张,同时支气管扩张症患者气道中也易分离出非结核分枝杆菌,尤其是中老年女性。但气道中分离出非结核分枝杆菌并不表明一定是合并非结核分枝杆菌感染,这种情况下建议由结核专科或呼吸科医生进行评估和随访,明确是定植还是感染。

3.异物和误吸

儿童下气道异物吸入是最常见的气道阻塞的原因,成人也可因吸入异物导致支气管扩张,但相对少见。文献报道,吸入胃内容物或有害气体后易出现支气管扩张。心肺移植后合并胃食管反流及食管功能异常的患者中,支气管扩张症的患病率也较高。因此,对于支气管扩张症患者,均应注意询问有无胃内容物误吸史。

4.大气道先天性异常

对于所有支气管扩张症患者,都要考虑是否存在先天性异常,可见于先天性支气管软骨发育不全、巨大气管-支气管症、马方综合征及食管气管瘘。

5.免疫功能缺陷

对于所有儿童和成人支气管扩张症患者,应考虑是否存在免疫功能缺陷,尤其是抗体缺陷。病因未明的支气管扩张症患者中有 6％～48％存在抗体缺陷。免疫功能缺陷者并不一定在婴幼儿期发病,也可能在成人后发病。最常见的疾病为普通变异性免疫缺陷病(CVID)、X-连锁无丙种球蛋白血症(XLA)及 IgA 缺乏症。严重、持续或反复感染,尤其是多部位感染或机会性感染者,应怀疑免疫功能缺陷的可能,对于疑似或确定免疫功能缺陷合并支气管扩张的患者,应由相关专科医生共同制定诊治方案。

6.纤毛功能异常

原发性纤毛不动综合征患者多同时合并其他有纤毛部位的病变,几乎所有患者均合并上呼吸道症状(流涕、嗅觉丧失、鼻窦炎、听力障碍、慢性扁桃体炎)及男性不育、女性宫外孕等。上呼吸道症状多始于新生儿期。儿童支气管扩张症患者应采集详细的新生儿期病史;儿童和成人支气管扩张症患者,均应询问慢性上呼吸道病史,尤其是中耳炎病史。成人患者应询问有无不育史。

7.其他气道疾病

对于支气管扩张症患者,应评估是否存在变应性支气管肺曲霉菌病(ABPA);支气管哮喘也可能是加重或诱发成人支气管扩张的原因之一;弥漫性泛细支气管炎多以支气管扩张为主要表现,虽然在我国少见,但仍需考虑;欧美国家的支气管扩张症患者,尤其是白色人种,均应排除囊性纤维化,此病在我国则相对罕见。

8.结缔组织疾病

2.9％～5.2％的类风湿关节炎患者肺部高分辨率 CT 检查可发现支气管扩张,因此对于支气管扩张症患者,均要询问类风湿关节炎病史,合并支气管扩张的类风湿关节炎患者预后更差。其他结缔组织疾病与支气管扩张症的相关性研究较少,有报道干燥综合征患者支气管扩张的发生率为 59％,系统性红斑狼疮、强直性脊柱炎及复发性多软骨炎等疾病也有相关报道。

9.炎症性肠病

支气管扩张与溃疡性结肠炎明确相关,炎症性肠病患者出现慢性咳嗽、咳痰时,应考虑是否合并支气管扩张症。

10.其他疾病

α_1-抗胰蛋白酶缺乏与支气管扩张症的关系尚有争议,除非影像学提示存在肺气肿,否则无须常规筛查是否存在 α_1-抗胰蛋白酶缺乏。此外,对于支气管扩张症患者应注意是否有黄甲综合征的表现。

(二)发病机制

感染和气道炎症恶性循环导致支气管扩张。感染是支气管扩张症最常见原因,也是促使病情进展和影响预后的最主要因素,尤其是儿童,因气管和肺组织结构尚未发育完善,下呼吸道感染将会损伤发育不完善的气道组织,并造成持续、不易清除的气道感染,最终导致支气管扩张。60％～80％的稳定期支气管扩张症患者气道内有潜在致病微生物定植,病情较轻者可以没有病原微生物定植,病情较重者最常见的气道定植菌是流感嗜血杆菌,而长期大量脓痰、反复感染、严重气流阻塞及生活质量低下的患者,气道定植菌多为铜绿假单胞菌。细菌定植及反复感染可引起气道分泌物增加,痰液增多,损害气道纤毛上皮,影响气道分泌物排出,加重气道阻塞,引流不畅并进一步加重感染。另外,气道细菌定植也会造成气道壁和管腔内炎症细胞浸润,造成气道破坏。感染、黏液阻塞等因素使支气管扩张症患者气道存在持续炎症反应,以支气管管腔内中性粒细胞聚集及支气管壁和肺组织内中性粒细胞、单核巨噬细胞、CD4$^+$细胞浸润为特征,肥大细胞可能也参与了支气管扩张感染时的炎症反应,支气管扩张患者气道肥大细胞脱颗粒较明显,且与病情严重程度相关。这些炎症细胞释放多种细胞因子,包括 IL-16、IL-8、IL-10、肿瘤坏死因子-α(TNF-α)及内皮素 1 等,进一步引起白细胞,特别是中性粒细胞浸润、聚集,并释放髓过氧化酶、弹性蛋白酶、胶原酶及基质金属蛋白酶等多种蛋白溶解酶和毒性氧自由基,导致支气管黏膜上皮细胞损害,出现脱落和坏死、气道水肿、黏液腺增生和黏液分泌增多,气道纤毛功能受损,黏液排除不畅,气道阻塞,容易发生细菌定植或感染,并可造成支气管壁组织破坏,周围相对正常的组织收缩将受损气道牵张,导致特征性的气道扩张,在病程较长的支气管扩张中,支气管周围的肺组织也会受到炎症破坏,从而导致弥漫性支气管周围纤维化。

二、临床表现

(一)临床特征

1.症状

咳嗽是支气管扩张症最常见的症状(>90%),且多伴有咳痰(75%~100%),痰液可为黏液性、黏液脓性或脓性。合并感染时咳嗽和咳痰量明显增多,可呈黄绿色脓痰,重症患者痰量可达每天数百毫升。收集痰液并于玻璃瓶中静置后可出现分层现象:上层为泡沫,下悬脓性成分,中层为混浊黏液,最下层为坏死沉淀组织。但目前这种典型的痰液分层表现较少见。72%~83%患者伴有呼吸困难,这与支气管扩张的严重程度相关,且与第 1 秒用力呼气容积(FEV$_1$)下降、高分辨率 CT 显示的支气管扩张程度及痰量相关。半数患者可出现不同程度的咯血,多与感染相关。咯血可从痰中带血至大量咯血,咯血量与病情严重程度、病变范围并不完全一致。部分患者以反复咯血为唯一症状,临床上称为"干性支气管扩张"。支气管扩张患者出现大咯血,用常规药物止血效果不佳时,应警惕有合并纤维素性支气管炎的可能,故对大咯血患者应常规用清水浸泡咯血物,观察有无支气管管型。约三分之一的患者可出现非胸膜性胸痛。支气管扩张症患者常伴有焦虑、发热、乏力、食欲减退、消瘦、贫血及生活质量下降。支气管扩张症常因感染导致急性加重。如果出现至少一种症状加重(痰量增加或脓性痰、呼吸困难加重、咳嗽增加、肺功能下降、疲劳乏力加重)或出现新症状(发热、胸膜炎、咯血、需要抗菌药物治疗),往往提示出现急性加重。

2.体征

听诊闻及湿性啰音是支气管扩张症的特征性表现,以肺底部最为多见,多自吸气早期开始,吸气中期最响亮,持续至吸气末。约三分之一的患者可闻及哮鸣音或粗大的干啰音。有些病例可见杵状指（趾）。部分患者可出现发绀体征。晚期合并肺心病的患者可出现右心衰竭的体征。

（二）辅助检查

推荐所有患者进行主要检查，当患者存在可能导致支气管扩张症的特殊病因时应进一步检查。归纳的检查项目如表 1-2 所示。

表 1-2　支气管扩张症的辅助检查

项目	影像学检查	实验室检查	其他检查
主要检查	胸部 X 线检查，胸部高分辨率 CT 扫描	血炎性标志物，免疫球蛋白（IgG，IgA，IgM）和蛋白电泳，微生物学检查，血气分析	肺功能检查
次要检查	鼻窦 CT 检查	血 IgE，烟曲霉皮试，曲霉沉淀素，类风湿因子，抗核抗体，抗中性粒细胞胶质抗体，二线免疫功能检查，囊性纤维化相关检查，纤毛功能检查	支气管镜检查

1.影像学检查

（1）胸部 X 线检查：疑诊支气管扩张症时应首先进行胸部 X 线检查。绝大多数支气管扩张症患者 X 线胸片异常，可表现为灶性肺炎、散在不规则高密度影、线性或盘状不张，也可有特征性的气道扩张和增厚，表现为类环形阴影或轨道征。但是 X 线胸片的敏感度及特异度均较差，难以发现轻症或特殊部位的支气管扩张。所有患者均应有基线 X 线胸片，通常不需要定期复查。

（2）胸部高分辨率 CT 扫描：可确诊支气管扩张症，但对轻度及早期支气管扩张症的诊断作用尚有争议。支气管扩张症的高分辨率 CT 主要表现为支气管内径与其伴行动脉直径比例的变化。此外，还可见到支气管呈柱状及囊状改变，气道壁增厚（支气管内径＜80％外径）、黏液阻塞、树枝发芽征及马赛克征。当 CT 扫描层面与支气管平行时，扩张的支气管呈"双轨征"或"串珠"状改变；当扫描层面与支气管垂直时，扩张的支气管呈环形或厚壁环形透亮影，与伴行的肺动脉形成"印戒征"；当多个囊状扩张的支气管彼此相邻时，则表现为"蜂窝"状改变；当远端支气管较近端扩张更明显且与扫描平面平行时，则呈杵状改变。根据 CT 所见支气管扩张症可分为 3 型，即柱状型、囊状型及囊柱状型。支气管扩张症患者 CT 表现为肺动脉扩张时，提示肺动脉高压，是预后不良的重要预测因素。高分辨率 CT 检查通常不能区分已知原因的支气管扩张和不明原因的支气管扩张。但当存在某些特殊病因时，支气管扩张的分布和 CT 表现可能会对病因有提示作用，如变态反应性支气管肺曲菌病（ABPA）的支气管扩张通常位于肺上部和中心部位，远端支气管通常正常。尽管高分辨率 CT 可能提示某些特定疾病，但仍需要结合临床及实验室检查综合分析。高分辨率 CT 显示的支气管扩张的严重程度与肺功能气流阻塞程度相关。支气管扩张症患者通常无须定期复查高分辨率 CT，但体液免疫功能缺陷的支气管扩张症患者应定期复查，以评价疾病的进展程度。

（3）支气管碘油造影：是经导管或支气管镜在气道表面滴注不透光的碘脂质造影剂，直接显示扩张的支气管，但由于此项检查为创伤性检查，现已逐渐被胸部高分辨率 CT 取代，极少应用于临床。

2.实验室检查

(1)血炎性标志物:血常规白细胞和中性粒细胞计数、ESR、C反应蛋白可反映疾病活动性及感染导致的急性加重,当细菌感染所致的急性加重时,白细胞计数和分类升高。

(2)血清免疫球蛋白(IgG、IgA、IgM)和血清蛋白电泳:支气管扩张症患者气道感染时各种免疫球蛋白均可升高,合并免疫功能缺陷时则可出现免疫球蛋白缺乏。

(3)根据临床表现,可选择性进行血清IgE测定、烟曲霉皮试、曲霉沉淀素检查,以排除ABPA。

(4)血气分析:可用于评估患者肺功能受损状态,判断是否合并低氧血症和(或)高碳酸血症。

(5)微生物学检查:支气管扩张症患者均应行下呼吸道微生物学检查,持续分离出金黄色葡萄球菌和(或)儿童分离出铜绿假单胞菌时,需排除ABPA或囊性纤维化;应留取深部痰标本或通过雾化吸入获得痰标本;标本应在留取后1小时内送至微生物室,如患者之前的培养结果均阴性,应至少在不同日留取3次以上的标本,以提高阳性率;急性加重时应在应用抗菌药物前留取痰标本,痰培养及药敏试验对抗菌药物的选择具有重要的指导意义。

(6)必要时可检测类风湿因子、抗核抗体、抗中性粒细胞胞质抗体(ANCA),不推荐常规测定血清IgE或IgG亚群,可酌情筛查针对破伤风类毒素和肺炎链球菌、B型流感嗜血杆菌荚膜多糖(或其他可选肽类、多糖抗原)的特异性抗体的基线水平。

(7)其他免疫功能检查评估:以下情况可考虑此项检查:抗体筛查显示存在抗体缺乏时(以明确诊断、发现免疫并发症、制订治疗方案);抗体筛查正常但临床怀疑免疫缺陷时(合并身材矮小、颜面异常、心脏病变、低钙血症、腭裂、眼皮肤毛细血管扩张症、湿疹、皮炎、瘀斑、内分泌异常、无法解释的发育迟缓、淋巴组织增生或缺失、器官肿大、关节症状等);确诊或疑似免疫疾病家族史;虽经长疗程的多种抗菌药物治疗,仍存在反复或持续的严重感染(危及生命、需外科干预),包括少见或机会性微生物感染或多部位受累(如同时累及支气管树和中耳或鼻窦)。

(8)囊性纤维化相关检查:囊性纤维化是西方国家常见的常染色体隐性遗传病,由于我国罕见报道,因此不需作为常规筛查,在临床高度可疑时可进行以下检查:2次汗液氯化物检测及囊性纤维化跨膜传导调节蛋白基因突变分析。

(9)纤毛功能检查:成人患者在合并慢性上呼吸道疾病或中耳炎时应检查纤毛功能,特别是自幼起病者,以中叶支气管扩张为主,合并不育或右位心时尤需检查。可用糖精试验和(或)鼻呼出气一氧化氮测定筛查,疑诊者需取纤毛组织进一步详细检查。

3.其他检查

(1)支气管镜检查:支气管扩张症患者不需常规行支气管镜检查,支气管镜下表现多无特异性,较难看到解剖结构的异常和黏膜炎症表现。以单叶病变为主的儿童支气管扩张症患者及成人病变局限者可行支气管镜检查,排除异物堵塞;多次痰培养阴性及治疗反应不佳者,可经支气管镜保护性毛刷或支气管肺泡灌洗获取下呼吸道分泌物;高分辨率CT提示非典型分枝杆菌感染而痰培养阴性时,应考虑支气管镜检查;支气管镜标本细胞学检查发现含脂质的巨噬细胞提示存在胃内容物误吸。

(2)肺功能检查:对所有患者均建议行肺通气功能检查(FEV_1、FVC、呼气峰流速),至少每年复查 1 次,免疫功能缺陷或原发性纤毛运动障碍者每年至少复查 4 次;支气管扩张症患者肺功能表现为阻塞性通气功能障碍较为多见(>80%患者),33%~76%患者气道激发试验证实存在气道高反应性;多数患者弥散功能进行性下降,且与年龄及 FEV_1 下降相关;对于合并气流阻塞的患者,尤其是年轻患者,应行舒张试验,评价用药后肺功能的改善情况,40%患者可出现舒张试验阳性;运动肺功能试验应作为肺康复计划的一部分;静脉使用抗菌药物治疗前后测定 FEV_1 和 FVC 可以提供病情改善的客观证据;所有患者口服或雾化吸入抗菌药物治疗前后均应行通气功能和肺容量测定。

三、诊断及鉴别诊断

(一)诊断

1.支气管扩张症的诊断

应根据既往病史、临床表现、体征及实验室检查等资料综合分析确定。胸部高分辨率 CT 是诊断支气管扩张症的主要手段。

2.病因诊断

(1)继发于下呼吸道感染,如结核分枝杆菌、非结核分枝杆菌、百日咳、细菌、病毒及支原体感染等,是我国支气管扩张症最常见的原因,对所有疑诊支气管扩张症的患者需仔细询问既往病史。

(2)所有支气管扩张症患者均应评估上呼吸道症状,合并上呼吸道症状可见于纤毛功能异常、体液免疫功能异常、囊性纤维化、黄甲综合征及杨氏综合征(无精子症、支气管扩张、鼻窦炎)。

(3)对于没有明确既往感染病史的患者,需结合病情特点完善相关检查。

(二)鉴别诊断

(1)出现慢性咳嗽、咳痰者需要与 COPD、肺结核、慢性肺脓肿等鉴别(表 1-3)。

表 1-3　以慢性咳嗽、咳痰为主要症状的支气管扩张症的鉴别诊断

诊断	鉴别诊断要点
支气管扩张症	大量脓痰,湿性啰音,可合并杵状指(趾),X 线胸片或高分辨率 CT 提示支气管扩张和管壁增厚
COPD	中年发病,症状缓慢进展,多有长期吸烟史,活动后气促,肺功能有不完全可逆的气流受限(吸入支气管舒张剂后 $FEV_1/FVC<70\%$)
肺结核	所有年龄均可发病,影像学检查提示肺浸润性病灶或结节状空洞样改变,细菌学检查可确诊
慢性肺脓肿	起病初期多有吸入因素,表现为反复不规则发热、咳脓性痰、咯血、消瘦、贫血等全身慢性中毒症状明显。影像学检查提示后壁空洞,形态可不规则,内可有液平面,周围有慢性炎症浸润及条索状阴影

(2)反复咯血需要与支气管肺癌、结核病以及循环系统疾病进行鉴别(表 1-4)。

表 1-4 以咯血为主要症状的支气管扩张症的鉴别诊断

诊断	鉴别诊断要点
支气管扩张症	多有长期咳嗽、咳脓痰病史,部分患者可无咳嗽、咳痰,而仅表现为反复咯血,咯血量由少至多,咯血间隔由长变短,咯血间期全身情况较好
支气管肺癌	多见于 40 岁以上患者,可伴有咳嗽、咳痰、胸痛。咯血小量到中量,多为痰中带血,持续性或间断性,大咯血者较少见。影像学检查、痰涂片细胞学检查、气管镜等有助于诊断
肺结核	可有低热、乏力、盗汗和消瘦等呼吸系统症状,约半数有不同程度咯血,可以咯血为首发症状,出血量多少不一,病变多位于双上肺野,影像学和痰液检查有助于诊断
心血管疾病	多有心脏病病史,常见疾病包括风湿性心脏病二尖瓣狭窄、急性左心衰竭、肺动脉高压等,体检可能有心脏杂音,咯血量可多可少,肺水肿时咳大量浆液性粉红色泡沫样血痰为其特点

四、治疗

20 世纪初,外科医生采用肺组织的多次切除术及肺组织的引流术治疗支气管扩张症。1929 年,有学者对 5 例支气管扩张症患者采用了一期肺叶切除术及胸腔引流技术。1939—1940 年,有学者开展了解剖性肺叶切除技术治疗支气管扩张症,大大提高了手术的安全性,降低了术后并发症以及死亡率。80 年代以后,麻醉、抗生素、医疗器械以及手术技巧均有了长足进步,各种肺切除术后的并发症的发生率和患者的死亡率大幅度下降。90 年代以后,伴随着现代信息科技进步,电视胸腔镜手术日益得到重视和普及,支气管扩张症的治疗迈上了微创时代。目前,大部分支气管扩张症手术都可以在电视胸腔镜下完成。

支气管扩张症的手术治疗术式,主要是肺叶切除术和肺段切除术,局限性周围型支气管扩张症也可以肺楔形切除。此外,自 1992 年以来,国内专家采用支气管剔除术治疗局限于肺段的支气管扩张症,很有特点。

(一)肺叶切除术

肺叶切除术是主要手术方式,手术干净彻底,术后并发症少。其多适用于病变范围较广,累及多个肺段或者单纯肺段切除可能出现明显手术并发症的患者。

由于特殊的肺支气管树解剖引流特点,支气管扩张症累及部位从多到少依次为:左下叶,左上肺舌段,右中叶,右下叶,左固有上叶和右上叶。因此,左肺下叶切除,左肺下叶加舌段切除术是临床常见的术式。

(二)肺段切除术

从解剖学来看,支气管扩张症是一种支气管肺段疾病。病变可以累及一个或多个肺段。因此,手术按肺段解剖切除是可行的,可以尽量保留正常肺组织。有些肺段与其他肺段之间分界相对清晰,如背段、舌段,这些肺段切除并不增加并发症,成为肺段切除的首选。有些肺段,如基底段,各段之间关系非常密切,解剖变异较大,片面追求肺段切除可能导致剩下肺段严重受损,出现肺段不张、淤血、感染、继发支气管扩张症等,要权衡谨慎。因此,舌段切除、背段切除、固有上叶切除、全基底段切除是常用的肺段或多肺段切除术。

科技的发展为精细的肺段切除提供了有利条件。目前的 CT 后加工技术已经可以将每一个肺段的支气管、动脉、静脉进行立体建构,支气管内磁导航技术也可以帮助段以下支气管的精确定位,它们都为精细手术创造了条件。假以时日,我们的手术器械发展更加精巧,操作更加细致灵活,则支气管扩张症的"靶向"切除完全有可能实现。

手术始终是代价与获益之间的平衡技术。如何使患者用较小的代价获取最大的利益,是外科医生的永恒主题。

(三)支气管剔除术

即只剔除扩张的支气管,尽量保留肺组织。适用于肺组织毁损不明显的中心型支气管扩张病例。剔除支气管后,肺组织通过临近肺的肺泡间交通以及肺段间的细小支气管交通[肺泡孔(Kohn 孔)、兰伯特(Lambert)通道、细支气管间侧支通气]继续维持通气功能。

实验研究表明:

(1)剔除肺段支气管的动物在术后晚期不发生气体交换障碍。

(2)剔除了支气管的肺段组织术后处于膨胀状态,不产生残腔,相邻支气管无移位扭曲。

(3)剔除支气管的肺段组织无病理学创伤反应外的异常表现。

该术式的优点显而易见:保留了肺容量以及肺血管床,避免了心脏负担加重以及远期代偿肺气肿。但需要把握合适病例,手术操作应谨慎细心到位,术中应观察肺组织的通气状态。

总之,支气管扩张症的手术疗效是确定的。大约 80% 的手术病例在术后可以达到治愈,15% 的病例术后症状得到明显改善,5% 的病例术后症状无改善或恶化。

(丁 凯)

第五节 房、室间隔缺损

一、卵圆孔未闭与房间隔缺损

房间隔缺损(ASD)是指房间隔上的异常孔道,造成左右心房直接相通的先天性心脏畸形。房间隔组织发育正常,但继发房间隔与原发房间隔在卵圆窝上端未融合者称卵圆孔未闭(FO)。FO 虽也可使左右心房相通,但由于活瓣作用不形成心内分流,不产生血流动力学异常。房间隔缺损是最常见的心脏畸形之一,占先天性心脏病的 10%~20%,女性发病多于男性,女性与男性发病率之比为(2~3):1。房间隔缺损可单独存在,亦可合并其他心脏畸形。

(一)病因

卵圆孔的形成在胚胎发育至第 6、7 周时,心房间隔先后发出 2 个隔,先出现的隔为原发隔或称第一隔,后出现的隔为继发隔或称第二隔,原发隔自心房中线背侧壁呈半月形长出,向房室管生长与心内膜垫融合,与房室隔尾端部留一小孔,称为原发孔。在原发孔未闭合前,原发隔近头端部分形成一孔,称继发孔,是胎儿时期的血液的正常通道。同时在第一隔的右侧由心房壁上又长出一镰状形隔,称继发隔或称第二隔,此隔不继续生长分离心房中途停止,镰状形凹陷呈卵圆形称卵圆窝,卵圆窝处原发隔与继发隔未能粘连融合留下一小裂隙称卵圆孔。新生儿出生时,随着第一声啼哭,左心房压力升高,使左侧的原发隔部分紧贴在右侧的继发隔上,发生功能性闭合,1年内达到解剖上的闭合。若年龄＞3岁的幼儿卵圆孔仍不闭合,称为卵圆孔未闭。

在胚胎发育的第4周,心房由从其后上壁发出并向心内膜垫方向生长的原始房间隔分为左、右心房,随着心内膜垫的生长并逐渐与原始房间隔下缘接触、融合,最后关闭两者之间残留的间隙(原发孔)。在原发孔关闭之前,原始房间隔中上部逐渐退化、吸收,形成一新的通道即继发孔,在继发孔形成后、原发隔右侧出现向下生长的间隔即继发隔,形成一单瓣遮盖继发孔,但二者之间并不融合,形成卵圆孔,血流可通过卵圆孔从右心房向左心房分流。卵圆孔于出生后逐渐闭合,但在约20％的成人中可遗留细小间隙,由于有左房面活瓣组织覆盖,正常情况下可无分流。如在胚胎发育过程中,原始房间隔下缘不能与心内膜垫接触,则在房间隔下部残留一间隙,形成原发孔房间隔缺损。而原始房间隔上部吸收过多、继发孔过大或继发隔生长发育障碍,则二者之间不能接触,出现继发孔房间隔缺损。

(二)临床表现

1.症状

大多数患儿早期无症状。无症状期可持续数十年,患者往往在常规体格检查时发现心脏杂音。一旦出现症状,主要表现为活动后心悸、气促及易于疲劳,反复发生呼吸道感染。年龄较大的患者,可因阵发性房性心动过速或心房纤颤而出现心悸。有时可有一些不典型表现。明显的发绀可引起患儿家长的注意而就医,为下腔型ASD,有较多的腔静脉血进入左心房所致,但临床上极为罕见。新生儿巨大ASD患者也可出现发绀,啼哭时加重。这是由于婴儿出生后肺循环阻力仍较高,出现右向左分流所致,以后随着肺循环阻力逐渐下降,转变为左向右分流,发绀随之消失。病程晚期可继发肺动脉高压,导致右向左分流,患者出现发绀。

2.体征

随着年龄增长,ASD患者的右心室逐渐扩大,使相邻的胸骨、肋骨及肋间隙膨隆饱满。触诊时可发现收缩期抬举性搏动。

心脏听诊方面可有肺动脉瓣区第2心音亢进和第2心音固定性分裂,对诊断有重要意义。胸骨左缘第2、3肋间可闻及Ⅱ～Ⅲ级柔和的肺动脉瓣收缩中期血流性杂音。该杂音是因大量血流通过肺动脉瓣而形成相对狭窄所致,并非血液经房间隔缺损分流所致。出现重度肺动脉高压后,第2心音亢进明显但第2心音分裂变窄或消失,肺动脉瓣区收缩期杂音可见减轻。少数患者因ASD较大,大量血流通过三尖瓣口进入右心室,使三尖瓣呈相对性狭窄,三尖瓣听诊区可闻及滚筒样舒张期杂音。由于右心室扩大后导致三尖瓣相对性关闭不全,极少数病例胸骨左缘第4、5肋间可闻及收缩期杂音。发生右心衰竭时,心脏显著增大,颈静脉怒张,肝大,常伴有腹水和下肢水肿。

3.X线胸片

主要表现为:心脏扩大,尤为右心房和右心室最明显,这在右前斜位照片中更为清晰;肺动脉段突出;肺门阴影增深,肺野充血;主动脉结缩小。此外,一般病例并无左心室扩大,可与室间隔缺损或动脉导管未闭鉴别。

4.心电图检查

典型的房间隔缺损常显示 P 波增高,电轴右偏,大部分病例可有不完全性或完全性右束支传导阻滞和右心室肥大,伴有肺动脉高压者可有右心室劳损。

5.超声心动图

超声心动图是目前诊断房间隔缺损最主要和最有价值的方法。心脏超声检查能够准确地探明缺损的位置、大小、分流量、肺动脉压力及合并畸形。

(1)多普勒超声心动图:可确定分流束的部位并测量其宽度、分流量以及右室和肺动脉压力;发现左房内血流穿过房间隔进入右房,形成分流束,在整个心动周期持续存在,而速度较慢。三尖瓣和肺动脉血流速度加快,二尖瓣和主动脉血流速度减慢。在右心房和右心室流出道内,可分别出现三尖瓣和肺动脉瓣反流信号。

(2)二维超声心动图:可确定 ASD 的部位并测量其大小。检查时表现为房间隔回声中断,室间隔与左心室后壁呈同向运动,右心房和右心室扩大,主肺动脉增宽,三尖瓣活动幅度增大。

(3)经食管心脏超声:适用于所有怀疑房间隔缺损而不能明确诊断者。可清晰显示房间隔缺损类型、部位及大小。

6.心导管检查

绝大多数病例用无创伤性方法即可明确诊断,不需要进行心导管检查。对于合并肺动脉高压患者,应用右心导管检查直接测量肺动脉压力增高程度、计算肺血管阻力仍是明确是否具备手术适应证和评估手术预后的一种不可替代的方法。合并肺静脉异位引流的患者,应行右心导管检查和左心房造影,可以明确诊断。老年患者则应同时进行选择性冠状动脉造影。右心导管检查右心房平均血氧含量超过上下腔静脉平均血氧含量 1.9 mL/dL 以上即有诊断意义。判断伴有肺动脉高压的患者是否具备手术适应证是一个特殊问题,因为房间隔缺损患者即使出现艾森门格综合征(Eisenmenger 综合征)及心房水平右向左分流,肺动脉压也极少超过体循环动脉压的 2/3。最可靠的判断标准是根据心导管测定的数据和氧消耗量计算出,并经过体表面积标准化的肺血管阻力。一般认为,如静息状态下肺血管阻力大于或等于 8 U/m^2,则不宜手术;如应用血管扩张剂或吸入 100%氧,肺血管阻力能降至 7 U/m^2 以下可考虑手术,手术后肺血管阻力有可能下降。否则,即使闭合了房间隔,肺血管阻力还会继续升高,房间隔完整无缺的情况下,不能通过心房水平的右向左分流缓解右心压力,患者更难以耐受,反而缩短患者寿命。

(三)诊断及鉴别诊断

如上所述,房间隔缺损的诊断一般不难。根据临床症状、听诊发现、放射线胸片、心电图检查和超声心动图往往可以明确诊断。15%～20%房间隔缺损的病例,伴有其他先天性心脏病,如肺动脉瓣狭窄、右肺静脉异位回流,二尖瓣狭窄等,应于手术前做出明确诊断。

在鉴别诊断方面,首先应和原发孔缺损型鉴别,这一点非常重要,关系到手术时基本方法的选用。原发孔缺损的患者,症状出现较早而且严重,多见于小儿或少年时期。心电图在鉴别诊断上有重要意义。房间隔缺损伴有肺动脉瓣狭窄(法洛三联症)有 10%。房间隔缺损的患者常发生肺动脉高压,致使肺动脉扩大,其瓣口处相应狭窄,产生收缩期杂音与第二音亢进和分裂。如伴有肺动脉瓣狭窄，其收缩期杂音更加响亮而粗糙，并常能触及收缩期震颤，但肺动脉第二音反而减弱，甚至消失，这都可作为鉴别诊断的要点。

有 Lutembacher 综合征的病例，除有房间隔缺损体征外，在心尖区可听到明显的第一心音亢进、舒张期杂音和开放拍击声，放射线照片可显示左心房扩大等。

此外，房间隔缺损亦应和其他先天性心脏病鉴别，如室间隔缺损、动脉导管未闭等，这些病例虽也能引起肺部充血和肺动脉压力增高，但多数都有左心室肥大，左心室负荷过重的表现，除了听诊心脏杂音特点不同之外，放射线和心电图检查可帮助鉴别诊断。

（四）治疗

1.手术适应证

无并发症的 ASD，有右室容量负荷过重的表现，是手术治疗的适应证。最佳手术年龄为 5 岁以下。因右室容量负荷过重的有害作用，还可考虑将手术年龄提前到 1～2 岁。然而，并不是每个患者都有机会早期手术，往往在年龄较大时才得到明确诊断。年龄很小或年龄很大都不是手术禁忌证。

严重肺血管病变，当静息时肺血管阻力升高到 8～12 U/m^2，使用肺血管扩张剂也不能降至 7 U/m^2 以下，即为手术禁忌证。这种情况见于 Qp/Qs＝2，肺动脉压升高后，静息时 Qp/Qs＜1.5 的患者。

老年患者，尤其是 50 岁以上，死亡率及肺血栓发生率均高，但也应争取手术。年龄大、合并三尖瓣或二尖瓣关闭不全，不是手术禁忌证。在闭合 ASD 的同时予以修复即可。合并心力衰竭者应先控制心衰，病情改善后再行手术治疗。合并心内膜炎者，应在感染控制后 3～6 个月手术。

2.手术方法

(1)基本方法：ASD 闭合手术常规在体外循环下进行。患者取仰卧位，背部略垫高，常规采用胸骨正中切口。考虑到胸骨正中切口皮肤瘢痕的外观，近年来不少国内外学者提倡采用美学切口。有的学者采用双侧第 4 肋间乳房下皮肤切口，向上下掀开皮瓣，再纵行正中劈开胸骨。更多的学者采用右胸切口，手术简单易行，但应 PDA、PS 除外等经右胸切口难以处理的畸形。采用右前外侧开胸切口时，患者仰卧，右侧抬高 40°～45°，右上肢在肘部弯曲，前臂悬吊在手术台头侧的支架上。第 4 肋间切开皮肤，前端止于胸骨外缘，后至背阔肌边缘。经第 4 或第 3 肋间进胸。

切开心包，心包的切缘用粗丝线固定于皮肤切口上。于心包内游离上、下腔静脉，并环绕套带，插升主动脉供血管，经右心耳和右心房壁分别插上、下腔引流管。为缩短手术时间和减少低温对全身的影响和不良作用，一般不必全身降温，我院常规采用在常温体外循环下进行房间隔缺损修补术。也可在浅低温下手术。如有左上腔静脉，要游离并置阻断带，可经右心房壁及冠状静脉窦口插入左上腔引流管，并连接人工心肺机。经右上肺静脉根部安置左心房引流管。

在置好右心耳荷包缝线，套好橡胶阻断管，尚未行上腔静脉插管前，可经荷包线内切开心耳，伸入左手示指探查 ASD，同时探查肺静脉入口部位，三尖瓣及二尖瓣关闭不全的有无及其程度等。

阻断升主动脉,经主动脉根部灌注冷心脏停搏液,心包内以冰屑、冰盐水降温。近年来,不少学者为更好地保护心肌,主张采用不阻断主动脉,不灌注心脏停搏液和心脏局部置冰屑的方法,只阻断上下腔静脉,切开右房壁闭合 ASD 的手术技术,取得了良好的效果。

右心房做斜切口,向后延长切口时注意避开窦房结。心房切口边缘用细丝线缝合固定。用心内吸引器吸引左房流入右房的血液时,只需配合缝合操作,清楚显露 ASD 边缘即可,切忌伸入左房内吸引,使空气进入左房,造成术后气栓的危险。如疑有二尖瓣关闭不全,需仔细检查二尖瓣,是属例外,但应注意心内操作完毕彻底排净左房内气体。

(2)中央型 ASD 的修补:ASD 小于 2 cm 者,可直接缝合。确定是否用直接缝合法,关键要看缝合后有无张力,张力牵拉可导致术后心律失常或造成残余 ASD。缝合 ASD 左缘时不要进针过远,以免损伤或牵拉传导束,也不要钳夹或刺激右心房的冠状窦口前内缘、三尖瓣隔侧尖附着缘和后端在冠状窦嵴处连于下腔静脉瓣的腱性组织(Todaro)腱之间的三角区(Koch三角)内的传导组织。可用 3-0 聚丙烯不可吸收缝合线(Prolene)或无创伤线,一头针从 ASD下端开始连续缝合至上端,另一头针沿原缝线方向交叉跨线缝合。缝至上端时用血管钳撑开缝合口,停止左心房引流,由麻醉师膨肺或用生理盐水充满左心腔,充分排气后立即收紧打结。

ASD 较大者,宜采用心包片或涤纶织片修补。补片应略小于 ASD,通常用 4-0 Prolene 线连续缝合法。缝合结束前停止左心房引流,充分排气后打结,关闭 ASD。

(3)下腔型 ASD 的修补:下腔型 ASD 的特点是左心房后壁构成 ASD 的后缘,下腔静脉入口与 ASD 边缘相连,注意切勿将下腔静脉瓣误认为 ASD 的边缘,避免将下腔静脉隔入左心房,造成大量右向左分流。宜先在 ASD 下缘左心房壁做半个荷包缝合,然后行连续缝合或用补片修补。

(4)上腔型 ASD 的修补:手术中应向两侧剪开心包反折,充分显露上腔静脉。肺静脉与上腔静脉的异常连接可于心外探知。上腔静脉插管应高于异常连接处。修补 ASD 时应将所有肺静脉都隔于左心房侧。可分别控制上腔静脉及奇静脉或结扎奇静脉。尽可能靠近头侧置上腔静脉阻断带。应注意检查有无左上腔静脉,及时游离并套带,以备阻断。因 ASD 靠近头侧,需切断界嵴,将切口向上腔静脉延伸。如右上肺静脉引流至上腔静脉的位置较高,宜做右心房后位切口,可获得极好显露。如 ASD 较小,可将其扩大。用心包片将来自肺静脉的血先导入ASD,再引入左心房。另用心包片修补右心房切口,并扩大上腔静脉,避免术后狭窄。

(5)ASD 合并部分性肺静脉异位连接:应在闭合 ASD 的同时,将肺静脉开口隔入左心房。可采用自体心包片,绕过肺静脉入口上缘及右侧缘缝合,使肺静脉血液通过 ASD 引流入左心房。

(6)经胸小切口超声引导下封堵房间隔缺损:近年已有多家单位成功开展超声引导下经胸右前外侧小切口封堵房间隔缺损手术。其优点是创伤小,不需体外循环,避免射线下操作,花费也低于心导管介入封堵术。其基本治疗原理及效果与心导管介入封堵相同,适应证相似,但可放置更大口径的封堵器,适用于中央型房间隔缺损。具体方法是在右前外侧第 3 或 4 肋间做 5 cm 左右的皮肤切口,进胸后悬吊心包,在右心耳缝荷包,选择口径合适的封堵器,在经食管心脏超声的引导下,由荷包送入封堵器封闭缺损。

3.术后处理的特点

大多数患者术后处理常规与一般体外循环术后处理相同,此外尚需格外注意容量负荷不能过大。有些老年患者在 ASD 修补术后早期几小时内左房压明显升高(可达 20～25 mmHg),原因可能是长期病程、合并冠状动脉疾病、高血压或术前未能估计到的二尖瓣关闭不全造成的左心室收缩、舒张功能受损。如 ASD 术后出现严重肺静脉高压征象,需要立即行超声心动图或左心室造影检查,如显示为严重二尖瓣关闭不全,可能需要行二尖瓣置换术。35 岁以上的患者在 ASD 修补术后可能发生肺动脉或体循环动脉栓塞,因此应在术后第 2 天晚上开始口服华法林进行抗凝治疗,持续至术后 8～12 周。老年患者伴心房纤颤时栓塞发生率尤高,术后应终生抗凝治疗。

4.手术治疗效果

ASD 修补术的效果良好,大多数心脏外科中心 ASD 修补术的住院死亡率已经接近于零。出生后头几年内进行 ASD 修补的患儿的时间相关生存率与总人口相同。如果在童年或成人的早期手术,生存率也非常接近总人口。老年患者修补 ASD 后可延长寿命,但预期低于总人口平均寿命。

(1)死亡原因:ASD 修补术后极少发生住院死亡病例,通常有严重的并发症,如肺血管病变或老年病。罕有的例外是空气栓塞致死,因而正确的手术方法和排气操作至关重要。脑栓塞和脑出血是老年患者最常见的死亡原因,其中大多有高血压。慢性充血性心力衰竭是老年患者死亡的第 2 种常见原因。个别病例死于严重的室上性心律失常。

(2)增加死亡危险的因素:与其他先天性心脏病相比,ASD 很少合并严重的心脏畸形,因而不会增加死亡危险。ASD 本身的病理形态也不是死亡的危险因素。与其他后天性和先天性心脏病相比,术前心功能等级不是造成死亡的肯定危险因素。术前肺动脉高压,提示有严重肺血管病变时,是死亡的危险因素。重度肺动脉高压可造成术后早期死亡。肺血管病变的危险因素可表现为肺动脉收缩压升高或其他不同的形式,如肺血管阻力大于 6 U/m²,使用肺血管扩张剂无效时,即为术后死亡的主要危险因素。手术时年龄较大或年龄太小,不是住院死亡的危险因素。年龄较大是晚期死亡的危险因素。出生 10 年以后开始,随着年龄增长,晚期死亡的危险因素不断增加。10 岁以内修补 ASD,有 98% 的机会至少在术后生存 25 年。20 岁以内手术有 93% 的机会,30 岁以内手术有 84% 的机会术后生存期超过 25 年。超过 40 岁以后手术者,长期生存率显著下降。60 岁以上手术的患者,10 年生存率为 64%,仍高于未手术的同类患者;目前虽然尚不能肯定手术年龄在 10 岁以内对远期效果的影响,但手术前心脏增大的患儿,5 岁时接受 ASD 修补术,术后仍长期有心脏增大的事实,说明 ASD 修补术应尽早进行。

(3)心室功能:手术后右室舒张期内径显著减小,但很多人仍大于正常。有学者早年进行的持续观察表明,有些儿童在 ASD 修补术后多年仍有心脏增大,原因为慢性右室负荷过重导致的继发性心脏增大。学者们比较了手术年龄对心室改变的作用,11 例在 10 岁以前手术的患者,术后晚期右室舒张期容量正常或接近正常者 7 例;另一组 14 例 25 岁以上手术的患者,只有 3 例术后右室舒张期容量正常。术前右室壁运动减弱、射血分数减少的成年患者,多数右房压升高,有明显症状,手术后右室内径减少不明显,射血分数虽比术前增加,但仍低于正常。这些患者手术后病情得到改善,但仍有症状。与术前相比,术后左心室射血分数随最大运动而增加。因此,即使在成人期修补ASD,术后运动射血分数也可达到正常。这种有利变化是右室容量负荷过重得到解除的结果。如术前左室舒张期内径小于正常,术后6个月内可恢复正常。术前存在的左室几何形状异常,ASD修补术后也得以纠正。

(4)血栓栓塞:ASD修补术后有发生体循环和肺循环栓塞的危险,最迟可在术后11年发生栓塞。40岁以上的患者,尤其是心房纤颤患者,术后栓塞的发生率较高。

(5)再次手术:有2%的患者因为术后ASD复发需要再次手术。术前有充血性心力衰竭的老年患者,术后复发的可能性较大。将下腔静脉瓣误作ASD下缘缝合,将下腔静脉血导入左心房或补片造成上腔静脉部分梗阻,是再次手术的常见原因。

二、室间隔缺损

室间隔缺损指室间隔在胚胎时期发育不全,形成异常交通,在心室水平产生左向右分流。室间隔缺损是最常见的先天性心脏病,约占先天性心脏病的20%,可单独存在,也可与其他畸形并存。缺损常在0.1~3 cm,位于膜部者则较大,肌部者则较小,后者又称小型室缺(Roger病)。缺损若<0.5 cm,则分流量较小,多无临床症状。缺损小者,心脏大小可正常;缺损大者,左心室较右心室增大明显。

(一)病因

根据缺损的位置,可分为五种类型:

1.室上嵴上缺损

位于右心室流出道、室上嵴上方和主、肺动脉瓣之下,少数病例合并主、肺动脉瓣关闭不全。

2.室上嵴下缺损

位于室间隔膜部,此型最多见,占60%~70%。

3.隔瓣后缺损

位于右心室流入道,三尖瓣隔瓣后方,约占20%。

4.肌部缺损

位于心尖部,为肌小梁缺损,收缩期室间隔心肌收缩使缺损变小,所以左向右分流量小。

5.共同心室

室间隔膜部及肌部均未发育,或为多个缺损,较少见。

(二)临床表现

1.临床特征

在心室水平产生左至右的分流,分流量多少取决于缺损大小。缺损大者,肺循环血流量明显增多,回流入左心房室,使左心负荷增加,左心房室增大,长期肺循环血流量增多导致肺动脉压增加,右心室收缩期负荷也增加,右心室可增大,最终进入阻塞性肺动脉高压期,可出现双向或右至左分流。

缺损小者,可无症状。缺损大者,症状出现早且明显,以致影响发育。有气促、呼吸困难、多汗、喂养困难、乏力和反复肺部感染,严重时可发生心力衰竭。有明显肺动脉高压时可出现发绀。本病易罹患感染性心内膜炎。

心尖搏动增强并向左下移位，心界向左下扩大，典型体征为胸骨左缘Ⅲ～Ⅳ肋间有4～5级粗糙收缩期杂音，向心前区传导，伴收缩期细震颤。若分流量大时，心尖部可有功能性舒张期杂音，肺动脉瓣第二音亢进及分裂。有严重的肺动脉高压时，肺动脉瓣区有相对性肺动脉瓣关闭不全的舒张期杂音，原间隔缺损的收缩期杂音可减弱或消失。

2.辅助检查

(1)X线检查：中度以上缺损心影轻度到中度扩大，左心缘向左向下延长，肺动脉圆锥隆出，主动脉结变小，肺门充血。重度阻塞性肺动脉高压心影扩大反而不显著，肺动脉粗大，远端突变小，分支呈鼠尾状，肺野外周纹理稀疏。

(2)心脏检查：心前区常有轻度隆起。胸骨左缘第3、4肋间能扪及收缩期震颤，并听到Ⅲ～Ⅳ级全收缩期杂音；高位漏斗部缺损则震颤和杂音位于第2肋间，肺动脉瓣区第二心音亢进。分流量大者，心尖部尚可听到柔和的功能性舒张中期杂音。肺动脉高压导致分流量减少的病例，收缩期杂音逐步减轻，甚至消失，而肺动脉瓣区第二心音则明显亢进、分裂，并可伴有肺动脉瓣关闭不全的舒张期杂音。

(3)心电图检查：缺损小示正常或电轴左偏。缺损较大，随分流量和肺动脉压力增大而示左心室高电压、肥大或左右心室肥大。严重肺动脉高压者，则示右心肥大或伴劳损。

(4)超声心动图：可有左心房、左右心室内径增大，室间隔回声连续中断，可明确室间隔各部位的缺损。多普勒超声由缺损右心室面向缺孔和左心室面追踪可深测到湍流频谱。

(5)心导管检查：右心室水平血氧含量高于右心房0.9％容积以上，偶尔导管可通过缺损到达左心室。依分流量的多少，肺动脉或右心室压力有不同程度的增高。

(三)诊断及鉴别诊断

1.诊断

根据病因、临床表现及实验室检查即可做出诊断。

2.鉴别诊断

(1)房间隔缺损

①原发孔缺损与室间隔大缺损不容易鉴别，尤其伴有肺动脉高压者。原发孔缺损的杂音较柔和，常是右心室肥大，伴有二尖瓣分裂的可出现左心室肥大。心电图常有P-R间期延长，心向量图额面QRS环逆钟向运行，最大向量左偏，环的主体部移向上向左，有鉴别价值。但最可靠的是心导管检查，应用超声心动图检查也是鉴别诊断意义。对左心室-右心房缺损的鉴别诊断应予注意。

②继发孔缺损收缩期吹风样杂音较柔软，部位在胸骨左缘第2肋间，多半无震颤。心电图示不完全右束支传导阻滞或右心室肥大，而无左心室肥大，额面QRS环多为顺钟向运行，主体部向右向下。

(2)肺动脉口狭窄：瓣膜型的肺动脉口狭窄的收缩期杂音位于胸骨左缘第2肋间，一般不至与室间隔缺损的杂音混淆。

漏斗部型的肺动脉口狭窄，杂音常在胸骨左缘第3、4肋间听到，易与室间隔缺损的杂音相混淆。但前者肺 X 线检查示肺循环不充血,肺纹理稀少,右心导管检查可发现右心室与肺动脉间的收缩期压力阶差,而无左至右分流的表现,可确立前者的诊断。

室间隔缺损与漏斗部型的肺动脉口狭窄可以合并存在,形成所谓"非典型的法洛四联症",且可无发绀。

(3)主动脉口狭窄:瓣膜型的主动脉口狭窄的收缩期杂音位于胸骨右缘第 2 肋间,并向颈动脉传导,不致与室间隔缺损的杂音混淆。但主动脉下狭窄,则杂音位置较低,且可在胸骨左缘第 3、4 肋间听到,又可能不向颈动脉传导,需与室间隔缺损的杂音相鉴别。

(4)肥厚梗阻型原发性心肌病:肥厚梗阻型原发性心肌病有左心室流出道梗阻者,可在胸骨左下缘听到收缩期杂音,其位置和性质与室间隔缺损的杂音类似,但此杂音在下蹲时减轻,半数病人在心尖部有反流性收缩期杂音,脉搏呈双峰状。

另外,X 线示肺部无充血,心电图示左心室肥大和劳损的同时,有异常深的 Q 波,超声心动图见室间隔明显增厚、二尖瓣前瓣叶收缩期前移,心导管检查未见左向右分流,而左心室与流出道间有收缩期压力阶差,选择性左心室造影示左心室腔小,肥厚的室间隔凸入心腔等有助于肥厚梗阻型原发性心肌病的诊断。

(5)动脉导管未闭:有两种情况不容易鉴别,一是高位室间隔缺损合并主动脉瓣脱垂和关闭不全者,易与典型动脉导管未闭混淆。前者杂音为双期,后者为连续性;前者主动脉结不明显,后者增大。二是动脉导管未闭伴有肺动脉高压,仅有收缩期震颤和杂音者,与高位室间隔缺损鉴别较为困难。前者脉压较大,杂音位置较高,主动脉结显著。较可靠的方法是左心室或逆行性主动脉造影。

(6)主动脉-肺动脉间隔缺损:室间隔缺损伴有主动脉瓣关闭不全杂音与本病高位缺损主动脉瓣关闭不全者很容易混淆,超声心动图可以区别。

(四)治疗

1.内科治疗

主要防治感染性心内膜炎、肺部感染和心力衰竭。

2.外科治疗

直视下可行缺损修补术。缺损小、X 线与心电图正常者不需手术;若有或无肺动脉高压,以左向右分流为主,手术以 4～10 岁效果最佳;若症状出现早或有心力衰竭,也可在婴幼儿期手术;显著肺动脉高压,有双向或右向左分流为主者,不宜手术。

手术方法:在气管插管全身麻醉下行正中胸骨切口,建立体外循环。阻断心脏循环后,切开右心室流出道前壁,虽可显露各类型室间隔缺损,但对心肌有一定损伤,影响右心功能和损伤右束支。目前多采用经右心房切开途径,这对膜部缺损显露更佳。高位缺损,则以经肺动脉途径为宜。对于边缘有纤维组织的较小缺损,可直接缝合,缺损小于 1 cm 者则用涤纶织片缝补。

(丁　凯)

第二章

肛肠外科疾病

第一节　肛门失禁

肛门失禁亦称大便失禁,是指机体对直肠内液态和固态内容物以及气体的蓄控能力丧失,导致大便次数增多,是排便功能紊乱的一种症状,由多种原因引起。虽不直接威胁生命,但可造成患者身体和精神上的痛苦,严重干扰患者的正常生活和工作。肛门失禁分三类:①完全失禁;②不完全失禁;③感觉性失禁。

一、病因

(一)神经障碍和损伤(神经源性)

如中风、休克、惊吓之后,都可出现暂时性大便失禁;若胸、腰、骶椎段压迫损伤脊髓或脊神经,可造成截瘫,而引起肛门失禁;此外,直肠靠近肛门处黏膜切除后、直肠壁内感觉神经缺损、智力发育不全等均可造成肛门失禁。

(二)肌肉功能障碍和受损(肌源性)

肛门的松缩和排便功能是受神经支配内外括约肌和肛提肌来维持的。这些肌肉松弛,张力降低,或被切断、切除或形成大面积瘢痕,都会引起肛门失禁。若直肠脱垂、痔疮、息肉脱出引起的肌肉松弛、张力降低也会引起肛门失禁。老年人患有某些疾病也可引起肌肉萎缩性肛门失禁。肛门直肠脓肿、肛瘘、直肠癌等手术切断或切除括约肌也可引起肛门失禁。烧伤、烫伤、化学药品腐蚀也可引起大面积瘢痕的肛门失禁。久泻和肛管直肠癌也可引起肛门失禁。

(三)手术或外伤(医源性)

由于手术损伤和分娩时外阴撕裂引起的括约肌局部缺陷。

(四)先天性疾病

高位锁肛、发育不全婴儿,因先天性肛门括约肌不全而引起肛门失禁。

二、临床表现

(一)临床特征

1.症状

(1)完全失禁时:患者主诉不能随意控制排便或排气,粪便自然流出,污染内裤,睡眠时粪便排出,污染被褥。肛门、会阴部经常被粪便、黏液、分泌物污染,肛门周围潮湿,久之则出现瘙痒、糜烂及湿疹。

(2)不完全失禁时:粪便干时无失禁,粪便稀时和腹泻时则不能控制。

2.体征

指诊时,感觉肛门松弛。嘱患者咳嗽或收缩肛门时,括约肌收缩无力或完全失去收缩功能。因外伤而使括约肌断裂所造成的肛门失禁,肛门局部可看到或指诊摸到括约肌断裂的裂口及其瘢痕,括约肌张力存在,但是不能收缩闭锁肛门。

(二)辅助检查

1.肛门直肠测压

它是评估肛门括约肌功能和直肠感觉异常的首选方法。肛管静息压主要代表内括约肌功能,收缩压主要代表外括约肌功能。肛门失禁患者表现为:肛管静息压和肛管最大收缩压降低,括约肌功能长度缩短、直肠感觉膨胀耐受容量减少以及直肠肛管抑制反射减弱或消失等。

2.肛管直肠感觉测定

正常情况下肛管对温度很敏感,研究发现直肠和肛管间存在温度梯度,其中对 20 例原发性肛门失禁患者和 33 例正常人温度感觉进行评估,在肛管和低位直肠的各个平面,肛门失禁患者的敏感性均比对照组明显降低。直肠感觉测定时,研究者通过一根导管向直肠内球囊中注入气体,快速扩张的球囊体积可以模拟粪便或气体进入直肠的状况,这将导致自主性直肠收缩、反射性的内括约肌放松和外括约肌收缩,当这一有意识脊髓反射受损时,可导致不同程度的肛门失禁。

3.肛管腔内超声

采用 7~10 MHz 及 360°开角的肛内探头探测,能清晰地显示出肛门内外括约肌、耻骨直肠肌和直肠阴道隔等组织结构,精确显示损害部位、范围、不对称状况和内括约肌厚度。尤其对于无外伤史,体检时常规检查也未发现肛管括约肌有缺损的特发性肛门失禁的诊断更有价值,据美国肛肠中心统计,其敏感性和准确性可达到 56% 和 50%。15 名产伤妇女应用肛管腔内超声与肌电图进行对照研究,发现两者有很高的相关性,但肛管腔内超声能够更好地耐受。同一研究机构的另一项研究显示,腔内超声检查能够发现肛门失禁患者有明显的异常。应用三维肛管腔内超声还能够显示括约肌损伤的长度和半径。

4.盆底神经肌肉电生理测定

可测定括约肌功能范围,确定随意肌、不随意肌及其神经损伤及恢复程度。肛门失禁患者常可表现干扰波、肌电活动低下及肌纤维密度增加。单纯肌电图无法确定神经损伤在哪一环节,这可由测定神经刺激和反应之间的潜伏期时间来证实。目前常用的阴部神经潜伏期(PNTML),对肛门失禁括约肌修补术的预后判断有重要意义。如 PNTML 正常的括约肌损伤修补术效果可达 55%~80%,如 PNTML 延长则手术效果在 10% 左右。比单纯肛管直肠测压更有意义。另一种创新测量盆底神经支配的方法是使用磁刺激器刺激 S_3 神经根,可精确测定阴部神经运动潜伏期。

5.排粪造影

肛门失禁患者可见肛直角变钝或消失、会阴下降、直肠脱垂等形态,为括约肌修补术提供形态学依据。

6.磁共振

采用 1.5T 以上磁共振成像仪,体部相控阵列线圈或直肠腔内线圈观察肛门括约肌的发育或损伤程度,其对肌肉的分辨率较 CT 和肛管腔内超声更细致。

三、诊断及鉴别诊断

(一)诊断

根据病史、临床症状和辅助检查做出诊断。

(二)鉴别诊断

通过对患者的问诊,能够了解是否存在肛门失禁,可根据便秘评分量表(Wexner)评分确定肛门失禁的严重程度,通过检查来确定失禁的原因,一般不难鉴别。但是不能因为肛周有粪便污染就判断肛门失禁,肛周粪便污染在直肠黏膜脱垂、痔脱垂、粪便排空不全、卫生习惯差、肛门直肠性传播疾病、肛门直肠新生物等情况下可以出现。

四、治疗

(一)保守治疗

1.饮食

饮食调节是最有效的治疗措施。因为腹泻和便秘都可以造成大便失禁,所以必须针对不同的疾病给予不同的饮食建议,否则就会无效,甚至起反作用。对于那些腹泻加重或大便变稀的患者,应增加膳食纤维的摄入,少吃导致腹泻的食物,如精制谷物、含有致泻成分(如大黄、梅干、李子)的水果、蔬菜、豆类、白菜、豆芽、香料(特别是辣椒)、人工甜味剂(如无糖型口香糖)、酒精(烈性酒、啤酒)、含有乳糖酶的乳糖和咖啡因。咖啡因会降低肛管静息压,从而引起腹泻。过量服用维生素 C、镁、磷和(或)钙补充剂也可导致大便失禁。减少可引起腹泻的人造脂肪替代品的摄入也会起到一定作用。

2.药物治疗

病情较轻或者不适合手术的大便失禁患者可行保守治疗。大便增稠剂、大便成形剂和增加高膳食纤维食物的摄入量应作为常规的治疗方法。在合适的时间使用甘油栓剂可刺激排便。栓剂可以使直肠扩张,通过反复的应用,直肠的感觉容量阈值可以增加。这时患者会有自控能力,直到下一个非自主的大肠蠕动引起排便。各种药物如下:

(1)吸附剂:①蒙脱石散剂和果胶制剂,通过吸收粪便中多余的水分,对于轻度的大便失禁有一定疗效。②阿片衍生物,常用的有洛哌丁胺。其他药物有盐酸地芬诺酯(复方苯乙哌啶)、盐酸地芬诺酯＋阿托品、可待因、阿片酊。

(2)三环类抗抑郁药:阿米替林(每天 20 mg),它有抗胆碱能和 5-羟色胺能的作用。

(3)膨胀剂:用于各种肠易激综合征的腹泻患者。

(4)胆盐结合剂:考来烯胺(消胆胺)和考来替泊。这类药物在小肠中通过结合胆汁盐治疗胆汁酸性腹泻。

（5）局部用药：这类药是通过作用于内部括约肌来增加肛门静息压，如 10％去甲肾上腺素。

3.肠道管理

针对不同患者使用个性化的治疗方法，如将饮食疗法与其他疗法（如轻泻剂、栓剂、灌肠剂）联合使用，从而使患者在预期的时间内产生一个完整的排便功能。这种方法对有神经系统疾病、糖尿病及先天性直肠肛门畸形的患者有效，对大便溢出性失禁的患者也有效。这种方法通过使用各种联合剂来完全清洗结肠，而后再使用聚乙二醇的日常配方。

4.物理治疗

肌肉训练对于刺激肌肉是非常重要的，经常锻炼括约肌能增加肌肉活力。治疗时可以是自觉训练，也可通过植入电极或使用外部激活插头来发出电刺激，从而产生伴或不伴腔内压力水平增加的反馈效应。

电刺激似乎不会导致肛门静息压的升高，但会使括约肌的疲劳性降低。如果括约肌收缩可持续 50～60 秒，则直肠顺应性会增加，然后就可以实现肛门自制。

5.生物反馈疗法

生物反馈疗法作为一个有效的疗法治疗大便失禁已被广泛接受。生物反馈疗法起源于心理学中的"学习理论"。这种类型的学习也称为工具性学习和操作性条件反射。在正常情况下，一些自己感受不到的身体功能可以用技术来检测到，并能被证明是受到支配而产生反馈。有两种生物反馈训练的方法：①利用测压技术使得直肠扩张。②使用肛门括约肌肌电图或肛门测压技术增强括约肌收缩，但与直肠扩张无关。

生物反馈疗法对于那些粪便造影没有异常，而肛门测压结果异常的患者能产生较好的括约肌协调作用。此方法是通过把气囊放置在肛管内，然后连接到一个换能器上，监视器可以显示测试者在试图排便不同阶段中的压力读数。观察患者在肛门括约肌收缩达到高峰压力值时，有没有直肠扩张。对于测试者，要做相应的培训，使其明白何时以及如何放松括约肌。经过 3～5 个疗程训练，将会改善症状。

生物反馈治疗师会在 6～8 周的治疗过程中评估治疗的效果。虽然部分患者使用其中一种方法的疗效更好，但这两种方法都是有效的。生物反馈疗法最适用于有一定的肛门外括约肌自主收缩功能（即使是部分括约肌被破坏）但直肠感觉功能完好，并积极治疗的患者。

生物反馈疗法对于因糖尿病、分娩和肛肠手术造成的大便失禁有效，特别是对于肛门的原发性感觉疾病导致排便感觉丧失最为有效。对于不同的大便失禁的患者，64％～89％的生物反馈训练有效，总体成功率约为 70％。在治疗后症状可以明显改善。但起效的确切机制仍然不清。尽管如此，它是安全和有效的，但并不排除其他治疗因素的影响。

6.电刺激疗法

这种方法是通过刺激肛肠括约肌的传入纤维和传出纤维使盆底肌肉收缩能力加强，从而达到治疗目的。这种电刺激用正弦感应电流。有人认为，电刺激使得Ⅱ型运动神经（快肌纤维）转变成Ⅰ型（慢肌纤维）运动神经。现观察到Ⅰ型运动神经可提高盆底肌肉的张力，从而降低大便失禁的发生率。通过刺激传入纤维改变肛周的感觉，从而抑制大便失禁，而刺激传出纤维可诱导产生排便刺激。

患者取俯卧位,并在下腹部和脚踝垫个枕头以充分暴露治疗部位。4 个电极(6 cm×8 cm)上内侧的两个电极放在肛门两侧坐骨结节,而其余两个放置在离正中线 5 cm 的骶后下棘。

刺激持续时间是每天 20～60 分钟,疗程约为 20 天。治疗的间隔期可能从数周到数月。

7.经皮胫神经刺激疗法(PTNS)

已有大量的证据表明,经皮胫神经刺激疗法(PTNS)能有效治疗大便失禁。曾有对 PTNS 在大便失禁患者中疗效的研究报道,但仅限于少量患者的短期随访。在近期的研究中,经过 12 个疗程的 PTNS,以及进一步的治疗,大便失禁得到了明显改善。

PTNS 的可操作性好,大多数患者都可接受。PTNS 的疗效随时间的推移(通常在治疗 42 个月后)而降低。在 6 个月的治疗间隔期内,加用其他疗法可能有助于改善大便失禁。

(二)手术治疗

手术干预的主要指征是生物反馈疗法无效和出现骶神经刺激症状时。这也是产科手术导致部分括约肌损伤引起大便失禁的首选治疗方法,治疗效果较佳。

手术方式的选择取决于病变的性质和大便失禁的程度。须行肠道准备和预防性使用抗生素。

各种外科手术方式都是通过以下方法来实现的,如缩小肛管直径、括约肌的修补重建、加强肛门关闭能力、增强括约肌收缩、减小静息状态下直肠肛门角的大小、替代括约肌成形术、人工括约肌植入术等。

1.肛门环匝术

用线或不可吸收缝合材料、阔筋膜等来行肛门环匝术,这种方法已被用来治疗直肠脱垂。对于直肠内容物来说,特别是固体粪便,而不是液体或气体,此方法可创建一个静态的屏障。它对有自主控制大便能力的患者不起作用。这个手术也很繁杂,而且缝合材料是一种异物,反复挤压容易造成儿童和老年体弱患者的二次感染。

2.产科损伤修复

产科损伤包括阴道后壁、会阴肌肉、肛门外括约肌、肛门内括约肌、直肠等损伤。因此,有必要缝合所有的这些组织以重新获得完整的自主排便能力。应及时行修复手术,如果不及时,二次修复手术的时间间隔至少为 6 个月,让组织有足够的时间恢复正常。此时的手术操作将会变得容易些,成功率也会高些。

分层修复方法用于修复老的产科撕裂伤。在阴道后壁和直肠黏膜交界处做一个倒置的半月形切口,切口的外侧端应达到括约肌的顶端,紧贴阴道壁将阴道皮瓣向上游离,需游离到耻骨直肠肌;再切开括约肌的顶端,然后用巴氏抓钳(Babcock 钳)抓住。对于没有肌层的直肠用非损伤性 2-0 PDS 缝线以间断缝合修复。再间断缝合 2～3 针,以缝合肛提肌的耻骨直肠肌部分。然后用不可吸收缝线将切开的括约肌顶端和原来切断的地方缝合在一起。闭合伤口,必要时引流。留置尿管 4～5 天,引流管可在 48 小时后拔除,术后 7～8 天皮肤拆线,但对便秘患者术后可延迟。大便软化剂在手术后第 3 天到有排便的这段时间内应用,必须应用抗生素来预防感染。

修复手术造成的裂隙缺损需要缝扎紧括约肌。如果有 2/3 的括约肌完好,就可以做这种修复手术。

3.括约肌重建(括约肌成形术与肛提肌塑形术)

对于创伤性损伤、产科撕裂伤或医源性创伤造成的括约肌损伤,直接重建是首选的方法。对于已有陈旧撕裂伤,行括约肌成形术也有不错的效果。

对于新发灶,应尽量尝试缝合全部括约肌,而且应使用可吸收缝线深"U"形缝合。小心打结,以免造成不必要的损伤。对于阴道和肛门伤口的边缘要全部封闭,而在皮肤的边缘要留有部分空隙,允许放置引流从而预防感染。

对于陈旧病变,修复时通过与括约肌平行的曲线切口进行,瘢痕与括约肌下的肛膜和肛门黏膜要剔除。然后充分游离括约肌,得到一个相对较宽的伤口边缘。肌肉的两端要重叠,以减少肛门伤口。肛垫缝合用 2 号可吸收缝线。同样皮肤要留有一定空隙放置引流来防止感染。电刺激有助于识别括约肌。神经分支尽量保留,括约肌纤维边缘不能切除。在各种情况下,神经刺激器的使用非常有效。在处理产科的撕裂伤或复杂的会阴侧切术时,括约肌直肠阴道隔有必要一起修复。对于 90% 因为括约肌损伤导致的大便失禁患者,括约肌成形术非常有效,有的甚至完全恢复正常(表 2-1 和表 2-2)。

表 2-1 括约肌直接修补法的结果

参考文献	例数	完全有反应(%)
Manning 和 Pratt(1964)	102	74
Fang 等(1984)	79	58
Corman(1985)	28	100
Cterceko 等(1988)	44	54

表 2-2 前方括约肌重叠成形术的结果

参考文献	例数	优秀/良好(%)
Fang 等(1984)	76	58
Hawley(1985)	100	52
Fleshman 等(1991)	55	72
Oliveira 等(1996)	55	71
Gilliland 等(1998)	100	60
Buie(2001)	158	62

4.恢复直肠肛门角

通过一个足够的皮瓣阀作用来恢复直肠肛门角。这种由 Parks 于 1975 年设计的肛门修复术是最有效的手术方式,尤其是对于那些括约肌去神经化的患者,这些患者多表现为会阴下降综合征和经腹直肠固定术或短肛管修复术造成的内外括约肌功能异常的特发性大便失禁。通过完整的括约肌才能来保证手术成功。

手术方法是首先在肛门后做一个"V"形切口,它的顶点在尾骨尖端水平。钝性分离内括约肌平面。肛管及内括约肌要从外括约肌向上到耻骨直肠肌这个水平分离出来。在分离

Waldeyer筋膜暴露肛提肌后,继续解剖至直肠后脂肪间隙。不要打开骶前筋膜,以避免大静脉出血。

用聚丙烯材料在一个尽可能高的位置构建第一个固定平面,从一侧肢体的肛提肌水平到另一侧肢体的髂骨尾骨肌的水平用0号线缝合。第二个固定平面插入耻骨尾骨肌水平。第三个固定平面插入位置接近耻骨直肠肌。最后,放置引流管,缝合外括约肌及皮肤,在最后的皮肤缝成"Y"形以便放置负压吸引。打结时不要过紧,以免发生缺血坏死(表2-3)。

表2-3 肛门后修复的结果

参考文献	良好/优秀(%)
Browning,Parks 140(1983)	86
Henry,Simson 129(1985)	70
Yoshioka,Keighley 116(1988)	57

5.肌肉转位

为了提高肛门括约肌的肌肉质量,可使用一些肌肉转位。在半个世纪前,臀大肌的肌肉是最常用的肌肉转位供肌。1902年,研究者报道了在手术中用臀大肌肌肉和筋膜悬吊加强儿童括约肌的强度。1929年,这一方法得到了改进,筋膜的自由端被用来包绕在肛门周围并固定两侧臀大肌的肌肉。此手术方法中,肛管在筋膜封闭环内,可以通过收缩臀肌的肌肉收紧括约肌。此后,有多个病例报道臀大肌肌肉是肛门括约肌的有效替代品。然而,股薄肌使用后,臀大肌转位大大减少。

通过报道用低频电刺激可使骨骼肌从快肌肌肉(Ⅱ型)转换为慢肌肌肉。有学者用一个对转位的股薄肌有作用的脉冲发生器与患者相连。结果发现,大便失禁无意识地停止了。这种技术的广泛应用提高了股薄肌转位手术的成功率。然而,此过程涉及多个部件而且需要专业的技术,有时会诱发一系列的并发症,阻碍了其优势作用。因此,治疗焦点又开始转移到改进原始治疗方法,以改善治疗结果,如用人造肠道括约肌来替换括约肌的缺失部分。刺激股薄肌成形术提高了治疗效果,使其对肛门闭锁和经腹会阴联合切除术的患者有效,可以应用在直肠肛门的重建中。臀大肌皮瓣可用于大的皮肤和肌肉缺损,如应用到肛提肌外经腹会阴联合切除术中。

(1)臀大肌成形术:臀大肌的优点有体积大、单一的近端神经支配,靠近肛管。此外,对即将发生的大便失禁,臀大肌会产生收缩反应。患者取折刀位时,少于10%臀大肌的肌肉和筋膜可以从骶骨起始部位进行游离,一直到远端分离成两半。神经与血管保存在坐骨结节附近。两边各有一个皮肤下的通道,保证侧切口与肛门对侧切口相互贯通。

(2)股薄肌

①股薄肌成形术:先沿大腿内侧做2~3个3~5cm长的纵向切口,来辨别和游离出股薄肌。神经与血管保留在肌肉的近侧端,而在胫骨附着的地方分离肌腱。肌肉通过前或后经皮隧道通往肛周切口。经肛周对侧面切口,肌肉缠肛门有3种方式:α形、ε形和γ形。肌腱缝合时用不可吸收缝线固定在对侧坐骨上。注意,包围肛门的是肌肉而不是肌腱,因为手术的目的是实现一个动态的而不是静态的结果,所以不能用含韧性纤维太多的肌腱。移位完成后,以能

插入一根手指为宜。患者通过下蹲的姿势来放松括约肌,而通过站立和腿的外展来实现括约肌的收缩。

②股薄肌成形术+电刺激术:股薄肌成形术联合股薄肌的移位和植入脉冲式发放的电刺激装置。优先选择股薄肌,因为它是大腿内侧最表浅的肌肉,它有一个邻近的神经血管束可以在大腿近端皮下穿行,并用以缠绕在肛管周围。术中患者最好采用截石位。股薄肌只有43%的Ⅰ型肌肉纤维。慢性低频刺激能够诱发快肌纤维到慢肌纤维的转化。有学者报道了第1例转位股薄肌的电刺激处理,有种方法能够进行肌肉刺激。在神经定位器的帮助下识别神经,然后将刺激器和电极连接起来。将刺激器放于胸部较低位置的口袋中。其导线通过腹股沟区域的一个小的切口沿皮下穿行,与电极一起送到相应的神经部位。电极板以一种纵向的方式与主要的神经束缝合在一起。另一种技术是将电极插入毗邻神经的股薄肌中。刺激器的连接是由外部程序员评估后设计使用。

然后根据前所描述的,股薄肌在肛管周围转位置入。术后,护理患者时将大腿用绷带松散包裹。如果伤口愈合,在第10天开始电刺激肌肉。刺激器是按程序使用一个标准进行培训。一旦开始训练肌肉,可以行造口闭合。

6.骶骨的神经刺激(SNS)

骶神经刺激,也称为骶骨神经调节,通常是在皮下植入一个可编程的刺激器,通过S_3孔发出低强度的电刺激,从而导致骶神经受刺激。先前的报道主要关注大便失禁骶神经刺激的短期效果。此方法要求患者有完整的括约肌或有部分括约肌损伤。通过刺激骶神经(位于背部),发送一个信号,控制盆腔底部的肌肉收缩。随着时间的推移,这些肌肉收缩可以重建其内的器官和肌肉的力量,可有效地减少相关大便失禁的症状,在许多情况下甚至可以完全消除。

多项研究提出了各种不同的机制,包括能改进的感觉功能,改善肛门括约肌功能,改善直肠的蠕动和中枢神经系统功能。这种临时经皮放置电极的技术,能改善直肠和内括约肌平滑肌功能,但不能增强外括约肌横纹肌的功能。

符合条件的患者要经历分期的治疗过程。测试点S_2、S_3和(或)S_4用来测试存在的运动反应。将刺激器的电极放置在一个反应最好的部位,并连接经皮延伸设备来测试信号。患者接受慢性测试刺激10～14天。植入永久性的神经刺激器患者每周大便失禁发作次数下降50%或大便失禁的天数减少50%。

在永久性植入过程中,经皮延伸的装置可移除,用一个置于臀部皮下脉冲发生器替代。植入之后脉冲发生器可以被激活。

不良反应包括疼痛、感觉异常、对刺激的异常感觉、植入部位感染、腹泻和肢体疼痛。对植入部位疼痛的治疗包括重新编程和调节神经刺激器。

因为仪器和手术部位远离肛门,SNS大大降低了并发症发生率。由于SNS的操作相对简单,风险相对较低。而且重要的是,疗效部分确切。

7.人工括约肌植入术

通过在肛门部位植入人工开关来恢复自主控制排便的能力,并维持良好的心理状态。可用于以下原因造成的严重大便失禁:肛门括约肌保留不足、椎间盘脱出、良性脊柱肿瘤、糖尿病神经病变、脑外伤、重症肌无力、肛门闭锁治疗失败。人工括约肌植入通常是通过会阴或者选择性经阴道的方法。人工括约肌植入主要的三个部分如下：

（1）一个充满液体的硅橡胶套管：放置在肛门周围。

（2）一个充满液体的可调压的气球：放置在腹腔脂肪中。

（3）一个手动泵连接这些组件：放置在大阴唇或阴囊。

硅橡胶套管的长度为 9～14 cm，它有两种直径（放空标准，窄的有 2.0 cm 和 2.9 cm）。套管嵌插在肛管上端内，管道沿着会阴走行，连接到一个在阴囊或阴唇的皮下控制泵。然后通过管道连接到腹壁皮下植入的球囊。球囊内大约有 40 mL 不透射线的溶液，控制泵调节液体从球囊转到套管，当套管充满液体，就能实现自主控制排便。球囊有 4 个压力范围（81～90 cmH_2O、91～100 cmH_2O、101～110 cmH_2O 和 111～120 cmH_2O，1 cmH_2O＝0.098 kPa）。

按泵几次，液体就从套管流向球囊，允许排便。一旦完成排便，液体慢慢回到套管，实现自主控制排便。

手术在技术上不如股薄肌成形术＋电刺激要求高。股薄肌成形术＋电刺激和人工肛门括约肌都能明显提高自主控制排便能力，人工括约肌植入术更有优势。因为前一种方法都有很多的并发症，如远端的股薄肌无效收缩、无法刺激肌肉收缩、肛管的穿孔、肛门包绕得太紧或太松、短暂的腿部水肿、伤口感染、溢出性尿失禁、排便困难等。

人工括约肌系统有很多优点：能模拟正常括约肌功能、容易控制、临床证实有效并可明显改善生活质量，是一种简单并可再利用的方法。

8.FENIX™ 自制恢复系统

它用来治疗大便失禁，使功能不全的肛门括约肌恢复自主控制能力。它由小的、柔性化的带磁芯的钛珠组成。磁的吸引力增强肛门括约肌功能，创建一个较自然的排便控制阀，磁力引力暂时中断后，允许粪便通过。

FENIX™ 自制恢复系统在手术过程中放置在肛门括约肌周围，它需要一个单独的切口。要有一个预定尺寸的工具，确保选择正确尺寸的装置。用 X 线透视检查确定大小，FENIX™ 植入并缝合。再次行 X 线透视检查确定尺寸的正确。在一个前瞻性、非随机匹配研究（n＝20）中，有学者将人工磁肛门括约肌（MAS）和人工肠道括约肌系统（ABS）设备进行比较：发现早期术后并发症没有明显的区别，但是相对于 ABS 设备，MAS 组手术时间更短（62 分钟 vs. 97 分钟；P＝0.0273），住院天数更短（4.5 天 vs.10 天；P＜0.0001）。两组的 Wexner 大便失禁基线的分数都明显改善。

9.其他方法

（1）平滑肌移位术：使用移动有蒂或游离的平滑肌构建一个括约肌的手术方法。黏膜完全切除之后，将一段大肠套在肛门周围，以恢复静息压。Schmidt 报道 31 例患者术后在夜间也能恢复自主控制。根据有学者的经验，解剖外括约肌和做修复耻骨直肠肌手术简单和易行。

（2）加强闭合功能手术：使用两根筋膜或丝绸索带加强闭合，筋膜或丝绸索带从位于肛门前后的臀大肌间穿过。臀部收缩会拉紧索带并产生张力，从而压缩肛管。但目前没有进一步的报道结果。

（3）射频消融：射频的应用基于其可使胶原沉积的理论，随后瘢痕化增加识别保留粪便的功能和提高自制。射频在 200 kHz 至 3.3 MHz 导致水分子的振动和随后的摩擦加热。控制温度的射频能量系统旨在将温控射频能量传送到内部括约肌。射频能量机头有 4 个镍弯针电极(22 号针,6 mm 长)。针电极通过肛管黏膜放置到内部括约肌。一旦放置到位,电阻抗减少,表明电极穿透黏膜表面以下,在适当的位置。温度由温控自动监测系统处理,调整射频输出,在电极针尖端达到 85℃。冷冻水通过机头灌注冷却,但是灌注针电极周围的深层组织被加热。连续监控肛周皮肤温度,温度超过预设的 42℃ 极限,能源输送自动停止。

消融过程可在局部或区域麻醉下进行,患者取俯卧折刀位或截石位。机头插入至距离齿状线 0.5 cm。将电极针放置到组织,进行阻抗检查组织接触适当与否。一旦达到适当的组织,发起射频能量传递,四通道发生器可提供能量,使 4 个电极达到 85℃。每个消融点需 1 分钟。正常情况下,从齿状线远端 5 mm 开始,每次增加 5 mm,4 个电极针插入消融,如果可能,可产生 20 个消融点。根据设置的数量,这个过程需要 30 分钟。麻醉复苏后患者可以出院。

(4)注射制剂治疗:数个膨胀剂已用于治疗大便失禁,如非动物源性稳定的透明质酸(NASHA Dx)、自体脂肪、特氟隆(Teflon,聚四氟乙烯树脂)、胶原蛋白、碳涂层锆珠、聚二甲硅氧烷聚合物、聚糖酐微球等。将这些材料注射到黏膜下可起填补作用,关闭肛管。对于没有进行麻醉的门诊患者进行透明质酸的疗效研究,分别设置了实验组($n=136$)和非手术组($n=70$)。患者持续大便失禁 1 个月后给予 1 个疗程的治疗。治疗组 71 例(52%)患者与非手术组 22 例(31%)患者,在 6 个月后有阳性治疗反应(阳性的标准:50% 的大便失禁患者与基线相比有改善)。

Gatekeeper™ 是一种可注射的,可使肛门膨胀的假体,用于日常手术。这些都是小型固态柱状体(长度为 21 mm,直径为 1.2 mm)的聚丙烯腈,具有亲水作用,一旦接触人体组织,形状发生改变、变厚(直径 7 mm)和变短(长度 17 mm),植入 24 小时内,变为组织一样柔软。

经保守治疗后未能明显改善,并术后并发症风险较大的患者都适合用这个方法。以下患者尽量避免使用:血糖控制不好的糖尿病患者、肛门脓毒症、炎性肠病累及直肠肛门、结直肠癌和单独的肛门外括约肌(EAS)缺陷。此方法安全有效,但还需要大样本的患者随访来证实 Gatekeeper™ 的效果。

(5)结肠造口术:对于那些传统治疗方法无效、不适合手术或手术失败的大便完全失禁患者,可选择结肠造口术。对于那些严重残疾、卧床、伴有神经疾病的老年患者或因直肠辐射导致失禁的患者,这是一种无奈而又唯一的选择。

(卢本银)

第二节　肠易激综合征

肠易激综合征(IBS)是一组持续或间歇发作,以腹痛、腹胀、排便习惯和(或)大便性状改变为临床表现,而缺乏胃肠道结构和生化异常的肠道功能紊乱性疾病。罗马Ⅲ将其列为功能性肠病的一类,患者以中青年人为主,发病年龄多见于 20~50 岁,女性较男性多见,有家族聚集倾向,常与其他胃肠道功能紊乱性疾病如功能性消化不良并存伴发。按照大便的性状将 IBS 分为腹泻型、便秘型、混合型和不定型四种临床类型,我国以腹泻为主型多见。

一、病因

IBS的病因和发病机制尚不十分清楚,被认为是胃肠动力异常、内脏感觉异常、脑肠调控异常、炎症和精神心理等多种因素共同作用的结果。

(一)胃肠道动力紊乱

肠道动力变化是IBS症状发生的重要病理生理基础。以腹泻为主的IBS患者呈肠道动力亢进的表现,小肠传输时间显著缩短,结肠动力指数和高幅推进性收缩的均值和最大值均明显提高。便秘型IBS则正好相反,表现为肠道动力不足。

(二)内脏感觉异常

研究发现IBS患者多数具有对管腔(直肠)扩张感觉过敏的临床特征,其平均痛觉阈值下降,直肠扩张后的不适程度增强或有异常的内脏-躯体放射痛,提示脊髓水平对内脏感觉信号处理的异常。

(三)中枢感觉异常

研究表明,IBS患者其内脏疼痛的中枢通路与正常人有所不同,且腹泻型IBS与便秘型IBS之间的大脑反应区也有所不同。

(四)脑-肠轴调节异常

IBS患者存在中枢神经系统对肠道传入信号的处理及对肠神经系统的调节异常。

(五)肠道感染与炎症反应

研究显示,急性肠道感染后发生IBS的概率大大增高,因此肠道急性感染被认为是诱发IBS的危险因素之一。肠道感染引起的黏膜炎症反应,通透性增加及免疫功能激活与IBS发病的关系值得进一步研究。

(六)精神心理因素

IBS患者常有焦虑、紧张、抑郁等心理异常。同时精神心理应激也可诱发或加重IBS症状,说明精神心理因素与IBS有密切的关系。

二、临床表现

(一)临床特征

IBS无特异性症状,但相对于器质性胃肠疾病,具有一些特点:起病缓慢,间歇性发作;病程长但全身健康状况不受影响;症状的出现或加重常与精神因素或应激状态有关;白天明显,夜间睡眠后减轻。

1.症状

(1)腹痛或腹部不适是IBS的主要症状,伴有大便次数或形状的异常,腹痛多于排便后缓解,部分患者易在进食后出现,腹痛可发生于腹部任何部位,局限性或弥散性,疼痛性质多样。腹痛不会进行性加重,夜间睡眠后极少有痛醒者。

(2)腹泻:①持续性或间歇性腹泻,粪量少,呈糊状,含大量黏液。②禁食72小时后症状消

失。③夜间不出现,有别于器质性疾患。④部分患者可因进食诱发。⑤患者可有腹泻与便秘
交替现象。

(3)便秘:排便困难,大便干结,量少,可带较多黏液,便秘可间断或与腹泻相交替,常伴排
便不尽感。

(4)腹胀:白天较重,尤其在午后,夜间睡眠后减轻。

(5)上胃肠道症状:近半数患者有胃烧灼感、恶心、呕吐等上胃肠道症状。

(6)肠外症状:背痛、头痛、心悸、尿频、尿急、性功能障碍等胃肠外表现较器质性肠病显著
多见,部分患者尚有不同程度的心理精神异常表现,如焦虑、抑郁、紧张等。

2.体征

通常无阳性发现,或仅有腹部轻压痛。部分患者有多汗、脉快、血压高等自主神经失调表
现,有时可于腹部触及乙状结肠曲或痛性肠襻。直肠指检可感到肛门痉挛、张力高,可有触痛。

(二)辅助检查

旨在排除器质性病变,多次(至少3次)大便常规培养均阴性,便隐血试验阴性,血尿常规
正常,血沉正常,甲状腺、肝、胆、胰腺、肾功能正常。对于年龄40岁以上患者,除上述检查外,
尚需进行结肠镜检查并进行黏膜活检以排除肠道感染性、肿瘤性疾病等。钡剂灌肠X线检查
和腹部超声检查,也常用来进行排除诊断。

三、诊断及鉴别诊断

(一)诊断

1.诊断标准

采用2006年修订的罗马Ⅲ功能性胃肠疾病诊断标准。在最近的3个月内每月至少有3
日具有反复发作的腹痛或腹部不适,并有下列症状中的2个或以上:①排便后症状改善。②发
作时伴有排便频率的改变。③发作时伴有粪便性状的改变。在诊断前症状出现至少6个月,
最近3个月症状发作符合上述诊断标准。

2.临床分型

依据粪便的性状将IBS分为以下亚型:①便秘型IBS(IBS-C),硬便或块状便占大便量≥
25%,稀便(糊状便)或水样便占大便量<25%。②腹泻型IBS(IBS-D),稀便(糊状便)或水样
便占大便量≥25%,硬便或块状便占大便量<25%。③混合型IBS(IBS-M),稀便(糊状便)或
水样便占大便量≥25%,硬便或块状便占大便量≥25%。④未定型IBS,粪便的性状不符合上
述IBS-C、D、M之中的任一标准,根据布里斯托(Bristol)大便分类法粪便性状量表,硬便或块
状便为Bristol分级1~2级,稀便(糊状便)或水样便为Bristol分级6~7级。

3.辅助检查

为排除器质性疾病,可选择下列辅助检查。

(1)血象、血生化、血沉检查:绝大多数患者血常规、血生化、血沉正常。

(2)粪便检查:多数腹泻带有黏液便,培养无致病菌生长,隐血试验阴性,脂肪定量测定
正常。

（3）结肠镜检查：对于 IBS 症状人群应常规行结肠镜检查，以排除肿瘤（良、恶性）及炎症等器质性病变。肉眼观察结肠黏膜无异常，活检正常，有时可见肠管蠕动增加或呈痉挛状态，肠管频繁舒缩似眼睑开合，形成"瞬眼征"。

（4）胃肠 X 线检查：胃肠道运动增加，降结肠和乙状结肠呈弥散性或节段性收缩，部分患者也可表现为结肠袋消失。

（5）消化道压力测定：气囊扩张法显示下段结肠耐受性下降，表现为高度敏感。

（6）结肠电图：正常人结肠中 3 次/分的慢波不到 10%，而 IBS 患者高达 40%，有助于 IBS 的诊断。各类型 IBS 又有各自的特征性改变。

（二）鉴别诊断

1.以腹痛为主的 IBS

（1）炎症性肠病：两者均有反复发作的腹痛、腹泻、黏液便，但 IBS 患者不伴有全身症状，而炎症性肠病患者往往伴有不同程度的消瘦、贫血等全身症状及相关肛周病变。结肠镜、胶囊内镜、小肠 CT 等检查可鉴别。

（2）慢性菌痢：有急性菌痢病史，粪便培养可分离出痢疾杆菌，IBS 患者粪便常规及培养均正常。

（3）肝、胆、胰疾病引起的腹痛：常见有慢性胆囊炎、胆石症、胰腺炎患者，临床会伴有发热、呕吐等症状。主要依靠 B 超、CT、MRI 或胆道造影等影像学检查鉴别。

（4）其他：妇科、泌尿系等疾病。

2.以便秘为主的 IBS

主要与器质性便秘鉴别，如大肠肛门良、恶性肿瘤，慢性炎症引起的肠腔狭窄，先天性巨结肠引起的直肠痉挛狭窄，手术后并发肠粘连，腹腔巨大肿瘤以及某些内分泌疾病如甲状腺功能低下和糖尿病等。

3.以腹泻为主的 IBS

（1）乳糖不耐受：临床表现为吃乳制品后有严重的腹泻，大便含有大量泡沫和乳糖，食物中去掉牛奶或奶制品症状即可改善。乳糖吸收试验与氢呼气试验阳性是乳糖不耐受症诊断的可靠指标。

（2）肠道慢性细菌感染：多次粪便常规及培养有阳性发现，进行充分有效的抗生素系统性治疗，症状改善明显，可明确诊断。

（3）吸收不良：小肠疾病、细菌生长过度、肠源性脂肪代谢障碍等。

（4）肿瘤：类癌、血管活性肠肽瘤。

（5）其他：滥用泻药等。

四、治疗

目前多认为 IBS 是神经系统、免疫系统和内分泌系统共同参与发病的，以社会心理因素刺激为触发因素的心身性疾病。正由于其参与发病的因素涉及过多，所以针对所有的 IBS 患者很难有统一的治疗方案。治疗原则是在建立良好医患关系的基础上，根据症状严重程度和症状类型进行分级治疗和对症治疗。注意治疗措施的个体化和综合运用。治疗目的是消除患者顾虑,改善症状,提高生活质量。目前临床上包括非药物治疗、药物治疗、中医中药治疗。

(一)非药物治疗

包括饮食调理、生活方式的改善和精神心理治疗。

1.饮食调理

日常饮食应避免过冷、过热、高脂、高蛋白质及刺激性食物如咖啡,减少产气食品。对于存在腹胀、腹泻和肛门排气增多的患者,可以选择低纤维素饮食;而对于便秘患者,可选用高纤维素饮食,但对纤维素的使用需个体化。

2.生活方式的调整

主要是减少生活应激原,方法有进行规律的运动、瑜伽、沉思、芳香疗法、催眠疗法及心理咨询。

3.精神心理疗法

包括心理治疗、认知疗法、催眠疗法、生物反馈等。心理学治疗要求医生遵循科学的原则,极富同情心地去纠正患者对 IBS 疾病的不良认知及应对策略,帮助患者了解自己所患疾病的良性本质,建立对 IBS 的正确认知,调整患者的生活方式,提高对症状发作有关的应激事件的应对及耐受能力,改善患者的生活质量。IBS 的心理治疗以重建正确认知为目标,应该具有针对性,应作为药物治疗及其他治疗措施的实施基础。

(二)药物治疗

1.解痉药

钙通道阻滞剂如硝苯地平对腹痛、腹泻有一定疗效;匹维溴胺为选择性作用于胃肠道平滑肌的钙通道阻滞剂,可以减少钙离子内流,发挥对肠平滑肌的松弛作用,适用于 IBS 腹泻型及便秘型患者;奥替澳胺(斯巴敏)可选择性作用于远段肠管,具有纠正内脏感觉异常、降低肠管敏感性、缓解腹痛和腹胀症状的作用;曲美布汀是作用于钾、钙离子通道的胃肠平滑肌运动调节剂,是一种外周性作用的脑啡肽类似物,可表现出抑制和兴奋平滑肌运动的双重作用。以上这些药物均具有较好的安全性。

2.止泻药

轻症者可选用吸附剂,如双八面体蒙脱石等。洛哌丁胺或复方地芬诺酯等可改善腹泻,但需注意便秘、腹胀等不良反应。

3.通便药

通便药包括膨胀性泻剂、渗透性泻剂及刺激性泻剂。目前不提倡应用刺激性泻剂。常用通便药有:聚乙二醇 4 000、乳果糖、欧车前、甲基纤维素等。

4.肠道动力感觉调节药

近年来研究较多的选择性 5-HT$_3$ 受体拮抗剂阿洛司琼,可改善严重 IBS 患者的腹痛症状,有减少大便次数、促进粪便成形的治疗作用,但一项系统评价指出,阿洛司琼可引起缺血性结肠炎、便秘等严重并发症,临床应用时应注意。5-HT$_4$ 受体部分激动剂替加色罗因心血管不良反应目前已暂停使用。

5.益生菌

益生菌是一类具有调整宿主肠道微生物群生态平衡而发挥生理作用的微生物制剂,可改善因肠道菌群失调患者的症状。临床使用有威特四联活菌片、金双歧片、丽珠肠乐或双歧三联活菌(培菲康)片等。

6.抗抑郁药

主要包括三环类抗抑郁药(TCAs)与新型的选择性 5-HT 再摄取抑制剂。在患者具有焦虑或情绪障碍及对症治疗无效时可选用。

（卢本银）

第三节　肛裂

肛裂是指齿线以下肛管皮肤上的非特异性放射状纵行裂口或溃疡。一般呈梭形或椭圆形,长约 0.5～1.0 cm,以便时便后肛门撕裂样疼痛和便鲜血为主要特征,疼痛剧烈时难以忍受,需要按急症处理。中医学将本病归属到"痔"的范畴,称为"裂痔""钩肠痔"。该病发病率较高,据统计,占肛肠疾病的 15%～22%,以青壮年为主,女性多于男性。75%以上的肛裂位置在肛管后正中,其次是前正中,女性常前后同时发病,两侧肛裂者少见。

一、病因

（一）中医学对肛裂病因的认识

中医学认为,肛裂多由血热肠燥、阴虚津亏或气机阻滞,导致大便秘结,排便努挣,肛门皮肤撕裂而成,如《医宗金鉴·外科心法要诀》曰:"肛门围绕折纹破裂,便结者,火燥也。"而皮肤裂伤后,湿毒之邪又乘虚侵入,局部经络受损,气血运行不畅,破溃处失于濡养,可致肛裂经久不愈。

（二）现代医学对病因的认识

一般认为,肛裂是由大便干燥、排便用力或其他因素导致的肛管皮肤破裂,并可因裂伤处继发感染而逐渐形成慢性溃疡。目前认为肛裂的发生和发展与下列几种因素有关:

1.肛管损伤

肛管局部损伤是肛裂形成的直接原因。粪便干结时排便过度用力、便中有坚硬异物、肛门直肠检查方法粗暴、手术操作不当等,均可造成肛管皮肤损伤,导致肛裂发生。

2.肛管狭窄

由于先天原因、外伤或肛肠手术导致肛管狭窄者,干硬粪便通过肛管时更易对皮肤造成撕裂损伤并导致肛裂。

3.慢性炎症刺激

肛窦炎、直肠炎、肛周湿疹等肛门直肠周围慢性炎症的刺激,可使肛管皮肤脆性增加,弹性减弱,易破裂损伤。损伤后,粪便或肛管周围其他感染灶中细菌易侵入,使裂口也成为一慢性感染灶,长期炎症刺激使其易形成溃疡而不易愈合。

4.肛管局部解剖特点

(1)直肠末端的生理曲度是由后方向前弯曲而至肛门,排便时后方所受的压力较大,加之肛管后部正中线处血液循环缺乏,因此容易损伤而不易愈合。

(2)肛门外括约肌浅层起自尾骨,向前至肛门后正中成 Y 字形,分左右两束绕过肛门,至肛门前方会合;同时由于肛提肌也主要附着在肛管两侧,故肛门前后正中两个部位的肌肉相对薄弱,弹性较差,若受暴力扩张,容易撕裂导致肛裂的发生。

5.内括约肌痉挛

内括约肌是直肠内环肌层终末的增厚部分,下界是括约肌间沟,上界位于齿线平面以上 $1\sim1.5$ cm。国内外研究都表明内括约肌痉挛是导致慢性肛裂长期不愈合的重要因素。其机制可能是肛裂在初步形成后,出现继发感染,产生局部炎症,在持续炎症和肛裂疼痛刺激下,肛管皮肤下的内括约肌痉挛,导致肛管收缩、最大静息压(MARP)升高,产生肛门局部循环障碍,使局部组织缺血缺氧,进而加重炎症和疼痛,形成"炎性刺激和疼痛-内括约肌痉挛-局部缺血缺氧-炎性刺激和疼痛加重"的恶性循环,并最终使肛裂长期不愈合,同时在肛裂口底部及内括约肌下缘形成溃疡和纤维性增生,即所谓"栉膜带"。

(三)病理

1.Ⅰ期肛裂

皮肤浅表缺损,创缘整齐;皮下层胶原纤维排列紊乱,增生不明显,间质中有索条状平滑肌束。血管扩张,炎细胞浸润。

2.Ⅱ期肛裂

皮肤缺损有溃疡面,呈梭形或椭圆形,创缘有不规则增厚,弹性差;皮下层胶原纤维、网状纤维少量增生,平滑肌束中有大量肌原纤维、新生毛细血管和成纤维细胞。血管扩张、充血、炎细胞浸润。

3.Ⅲ期肛裂

大体病理变化包括:①皮肤有明显溃疡缺损,溃疡边缘发硬。②溃疡上端的肛乳头被反复刺激后增生、肥大,形成肛乳头瘤。③溃疡上端的肛窦被反复刺激后发炎,常在其基底部形成瘘管。④因淋巴、静脉回流障碍,溃疡下方肛缘处常形成赘生物,称为哨兵痔。⑤溃疡面底部因炎症和疼痛反复刺激而纤维化,形成栉膜带。⑥炎症、疼痛以及栉膜带的刺激引起括约肌痉挛,使肛管处于紧缩状态。镜下病理可见裂口皮下层、平滑肌束间胶原纤维增生,深层肌束鞘膜显示网状纤维增生,间质水肿。血管扩张、出血、淤血、血栓形成,炎细胞浸润。

二、临床表现

(一)临床特征

1.肛门疼痛

疼痛是肛裂的主要症状。粪便进入和通过肛管时,扩张肛管并刺激裂口内的神经末梢,产生撕裂性疼痛。便后刺激减轻,疼痛暂时缓解,可间歇数分钟,称为疼痛间歇期。继而肛门括约肌痉挛,疼痛加剧,出现痉挛性疼痛,为疼痛发作期,此期可持续几个小时。最后括约肌疲劳松弛,疼痛逐渐减轻至消失。下次排便或其他刺激时,又可重复出现以上症状。

2.便血

肛裂的便血时有时无,与排便有关。便血量常很少,一般为手纸染血,大便干硬时可带血或滴血。

3.便秘

便秘是造成肛裂的诱因之一。常因为肛裂疼痛,恐惧排便,加重便秘可致肛门皮肤损伤,肛裂日久不愈而形成恶性循环。

4.其他症状

如裂口肛缘结缔组织外痔增生(哨兵痔)、肛内肿物脱出(裂口齿状线处肛乳头增生肥大外脱)、分泌物、瘙痒等。

(二)辅助检查

用手牵开肛周皮肤视诊,可看见裂口或溃疡,好发于截石位6、12点。此时,应避免强行直肠指诊或肛门镜检查。

通过详细询问病史,根据患者典型的周期性肛门疼痛,结合局部的检查,本病诊断并不困难。临床中应注意,肛裂并发内痔者并不少见,对于便血较多的肛裂患者,宜在局麻下行直肠指诊及肛门镜检查,以排除合并其他疾患的存在。对多发或发生在肛管两侧的慢性溃疡,溃疡面较大,边缘质硬,应考虑结核、克罗恩病、肛门恶性病变等,必要时行组织学检查。

三、诊断及鉴别诊断

(一)诊断和分类

肛裂分类常有二分法、三分法、五分法:

1.二分法

(1)急、慢性分类法

①急性肛裂:裂口新鲜、底部表浅、色鲜红、边缘软而整齐、界限清楚、创面清洁、分泌物少。指诊伤面柔软、富有弹性、触痛明显。

②慢性肛裂:肛管皮肤见梭形溃疡面、溃疡深达皮下组织或肌层、边缘充血增厚、质硬不整齐、溃疡面呈紫红色或灰白色、有脓性分泌物,典型患者在裂口的基底可见到内括约肌纤维。常伴有哨兵痔、肛乳头肥大、潜行溃疡和皮下瘘等。触诊裂口及周围异常敏感,边缘发硬,无弹性,内括约肌下端痉挛增厚,肛管紧缩。

(2)早、晚分类法

①早期肛裂:裂口新鲜,尚未形成慢性溃疡,疼痛较轻者。

②陈旧性肛裂:裂口已呈梭形溃疡,同时有哨兵痔、肛窦炎或肛乳头肥大,并有周期性疼痛。

2.三分法

三分法是临床上普遍采用的分法,简便实用,明确易行。

(1)Ⅰ期肛裂:也称初发肛裂,即新鲜肛裂或早期肛裂。肛管皮肤表浅损伤,创口周围组织基本正常。

(2)Ⅱ期肛裂：也称单纯肛裂。肛管已形成溃疡性裂口，但无并发症，无肛乳头肥大、哨兵痔及皮下瘘管等。

(3)Ⅲ期肛裂：即指陈旧性肛裂，一般指肛裂三联症，也包括四联症或五联症等提法。其表现为：裂口呈陈旧性溃疡，合并肛乳头肥大及哨兵痔；或伴有皮下瘘管及肛隐窝炎症等。

3.五分法

多为国外学者采用。

(1)狭窄型：内括约肌呈痉挛状态，肛管紧张狭小，有典型的周期性疼痛，在肛裂中此类占70%以上。

(2)脱出型：由内外痔脱出、发炎所致肛裂。疼痛轻，肛管无明显狭窄。

(3)混合型：狭窄和脱出型混合而成的肛裂。

(4)脆弱型：肛管皮肤湿疹、皮炎引起的表浅性溃疡。

(5)症候性：如克隆病、溃疡性大肠炎、肛管结核、梅毒等症候性肛裂。肛管术后创伤延迟愈合的裂口也属于此。

（二）鉴别诊断

1.克罗恩病肛管溃疡

克罗恩病在肛管直肠周围的表现以肛裂最为多见。病变通常与脓肿和瘘管并存，裂口单发或多发，部位不限于前后正中，裂口边缘穿凿潜行，创面有稀薄脓性分泌物，疼痛较轻。部分患者伴有克罗恩病肠道症状，但少数患者可在数月或数年后才出现肠道症状。可行局部组织学检查或结肠镜及全消化道钡餐来确诊。

2.肛门直肠癌

肛管部鳞状细胞癌、直肠下段癌可侵犯肛管上皮，形成溃疡，引起剧烈疼痛。溃疡边缘隆起、质硬，形状不规则，表面覆有坏死组织。指诊可及浸润硬块。组织学检查可确诊。

3.梅毒性溃疡

患者多有不洁性交史。可表现为原发性下疳或湿疣。下疳的早期表现似一般的肛裂，但溃疡在肛管壁呈对称性分布，边缘硬韧突出，呈杨梅色，疼痛不明显，创面有少许脓性分泌物，腹股沟淋巴结肿大、化脓。分泌物显微镜检查可见梅毒螺旋体，梅毒血清试验阳性。

4.肛管皮肤结核性溃疡

患者有结核病史。溃疡常位于肛管侧面，疼痛不明显，边缘不规则，有潜行，创面色灰暗，有干酪样坏死，分泌物较多，分泌物培养为结核杆菌，组织学检查可确诊。

5.肛门皮肤皲裂

裂口可发生于肛管的任何部位，常为多发，裂口表浅，局限于皮下，疼痛较轻，出血少，但瘙痒明显，冬春季加重。常由肛门湿疹、皮炎、肛门瘙痒等引起。

四、治疗

（一）非手术治疗

1.新鲜肛裂

经非手术治疗可达愈合，如局部热水坐浴，便后用高锰酸钾溶液坐浴，可促使肛门括约肌松弛;溃疡面涂抹消炎镇痛软膏[含丁卡因、小檗碱(黄连素)、甲硝唑(灭滴灵等)],促使溃疡愈合;口服缓泻药,使粪便松软、润滑;疼痛剧烈者可用普鲁卡因局部封闭或保留灌肠,使括约肌松弛。

2.陈旧性肛裂

经上述治疗无效,可采用手术切除,包括溃疡连同皮赘(前哨痔)一并切除,还可切断部分外括约肌纤维,可减少术后括约肌痉挛,有利愈合,创面不予缝合,术后保持排便通畅,热水坐浴和伤口换药,直至完全愈合。近年来采用液氮冷冻肛裂切除术,获得满意疗效,术后痛苦小,创面不出血,不发生肛门失禁等优点。

(二)手术治疗

1.肛管扩张术

(1)适应证:慢性肛裂无并发症者。

(2)禁忌证:严重高血压病、心脏疾病、凝血机制障碍者。

(3)术前准备

①完善辅助检查:血常规、生化、凝血机制、尿常规等实验室检查;腹部超声等影像学检查。

②清洁灌肠 1 次或 2 次。

③如采用骶管阻滞麻醉、腰部麻醉、硬膜外麻醉或全身麻醉,需术前禁食水。

(4)麻醉选择:可采用局部麻醉、骶管阻滞麻醉、腰部麻醉、硬膜外麻醉、全身麻醉等各种麻醉方式。门诊手术以局部麻醉为主,住院手术以骶管阻滞麻醉为主。

(5)体位:该方法对体位无特殊要求,侧卧位、膀胱截石位均可。左侧卧位,操作方便,尤其适于年老体弱、合并有心肺疾病的患者。

(6)手术步骤:以截石位为例。

①常规消毒,铺无菌巾,消毒肛管,肛检。

②双手示指、中指涂液状石蜡,一只手的示指插入直肠,随后另一只手的示指插入,手指轻柔地向两侧方牵拉 30 秒。进而伸入两手中指参与扩张,用 4 个手指缓慢谨慎地扩张肛管维持 4 分钟。

③扩肛时,应该可以见到肛裂伤口扩大,纤维性组织断裂,少量鲜血流出,指感肛门松弛。

(7)注意事项

①男性骨盆口出口狭窄,向前后方扩张比较容易。

②女性扩张应向左右进行,注意防止破坏前括约肌的支持功能。

③应当只用于年轻人,禁用于年龄>60 岁的患者。

(8)术后处理

①局部应用消炎栓 7～10 天。

②便后中药坐浴、每日检查肛门情况,必要时换药。

(9)总结:肛管扩张术对于缓解肛裂症状非常有效,但如果不注意操作,会造成感染、括约肌损伤、排便失禁等并发症。由于不能同时处理前哨痔和肛乳头肥大,有被内括约肌切开术取代的趋势。

2.肛裂切除术

(1)适应证:慢性肛裂伴前哨痔、肛乳头肥大或潜行肛瘘者。

(2)禁忌证:严重高血压病、心脏疾病、凝血机制障碍、腹泻、瘢痕体质者。

(3)术前准备:同肛管扩张术。

(4)麻醉选择:同肛管扩张术。

(5)体位:侧卧位、膀胱截石位。

(6)手术步骤

①常规消毒,铺无菌巾,消毒肛管,肛检。

②用肛门镜或隐窝钩探查,如发现肛裂与隐窝相沟通或者有潜行的黏膜边缘,给予切开引流。

③围绕溃疡边缘,全部切除肛裂及有病变的隐窝、肥大的肛乳头和皮赘。

④切断外括约肌皮下部及内括约肌下缘,伤口引流通畅。

⑤压迫或结扎止血后,放置肛管引流,覆盖凡士林纱布包扎。

(7)注意事项

①肛裂切口必须深达溃疡肉芽的基层,才能全部切除肛裂的溃疡,避免遗留潜行皮下盲瘘。

②切除创面不宜过大,避免瘢痕过大,继发肛门溢液。

(8)术后处理

①当日不排便,避免切口出血。

②第2天排便后中药坐浴、检查肛门情况,每日换药。

(9)总结:肛裂切除和后方内括约肌切开是治疗慢性肛裂的经典术式,在治疗肛裂的同时,去除了瘢痕、皮赘、肥大的肛乳头,但有可能产生"匙孔"样畸形。

3.内括约肌切开术(侧位)

(1)适应证:适用于新鲜、陈旧肛裂。其中后位同肛裂切除术适用于伴哨兵痔、肛乳头肥大、肛窦炎及潜行瘘者;侧位适用于不伴前述继发病变者。

(2)禁忌证:同肛管扩张术。

(3)术前准备:同肛管扩张术。

(4)麻醉选择:同肛管扩张术。

(5)体位:侧卧位、膀胱截石位。

(6)手术步骤

①侧位内括约肌切开术(开放):即于截石位4点或8点切断部分内括约肌。

②侧位内括约肌切开术(闭合)

a.常规消毒,铺无菌巾,消毒肛管,肛检。

b.指检确定肌间沟位置,注意肌间沟的位置变化很大,当刀插入时可用手指来保护外括约肌。

c.与括约肌间沟插入小针刀,刀尖向内侧转动至指向齿状线。将内括约肌的下 1/3～1/2 给予切开。当在完整的黏膜下可见刀片时,拔出刀片。

d.用手指的侧面将残留的括约肌纤维折断。

e.放置肛管引流,凡士林纱布填塞压迫包扎。

(7)注意事项

①应向肛管方向切开内括约肌,若不注意可能切断外括约肌。

②括约肌切开时,如果穿破肛管黏膜,可能引起肛周脓肿和肛瘘。

③如果肛裂长时间不能愈合,需要再次切断更多的内括约肌。

(8)术后处理:同肛裂切除术。

(9)总结:闭合式侧位内括约肌切开术避免了"匙孔"样畸形,如果熟练掌握,并发症显著少于开放式手术。

4.V-Y肛管成形术

(1)适应证:陈旧性肛裂伴肛管狭窄者。

(2)禁忌证:同肛管扩张术。

(3)术前准备:同肛管扩张术。

(4)麻醉选择:同肛管扩张术。

(5)体位:侧卧位、膀胱截石位。

(6)手术步骤

①常规消毒,铺无菌巾,消毒肛管,肛检。

②于肛管后位正中切开瘢痕,上达正常的直肠黏膜,下至肛门皮肤,向切口两侧彻底切除瘢痕组织,扩肛至容2~3指,但不损伤肛门内、外括约肌。将直肠黏膜向上游离2cm。

③在肛周皮肤做V形皮肤切口,至皮下组织。尖端向外,皮瓣最宽度为3~5cm。

④潜行游离皮瓣四周0.5~1.0cm,皮瓣中心应与皮下组织相连,以防血供不足。

⑤将皮瓣内缘与拖出的直肠黏膜用可吸收缝线间断缝合。再将皮肤切口做V-Y缝合。肛门皮肤即向肛管移动成为新的肛管皮肤。

⑥放置肛管,油纱压迫伤口术毕。

(7)注意事项

①保证皮瓣基底部血液供应是手术成功的关键。

②游离皮瓣缝合时保证没有张力。

③仔细止血,血肿容易造成局部张力增高,增加感染、坏死的风险。

(8)术后处理:同肛裂切除术。

5.小针刀肛裂侧切术

小针刀是由金属材料做成的、在形状上似针又似刀的一种针灸用具。它是在古代九针中的针、锋针等基础上,结合现代医学外科用手术刀而发展形成的,是与软组织松解手术有机结合的产物,是一种介于手术方法和非手术疗法之间的闭合性松解术,是在切开性手术方法的基础上结合针刺方法形成的。

小针刀治疗肛裂是通过切断部分内括约肌,从而解除括约肌痉挛,降低肛管压力,恢复肛管皮肤微循环的正常灌注,使缺血状况改善,使原有伤口拥有安静的愈合环境,解除肛裂带来的出血、疼痛等症状。同时使肛管压力降低,使排便时阻力减少,防止排便时对肛管损伤。小针刀疗法的优点是治疗过程操作简单,不受任何环境和条件的限制。治疗时切口小,不用缝合,对人体组织的损伤也小,且不易引起感染,无不良反应,患者也无明显痛苦和恐惧感,术后无须休息,治疗时间短,疗程短,患者易于接受。

(1)适应证:单纯性肛裂,非手术治疗无效为最佳适应证;陈旧性肛裂不伴有肛乳头肥大、无症状的哨兵痔、伤口感染的病例,也适合本手术方式;对于合并有肛乳头肥大、有症状的哨兵痔在小针刀治疗的基础上,合并切除肛乳头肥大、哨兵痔,可减少伤口面积,降低手术风险及痛苦,加快治疗周期;年老体弱、合并有慢性心肺疾病不能承受其他手术方式者。

(2)禁忌证:陈旧性肛裂合并有伤口感染,形成皮下瘘者,合并有其他肛门疾病如多发肛乳头肥大、多发外痔,需同时治疗者,小针刀无显著微创手术意义,建议不采取本手术方式。

(3)术前准备

①完善辅助检查:血常规、生化、凝血机制、尿常规等实验室检查;腹部超声、直肠镜或乙状镜等影像学检查。

②清洁灌肠 1 次或 2 次。

③如采用骶管阻滞麻醉、腰部麻醉、硬膜外麻醉或全身麻醉,需术前禁食水。

(4)麻醉选择:可采用局部麻醉、骶管阻滞麻醉、腰部麻醉、硬膜外麻醉、全身麻醉等各种麻醉方式,门诊手术以局部麻醉为主,住院手术以骶管阻滞麻醉为主,但麻醉要求肛门松弛完全,以利于寻找内外括约肌间沟。

(5)体位:根据术者习惯可采用侧卧位、膀胱截石位、俯卧折刀位等多种体位。侧卧位为有利手术操作、患者舒适等优点,尤其适于年老体弱、合并有心肺疾病的患者。

(6)手术步骤:以左侧卧位为例。

①常规消毒,铺无菌巾,消毒肛管,肛检。

②以左手示指在肛门内做引导,确定括约肌间沟位置,其上缘即为内括约肌。

③以右手持小针刀在距肛缘约 1.5 cm 处刺入,刀刃朝内,即与肛门呈放射状。

④针刀进入皮下后缓慢进刀,从外侧向内侧反复 2 次或 3 次切割内括约肌,以切断内括约肌下缘为度,深度至齿状线平面即可。注意切勿刺破肛管皮肤、黏膜,以免造成并发症。左手指可感到黏膜明显松弛及凹陷,然后用手指的侧面按压以折断残留的括约肌纤维。

⑤退出小针刀。乙醇棉球压迫针孔 2～5 分钟,如有前哨痔及肥大肛乳头则一并切除。

⑥再扩肛以容纳 3 指或 4 指。检查肛管皮肤黏膜无损伤,视情况可纳入消炎栓,切口置敷料加压包扎固定,术毕。

(7)注意事项

①入针位置:一般选择后位或侧位,肛裂多在肛管后位,选择侧位可避开伤口,有利操作,防止切破黏膜。

②切断范围:切断部分内括约肌,切忌无损伤黏膜、皮肤。

③切断后可做常规指扩,以保证切断的内括约肌彻底断裂。

④因肛裂术前多不能行直肠镜或乙状镜检查,故麻醉后,手术操作前必须常规指检。

⑤进针前再次彻底消毒,以防止感染。

（8）术后处理

①抗感染治疗,可静脉滴注或口服抗生素,约1周。

②口服药,以消肿镇痛、活血化瘀、润肠通便为主。西药如迈之灵、消脱止;中药如致康胶囊、七厘胶囊、独一味胶囊等。

③保持排便通畅,必要时清洁洗肠。

④局部应用消炎栓7～10天。

⑤便后中药坐浴、每日检查肛门情况,必要时换药。

（9）总结:小针刀治疗肛裂,效果显著,有效地减少了患者的痛苦,缩短了治疗周期,但由于采用盲视下进行操作,故技术掌握相对复杂,适合有经验的医师开展。

（三）并发症

如果治疗不及时,裂口反复发炎感染,向肛缘皮下发展,还会形成皮下脓肿和瘘管。

肛裂是一种常见的肛管疾病,由于它长期的反复感染,给人们的生活带来影响,并且出现一系列并发症。

1.溃疡

初起是肛管皮肤纵行裂口,呈线形或菱形,边软整齐,底浅有弹性,反复感染使裂口久不愈合,边缘增厚、基底硬,逐渐成为较深的慢性溃疡,轻微刺激可引起剧烈疼痛。

2.前哨痔

裂口下方皮肤由于炎症刺激,使淋巴和小静脉回流受阻,引起水肿和纤维变性,形成大小不等的皮赘,称为前哨痔,也属结缔组织性外痔。

3.肛窦炎和肛乳头肥大

是裂口上端受炎症的反复刺激的结果,乳头肥大显著的可随排粪脱出肛门外。

4.肛缘脓肿和肛瘘

裂口炎症向皮下扩展,加之括约肌痉挛,使溃疡引流不畅,分泌物潜入肛缘皮下,形成脓肿,脓液向裂口处破溃,形成皮下瘘。

5.栉膜增厚

栉膜区是肛管最狭窄区,是肛门梳硬结和肛管狭窄的好发区。栉膜区下增厚的组织称为栉膜带,肛裂的炎症刺激可使其增厚、失去弹性,妨碍肛裂的愈合,所以,治疗肛裂时应将增厚的栉膜带切断。

（卢本银）

第三章

肝胆胰外科疾病

第一节　肝脏感染性疾病

一、细菌性脓肿

细菌性肝脓肿又称化脓性肝脓肿,是指由化脓性细菌侵入肝形成的肝内化脓性感染。本病多见于男性,可发生于任何年龄,中年以上患者约占 70%,年龄多在 30～50 岁。

(一)病因

肝由肝动脉和肝门静脉双重供血,并通过胆道与肠道相通,故发生感染的机会很多,但由于肝血供丰富和有单核-吞噬细胞系统强大的吞噬作用,可以杀灭入侵的少量细菌或阻止其生长,因而化脓性肝脓肿并不常见。当机体抵抗力弱时,入侵的病原菌会引起肝感染而形成脓肿。

病原菌可经血行、胆道、直接感染等途径侵入肝。与肝门静脉系统有关或邻近器官的细菌感染如化脓性阑尾炎、胰腺脓肿、脐部感染、痔核感染、肠道感染及化脓性盆腔炎等,均有向肝播散的可能。肝门静脉系统血行感染是细菌性肝脓肿的主要病因,其中以化脓性阑尾炎所致的细菌性肝脓肿最多。随着对腹腔炎性疾病治疗的进步,继发肝脓肿已大为减少。体内任何部位的化脓性疾病所致的菌血症和脓毒血症,其病原菌均可由肝动脉入肝,在肝内繁殖而引起肝脓肿。胆道逆行感染是目前细菌性肝脓肿最常见的病因,胆管炎、胆管结石、胆道蛔虫和胆道肿瘤等均可导致胆道梗阻、胆道感染。当出现急性重症胆管炎时,胆道压力升高,细菌可沿胆管上行,使胆管周围肝组织感染而形成肝脓肿。与肝邻近部位的感染,如胃、十二指肠溃疡穿孔,膈下脓肿,右肾脓肿等均可直接蔓延至肝发生脓肿。开放性肝外伤病原菌由伤口直接侵入肝引起肝脓肿。闭合性肝外伤后坏死肝组织、血肿继发感染也可形成肝脓肿。肝动脉结扎、肝动脉栓塞、肝动脉及肝门静脉插管化疗药物灌注均可造成肝组织坏死感染。临床上还有一些难以明确发病灶者,可能与肝内已存在隐匿病变有关,这种类型肝脓肿患者常伴有免疫功能低下和全身代谢性疾病。

引起细菌性肝脓肿的病原菌种类较多,多菌种混合感染多于单一菌种感染。致病菌主要是金黄色葡萄球菌、大肠埃希菌、白色葡萄球菌、链球菌,其次有变形杆菌、铜绿假单胞菌、产气杆菌等。从胆道系统及肝门静脉侵入的多为大肠埃希菌等革兰阴性杆菌和厌氧性链球菌;经肝动脉血行感染或隐源性肝脓肿则以金黄色葡萄球菌为主。在细菌性肝脓肿中,有 25％～45％为厌氧菌感染,厌氧菌中常见者为脆弱类杆菌、巨核梭形杆菌、消化链球菌属等。

(二)临床表现

1.症状

细菌性肝脓肿常继发于某种前驱性疾病之后,大多急性起病、病情重,单发者发病较缓慢。

寒战、高热多见于发病早期,是最常见的症状,体温在 38～40℃,最高可达 41℃,多为弛张热,一日数次,伴有大汗、脉快。由于肝增大,肝被膜张力增加,肝区常出现持续性钝痛,疼痛剧烈者常提示为单发性脓肿。有时因炎症刺激膈肌或感染向胸膜、肺扩散,还可引起胸痛、刺激性咳嗽及呼吸困难等。疼痛常向右肩放射,左肝脓肿也可向左肩放射。由于脓毒性反应及全身消耗,多数患者可有乏力、食欲缺乏、恶心、呕吐等消化道症状,短期内即可出现严重病容,少数患者还可出现腹泻、腹胀及呃逆等症状。

2.体征

70％的患者有肝增大。肝明显向肋缘下增大者,多发性肝脓肿可能较大。增大肝常伴有明显压痛,叩击肝区时疼痛。肝右叶的脓肿,多有右肋缘下压痛,肝左叶的脓肿可能有上腹部压痛。肝区有局限性压痛点者多为单发性,并可能靠近肝表面。部分患者肝区可有局限性隆起,右胸呈饱满状态,肋间隙增宽,并有触痛。如果脓肿靠近体表,可出现皮肤红肿和触及波动感。有的患者可出现呼吸运动受限,呼吸音减弱,肺底部有啰音及摩擦音。肝脓肿患者还可出现黄疸、脾大、腹水等表现。

3.化验检查

白细胞计数和中性粒细胞比例多显著增多。红细胞及血红蛋白降低。当有黄疸及其他慢性病时可出现肝功能异常。患者急性期血培养及肝脓肿穿刺液培养常可培养出致病菌。

4.影像学检查

(1)X 线检查:肝阴影增大,右膈肌抬高和活动受限,还可伴有右下肺受压、肺段不张、胸膜反应或胸腔积液甚至脓胸等。合并胸膜炎、脓胸者可出现肋膈角消失。产气细菌感染或与支气管穿通的脓肿内可见到气液面。

(2)超声检查:可以分辨肝内 2 cm 的脓肿病灶,且可以测定大小及深度,为确定脓肿穿刺点或手术入路提供参考,检查中典型病灶为回声强度减低的暗区,边缘不整齐,形态不规则。

(3)CT:CT 扫描可以多层次立体定位,对定位诊断有帮助。肝脓肿病灶大多是圆形或椭圆形低密度区。在彩超或者 CT 定位下,在距病灶最近处进行肝穿刺抽脓,有很大诊断价值,抽出的脓液因感染细菌种类不同,颜色也不同,抽出脓液后应立即进行细菌培养及药物敏感试验。

(三)诊断及鉴别诊断

1.诊断

在急性胆道感染和肠道炎症患者中,如突然发生脓毒性的寒战和高热,并伴有肝脏肿大和肝区疼痛者,应想到有肝脓肿可能。如患者白细胞数明显增多,X 线检查发现肝脏肿大,或有液平面可见,且右侧膈肌活动受限制者,对诊断更有帮助;而 B 型超声检查作为首选的检查方法,其阳性诊断率可达96％以上。必要时可在B型超声定位引导下或在肝区压痛最明显处,进行肝脓肿穿刺,以确定诊断。

2.鉴别诊断

细菌性肝脓肿鉴别诊断较困难,因临床上同有发热、白细胞增多等炎症反应,且肝脏肿大、肝区压痛的病变并不单仅肝脓肿一种。

(1)胆囊和胆道疾患:胆囊和胆道疾病常有急性发作史。如为单纯胆石症,则全身反应不显著而恶心呕吐常为突出的表现。急性胆囊炎常有明显的局部疼痛和压痛,且常能扪及肿大胆囊。

(2)右膈下脓肿:膈下脓肿与细菌性肝脓肿的鉴别更困难,术前正确诊断有时非常困难。一般说来,细菌性肝脓肿的全身反应较之膈下脓肿严重;在后者,寒战和间歇型的高热不如肝脓肿显著。B超和CT检查对诊断帮助更大,磁共振冠状面图像也常可以确诊。

(3)阿米巴性肝脓肿:阿米巴性肝脓肿的临床表现较多发性细菌性肝脓肿也较缓和,两者之间的鉴别多不困难。但阿米巴性肝脓肿与单发性细菌性肝脓肿的症状则颇有相似之处,两者之鉴别有时非常困难。最重要的鉴别点在阿米巴性肝脓肿常有阿米巴性肠炎和脓血便病史,如在患者粪便中找到阿米巴滋养体,更具有诊断意义。

(4)其他门静脉血栓性静脉炎:单纯的血栓性门静脉炎常因门静脉血流回流不畅及门静脉壁有病变,或者血液的成分有所改变等原因产生。

肝癌有时与肝脓肿在鉴别上也有困难。虽然肝癌患者其肝脏的肿大多是结节性,质较硬,局部疼痛和压痛不明显,全身亦无明显炎症反应,但有时与单发性肝脓肿甚难鉴别。肝癌血清甲胎蛋白测定常呈阳性,B超、CT或MRI检查等有助于鉴别。

(四)治疗

1.非手术治疗

适用于急性期肝脓肿尚未液化或液化不完全及多发性小脓肿患者,在治疗原发病灶的同时,使用大剂量有效抗生素和全身支持疗法,控制感染,促使炎症和脓液吸收。由于细菌性肝脓肿患者病程长,全身状况较差,可出现营养不良、贫血、低蛋白血症等,故在应用大剂量抗生素控制感染的同时,应积极补液,补充足够的热量,纠正水与电解质紊乱,给予多种维生素及微量元素,必要时可多次输入小剂量新鲜血液和血浆,以纠正贫血及低蛋白血症,增强机体抵抗力。

抗生素的选择应根据细菌培养及药敏结果。由于目前肝脓肿病原菌以大肠埃希菌和金黄色葡萄球菌、厌氧性细菌多见,故在未确定致病菌以前,可根据感染来源分析可能的病原菌,选用相应抗生素。如感染源不明,可同时针对需氧菌和厌氧菌联合用药。

2.经皮肝脓肿穿刺引流术

肝脓肿可在彩超引导下进行穿刺吸脓,对脓液进行细菌培养和药物敏感试验,这既是一种诊断方法,也可作为一种治疗方法。在尽可能吸尽脓液后可在脓腔内注入抗生素,也可沿穿刺置管方向置入引流管,持续引流,并可反复冲洗脓腔和注入抗菌药物,待脓肿缩小后无脓液引出时,可将引流管拔除。

3.手术治疗

(1)腹腔镜引流:该术式是近年来外科技术的一个进步,并逐渐取代开腹手术,成为治疗肝脓肿的常规方法,适用于位于肝表面的利于腹腔镜操作的巨大肝脓肿,如位于肝左叶或肝右叶前下方者。本术式对机体创伤小,切口感染率低,术后恢复快,同时可处理胆道疾病。

(2)脓肿切开引流术:对于较大的脓肿,估计有穿破可能,或已穿破并发腹膜炎、脓胸以及胆源性肝脓肿或慢性肝脓肿,在应用抗生素治疗的同时,应积极进行脓肿切开引流。常用的引流途径有以下几种。①经腹切开引流术,在右肋缘下做斜切口(右肝脓肿)或做经腹直肌切口(左肝脓肿),进入腹腔后,探查肝,确定脓肿部位,用湿盐水纱布垫保护手术野四周,以免脓液扩散污染腹腔。用针穿刺吸得脓液后,沿针头方向用血管钳插入脓腔,排出脓液,再用手指伸进脓腔,轻轻分离腔内间隔,用生理盐水反复冲洗脓腔,留置有效抗生素,腔内最低位置放引流管,引流管从腹壁引出,脓液送细菌培养。这种方法可达到充分而有效的引流。不仅可治疗肝脓肿,同时还可以探查原发病灶,给予及时处理。对伴有急性化脓性胆管炎患者,可同时行胆总管切开引流术。②经腹前壁切开引流术,适用于位于肝右叶前侧和左外叶的肝脓肿以及与前腹膜已发生紧密粘连或表浅靠近腹膜者。右肋缘下或经腹直肌切口时,不切开前腹膜,用手指在腹膜外钝性分离肌层,直达脓肿部位,穿刺吸到脓液后,切开脓肿壁,排出脓液。具体处理方法与经腹切开引流相同。③经后侧脓肿切开引流术,主要适用于肝右叶膈顶部和后侧的脓肿。患者取左侧卧位,沿右侧第12肋骨稍偏外侧切口,切除一段肋骨,在 L_1 棘突水平的肋骨床做一横切口,显露膈肌,有时需将膈肌切开到达肾后脂肪囊区。用手指沿肾后脂肪囊向上钝性分离,直达脓肿,用针穿刺抽得脓液后,用长弯血管钳顺穿刺方向插入脓腔,排出脓液,并用手指扩大引流口,冲洗脓腔后,放引流管,切口部分缝合。

(3)部分切除术:其主要适应证包括:慢性厚壁脓肿,引流术后长期难以闭合者;脓肿与胆道相通,长期引流不愈合者;肝内胆管结石反复并发肝脓肿,肝组织萎缩者;位于肝边缘的较大脓肿,随时有可能破溃入胸腔、腹腔者;诊断不明确,与肝癌难以鉴别者均须行手术切除病灶肝叶。

二、阿米巴肝脓肿

阿米巴肝炎和阿米巴肝脓肿合称阿米巴肝病,阿米巴肝脓肿是肠阿米巴最常见的并发症,多见于温、热带地区,热带和亚热带国家特别常见。我国发病率较高的地方在南方,一般农村高于城市,其中男性发病率要高于女性,发病年龄在30~40岁。肠阿米巴病并发肝脓肿者占1.8%~20%,最高可达67%。

(一)病因

溶组织阿米巴是人体唯一的致病型阿米巴,传播途径为消化道传染。但阿米巴包囊随被污染的食物或水进入肠道,经过碱性肠液消化,包囊破裂,囊内虫体经过二次分裂变成8个滋养体,在机体或肠道局部抵抗力下降时,阿米巴滋养体就可以经过肠壁的小静脉或淋巴管进入肝脏,少数存活的滋养体在门静脉内迅速繁殖阻塞门静脉分支,造成肝组织局部坏死,加之阿米巴滋养体不断分泌溶组织酶,使变形的肝组织进一步坏死形成肝脓肿。

阿米巴肝脓肿并非真性脓肿,而是阿米巴滋养体溶组织酶等引起的肝组织液化性坏死。多发生于肝右叶,早期为小的病灶,以后逐渐发展成一个单一的大脓腔,内含咖啡色半液性状态的果酱样液化坏死组织。脓肿分三层,外层早期为炎性肝细胞以及纤维组织增生形成的纤维膜。中间为间质,内层为脓液。在镜下,在坏死与正常组织交界处,有较多的阿米巴滋养体以及少量单核细胞,炎症反应轻微。

(二)临床表现

1.临床特征

多数患者的临床表现类似细菌性肝脓肿,但阿米巴肝脓肿的患者症状较轻微,发展缓慢。主要的表现为发热、肝区疼痛和肝肿大。一般无特征性表现,通常为原因未明的持续发热,其特点为缓慢起病而无寒战,一般为中等度的弛张热,在肝脓肿后期,体温可正常或低热。较大的肝右叶脓肿可出现右上腹部隆起,肋间隙爆满,局部皮肤水肿与压痛,肋间隙增宽。肝脏弥漫性肿大,边缘变钝,触痛明显。

2.辅助检查

(1)血象检查:急性期白细胞总数中度增高,中性粒细胞 80% 左右,有继发感染时更高。病程较长时白细胞计数大多接近正常或减少,贫血较明显,血沉增快。

(2)粪便检查:少数患者可查获溶组织阿米巴。

(3)肝功能检查:碱性磷酸酶增高最常见,胆固醇和白蛋白大多降低,其他各项指标基本正常。

(4)血清学检查:同阿米巴肠病,抗体阳性率可达 90% 以上。阴性者基本上可排除本病。

(5)肝脏显影:超声波探查无创伤,准确方便,成为诊断肝脓肿的基本方法。脓肿所在部位显示与脓肿大小基本一致的液平段,并或做穿刺或手术引流定位,反复探查可观察脓腔的进展情况。B 型超声显像敏感性高,但与其他液性病灶鉴别较困难,需做动态观察。

CT、肝动脉造影、放射性核素肝扫描、核磁共振均可显示肝内占位性病变,对阿米巴肝病和肝癌、肝囊肿鉴别有一定帮助,其中 CT 尤为方便可靠,有条件者可加选用。

(6)X 线检查:常见右侧膈肌抬高,运动受限,胸膜反应或积液,肺底有云雾状阴影等。左叶肝脓肿时胃肠道钡餐透视可见胃小弯受压或十二指肠移位,侧位片见右肋前内侧隆起致心膈角或前膈角消失。偶尔在平片上见肝区不规则透光液气影,颇具特征性。

(三)诊断及鉴别诊断

1.诊断

(1)有慢性痢疾病史,大便中查到阿米巴包囊、滋养体或乙状结肠镜检查看到结肠黏膜有溃疡面,自溃疡面上找到阿米巴滋养体。

(2)有长期不规则发热、肝区疼痛、肝肿大伴压痛和叩击痛者。

(3)B 超检查可见肝右叶不均质的液性暗区,和周围组织分界清楚,在超定位穿刺中抽得果酱样无臭脓液,即可明确诊断。

(4)血清学检查阿米巴抗体,阳性率在 90% 以上,且在感染后多年仍然为阳性。

(5)诊断性治疗对于不能确诊而有高度怀疑本病者,可使用抗阿米巴药物治疗,如治疗一周后临床症状改善,可确诊本病。

2.鉴别诊断

(1)细菌性肝脓肿:细菌性肝脓肿起病急骤,临床症状明显,脓肿以多发为主,全身感染症状明显,鉴别要点如下表 3-1。

表 3-1　阿米巴性与细菌性肝脓肿鉴别要点

	阿米巴肝脓肿	细菌性肝脓肿
病史	有阿米巴痢疾史	常继发与胆道感染或其他化脓性疾病
症状	起病比较缓慢,病程较长	起病急骤,全身中毒症状明显,有寒战、高热等感染症状
体征	肝肿大明显,可有局限性隆起	肝肿大不显著,多无局限性隆起
脓肿	较大,多数为单发性,位于肝右叶	较小,常为多发性
脓液	呈巧克力色,无臭,可找到阿米巴滋养体,若无混合感染,脓液细菌培养阴性	多为黄白色脓液,涂片和培养大都有细菌
血象	白细胞计数可增加	白细胞计数及中性粒细胞计数明显增加
血培养	若无混合感染,细菌培养阴性	细菌培养可阳性
粪便检查	部分患者可找到阿米巴滋养体或包囊	无特殊发现
诊断性治疗	抗阿米巴药物治疗后症状好转	抗阿米巴药物治疗无效

(2)原发性肝癌:肝癌常有肝炎后肝硬化病史,肝脏质地硬,甲胎蛋白(AFP)高于正常,结合 B 超、CT 等检查可资鉴别。

(四)治疗

1.内科治疗

(1)抗阿米巴治疗:选用组织内杀阿米巴药为主,辅以肠内杀阿米巴药以根治。目前大多首选甲硝唑,剂量 1.2 g/d,疗程 10～30 天,治愈率 90% 以上。无并发症者服药后 72 小时内肝痛、发热等临床情况明显改善,体温于 6～9 天消退,肝肿大、压痛、白细胞增多等在治疗后 2 周左右恢复,脓腔吸收则迟至 4 个月左右。第二代硝基咪唑类药物的抗虫活力、药代动力学特点与甲硝唑相同,但半衰期长的脓肿疗效优于阿米巴肠病。东南亚地区采用短程(1～3 天)治疗,并可取代甲硝唑。少数甲硝唑疗效不佳者可换用氯喹或依米丁,但应注意前者有较高的复发率,后者有较多心血管和胃肠道反应。治疗后期常规加用一疗程肠内抗阿米巴药,以根除复发之可能。

(2)肝穿刺引流:早期选用有效药物治疗,不少肝脓肿已无穿刺的必要。对恰当的药物治疗 5～7 天、临床情况无明显改善,或肝局部隆起显著、压痛明显,有穿破危险者采用穿刺引流。穿刺最好于抗阿米巴药物治疗 2～4 天后进行。穿刺部位多选右前腋线第 8 或第 9 肋间,最好在超声波探查定位下进行。穿刺次数视病情需要而定,每次穿刺应尽量将脓液抽净,脓液量在 200 mL 以上者常需在 3～5 天后重复抽吸。脓腔大者经抽吸可加速康复。近年出现的介入性治疗,经导针引导做持续闭合引流,可免去反复穿刺、继发性感染之缺点,有条件者采用。

(3)抗生素治疗:有混合感染时,视细菌种类选用适当的抗生素全身应用。

2.外科治疗

阿米巴肝脓肿需手术引流者一般<5%。其适应证为:①抗阿米巴药物治疗及穿刺引流失败者。②脓肿位置特殊,贴近肝门、大血管或位置过深(>8 cm),穿刺易伤及邻近器官者。③脓肿穿破入腹腔或邻近内脏而引流不畅者。④脓肿中有继发细菌感染,药物治疗不能控制者。⑤多发性脓肿,使穿刺引流困难或失败者。⑥左叶肝脓肿易向心包穿破,穿刺易污染腹腔,也应考虑手术。

阿米巴肝脓肿的治愈标准尚不一致,一般以症状及体征消失为临床治愈,肝脓肿的充盈缺损大多在 6 个月内完全吸收,而 10% 可持续至一年。少数病灶较大者可残留肝囊肿。血沉也可作为参考指标。

三、肝结核

肝结核较为少见,因缺乏特异的症状和体征,故临床误诊误治率较高。多数肝结核系全身粟粒型结核的一部分,称为继发性肝结核,患者主要表现为肝外肺、肠等结核引起的临床表现,一般不出现肝病的临床症状,经过抗结核治疗,肝内结核可随之治愈,临床上很难做出肝结核的诊断。

(一)病因

结核菌属于放线菌目,分枝杆菌科的分枝杆菌属,为有致病力的耐酸菌。主要分为人、牛、鸟、鼠等型。对人有致病性者主要是人型菌,牛型菌少有感染。肝结核是由各种肝外结核菌播散到肝脏所致,有时因肝外原发灶较小或已痊愈,不能查出原发病灶,据统计,能查到原发灶者仅占 35%。

(二)临床表现

1.临床特征

该病主要症状有发热、食欲缺乏、乏力,肝区或右上腹痛及肝大。发热多在午后,有时伴畏寒和夜间盗汗;有低热者也有弛张型者,高热可达 39~41℃,有发热症状者占 91.3%,凡有结核或有明确结核病史者,长期反复发热,且排除其他原因者常有肝结核的可能。肝大是主要体征,半数以上有触痛、肝质硬,结节性肿块;约 15% 的患者因结节压迫肝胆管可出现轻度黄疸,10% 的病例有腹腔积液。

2.辅助检查

(1)血常规:白细胞总数正常或偏低,少数患者可增高,甚至出现类白血病反应。80% 以上患者有贫血表现,血沉常加速。

(2)肝功能检查:ALT、ALP 及胆红素升高,可有白蛋白减少、球蛋白增加。

(3)结核感染相关的检测。

(4)肝穿刺活检:对弥漫性或粟粒型病变诊断价值较大。

(5)X 线腹部平片:可能发现肝内钙化灶。有人报肝结核患者 48.7% 有肝内钙化灶。

(6)B 超检查:可发现肝大及肝内较大的病灶,亦可在其引导下做病灶穿刺检查。

(7)CT 扫描:能发现肝内病灶。

(8)腹腔镜检查：可发现肝表面的黄白色点状或片状病变，并在直视下做病灶穿刺、做病理及细菌学等进一步的检查。

(9)剖腹探查：个别疑难病例，必要时可通过手术途径获得明确的诊断。

（三）诊断及鉴别诊断

1.诊断

根据临床表现，结合上述检查可获得诊断。

2.鉴别诊断

需要与下列病变鉴别：

(1)局限性肝结核瘤有时与肝癌难以鉴别，而粟粒型肝结核有时易与弥漫型肝癌混淆，但后者病情严重，病程发展较快，AFP阳性，结合慢性肝病史等，一般可以鉴别。

(2)肝结核形成脓肿后应与阿米巴性或细菌性肝脓肿相鉴别。细菌性肝脓肿多继发于胆道感染，全身中毒症状严重，有寒战、高热，而阿米巴性肝脓肿多有脓血便史，脓肿一般比较大，脓液呈巧克力色，一般不难鉴别。

(3)对具有黄疸的病例，慎勿误诊为病毒性肝炎、肝硬化、钩端螺旋体病、败血症等，尤其当患者有结核病史或治疗无效而日渐恶化时，应警惕该病的可能并做相关检查。

(4)肝脾肿大、高热、黄疸、贫血、恶病质，应与淋巴瘤、急性白血病、恶性网状细胞增多症相鉴别，可查骨髓象和淋巴结活检。

（四）治疗

1.抗结核药物治疗

用药方案可参照肺结核，应适当延长疗程。肝结核患者有 ALT 升高等肝功能异常时，不仅不是抗结核治疗的禁忌证，反而是适应证，疗程中 ALT 可能有小的波动，但很快恢复正常。

2.手术治疗

对结核性肝脓肿较大者，在有效抗结核药物治疗的同时，可考虑手术引流或行肝叶切除术。

四、肝包虫病

肝包虫病又名肝棘球蚴病，是我国西北及西南广大牧区较常见的人畜共患寄生虫病，系由棘球绦虫的囊状幼虫棘球蚴寄生在肝所致。肝包虫病有两种类型：一种是由细粒棘球蚴引起的单房性包虫病（包虫囊肿），另一种是由多房性或泡状棘球蚴感染所致的泡状棘球蚴病（滤泡型包虫病）。临床上以单房性包虫病多见。本病可发生在任何年龄和性别患者，以 20～40 岁最多见。儿童发病率也较高，男性略多于女性。

（一）病因

细粒棘球绦虫的终末宿主主要是犬，也可以是狐、狼等。中间宿主是羊、马、牛、骆驼和人等，其中羊最多见。成虫寄生于犬等的小肠内，虫卵随粪便排出后，污染草场和水源，被羊吞食，则在羊肝或其他脏器寄生发育成棘球蚴。当人与皮毛上粘有虫卵的犬、羊接触或食入被虫卵污染的食物后被感染，虫卵在胃、十二指肠内孵化为六钩蚴，穿透小肠黏膜进入肝门静脉系统,部分停留在肝内发育成囊,其余的虫蚴可随血流播散至肺、肾、脑、脾、肌肉、眼眶和脊柱等部位。肝发病率最高,在肝内单发占70%,多发占15%,肝与其他脏器同时发病占15%。

多房性棘球绦虫的生活史与细粒棘球绦虫类似,其终末宿主为狐,偶尔犬也可成为终末宿主。

(二)临床表现

1.临床特征

患者常有多年病史,症状可随囊肿的部位、大小、对周围脏器压迫的程度及有无并发症而表现不一。单纯性包虫囊肿在早期症状不明显,囊肿较大时可出现上腹部包块、腹胀、腹痛以及压迫邻近脏器的症状,如压迫胃肠道时可出现腹胀、食欲缺乏、恶心、呕吐等症状;胆道受压可出现不同程度的黄疸;肝门静脉和下腔静脉受压可出现胃肠道淤血、腹水、脾大和下肢水肿等;位于肝膈顶部的囊肿可使膈肌抬高压迫肺而引起呼吸困难。在发病过程中,患者可有过敏反应史,如皮肤瘙痒、荨麻疹、呼吸困难、咳嗽、发绀等症状。当囊肿继发感染时,会出现细菌性肝脓肿的一系列症状。如果囊肿穿破,除了出现过敏反应外,还会出现相应的临床表现。体检时能在肝区触及巨大包块,边界清楚,囊性感,压痛不明显。如囊肿较大时,将一只手的手指放在右侧胸壁肋间,另一只手轻轻叩击囊肿,可体会到囊液冲击感,称为肝包虫囊肿震颤征。病程较长时患者还可出现贫血、体重减轻,甚至恶病质等表现。肝泡状棘球蚴可有慢性进行性肝增大病史,肋缘下可扪及坚硬的肿块,表面不平滑,酷似肝癌。若病程较长,病变可累及整个肝,出现黄疸、发热、腹水等症状。

2.辅助检查

(1)包虫囊液皮内过敏试验(Casoni试验):阳性率可达90%左右,阳性结果为皮丘扩大或周围红晕直径>2 cm。有的在注射后6~24小时才出现阳性反应,成为延迟性阳性反应,仍有诊断价值。泡状棘球蚴阳性率更高。

(2)间接血凝试验(IHA):特异性较高,罕见假阳性反应,阳性率可达90%,是当前诊断包虫病最常用的方法,摘除包囊1年以上,其结果常转为阴性,可借此确定手术效果及有无复发。

(3)间接荧光抗体试验(IFAT):用羊棘球蚴囊壁冷冻切片作为抗原,行间接荧光抗体试验,阳性率为100%;对健康人阴性率为95.8%~100%。敏感性、特异性均较高,是理想的免疫诊断方法。

3.影像学检查

(1)X线检查:可见肝区有密度均匀、边界整齐的肿块影。囊肿位于肝顶部时,可使膈肌抬高呈半圆形。病程较长的包囊,外囊壁有钙盐沉积,显示周围形成团块状且不均匀的絮状钙化影。位于肝前下部的巨大囊肿,胃肠钡剂检查可见胃肠道受压移位。彩超囊肿部位表现为液性暗区,边缘光滑,界限清晰,可为多囊表现,囊内可见子囊、孙囊,有时暗区内可见漂浮光点反射,囊肿邻近的肝组织可有回声增强。

(2)超声检查:可清楚地显示囊肿大小、部位及其与周围组织的关系,对肝包虫囊肿的诊断有很大的意义。

(3)CT:可见肝内圆形或类圆形边界清楚的低密度影,囊内密度均匀一致,增强后无强化表现;大的囊腔内可见子囊(囊内囊),子囊的数目和大小不一,密度略低于母囊,呈蜂窝状或车轮状排列。囊内壁破裂,囊液进入内外囊之间,可造成内囊分离,内、外囊部分分离表现为"双壁征"或"双囊征";内、外囊完全分离,内囊悬浮于囊液中,呈"水中荷花征"。偶尔完全分离脱落的内囊散开,呈"飘带征"。囊壁可见钙化,呈壳状或环状,厚薄可以规则,为肝包虫病特征性表现。泡状棘球蚴病病变部位与周围组织分界不清,呈低密度灶,形态不规则、密度不均匀,病灶内可见钙化,中心部易缺血坏死,坏死物质呈水样密度。因缺少血供,增强扫描病灶内无明显强化。

(4)MRI:对直径>3 cm 者 T_1WI、T_2WI 均可检出,此外还可显示下腔静脉、肝门静脉系统、胆管等。T_1WI 为低信号,T_2WI 为高信号,子囊信号在 T_1WI 上明显低于母囊,T_2WI 上稍高于母囊。囊内可见纤维间隔,T_1WI 为相对高信号,T_2WI 为相对低信号,增强扫描时不强化或仅有轻度强化。

(三)治疗

手术治疗仍是主要治疗手段,应根据病情及有无并发症选用不同的手术方法,手术原则是彻底清除内囊,防止囊液外溢,消灭外囊残腔和预防感染。

1.内囊摘除术

内囊摘除术是临床上广泛应用的手术方法。适用于无继发感染的病例,简便可靠。切口一般选择在上腹包块隆起较明显处。然后在外囊上轻柔地逐层切开,当外囊仅剩一层薄膜时,可轻压包虫囊,产生微小的张力将该膜胀破,再挑起外囊逐渐扩大切口,在内外囊之间滴水以利于解剖,并用手指轻轻分离,将内外囊间的疏松粘连分开,以卵圆钳摘除内囊。无感染者,一般内外囊之间无粘连或粘连很轻,易于摘除,对于难以分离者,可在囊壁上缝两针牵引线,于两线间刺入套管针,用注射器抽吸囊液看是否混有胆汁,再用吸引器吸净囊液。在无胆汁漏的情况下,向囊内注入10%甲醛溶液以杀灭头节,5分钟后吸出,如此反复3~5次,最后将囊内液体尽量吸净,拔除套管针。注入甲醛溶液,浓度不宜过高,如有胆瘘存在,可先注入少量10%甲醛溶液以杀灭头节,5~10分钟后,再将囊液连同甲醛溶液一并吸出。囊液吸净后,内囊塌陷,与外囊分离,将外囊提起、沿牵引线剪开、摘除内囊及子囊。必须将所有破碎的包虫囊、内囊皮和囊内所有碎屑取净,再用10%甲醛或过氧化氢擦拭外囊内壁,以破坏可能消灭残留的生发层、子囊和头节,然后用生理盐水洗净囊腔,纱布擦净。最后用干纱布检查有无胆汁漏。如有胆瘘,应用丝线缝合瘘口。

2.闭式引流法

对于感染的肝包虫囊肿,总的原则是内囊摘除加外引流术。摘除内囊后,在残腔内放置至少2根引流管,术后持续吸引或负压吸引,可反复冲洗,待引流液减少,彩超或囊腔造影证实残腔消失后逐步拔除引流管。如化脓感染较重,引流量多,残腔缩小不明显或外囊壁厚不易塌陷时,可在引流一段时间后用空肠与最低位残腔壁行胆总管囊肿空肠吻合术(Roux-en-Y)吻合。

3.肝切除术

本方法能完整切除包虫,治疗效果最佳。对以下情况可考虑做肝叶或肝部分切除术。

(1)局限于肝左或右叶单侧、体积巨大、单一囊肿。

（2）局限于肝的一叶的多发性囊肿。

（3）引流后囊腔内胆漏或经久不愈者。

（4）囊肿感染后形成厚壁的慢性脓肿。

（5）局限的肝泡状棘球蚴病者。

4.腹腔镜手术

腹腔镜手术是近年来应用于临床的一种微创有效方法，创伤小，术后恢复快，但需有经验的医生进行，且术前应严格选择手术对象。

（1）位于肝表面易于暴露部位的囊肿。

（2）囊腔直径＜10 cm，因囊肿体积过大、易破，大量囊液溢入腹腔可致过敏性休克或腹腔种植等严重并发症。

（3）无腹腔多脏器包虫病和包虫腔无合并感染，包虫腔合并感染主要原因是其与胆道相通，术后易出现胆漏者。

（4）周围脏器与包虫囊粘连较重，操作困难。术中如用腹腔镜无法完成手术时，应果断中转开腹手术。

5.肝移植治疗

由于泡状棘球蚴病呈浸润性生长，临床发现多在中晚期，病灶广泛浸润，无法切除，能达到根治性切除病灶的病例不到30％，严重影响了患者的生活质量和生存率，大多数患者在5年内死亡。通过采用原位肝移植手术可成功治疗泡状棘球蚴病，并且晚期肝包虫病是肝移植的良好指征。此外，肝包虫病因多次手术或严重感染导致肝衰竭也可考虑肝移植。

6.药物治疗

目前国内外药物治疗以苯并咪唑衍生物为主，首推甲苯达唑和阿苯达唑。甲苯达唑400～600 mg，3次/天，1个月为1个疗程。甲苯达唑能通过弥散作用透过包虫囊膜，对棘球蚴的生发细胞、子囊和头节有杀灭作用，长期服药可使包虫囊肿缩小或消失。在常用剂量下患者能很好耐受，未见严重的不良反应。阿苯达唑吸收好，不良反应小，用量为10 mg/kg，口服，2次/天。

五、反复发作化脓性胆管炎

化脓性胆管炎是发生在整个胆管和胆囊并可波及至肝的化脓性感染。其中，严重的急性化脓性胆管炎伴有休克者称为重症急性胆管炎。

（一）病因

引起化脓性胆管炎的病因多为胆管梗阻和胆道感染，在我国，引起化脓性胆管炎的最常见原因是胆管结石，其次为胆道蛔虫和胆管狭窄。胆管结石不仅使胆汁引流不畅，而且由于长期刺激和压迫，胆管壁黏膜易发生充血、水肿，以致溃疡，日后可形成胆管狭窄。细菌种类与一般的胆道感染相同，主要为革兰阴性细菌，如大肠埃希菌、变形杆菌、铜绿假单胞菌等，其中以大肠埃希菌最多见；胆道蛔虫也是本病的常见诱因。

胆道阻塞和胆汁排泄受阻时，细菌将有机会增殖，胆道的内容物便可以通过毛细胆管与肝血窦间的沟通逆流至血液循环内,导致肠源性细菌和内毒素产生和吸收,有细菌反流入肝静脉及肝周围淋巴结,另外,机体所释放的炎性介质能在胆管炎时产生一系列的血流动力学改变。胆石、寄生虫和其他外来物质都能造成梗阻并且为细菌过度增殖提供条件。

(二)临床表现

1.症状与体征

化脓性胆管炎多由胆总管阻塞引起,发病急骤。典型表现为上腹痛、寒战高热和黄疸,称为夏科氏(Charcot)三联征,病情继续发展,还可以出现休克和意识障碍,即雷诺尔德(Reynolds)五联征。腹痛因梗阻的部位而异,肝外梗阻疼痛明显,持续性疼痛阵发性加重,肝内梗阻疼痛较轻。高热,体温一般在39℃以上,也有一部分患者可达到40~41℃,呈弛张热型。黄疸随着病程的长短和胆道梗阻的部位而异,病程长者,多有明显的黄疸。神经系统症状主要表现为神情淡漠、嗜睡、神志不清,甚至昏迷。合并休克者可以表现为躁动、谵妄等。查体有时可触及增大且压痛的胆囊。

2.化验检查

可有白细胞增多,>20×10^9/L,中性粒细胞增多,胞质内可以出现中毒颗粒;血小板计数减少,影响该病预后;肝功能有不同程度的受损,血清胆红素和转氨酶升高;代谢性酸中毒,电解质紊乱也常见。

3.影像学检查

彩超能够及时了解胆道梗阻的部位和病变性质以及肝内外胆管扩张情况,对诊断很有帮助。也可以行CT、MRCP检查。

结合典型的临床表现、实验室及影像检查常可以做出诊断。化脓性胆管炎病程中出现低血压或休克(收缩压<70 mmHg)或具备2项以上的下列表现,即可诊断为重症急性胆管炎:体温>39℃或<36℃;脉搏>120次/分;白细胞>20×10^9/L;胆汁呈脓性,胆管内压力明显增高;血培养阳性;精神障碍,包括反应迟钝、定向力异常、烦躁谵语、神志恍惚甚至昏迷。

(三)治疗

化脓性胆管炎起病急,严重者可以威胁到患者的生命,对于未达到重症急性胆管炎程度者,可先行非手术治疗。

1.非手术治疗

包括使用抗生素,纠正水、电解质紊乱,补充血容量,禁食水、胃肠减压,给予解痉、镇痛治疗。严密观察病情,大多数患者经上述治疗后症状可缓解。如病情不见好转,上述非手术治疗是手术治疗的必要准备。

2.手术治疗

抢救患者生命,手术应该力求简单有效,治疗原则是紧急手术解除胆道梗阻并引流,及早有效地降低胆管内压力。常用的手术方法是胆总管探查、T形管引流术,遇到有结石或蛔虫可同时取出,但要注意肝内胆管引流通畅。术后需要全身治疗,待病情平稳后,再行胆道造影,根据病情做进一步处理。

3.非手术方法胆管减压引流

可以达到不开腹就能引流胆管的目的,能迅速有效地改善临床症状,降低急诊手术风险。常用的方法有经内镜鼻胆管引流术、经内镜括约肌切开术、经皮肝穿刺胆道引流。如以上方法引流后病情无好转者仍应实施开腹手术。

(贺　伟)

第二节　胆囊炎

一、急性非结石性胆囊炎

急性非结石性胆囊炎,其病理过程与一般急性结石性胆囊炎不同。当急性胆囊炎合并胆管结石、胆道感染、胆道寄生虫病时,胆囊内不含结石,胆囊的病理只是继发于胆道系统的改变,而非原发于胆囊,不包括在急性非结石性胆囊炎之内。继发于胆道系统肿瘤梗阻者也不应包括在内。急性非结石性胆囊炎之所以引起临床上的重视,是因为其诊断不易、严重并发症率高、病死率高。当前,合并于手术后、外伤、烧伤急性胆囊炎的报道已较为普遍。从所报道的材料看来,急性非结石性胆囊炎好发于严重创伤和烧伤之后,创伤患者多半是年轻男性,故创伤后急性非结石性胆囊炎多发生在男性患者。

急性非结石性胆囊炎亦可以合并在一些危重患者,因而使病情复杂化,病死率高。合并于全身脓毒症感染、多器官功能障碍等情况下的危重患者,急性非结石性胆囊炎像应激性溃疡出血一样,被作为评定多器官衰竭的一个指标,反映消化道系统的功能衰竭。

(一)病因

急性非结石性胆囊炎开始引起临床注意是由于 1844 年的 1 例个案报道:一女性患者施行股疝修补手术后死于胆囊坏疽,尸检发现胆囊及胆道内均无结石。之后,有关此类病例报道多发生在外伤、与胆道无关的手术之后、危重、老年患者中。近年来把急性非结石性胆囊炎作为多系统器官衰竭的一部分。此病在男性多见,平均年龄均在 60 岁以上。从美国麻省总医院报道的 40 例急性非结石性胆囊炎,36 例无以往的胆囊疾病史;45% 发生在手术或创伤之后;37% 合并有严重的内科疾病。急性非结石性胆囊炎可合并于严重而复杂的手术之后,如发生在主动脉瘤手术之后,此时特别多发生于腹主动脉瘤破裂的手术之后,患者常有低血压和全身脏器低灌流。心脏手术、心脏移植术后亦可并发急性非结石性胆囊炎,如在一组收集 31 710 例心脏手术中,急性胆囊炎并发率为 0.12%,其中为非结石性者占 42%,死亡率为 45%;在进行换瓣手术的患者,此并发症率较高。因此,心血管手术时合并急性非结石性胆囊炎的原因可能与低血压、休克阶段的组织器官低灌流和换瓣手术左心室功能不全时内脏器官低灌流状态有关。急性非结石性胆囊炎亦可合并其他全身性疾病,如糖尿病、全身性感染、病毒性感染,儿童期的急性胆囊炎约 70% 是属非结石性的。

急性非结石性胆囊炎的发病机制尚未阐明,不过此等患者有感染、饥饿、失水、长期未进食和胆囊内浓缩、胆汁滞留的历史。近来对多器官衰竭病因的研究,提示此等患者均可能有过感染、组织低灌流的阶段,胆囊黏膜的能量代谢匮缺、炎症介质释放和胆囊中高浓度的胆汁酸的组织损害作用,可能是急性非结石性胆囊炎发病的基础。值得重视的是,胆囊的低灌注与发生急性非结石性胆囊炎的关系,因此可将此症作为评定多器官功能衰竭时胃肠功能衰竭的一个指标。急性非结石性胆囊炎时的病理发现是胆囊黏膜坏死较为严重;胆囊黏膜缺血、胆囊内压升高、浓缩的胆囊内胆汁的作用,可能是导致急性非结石性胆囊炎的因素。肠源性内毒素的作用也正受到重视。

(二)临床表现

急性非结石性胆囊炎的症状有时不典型,故使临床诊断延迟。一般患者表现有右上腹痛,但有的老年患者开始时腹痛并不明显,或由于外伤、手术后疼痛、止痛剂使用等使疼痛感受到抑制;有时自开始时便有寒战、高热、菌血症。有的患者可能只表现为不明原因的发热。白细胞计数一般是升高的。约 50% 的患者可能有轻度黄疸。确诊急性非结石性胆囊炎依靠临床医生对此病的注意。当有明显的右上腹部疼痛和扪到肿大而有触痛的胆囊时,诊断比较容易。以下的一些诊断要点对临床有帮助。

1.年龄

50 岁以上,特别是老年男性患者,手术或创伤,或原有严重的内科病,发生右上腹痛。

2.B 超

显像的特点为:①胆囊内无结石。②胆囊膨胀。③胆囊壁增厚＞3 mm。④胆囊周围液体存积。⑤用超声探头向胆囊加压引起疼痛。

3.胆道核素显像

Tc 标记的亚胺二醋酸衍生物如 TcHIDA,静脉内注射后,肝脏显影迅速,10～15 分钟达到示踪剂摄取高峰,10～20 分钟,肝内胆管显像,60 分钟内大多数胆囊充盈完全。准确率达82%～97%。当有正常的肝脏显影和经胆管排至肠道内的影像,而胆囊持续不显示时,可诊断胆囊管阻塞。急性非结石性胆囊炎时,胆囊管阻塞,胆囊不显影。但是胆道核素显像在实际上使用时,由于患者的严重情况和设备的关系,仍然难于普遍使用,何况此项检查有时亦会出现假阳性结果:当患者有肝脏病,在全肠道外营养时,因胆囊内胆汁积存,含示踪剂的胆汁不能进入胆囊内,致使胆囊核素显像呈现假阳性结果。

4.CT

CT 扫描对诊断急性非结石性胆囊炎准确率较高。诊断的依据基本与 B 型超声相同,不过,因检查时需要搬动患者,不利于创伤后和危重患者使用、不如实时超声检查时那样方便。CT 诊断依据除包括超声的诊断标准外,胆囊壁增厚是较可靠的征象,当厚度＞3.5 mm 时,则诊断准确率大为增加。83%～100% 的急性非结石性胆囊炎患者,以往无胆囊疾病史,对此病的诊断主要是依靠医生对此病的警觉性、体征及床旁实时超声检查。但由于受原发病、创伤等多种因素的影响,所以常因诊断不清而延误治疗。

(三)诊断

1.国内诊断标准

近年来,由于对急性非结石性胆囊炎提高了认识,引起了广大临床医师的重视,特别是在有下列情况时更应警惕。

(1)创伤和手术。

(2)应用麻醉性镇痛药。

(3)术后禁食,腹胀,恢复期延长。

(4)输血超过 10 个单位。

(5)呼吸末正压机械性通气(PEEP)。

(6)有感染病灶存在。

(7)长期静脉高营养。因此,凡创伤或手术后患者,如有右上腹痛和发热者,应考虑到有发生本病的可能。

2.超声断层和 CT 诊断标准

(1)胆囊壁厚≥4 mm。

(2)胆囊肿大,胆汁淤积。

(3)胆囊周围有液体或浆膜下水肿而无腹水。

(4)胆囊壁内有气体。

(四)治疗

因本病易坏疽穿孔,一经诊断,应及早手术治疗。可选用胆囊切除或胆囊造口术,或 PTGD 治疗。未能确诊或病情较轻者,应在严密观察下行积极的非手术治疗,一旦病情恶化,及时施行手术。

二、急性结石性胆囊炎

急性结石性胆囊炎是指由胆囊内结石梗阻所致的急性胆囊炎以便和非结石引起的急性胆囊炎区别。急性结石性胆囊炎是指胆囊炎是原发的,在我国,急性胆囊炎继发于胆道感染、原发性胆管结石、胆道蛔虫病者亦很常见,此时胆囊的改变只是胆道系统改变的一部分。

(一)病因

急性结石性胆囊炎由结石在胆囊颈和胆囊管处嵌顿阻塞所致,故属于胆囊梗阻性病变,有时亦称为急性梗阻性胆囊炎,胆囊管梗阻是本病的必备条件。胆囊管突然受阻后,囊内浓缩的胆汁对胆囊黏膜的刺激,可导致急性炎症改变。开始时,急性胆囊炎属于化学性炎症改变,此时胆囊内胆汁的细菌培养,可能无细菌生长,随后,发生细菌感染。如果胆囊结石原合并有细菌感染,则在开始时细菌感染便已明显。胆囊是一个"盲袋",胆囊管梗阻后,胆囊内炎性渗出、水肿、分泌增多而使胆囊内压力升高。细菌感染在急性胆囊炎的病理发展过程上起有重要作用,感染多是继发于胆囊管梗阻及胆汁滞留。若胆囊原有慢性感染,胆囊管梗阻后,感染的症状则出现较早且很突出。细菌种类多为肠道细菌,以大肠杆菌最常见,其他有链球菌、葡萄球菌、伤寒杆菌、粪链球菌、产气杆菌等,有时亦可以发生产气夹膜芽孢杆菌感染,使胆囊内积气。

急性胆囊炎的病理改变有时与临床上表现并不符合。急性胆囊炎一般可分为四种类型,但胆囊上的病理改变常不是均匀单一的,胆囊上不同部位的改变亦常不一致。

1.单纯性急性胆囊炎

多见于炎症的早期,胆囊呈充血、水肿、急性炎症细胞浸润,有时亦可以明显的组织水肿为主。

2.急性化脓性胆囊炎

乃是急性胆囊炎并发细菌感染及胆囊积脓,胆囊呈明显的急性炎症,有多量的中性多核白细胞浸润或伴有广泛的充血。

3.坏疽性胆囊炎

除表现为急性炎症改变外,主要由血循环障碍而致胆囊壁出血及组织坏死。

4.胆囊穿孔

常继发于胆囊坏疽的基础上。

显微镜下观察,急性胆囊炎早期,主要是胆囊壁组织明显水肿、充血、单核细胞浸润,继发细菌感染者,可有多量的中性多核白细胞浸润,片状出血亦比较常见。出血、坏死改变有时可能只局限于胆囊壁一个区域。胆囊壁一般同时有程度不同的慢性炎症改变,如纤维组织增生及慢性炎症细胞浸润,说明急性胆囊炎通常是在慢性炎症的基础上发作。

胆囊为一盲袋,胆囊管梗阻后,胆囊黏膜的分泌增加,吸收功能丧失,胆囊内压力增高,结果影响胆囊壁的血液及淋巴循环,在黏膜上形成溃疡及坏死区,渗出增加;亦可能因血循环障碍和囊内结石压迫,发生大片的坏疽。有动脉硬化的老年患者,更容易发生胆囊的微循环障碍、坏疽及穿孔。一般说来,急性胆囊炎穿孔不像急性阑尾炎穿孔那样常见,并且胆囊被网膜和周围脏器包围,所以穿孔后导致急性弥漫性腹膜炎者亦较少见。

(二)临床表现

1.症状

急性胆囊炎多见于中年以后的女性,经产妇较多,与胆囊结石病的高峰年龄相平行。患者多有胆道疾病的病史。多见于每年秋冬之交。起病前常有一些诱因,如饮食不当、饱食、脂餐、过劳、受寒、精神因素等。起病时多有胆绞痛。绞痛过后,有上腹痛持续加重,间有恶心、呕吐,但不如胆总管结石、胆道蛔虫时那样剧烈;一般有低度至中度发热。当发生化脓性胆囊炎时,可有寒战、高热,约有1/3的患者出现黄疸。当有胆囊周围炎及胆囊坏疽时,病情明显加重;腹痛增剧、范围扩大,呼吸活动及改变体位时均使腹痛加重,同时有全身感染症状。若有胆囊穿孔,则表现为有上腹及全腹性腹膜炎。然而,穿孔的发生有时与患者的全身或局部情况并不一定吻合,在少数情况下,经过治疗后,虽然全身及局部症状有所减轻,但由于胆囊壁坏死,仍可发生胆囊穿孔。

2.体征

腹部检查可发现右上腹饱满,呼吸运动受限,右上腹部触痛,腹肌紧张,有1/3~1/2的患者,在右上腹可扪到肿大的胆囊或由胆囊与大网膜粘连形成的炎性肿块。肿大的胆囊在肋缘下呈椭圆形,随呼吸上下移动,并有明显绞痛。

其他一些内科疾病如肾盂肾炎、右侧胸膜炎、肺炎等,亦可发生有上腹痛症状,若对临床表现注意分析,一般不难获得正确的诊断。

(三)治疗

1.治疗原则

对症状较轻微的急性结石性胆囊炎,可考虑先用非手术疗法控制炎症,待进一步查明病情后进行择期手术。对较重的急性化脓性或坏疽性结石性胆囊炎或胆囊穿孔,应及时进行手术治疗,但必须做好术前准备,包括纠正水电解质和酸碱平衡的失调,以及应用抗生素等。非手术疗法对大多数(80%~85%)早期急性结石性胆囊炎的患者有效。此法包括解痉镇痛,抗生素的应用,纠正水电解质和酸碱平衡失调,以及全身的支持疗法。在非手术疗法治疗期间,必须密切观察病情变化,如症状和体征有发展,应及时改为手术治疗。特别是老年人和糖尿病患者,病情变化较快,更应注意。据统计,约1/4的急性结石性胆囊炎患者将发展成胆囊坏疽或穿孔。对于急性非结石性胆囊炎患者,由于病情发展较快,一般不采用非手术疗法,宜在做好术前准备后及时进行手术治疗。

有下列情况时,应经短时的对症治疗准备后,施行紧急手术。

(1)临床症状重,不易缓解,胆囊肿大,周围渗液,且张力较大有穿孔可能者。

(2)腹部压痛明显,腹肌强直,腹膜刺激症状明显,或在观察治疗过程中,腹部体征加重者。

(3)化脓性结石性胆囊炎有寒战、高热、白细胞明显升高者。

(4)一般急性结石性胆囊炎在非手术治疗下症状未能缓解或病情恶化者。

(5)老年患者,胆囊容易发生坏疽及穿孔,对症状较重者应及早手术。

2.手术治疗

手术方法有两种,一种为胆囊切除术,在急性期胆囊和周围组织水肿,解剖关系常不清楚,操作必须细心,以免误伤胆管和邻近重要组织。有条件时,应用术中胆管造影以发现胆管结石和可能存在的胆管畸形。另一种手术为胆囊造口术,主要应用于一些老年患者,一般情况较差或伴有严重的心肺疾病,估计不能耐受胆囊切除手术者,有时在急性期胆囊周围解剖不清而致手术操作困难者,也可先做胆囊造口术。胆囊造口手术可在局麻下进行,其目的是采用简单的方法引流胆囊炎症,使患者渡过危险期,待其情况稳定后,一般于胆囊造口术后3个月,再做胆囊切除以根治病灶。对胆囊炎并发急性胆管炎者,除做胆囊切除术外,还须同时做胆总管切开探查和"T"管引流。

3.非手术治疗

非手术疗法包括卧床休息、禁食、输液、纠正水和电解质紊乱,应用抗生素及维生素,必要时进行胃肠减压。腹痛时可给予解痉剂和镇痛剂,如阿托品、哌替啶等,同时应密切观察病情变化。

三、慢性胆囊炎

慢性胆囊炎在我国多见,女性发病率高,女:男为(2~3):1。慢性胆囊炎病因繁多复杂,包括年龄、性别、种族、饮食习惯、肥胖、遗传、胆道感染、胆汁滞留等诸多因素,多为综合性因素作用的结果。随着我国人民生活水平的提高和卫生状况的改善,国民平均寿命延长,近十年来,慢性胆囊炎的发病率逐日增高,尤其大城市增高更明显。

(一)病因

慢性胆囊炎多发生于胆囊结石的基础上,且常为急性胆囊炎的后遗症。其病因主要有以下几种。

1.结石因素

绝大多数慢性胆囊炎患者伴发胆囊结石。如结石较大,且位置较固定时,可在局部造成压迫,久之逐渐出现溃疡。另外,结石长期机械性刺激胆囊壁,亦可造成胆囊的慢性炎症改变。

2.代谢性因素

由于胆固醇代谢发生紊乱,而致胆固醇酯沉积于胆囊的内壁上,引起慢性炎症。胆囊黏膜一旦有胆固醇酯沉积,常伴有轻度炎症,约半数病例胆囊内可有胆固醇结石形成。胆囊外观多无明显异常,囊壁有时稍增厚,颜色较苍白,不再呈现正常的蓝绿色,胆囊切开可见黏膜有较明显的充血肥厚,黏膜上有无数黄白色的胆固醇沉积,形如草莓,故本病亦称"草莓胆囊"。

3.感染因素

在正常情况下,胆道系统内无细菌生长,但在胆汁潴留时就会有不同程度的感染存在。主要包括细菌、病毒和寄生虫的感染。感染的途径可经血液、淋巴系统、邻近器官炎症的蔓延和经十二指肠乳头逆行感染至胆囊。如肝炎病毒可随胆汁进入胆囊,直接或间接侵袭胆囊壁,发生慢性炎症改变。寄生虫病,如蛔虫、血吸虫、华支睾吸虫等也可在胆囊内形成慢性感染病灶。

4.化学因素

胆汁中浓缩的胆盐对胆囊黏膜具有强烈的化学刺激作用。当胆胰管汇合处解剖异常时,胰液可经胆囊管逆流入胆囊内,有活性的胰消化酶可侵蚀胆囊壁,引起化学性胆囊炎。

5.其他因素

妇女在妊娠期,由于性激素的影响,导致胆囊排空延缓;胃大部分切除术后,由于迷走神经被切断,亦可导致胆囊排空障碍,造成胆汁浓缩,浓缩胆汁中的胆盐刺激胆囊黏膜形成胆囊的慢性炎症改变。

慢性胆囊炎多来自未完全消退的急性炎症或因结石阻塞引起胆汁潴留所致。有的胆囊仅表现为轻度的炎症改变,囊壁水肿,略增厚。当慢性胆囊炎反复急性发作时,胆囊浆膜与周围组织粘连,囊壁层次不清;当胆囊管被结石嵌顿,或胆囊管黏膜遭破坏被结缔组织替代而完全堵塞时,胆囊内胆汁中的胆红素被吸收,同时胆囊黏膜不断分泌黏液,胆囊膨胀,囊壁变薄,囊腔内充满无色胆汁,称为胆囊积液;慢性胆囊炎中结石常可压迫局部组织发生溃疡或局部坏死,并发胆囊穿孔;若炎症累及胆囊周围组织,引起粘连,并可导致局部包裹性脓肿或炎性肿块形成;若穿破胆囊黏着的肠腔,则形成内瘘。

慢性胆囊炎可形成一些特殊的形态,如"葫芦胆囊",这是胆囊颈、体之间发生瘢痕性收缩,导致胆囊局部环形狭窄,呈葫芦状。还有"瓷样胆囊",这是因为胆囊壁弥漫性纤维化,黏膜和浆膜均变成灰白色,质地坚硬而有光泽,看上去如瓷器一样。此外,由于代谢紊乱及增生性病变,胆囊也可出现以下一些病理改变:如胆固醇沉积症,表现为胆囊壁固有层脂质的异常沉积,弥漫型表现为胆囊黏膜呈砖红色伴有多数黄色小结节沉积,外观酷似草莓,又称"草莓样胆囊";局限型可表现为单发或多发附着胆囊壁的胆固醇息肉,约50%伴发胆囊结石。胆囊腺肌增生病则主要表现为胆囊黏膜腺体和肌层组织的明显增生,病变部位胆囊壁明显增厚。

(二)临床表现

1.症状

慢性胆囊炎的临床表现常不典型。有的患者可多年无症状,仅在体检时超声扫描发现胆囊壁增厚,甚至胆囊已萎缩;有的患者反复发作,右上腹部钝痛或隐痛不适感,疼痛常呈持续性,可伴有反射性恶心,少有呕吐及发热、黄疸等症状。腹痛常发生于餐后,并于进油腻食物后加重,伴有餐后上腹部饱胀、嗳气、呃逆、食欲缺乏、便秘等,可能与胆囊功能紊乱、不能浓缩胆汁或胆汁排泌受阻有关。由于经常隐痛不适,患者很少运动,体重常有所减轻。在胆囊炎症急性发作或结石嵌顿在胆囊管时可有急性胆囊炎或胆绞痛的典型症状。约 80% 的患者可有恶心、呕吐(但恶心、呕吐在平时则属少见)。25% 伴有胆囊结石的患者在发作时还有轻度的黄疸,而如结石进入胆总管,黄疸发生率可高达 60%。故在剧烈胆绞痛后出现黄疸者,大多表示胆总管内有结石阻塞。但有时也可能虽有结石存在而无疼痛或黄疸出现。

2.体征

除右上腹胆囊区有轻压痛或不适外,一般无其他阳性体征。慢性胆囊炎急性发作时同急性胆囊炎的表现。少数患者因胆囊管阻塞而胆囊肿大者,还可在右上腹部扪及圆形肿块。有的还可发现患者略有皮肤和巩膜轻度黄染,提示可能存在胆道系统病变。

3.实验室和影像学检查

慢性胆囊炎急性发作时与急性胆囊炎的实验室检查相同,无急性发作时可无异常改变。临床诊断主要借助于影像学检查手段。其中超声检查是诊断慢性胆囊炎的首选方法,其次为口服胆囊造影,两者均具有较高的准确性。此外,核素扫描、CT、MRI、内镜逆行胰胆管造影等,主要应用于诊断较难病例。

(1)超声扫描:胆囊正常或缩小,囊壁增厚,囊内透声差,合并结石时胆囊内有一个或多个典型的结石强回声光团。胆囊萎缩时,仅见结石强光团伴声影,未见囊腔内液性暗区。口服脂肪餐后可见胆囊收缩功能减退或消失。此外,超声扫描胆囊缺如,亦常提示为胆囊疾病,常见于缩小的病态胆囊。

(2)口服胆囊造影:是一种简单、安全、有效的检查胆囊形态和功能的方法,可了解胆囊的浓缩及收缩功能,适用于症状酷似慢性胆囊炎而超声检查报告正常或超声检查难以确定时。用于口服胆囊造影的造影剂,必须具备从肠道吸收和经肝排泄的特点,常用的有碘番酸和吡罗勃定等。慢性胆囊炎时胆囊显影很淡或不显影,即使显影的胆囊,在服用脂肪餐后胆囊收缩较差。口服胆囊造影胆囊不显影时,除慢性胆囊炎外,造影剂在吸收、运转、排泄的全过程中的任何一个环节都可影响胆囊显影情况,应注意区别。

(3)胆道核素扫描:当胆囊管通畅时,核素扫描多表现为胆囊充盈延迟。胆囊管完全或不完全梗阻时,胆囊不显影,与急性胆囊炎影像相似。由于慢性胆囊炎核素扫描无特异性影像,目前应用较少。

(4)CT 和 MRI 检查:CT 扫描表现为胆囊壁均匀增厚达 3 mm 以上,胆囊壁可有钙化或胆囊缩小。由于 CT 扫描诊断胆道结石并不比超声准确,所以 CT 不作为常规检查方法。MRI 检查对诊断慢性胆囊炎有重要价值,其准确率较 CT 高,但因其价格昂贵,也不作为常规检查方法。

(5)内镜逆行胰胆管造影:慢性胆囊炎时胆囊显影淡薄或不显影,胆囊阴影缩小或浓缩功能不佳,可发现胆囊内结石。

（三）诊断及鉴别诊断

1.诊断

慢性胆囊炎患者一般诊断并不困难,因多数患者有反复发作,进油腻食物后上腹部隐痛不适和消化不良的症状;超声检查可见胆囊形态及大小有变化、胆囊壁增厚等;口服胆囊造影可了解胆囊的浓缩及收缩功能。慢性胆囊炎正确的诊断有赖于临床表现、体格检查、超声、口服胆囊造影或 CT、MRI 等辅助检查,其中超声检查是首选的方法。

2.鉴别诊断

一般情况下,典型的临床表现与影像学检查相结合诊断慢性胆囊炎并不困难,但需与其他一些慢性疾病相鉴别。

(1)消化性溃疡:症状不典型的消化性溃疡与慢性胆囊炎容易混淆,且此类疾病常与慢性胆囊炎并存。除仔细询问病史外,上消化道钡剂、纤维胃镜及 B 超检查有助于鉴别。

(2)慢性胃炎:各种慢性胃炎的症状与慢性胆囊炎有相似之处,纤维胃镜检查是诊断慢性胃炎的重要方法,诊断明确后行药物治疗如症状好转,则可与慢性胆囊炎相鉴别。

(3)胆-心综合征:胆-心综合征是指胆道疾患同时伴有心脏症状的情况。胆-心综合征的发病率甚高,特别是老年患者,占同时同龄病例的 51%,胆囊疾病与冠心病关系密切,能同时发病或加重心绞痛发作,或引起各种类型的心律失常。对有典型或不典型心绞痛患者,均应详细询问病史。心绞痛多在饱餐、寒冷刺激或活动劳累后发作;而胆绞痛多在高脂肪餐后、休息时发作。心绞痛发作性质为紧缩感,多有心前区放射到颈根部或左肩,发作时有濒死感,不敢活动;胆绞痛发作时的性质为右上腹发作性绞痛,发作时患者常坐立不安。心绞痛发作时间短,用扩冠药物能缓解;胆绞痛发作时间长,扩冠药物仅偶能缓解。胆绞痛引起的心律失常用抗心律失常药物治疗无效,而阿托品、哌替啶则可缓解心律失常改变;胆绞痛引起的心电图变化为一过性的 ST-T 段改变,疼痛缓解后可恢复正常。

(4)十二指肠憩室:本病是部分十二指肠壁向外扩张所形成的袋状突起。仅约 10% 的十二指肠憩室有临床症状,多在憩室有并发症时才出现症状,与胃肠或胆道疾病的症状类似。诸如上腹部疼痛、饱胀不适、嗳气、腹泻等,这些症状可经控制饮食和服用制酸药后症状缓解。较大的憩室压迫后方的胆总管可出现黄疸,有憩室炎发生时腹部可有压痛。十二指肠憩室 X 线典型表现是钡剂充盈憩室呈圆形或椭圆形突出肠腔外,外形光滑,十二指肠黏膜皱襞经憩室颈与憩室黏膜相连,站立位见憩室内呈现气液钡三层现象,十二指肠低张造影可提高憩室检出率。纤维十二指肠侧视镜的诊断价值高且可行胰胆管造影以明确其与胆胰管的关系,CT 检查能显示突入胰实质内的十二指肠憩室。

(5)食管裂孔疝:本病常见的症状是上腹或两侧季肋部不适,典型者表现为胸骨后疼痛,多在饱餐后0.5～1 小时发生,饭后平卧加重,站立或半卧位时减轻,可有嗳气反胃表现。而慢性胆囊炎患者的腹痛多在右季肋部,饭后加重而与体位无关。因食管裂孔疝约 20% 的患者合并慢性胆囊炎,故二者临床症状常同时并存。钡剂检查有助于鉴别诊断。

(6)原发性肝癌:原发性肝癌早期多无自觉症状,后期可出现肝区疼痛、腹胀、食欲缺乏和消瘦等,临床上有些原发性肝癌早期常被诊断为慢性胆囊炎。肝癌患者常有肝炎病史,血清甲胎蛋白检测一般明显升高,超声及 CT 检查可见肝占位性病变。

(7)胆囊癌:本病早期临床表现与慢性胆囊炎、胆石症相似。以右上腹痛为主要症状,向右肩胛部放射,伴有食欲缺乏、乏力、腹胀、低热,恶心及黄疸等。对40岁以上患者,有长期慢性胆囊炎、胆石症病史,若疼痛性质从阵发性发作转变为右上腹持续钝痛,且进行性加重,局部触及胆囊肿块,伴有进行性黄疸、消瘦明显等情况出现,应考虑胆囊癌。胆囊癌晚期则可有肝增大、腹水、恶病质等表现。如此时行超声、CT、MRI检查均有较高诊断价值,有助于与慢性胆囊炎鉴别。

(8)其他特殊类型的胆囊疾病:临床有一部分慢性胆囊疾病,其本质上并不属于炎症,而属于代谢性或者增生性病变,同样表象为上腹部不适,慢性消化不良等类似慢性胆囊炎的症状,临床上应该注意鉴别。①胆囊胆固醇沉积症:这是一种胆囊内胆固醇代谢紊乱所造成的疾病,约50%以上的胆固醇沉积症同时有胆固醇结石。胆固醇结石的胆囊黏膜外观酷似草莓,临床上又称之为"草莓样胆囊"。②胆囊腺肌增生症:胆囊腺肌病是一种以腺体和肌层增生为主的原因不明的良性胆囊疾病,为胆囊增生性疾病的一种。它以慢性增生为主,兼有退行性改变,临床表现无特异性症状,可有腹痛及类似胆囊炎、胆石症症状。本病临床明确诊断较为困难,超声可见胆囊壁增厚,呈弥漫性、节段性或局限性改变,增厚的胆囊壁内,可见无回声暗区或回声增强区。CT主要表现为胆囊壁增厚及伸入其内的多个小壁内憩室,它们与胆囊腔相通。③胆囊神经瘤病:又称"胆囊神经增生病",分为位于黏膜的浅层神经增生和位于肌层周围的深层神经增生,主要靠病理检查做出诊断。类似胆囊炎的症状明显时,适合胆囊切除治疗。

(四)治疗

1.手术治疗

慢性胆囊炎最佳的治疗方法就是手术切除病变的胆囊,这样才能彻底消除感染病灶,并能避免并发症的发生。一般说来,凡慢性胆囊炎症状明显,发作频繁而且剧烈者,特别是伴有胆囊结石者,手术切除大多效果良好;反之如症状轻微,尤其是无结石性慢性胆囊炎,或年老患者并有其他严重的器质性病变者,做胆囊切除的疗效可能较差,不宜随便做胆囊切除术,以防因手术带来更为严重的并发症和后果,应予以重视。

2.综合治疗

慢性胆囊炎患者,应选用低脂饮食。因为高脂饮食能促进胆汁分泌、胆囊收缩,低脂饮食可减轻胆囊负担,减少胆绞痛发生。慢性胆囊炎如没有急性发作,可不必服用消炎药物,主要使用利胆药物治疗。特别是那些经超声检查胆囊壁厚、粗糙的患者,可经常服用利胆药,如硫酸镁、消炎利胆片等;合并胆囊结石的慢性胆囊炎患者,可应用熊去氧胆酸、鹅去氧胆酸等溶石药物治疗,但熊去氧胆酸主要溶解以胆固醇为主的结石。故在治疗前,一般要分析了解胆石性质、胆石成分,再选用药物;有寄生虫感染者应当驱虫治疗。慢性胆囊炎的膳食,应根据病情给予低脂肪、低胆固醇的半流质食物或低脂肪,低胆固醇的软食。低脂肪指脂肪总量以20~30 g/d为宜,并把这些脂肪总量分在各餐中;低胆固醇:指忌食用含胆固醇较高的食物,如蛋黄、脑、肝、肾及鱼子等,因鱼油中含大量多烯酸,能降低血中胆固醇水平,所以平日可多食用些鱼类食物;同时嘱患者经常保持愉快的心情,注意劳逸结合,寒温适宜。劳累、气候突变、悲观忧虑均可诱发此病急性发作。

(贺　伟)

第三节 胆管炎

一、急性胆管炎

胆道炎症,以胆管炎症为主者称胆管炎,多是在胆汁淤积的基础上继发细菌(主要为大肠埃希菌、副大肠埃希菌和葡萄球菌等)感染所致。细菌可经淋巴道或血道到达胆道,也可从肠道经十二指肠乳头逆行进入胆道,在我国以后者更为常见,可分为急性和慢性两种类型。

急性胆管炎(AC)是临床上的常见病、多发病,是一种胆道感染和急性炎症的一种病理状态,本病病理自1877年夏科首次报道并提出三联征,他认为胆道细菌几乎全部来自肠道,可经血行、淋巴和自壶腹部肠液向上反流进入胆道,由于胆道压力梯度差的改变,细菌可由肝内小胆管经肝窦入血,当胆道梗阻后,感染在高压下可引起暴发性败血症和脓毒性休克。1959年雷劳德提出五联征,并认为中枢神经抑制和脓毒性休克是由于胆道完全梗阻后脓性物质蓄积所致。急性胆管炎是全身严重感染性疾病,需要迅速处理且死亡率是比较高的。急性胆管炎的病死率由1980年前的50%降低至1980年后的10%～30%,20世纪90年代初美国和日本等国家已降至5%左右。过去称作"急性化脓性梗阻性胆管炎(AOSC)"的诊断,现诊断为"急性重症胆管炎(ACST)",包含了急性胆管炎和AOSC病理过程,后二者是同一疾病的不同病理过程。ACST是胆道感染中最严重的一种疾病,如胆道梗阻未能解除,感染未被控制,病情进一步发展,则导致大量细菌、毒素和胆红素进入人体循环,内毒素可直接或间接触发机体的过度炎症反应,不仅造成机体高代谢状态,而且引起免疫功能紊乱,最终导致呼吸衰竭、肾衰竭、心力衰竭、弥散性血管内凝血(DIC)、多器官功能障碍甚至死亡。尽管近年来抗生素及介入、内镜治疗、重症监护和营养支持等治疗康复手段有了长足的进步,但ACST仍有20%～30%病死率。因此,急性胆管炎依旧是外科医生棘手的、需要高度关注的疾病之一。

(一)病因

ACST的病变特点是在胆道梗阻的基础上伴发胆管急性化脓性感染、积脓和胆道高压,大量细菌内毒素进入血液,导致多菌种、强毒力、厌氧菌与需氧菌混合感染的败血症、内毒素血症、氮质血症、高胆红素血症、中毒性肝炎、感染性休克以及多器官功能衰竭等一系列严重并发症。其中,感染性休克、胆源性肝脓肿、脓毒败血症及多器官功能衰竭为导致患者死亡的三大主要原因。

在我国,AC最常见的原因是肝内外胆管结石,其次为胆道蛔虫和胆管良性狭窄,胆管、壶腹部或胰腺肿瘤,原发性硬化性胆管炎(PSC),胆-肠吻合或胆道内支架置入术后;经T管造影,经皮肝穿刺胆道造影术(PTC)或内镜逆行胰胆管造影术(ERCP)等亦可引起。最近报道胆道恶性肿瘤和PSC引起AC的发病率呈上升趋势。恶性肿瘤引起占AC的10%～30%。AC最常见的菌种有大肠埃希菌、肠球菌、克雷伯杆菌等,厌氧菌占50%以上,主要为梭状芽孢杆菌、脆弱类杆菌和产气荚膜杆菌。

1.胆管内细菌感染

正常人胆管远端的Oddi括约肌和近端毛细胆管两侧紧密排列的肝细胞,分别构成了肠道与胆道、胆流与血流之间的解剖屏障；生理性胆汁流动，可阻碍细菌存留于胆管黏膜上；生理浓度时，胆汁酸盐能抑制肠道菌群的生长；肝库普弗细胞和免疫球蛋白可形成免疫防御屏障。因此，正常人胆汁中无细菌生存。当上述屏障受到破坏时（如结石、蛔虫、狭窄、肿瘤和胆道造影等），可引起细菌在胆道内大量繁殖，形成持续性菌胆症。

2.胆道梗阻和胆压升高

导致胆道梗阻有多种原因。我国常见的病因依次为①结石、寄生虫感染（蛔虫、中华分支睾吸虫）、纤维性狭窄。②其他较少见的梗阻病因有：胆-肠吻合术后吻合口狭窄、医源性胆管损伤狭窄、先天性肝内外胆管囊性扩张症、先天性胰胆管汇合畸形、十二指肠乳头旁憩室、原发性硬化性胆管炎以及各种胆道器械检查操作等。③西方国家则以胆管继发结石和乏特壶腹周围肿瘤较多见。

3.内毒素血症和细胞因子的作用

内毒素是革兰阴性菌细胞壁的一种脂多糖，其毒性存在于类脂 A 中，在 ACST 的发病机制中发挥重要作用，可直接损害细胞，使白细胞和血小板发生凝集，损害血小板膜，损害血管内膜，使纤维蛋白沉积于血管内膜上、增加血管阻力，再加上肝细胞坏死释放的组织凝血素、使凝血机制发生严重阻碍；刺激巨噬细胞系统产生一种多肽物质即肿瘤坏死因子（TNF），在 TNF 作用下发生一系列由多种介质参与的有害作用；内毒素激活补体反应、补体过度激活并大量消耗，丧失其生物效应从而加重感染和扩散，其降解产物亦可刺激嗜碱性粒细胞和肥大细胞释放组胺，加重血管壁的损伤；产生免疫复合物，导致其发生强烈免疫反应，引起细胞蜕变、坏死，加重多器官功能损害；氧自由基对机体的损害。

4.ACST 的基本病理过程

胆道梗阻、感染、内毒素休克和器官功能衰竭、组织缺血，再灌注等均可引起氧自由基与过氧化物的产生。氧自由基的脂质过氧化作用于生物膜，改变其流动液态性，影响镶嵌在生物膜上的各种酶的活性；也可改变生物膜的离子通道，致使大量细胞外钙离子内流，造成线粒体及溶酶体的破坏。

5.高胆红素血症

正常肝脏分泌胆汁的压力为 3.1 kPa（32 cmH₂O），当胆管压力超过约 3.43 kPa（35 cmH₂O）时，肝毛细胆管上皮细胞坏死、破裂，胆汁经肝窦或淋巴管逆流入血（胆小管静脉反流），胆汁内结合和非结合胆红素大量进入血循环，引起以结合胆红素升高为主的高胆红素血症。如果胆管高压和严重化脓性感染未及时控制，肝组织遭到的损害更为严重，肝细胞摄取与结合非结合胆红素的能力急剧下降，非结合胆红素才明显增高。

6.机体应答反应

（1）机体应答反应异常：临床常注意到，手术中所见患者的胆道化脓性感染情况与其临床表现的严重程度常不完全一致。仅仅针对细菌感染的措施，常难以纠正脓毒症而改善患者预后。

（2）免疫防御功能减弱：本病所造成的全身和局部免疫防御系统的损害是感染恶化的重要影响因素。

（二）诊断

根据典型的腹痛、寒战高热、黄疸（夏科三联症），即可明确诊断；如伴有休克、中枢神经系统受抑制的表现（雷诺五联征），可诊断为重症胆管炎。据文献报道，急性胆管炎最常出现的临床症状是发热和腹痛，其发生率达80%以上，夏科三联症的发生率不超过72%，雷诺五联征仅占3.5%～7.7%。因此2006年东京会议对急性胆管炎的诊断标准做了重新修订。除夏科三联症可诊断急性胆管炎外，如有胆道疾病史（包括胆道手术或胆道支架置入），临床表现有寒战高热、黄疸、右上腹或上腹疼痛其中任意两项或两项以上，可诊断急性胆管炎可疑；如再伴有肝功能异常及胆道梗阻等影像学表现，急性胆管炎的诊断即可成立。

（三）治疗

对急性胆管炎严重程度的评估是制定治疗方案的重要依据。根据东京会议分型及临床上常用的各种评分系统对急性胆管炎的严重程度和预后进行评估如急性生理学及慢性健康状况评分系统Ⅲ（AP急性胆管炎HEⅢ）作为重症胆管炎预后预测和治疗方案可行性的量化指标，其分值与实际病死率呈正相关。Ⅰ型可先行非手术治疗，病情恶化者及Ⅱ、Ⅲ型应尽早解除梗阻，待病情稳定后再行相关的病因治疗。

1.非手术治疗

急性胆管炎的非手术治疗主要包括抗炎、纠正水电平衡、补液抗休克及对症治疗。非手术治疗虽不能解除梗阻或进行有效的引流，但对不能耐受手术、拒绝手术或病情较轻的患者仍有一定的疗效。急性胆管炎最常见的菌种有：大肠埃希菌、肠球菌、克雷伯杆菌等，厌氧菌占50%以上，主要为梭状芽孢杆菌、脆弱类杆菌和产气荚膜杆菌。由于多重感染和耐药菌株的出现，临床多采取联合用药，常用三代头孢菌素、氨基糖苷类抗生素、喹诺酮类，另加甲硝唑。必要时根据血、胆汁细菌培养和药敏试验调整用药。外科手术或ERCP操作前预防性使用抗生素可明显降低感染并发症的发生。支架置入术、内镜下逆行括约肌切开术（EST）及鼻胆管引流术（ENBD）术后的患者，给予抗生素治疗可降低术后急性胆管炎的发生率。

2.内镜治疗

内镜治疗可以解除约90%急性胆管炎患者的胆道梗阻，尤其是胆道远端梗阻，主要包括ENBD和支架置入术。两者的成功率、疗效及病死率无明显差异。重症胆管炎病情凶险、病死率高，早期预测是否需行急诊胆道减压及正确选择引流时机很重要。年龄>75岁、有慢性吸烟史、经非手术治疗无效者，需尽早行胆道减压。B超提示胆总管扩张、血糖升高、心率>100次/分，白蛋白<30 g/L，血清总胆红素>50 μmol/L，凝血酶原时间>14秒，也是需急诊减压的预测因素。

临床上常用的内镜手术有ENBD、EST、内镜下十二指肠乳头气囊扩张术（EPBD），单纯的ENBD简单安全、并发症少、成功率高。病情危重、EST困难或结石不易取出者，直接行ENBD，待病情稳定后再行进一步治疗。病情允许时可将EST、机械碎石、取石及ENBD同步进行。ENBD对良、恶性梗阻性急性胆管炎均有效。一般EST后常规行ENBD，以引流残留结石及避免胆管壁脓痂、脓栓阻塞胆道。ENBD可以动态观察引流胆汁的情况，并可经鼻胆管做定期冲洗、注入抗生素以及留取胆汁做细菌培养和药敏试验，以指导临床用药。是否行

EST 应根据患者的情况以及胆总管结石的数目和大小。EPBD 操作与 EST 相仿,其优点是不破坏乳头括约肌结构,术后括约肌功能基本恢复,减少了出血和穿孔的危险,避免了远期胆肠反流性胆管炎、胆囊炎等并发症的发生。

对于恶性肿瘤、老年人及手术高危者,以支架置入术为主。与 ENBD 相比,它减轻了不适感、不易滑脱、引流更通畅、不丢失胆汁,因此可以较长时间放置。对于恶性梗阻引起的急性胆管炎、一般情况差、结石巨大或坚硬者,经内镜胆管内引流术(ERBD)较为适合。由于 EST 出血发生率较高,对于凝血功能障碍以及重症胆管炎者,最好行单纯支架置入术,如有结石梗阻,在引流术后择期行取石术。支架置入术后亦可能发生急性胆管炎,预防性应用抗生素可明显降低其发生率。

3.介入治疗

经皮经肝胆管引流术(PTBD)为有创性治疗,对良、恶性胆道梗阻及胆-肠吻合术后狭窄等各种原因引发的急性胆管炎或内镜治疗失败后可以考虑行 PTBD 治疗。其中包括外引流、内外引流和内引流。PTBD 的主要并发症有败血症、气胸、胆道内出血、胰腺炎、胆汁腹腔内瘘等。多项临床表明 PTCD 是一项治疗重症胆管炎简单有效的方法,可明显改善症状,并为手术创造条件,也可作为肿瘤患者长期姑息治疗手段,延长患者寿命。

4.手术治疗

手术治疗的目的应是解除梗阻和引流胆道,手术方式是决定患者预后的又一重要因素,所以手术应力求简单、安全有效、避免复杂的术式。急性重症胆管炎的传统方式包括胆总管切开取石、T 管引流,胆总管切开取石、T 管引流加胆囊切除,胆总管切开取石、T 管引流加胆囊造口术等。但术式的选择应视患者的全身情况、局部解剖、病理改变而定,如对于一般情况较好、术中麻醉效果满意的年轻患者,可于严密的监护下行彻底性手术,术中注意仔细探明梗阻的位置;对单纯的胆管,一般采用胆总管切开取石、T 管引流术;对合并胆囊结石、胆囊炎者,则可辅以胆囊切除或胆囊造口术;而对于肝内型重症急性胆管炎患者,应设法解除肝内胆管梗阻,尽量取净结石,必要时还可将细径引流管置入梗阻部位以上胆管,以达充分减压的目的;对可能导致结石残留的肝内外胆管结石,还应放置大管径的 T 形管;对壶腹周围癌引起的重症急性胆管炎,如探查发现可行根治性切除者可先行胆总管切开,T 管引流,再择期行切除手术;对于肿瘤已无法切除,则除行胆总管切开、T 管引流外,可加做胆肠吻合术;对于情况较差的患者则宜行简单的胆囊空肠吻合,不主张行复杂、耗时的胆管空肠吻合术。手术时必须注意解除引流口以上的胆管梗阻或狭窄,故手术时引流口上方胆管应有胆汁流出。若病变属于肝胆管及胆总管下端的双重梗阻,则胆道引流管的一端必须放置肝管梗阻处的上方,手术才能达到目的。手术后需维持全身治疗,待病情平稳后,再做逆行胆道造影,并据其结果做进一步治疗的准备。

二、急性梗阻性化脓性胆管炎

急性梗阻性化脓性胆管炎(AOSC)亦称急性重症型胆管炎(ACST)。多继发于胆管结石、肿瘤、蛔虫或 Oddi 括约肌炎性水肿、痉挛引起的胆道阻塞。病情凶险,进展迅速,病死率高,是导致良性胆道疾患患者死亡的最主要原因,引起死亡的最常见原因是由于胆道感染所致的多系统器官功能不全,器官衰竭发生频率的顺序常为肝、肾、肺、胃肠道、心血管、凝血系统和中枢神经系统。

（一）病因

急性梗阻性化脓性胆管炎的基本病理改变是胆道梗阻和在胆道梗阻基础上发生的胆道感染。任何引起胆道梗阻的因素均可成为急性梗阻性化脓性胆管炎的发病原因，诱发急性梗阻性化脓性胆管炎的原因可因不同地区而异，主要病变和诱因是胆道蛔虫病、胆管结石和胆管狭窄。引起急性梗阻性化脓性胆管炎的细菌种类与一般胆道感染相同，主要为革兰阴性细菌，如大肠杆菌、变形杆菌和铜绿假单胞菌等，其中以大肠杆菌最多见，厌氧性细菌感染也较多见，厌氧菌中以类杆菌属多见。

胆道的梗阻及感染是急性梗阻性化脓性胆管炎的基本病理改变。胆管梗阻可发生在肝外胆管、左肝管或右肝管。梗阻早期，胆汁淤滞，胆总管扩张多不明显，因为化学刺激等因素，胆管黏膜充血、水肿，随病变的进一步发展，胆道压力升高，可见胆总管显著扩张，但胆管扩张情况亦与病情无明显相关，肠道内细菌可逆行感染，胆道黏膜充血、水肿更加明显，黏膜面上常有溃疡；当胆管内压升高至 20 cmH$_2$O 时，即可发生胆血反流，大量内毒素及细菌经肝内毛细胆管破溃进入血循环，造成菌血症和败血症，引发严重的全身感染，急性梗阻性化脓性胆管炎的死亡原因多由此引发。肝脏受感染表面常充血、肿大，镜下见肝细胞肿胀、胞质疏松不均，肝索紊乱，胆管壁及周围有炎性细胞浸润，可有大片的肝细胞坏死以及多发性肝脓肿。含游离胆红素颗粒的胆汁可经坏死的肝细胞而进入肝窦、肝静脉等，临床上引起程度不同的急性肝静脉阻塞综合征。这些病理改变一旦发生，即使手术解除了胆管高压，但在肝实质和胆管仍会留下损害。胆沙性血栓还可经下腔静脉进入肺循环，造成肺局部梗死。晚期患者可发生感染性休克、多脏器功能损害等一系列病理生理性变化。

（二）临床表现

1.临床特征

(1)症状：起病急，进程快，急性梗阻性化脓性胆管炎患者多呈典型的 Charcot 三联征，常表现上腹痛，而腹痛的性质可因原有疾病不同而异，如胆总管结石、胆道蛔虫多为剧烈的绞痛，肝管狭窄、胆道肿瘤梗阻则可能为右上腹胀痛。患者常有寒战，继之出现体温变化，一般可达39℃以上，有时每天可能有不止一次的寒战、高热。黄疸也是常见症状，但随病程的长短和胆道梗阻的部位不同而异，由一侧肝胆管阻塞引起的急性梗阻性化脓性肝胆管炎，可能不表现黄疸或黄疸较轻。病程长者，多有明显的黄疸。约半数患者于 Charcot 三联征后很快出现烦躁不安、意识障碍、昏睡及昏迷等神志改变，同时出现血压下降，有时血压可一度略呈升高，随后很快地下降，即 Reynolds 五联征，后期患者可并发肝脓肿、多器官功能衰竭，并出现相应症状、体征，严重者可出现中毒性休克，在发病后数小时内死亡。

(2)体征：多有程度不同的黄疸，约 20% 的患者亦可无明显的黄疸。腹部检查右上腹有压痛和肌紧张，肝脏可肿大，若梗阻位于一侧的肝管，则肝脏常呈不均匀的肿大，肝区可有叩击痛，有时胆囊亦肿大。

2.辅助检查

(1)实验室检查

①同一般胆道感染，白细胞计数常高于 20×10^9/L，其上升程度常与胆道感染的严重性成

比例,白细胞发生核左移,可出现中毒颗粒。尿中常有蛋白及颗粒管型。肝功能常呈损害表现,血清胆红素、转氨酶、碱性磷酸酶值升高。

②血气分析有明显酸碱平衡紊乱表现,常发生严重的水、电解质紊乱。代谢性酸中毒及低血钾均较常见。血培养常有细菌生长。

(2)影像学检查:B超最为实用,简单、无创,及时可见结果,检查时可见梗阻近段胆管扩张,并可了解梗阻部位性质等,必要时行 MRCP、ERCP 或 CT 检查。

(三)诊断及鉴别诊断

1.诊断

根据急性梗阻性化脓性胆管炎患者的临床表现可做出初步诊断,同时可做下列检查。

(1)白细胞计数常显著增高,其上升程度常与胆道感染的严重性成比例。

(2)部分患者血培养有细菌生长。

(3)肝功能常呈损害。

(4)尿中常有蛋白及颗粒管型。

(5)代谢性酸中毒及低钾血症均较常见。

2.鉴别诊断

本病需与急性胆囊炎、消化性溃疡穿孔、急性坏疽性阑尾炎、重症急性胰腺炎以及右侧胸膜炎、右下大叶肺炎等鉴别诊断。在这些疾病中,都难以具有重症急性胆管炎的基本特征,综合分析,不难得出正确的结论。

(四)治疗

急性梗阻性化脓性胆管炎是一紧急的病症,严重威胁患者生命,及时解除胆道梗阻是救治急性梗阻性化脓性胆管炎患者的关键。

1.非手术治疗

非手术治疗既是治疗手段,也是为手术治疗做准备。部分患者经上述紧急处理后,若病情趋于稳定,生命体征保持平稳,可于渡过急性期之后,再择期施行手术。但当有胆管梗阻、胆管内积脓时,非手术治疗多不能达到预期的效果,延长非手术治疗的时间,反而加重感染及休克对全身的不良影响,若经过紧急处理,病情未能稳定,则应积极地进行急症手术。非手术治疗应控制在 6 小时之内。

(1)疾病早期,在严密观察下可试行非手术治疗,包括以下几项。

①监测生命体征,吸氧,降温,禁饮食,止痛、解痉。

②补充血容量,改善组织灌注,预防急性肾功能不全等脏器功能障碍,必要时应用血管活性药物,常用药物多巴胺、多巴酚丁胺等。

③依据血气分析等化验室检查纠正代谢性酸中毒及水、电解质平衡紊乱。

④使用肾上腺皮质激素,抑制全身炎症反应。

⑤抗感染:宜早期、足量应用广谱抗生素及对厌氧菌(特别是类杆菌属)有效的抗生素,如有可能,可依据细菌培养药敏试验选用敏感抗生素。近年来,随着强力有效的抗生素问世和普遍应用,急性梗阻性化脓性胆管炎患者死亡率明显下降,但不可盲目过分依赖抗生素而错过最

佳的手术时机。

⑥全身营养支持治疗,静脉内给予维生素 K。

(2)经内镜鼻胆管引流术(ENBD):通过十二指肠镜经十二指肠乳头于胆道内置入导管,如可跨越胆道梗阻平面,即可有效引流梗阻近段胆管内高压感染的胆汁,达到胆道减压目的,部分患者可避免急诊手术。鼻胆管引流术一般只适用于胆管下端的梗阻,在高位的胆管阻塞时,引流常难以达到目的,如经 ENBD 治疗,病情无改善,应及时改行手术治疗。

2.手术治疗

(1)手术原则:积极做好术前准备,紧急手术、解除胆管梗阻、通畅引流。手术力求简单、有效,选择有利的时机施行才能达到目的,如果已出现严重的并发症,则单纯的引流胆道不能达到目的,治疗的策略上又需要做相应的改变。

(2)手术方式:通常采用胆总管切开减压、T 管引流。手术时必须注意解除引流口以上的胆管梗阻或狭窄,胆道引流管的一臂必须放置于最高梗阻平面的上方,手术才能达到目的,在梗阻远端的引流是无效的,病情不能得到缓解。如病情条件允许,还可切除炎症的胆囊,待患者渡过危险期后,再彻底解决胆管内的病变。禁忌手术中的造影、加压冲洗和反复搔刮,甚至对于胆总管下端结石引起的梗阻,如手术中患者情况不允许,不必强行取石,可待术后 6～8 周后,待患者病情稳定,经胆道镜取石。多发性肝脓肿是本病严重而常见的并发症,应注意发现和及时处理。胆囊造瘘术因胆囊管细、迂曲,不能有效引流胆管,手术常常无效,应不予采用,所以强调对胆总管的直接减压、引流。

（贺　伟）

第四节　急性胰腺炎

一、病因及发病机制

(一)病因

迄今仍不十分明了,乃因动物模型与临床间差异较大。从资料看,胰腺炎的病因与下列因素有关。

1.梗阻因素

由于胆道蛔虫、乏特壶腹部结石嵌顿、十二指肠乳头缩窄等,导致胆汁反流。一般情况下胆汁逆流入胰管并不发生胰腺炎,必须造成胰管内一个高压环境,如胆管下端明显梗阻,胆道内压升高,高压的胆汁逆流胰管,造成胰腺腺泡破裂,胰酶进入胰腺间质而发生胰腺炎。动物实验证明,低压灌注胰管无急性胰腺炎发生,当压力过高时则出现急性胰腺炎。临床上也可见到,当行 ERCP 检查时,若灌注压力过高则发生急性胰腺炎。胰管经高压灌注后,通过电子显微镜观察,见破裂的部位在胰小管与腺泡的交接处,再沿着细胞的胞质膜与基底膜之间渗透,最后破坏基底膜而渗至结缔组织中。胆道有结石,未造成壶腹部梗阻,又未引起胆液高压逆流入胰管,则不应谓之胆源性急性胰腺炎。

有学者对大量术中胆道造影病例进行分析,发现有胰腺炎病史者其胆胰管的局部解剖的一些特点:如胰管较粗,胆胰管间角度较大,共同通道较长,胆囊管及胆总管亦较粗,胆石多而小、形状不规则等,均利于胆囊内小结石移行于胆总管,并在壶腹部暂时停留、阻塞,而引起胰腺炎。

有时当结石通过 Oddi 括约肌时(特别是形状不规则的),造成括约肌痉挛,则高压的胆汁逆流入胰管而诱发胰腺炎。当胆道感染时细菌经过胆、胰共同的淋巴管回流入胰腺,加上 Oddi 括约肌有不同程度的狭窄,而引起胰腺炎的发生。

2.酒精因素

长期饮酒者容易发生胰腺炎,其发病机制:①酒精刺激胃的壁细胞产生大量胃酸,胃酸至十二指肠刺激肠壁的 S 细胞及小肠壁的 I 细胞,产生胆囊收缩素(CCK-PZ),在短时间胰管内形成一高压环境。②由于酒精经常刺激十二指肠壁,肠壁充血水肿,并波及十二指肠乳头,造成胆胰管开口相对的梗阻。③长期饮酒,胰管内蛋白质分泌增多,而形成胰管内的"蛋白栓",造成胰腺管梗阻。在此基础上当大量饮酒和暴食,促进胰酶大量分泌,致使胰腺管内压力骤然上升,引起胰腺泡破裂,胰酶进入腺泡之间的间质促发急性胰腺炎。酒精与高蛋白高脂肪餐同时摄入,不仅胰酶分泌增加,同时引起高脂蛋白血症。这时胰脂肪酶分解甘油三酯,释出游离脂肪酸而损害胰腺。

3.血管因素

胰腺小动、静脉急性栓塞、梗阻,发生胰腺急性血循环障碍而导致急性胰腺炎,这一现象已被证实。有学者用直径 $8\sim20~\mu m$ 的微粒体做胰腺动脉注射,则引起实验性胰腺炎。

另一种血管因素是建立在胰管梗阻的基础上,当胰管梗阻后,胰管内高压,则将胰酶被动性地"渗入"间质,由于胰酶的刺激则引起间质中的淋巴管、静脉、动脉栓塞,继而胰腺发生缺血坏死。

给猪造成心包堵塞诱发心源性休克,观察胰腺的血流动力学,发现胰腺血流不均匀地减少比单独休克动物的心排血量降低较明显,胰腺缺血的增加是由于选择性胰腺血管收缩和灌注压降低所引起的。在心源性休克时发生的胰腺缺血,主要是由于选择性胰腺血管收缩。

有学者研究 300 例体外循环手术患者,以观察体外循环对胰腺有无损伤。在术后 1 天、2 天、3 天、7 天、10 天分别测定血淀粉酶、胰同工酶、脂酶。80 例中 23 例有腹部发现,3 例发生严重胰腺炎,11%术后死于继发性胰腺炎。

4.外伤和医源性因素

胰腺外伤使胰腺管破裂,胰液外溢以及外伤后血液供应不足,导致恶性重型胰腺炎。医源性胰腺炎一是胃切除时发生,特别是在胃窦或十二指肠后壁溃疡,穿透至胰腺,对胰腺上的溃疡面进行搔刮而形成胰漏,胰液漏出对胰腺进行自我消化。另外是手术并未涉及胰腺,多因在胰腺邻近器官手术引起 Oddi 括约肌水肿,使胰液引流不畅,损伤胰腺血运,刺激迷走神经,使胰液分泌过多等。

5.感染因素

急性胰腺炎可以发生各种细菌感染和病毒感染,如腮腺炎病毒、腺病毒、甲型肝炎病毒以及细菌性肺炎等感染。病毒或细菌通过血液或淋巴进入胰腺组织,引起胰腺炎。一般情况下,感染均为单纯水肿性胰腺炎,出血坏死性胰腺炎者较少。

6.代谢性疾病

高钙血症引起的胰腺炎,可能与钙盐沉积形成胰管内钙化,阻塞胰管使胰液进入间质发生胰腺炎;促进胰液分泌;胰蛋白酶原转变为胰蛋白酶有关。急性胰腺炎约 1/4 的患者有高脂血症,可能因胰腺的小血管被凝聚的血清脂质颗粒栓塞,另外因高浓度的胰脂肪酶分解血清甘油三酯,释出大量游离脂肪酸,造成胰腺小血管的损害并栓塞。当血中甘油三酯达到 $5 \sim 12$ mmol/L 时,则可出现胰腺炎。

7.其他因素

药物过敏、药物中毒、血色沉着症、肾上腺皮质激素、遗传等。

8.中年人易发急性胰腺炎的原因

中年人宴请和饭局较多,每每宴会时多是菜肴丰富、好酒诱人,饮食上不节制,极易发生急性胰腺炎。普查资料表明,中年是胆结石好发年龄段,而胆结石又极易引起急性胰腺炎,可见,急性胰腺炎青睐中年人是有原因的。

中年人要预防急性胰腺炎的发生,必须注意:①忌暴饮暴食。无论何时、何地、何种场合,饮食均应清淡一些,切忌进食大鱼大肉等油腻食物或酗酒。②积极治疗胆结石。据文献报道,2/3 急性胰腺炎患者患有胆结石,5%胆结石患者可引发急性胰腺炎,故患胆结石者,应积极预防、治疗并发急性胰腺炎。

(二)发病机制

急性胰腺炎的发病机制主要是由于胰酶对胰腺的自我消化,对其周围组织的消化,从而继发一系列的器官功能障碍。胰腺含有非常丰富的消化酶:蛋白酶、脂肪酶、淀粉酶等。胰腺腺泡分泌的酶主要有胰蛋白酶、糜蛋白酶、羧肽酶、弹性酶、磷脂酶 A2、硬蛋白酶、脂肪酶、淀粉酶、核蛋白酶等。正常情况下除脂肪酶、淀粉酶、核蛋白酶是以活性型存在外,其他的均是以非活性状态存在。在病理情况下,这些酶在胰腺导管及细胞内被活化后即可引起胰腺炎的发生。

(1)胰酶在胰腺管内活化:由于各种因素使胆汁、十二指肠液、肠酶、乳化脂肪、溶血卵磷脂等反流于胰管,则使胰管内的各种酶原活化,活化的酶对胰腺组织自我消化而发生胰腺炎。

(2)胰酶在细胞内活化:胰腺泡细胞内的酶原颗粒,因其中含有胰腺自身分泌的蛋白酶抑制因子(PSTI)防止细胞内酶活化。在细胞内形成的一种溶酶体酶,正常情况下此酶和酶颗粒是分离的。在致病因子作用下,则酶颗粒和溶酶体通过一种吞噬现象而融合,在 pH 低的情况下致使酶原在细胞内活化,而损害细胞自身。若胰腺酶流入组织间,将使胰腺病变进一步加重并引起邻近的脏器损害,病变继续发展则可发生多器官损伤。

(3)近年来进行深入的研究发现,胰蛋白酶和抗胰蛋白酶系统、磷脂酶 A 和血栓素 A_2、胰腺血循障碍、氧自由基、细胞膜的稳定性以及内毒素等在急性胰腺炎的发病机制中起重要作用。

①胰蛋白酶-抗胰蛋白酶系统:胰腺分泌多种抗胰蛋白酶因子,它能阻止胰蛋白酶的自身激活和自身消化。重型胰腺炎时局部的抗胰蛋白酶消耗,致使胰酶无限制地活化和自身消化。中胰蛋白酶(MT)是不受抗胰蛋白酶抑制的,其含量在胰液中不及胰蛋白酶的 10%,但活性比

胰蛋白酶高 3 倍,对胰蛋白酶抑制因子有对抗作用,它对胰腺的完整性以及胰外组织的损害是一严重的威胁。

实验证明,抗胰蛋白酶治疗急性胰腺炎疗效是明显的。于冻血浆内含有大量的抗胰蛋白酶,用干冻血浆于急性胰腺炎患者,不仅补充了胶体,同时补充了抗胰蛋白酶。

②磷脂酶 A 和血栓素 A_2:磷脂酶 A(PLA)被称为急性胰腺炎发病机制的"关键酶"。胰腺腺泡细胞的自身消化与 PLA 直接相关。急性胰腺炎起始时,PLA 酶原被胆盐、胰蛋白酶、钙离子和肠肽等激活,继而 PLA 水解腺泡细胞膜的卵磷脂,生成游离脂肪酶(FFA)及溶血卵磷脂,后者可使细胞膜崩溃,则细胞内各种消化酶释出,而致胰腺出血坏死及全身各器官损害。PLA 在急性胰腺炎患者的血浆中存在两种不同的类型。当 PLA 从膜磷脂分解 FFA 和溶血卵磷脂的过程中,产生一种血栓素 A_2,它使血管强烈收缩。当血栓素 A_2(TXA_2)病理性增多,以及 TXA_2/PGI_2 的失调则可导致胰腺的供血发生障碍,同时使细胞内溶酶体膜破坏及细胞内钙离子增加。当阻止 TXA_2 的增加和维持 TXA_2/PGI_2 的平衡,则能有效地控制急性胰腺炎的发展。

③溶酶体酶:以往认为急性胰腺炎时胰酶的激活是在腺泡的细胞外,近年发现酶原的激活可以通过溶酶体水解酶的作用在腺泡的细胞内发生。它的 pH 较低,在酸性环境中能使胰蛋白酶抑制因子失活,而导致胰酶在细胞内激活。有人认为胰蛋白酶原在腺泡内被溶酶体激活是胰酶自身消化和胰腺出血的重要一步。通过研究认为,溶酶体的参与是引起酒精性急性胰腺炎的重要原因。

④胰腺血循环障碍:胰腺炎时胰腺的血流量反而减少,这一点与其他组织迥然不同,而且胰腺组织对血流量的改变亦很敏感。在急性重型胰腺炎(急性出血性胰腺炎)时,胰腺血流量明显减少。在急性水肿型胰腺炎时,由于胰腺组织进行性缺血,若不予以解除,则因进行性缺血而致急性出血性胰腺炎。其原因是胰腺腺泡之间的血管栓塞以至梗阻,则胰腺缺血而发生坏死并且病变进行性加重。胰腺血循障碍另一因素是由于炎症刺激毛细血管,特别是微小的静脉被栓塞,进一步引起回流发生障碍,这是病变加重的又一原因。据研究,酒精性胰腺炎的发病,血循环障碍起着重要的作用。有学者认为,毛细血管的通透性增加是急性胰腺炎早期的重要病理生理现象。因而若能改善毛细血管的通透性,则对急性胰腺炎的治疗尤为有益。毛细血管的通透性与氧自由基密切相关。研究者的实验指出,TXA_2 的增加是缺血所致的急性胰腺炎的关键因素,当缺血、缺氧,则激活血小板,血小板的聚集加上 TXA_2 的作用,又加重了胰腺组织的缺血。

⑤氧衍生自由基:近年来的研究提示,氧自由基参与了急性胰腺炎的病理生理过程。氧自由基可以被体内的氧化物歧化酶(SOD)、过氧化氢酶(CAT)清除。氧化物歧化酶(SOD)存在于细胞液和线粒体中,是清除体内活性氧的特异性酶,可以加快活性氧歧化反应的速度,使正常代谢所产生的活性氧无害化。过氧化氢酶(CAT)可催化 H_2O_2 还原生成 H_2O,是细胞的一个重要的氧自由基的清除剂。谷光甘肽过氧化物酶存在于胞质和线粒体中,并参与多种过氧化物的还原反应。

正常生理条件下,氧自由基与清除系统是平衡的。当氧自由基与清除系统的功能下降,导致活性氧对胰腺的损害。氧自由基可以使蛋白质、核酸、脂质和多糖等大分子损害,则胰腺的毛细血管通透性增加,导致胰腺水肿、出血和组织变性、坏死。在急性胰腺炎时,胰腺组织的SOD 降低,血中的 SOD 活性增强,这是由于氧自由基引起的脂质过氧化物增加所致。氧自由基还可使膜的稳定性降低,则胰腺腺细胞溶酶体释放以及各种胰酶的活化释放;氧自由基又可激活磷脂酶 A,从而使胰腺细胞膜上的卵磷脂分解,进一步造成胰腺组织的损伤。有人用SOD、CAT 静脉注射,见其活性时间很短,仅几分钟。故有人将这两种酶与大分子聚合体乙烯乙二醇(PGE)结合,则在血浆中可以保持活性 30～40 小时,使大鼠的胰腺炎明显减轻。

⑥其他:内毒素血症亦参与急性胰腺炎的发展过程。它是由急性胰腺炎时所产生的内毒素血症,反过来又加重了胰腺的损伤。有人认为内毒素损害线粒体结构,影响 ATP 酶和氧化磷酸化偶联过程,使能量代谢发生障碍;改变机体免疫功能;直接破坏单核吞噬细胞系统细胞内的溶酶体膜,从而造成细胞损害;并能使机体发生一系列的病理改变:血管舒缩功能、血小板及白细胞下降等。

总之,急性胰腺炎的发病机制是复杂的,由于各种酶的作用,可使胰腺细胞的细胞膜、细胞器均可发生正、负作用。目前对其正处于深入研究阶段,急性胰腺炎的发病,往往不是单一的机制,而是多种因素相互促进,形成一恶性循环链。较好地切断此链,则急性胰腺炎的治疗将出现一个飞跃。

(三)病理

1.胰腺分泌的物质

(1)胰泌素:它是一种由 25 个氨基酸组成的多肽,其分泌细胞分布在十二指肠和空肠上端,当小肠腔内 pH 减低时,则刺激胰泌素分泌增加。胰泌素增加 HCO_3^- 分泌,其增加量与剂量有关。大剂量的胰泌素可抑制胰酶的分泌。当发生慢性胰腺炎时,胰腺对胰泌素刺激的反应降低。

(2)血管活性肠肽(VIP):是由小肠黏膜提取的具有强烈的扩血管作用的多肽,其分子结构与胰泌素近似,分泌 VIP 的细胞遍及整个肠道,以回肠最高,它亦存在于肠壁的神经末梢,因而认为它亦属于一种神经递质。

(3)CCK-PZ:是由十二指肠及空肠黏膜提取的一种肽类物质,它可刺激胰腺分泌大量胰液,称之促胰酶素。它与缩胆囊素相同,同时有收缩胆囊和松弛括约肌的作用,故称为缩胆囊素-促胰酶素(CCK-PZ)。

2.抑制胰液分泌的物质

(1)胰高血糖素:它可抑制胰泌素刺激时所引起的 HCO_3^- 的分泌。其抑制效应与剂量成正比。同时它对 CCK 刺激胰酶分泌呈竞争性抑制。

(2)降钙素:可抑制胰泌素或者 CCK 刺激的胰腺分泌,其作用并不伴有降低血钙,故不是由于低血钙所致。

(3)肾上腺素及去甲基肾上腺素:是刺激 α-肾上腺素能受体的药物,它通过引起强烈的血管收缩,减少正常胰腺或受刺激的胰腺的分泌。但如果血管收缩作用被 α-肾上腺素能受体抑制药所消除时,则去甲基肾上腺素反而增加胰腺的水与电解质分泌。

(4)抗胆碱能药物:如阿托品等均能减少胰腺的分泌,其作用在对抗迷走神经兴奋方面,胜于对抗 CCK 的直接刺激。

3.急性胰腺炎时对全身各系统的影响

(1)急性胰源性肺衰竭:急性胰腺炎,特别是急性重型胰腺炎对呼吸功能的影响,早在数十年前已被临床医生所注意。主要表现为气急、发绀等表现,但这些症状并不完全与胰腺炎的严重性成正比。自 20 世纪 70 年代以来,人们对其认识逐步加深,证实为成年人呼吸窘迫综合征(ARDS)。

ARDS 是重型急性胰腺炎的一个常见的严重的并发症。据统计,急性重型胰腺炎有进行性呼吸困难者占 14.2%～33%(首次发病者更为多见)。当出现呼吸困难的患者中,死亡率高达 30%～40%。1974 年,有学者分析 200 例急性胰腺炎,其中 83 例系重症患者,18 例有呼吸衰竭,17 例(不吸氧)动脉血氧分压低于 9.33 kPa 者为 38%。从发病后早期的肺功能检查观察,显示肺的吸气容量降低、阻力升高、肺的弥散能力亦下降。从实验性急性胰腺炎的观察,表现有动静脉分流量增加,每分钟呼吸容量、氧耗量、肺的稳定性指数均有降低。急性呼吸功能不全可发生于急性胰腺炎的早期,动脉血低氧血症是早期常见的症状,可发生于胸部 X 线片尚未出现改变之前。通过报道一组病例(100 例),80 例做胸部 X 线检查,25% 有胸膜渗出、肺不张、肺炎等。

①急性胰腺炎所致的急性呼吸窘迫综合征,原因甚多,尚无十分明确的论点,综合当前一些学者的观点如下。

a.胰酶的作用:糖类酶对组织似乎无害,而蛋白类和脂肪类酶则是致病的重要因素。胰蛋白酶包括胰蛋白酶原、糜蛋白酶原、羟基肽酶原、氨基肽酶、弹力蛋白酶原、胶原酶等。其中胰蛋酶原和弹力蛋白酶原的作用最为重要。活化的胰蛋白酶几乎可以激活所有的胰酶,也可激活因子Ⅶ,继而激活凝血、纤溶、补体、激肽等多个酶系统。胰蛋白酶是一种肽链内切酶,人体 Try 可分为 Try-Ⅰ 和 Try-Ⅱ 两种。Try-Ⅰ 是一种阳离子蛋白质,Try-Ⅱ 是一种阴离子蛋白质。正常人血中 Try 300～460 ng/dL,当发生急性胰腺炎时可高于 10 倍以上。弹力蛋白酶在肺出血和肺水肿中起主要作用,可引起血管壁破坏,同时它还可水解弹力纤维,并作用于其他多种蛋白质底物,如血红蛋白、酪蛋白、纤维蛋白、白蛋白等。

脂肪酶类包括脂肪酶、共脂酶、胆固醇脂酶、磷脂酶 A 原。前三者主要是通过水解相应的底物,产生游离脂肪酸(FFA),FFA 既可引起组织损伤,又是细胞毒性产物,可使细胞变性、坏死、溶解,对肺有明显的损伤。磷脂酶 A(PLA)分解卵磷脂也能产生 FFA 和溶血卵磷脂。PLA 可被 Try 激活,PLA 可分为 PLA_1 和 PLA_2 两种,后者稳定,一般所产的 PLA 是指 PLA_2。

PLA 的作用:水解卵磷脂,产生 FFA 和溶血卵磷脂;水解肺表面活性物质,引起肺不张;水解细胞膜上的磷脂,影响细胞膜通透性;水解线粒体膜上含磷脂的酶,从而影响细胞的氧化磷酸化过程;降低肺细胞溶酶体的稳定性,使其释放,从而破坏组织,使肺灌注异常。

活化的 Try 能激活血中多个酶系统,改变血的黏滞度,肺灌注不足,则肺功能降低,表面活性物质合成减少,代谢产物在局部堆积,肺血管受损则通透性强。发生急性胰腺炎时,多数情况下是心输血量强,外周血管阻力降低,呈高动力循环状态,这可能与肺动-静脉分流明显增加有关。一部分肺组织灌注不足,另一部分肺组织灌注过度现象,它可能是胰源性肺损伤的另一特点。

b.凝血系统的作用:急性胰腺炎时释放 Try 入血,激活凝血系统,引起肺血栓形成和栓塞,在栓塞的基础上释放组胺、5-羟色胺等血管活性物质,引起肺血管收缩,血管内膜损伤、通透性增加,肺水肿形成。

c.补体系统的作用:补体是血中一组免疫球蛋白分子。它一旦被激活,即形成链锁反应而产生许多具有活性的碎片和复合物分子,导致多方面的损伤效应。如 C3a、C5a 可使血管旁肥大细胞释放组胺,使血管功能紊乱和内膜损伤。补体(C3)被 Try 激活,C3 亦可通过激活因子Ⅶ间接被激活。补体的损伤既是全身性的,肺部损伤当然亦不例外。

此外,激肽类物质通过 Try 的激活后,亦可使肺受损,血管扩张。损伤血管内膜,增加血管通透性等。

近年来自由基在胰腺炎时所致的肺损害,亦引起许多人的重视。如 O_2^-、H_2O_2、OH^-,它们均为过氧化,分解磷脂后释放的物质,引起血管功能紊乱、内膜紊乱、通透性增加,还可使支气管平滑肌收缩、黏膜水肿等。

另一些病例由于急性胰腺炎时,严重的脱水则血液为高凝状态,同时血管内膜常有内膜炎,则集聚的血小板、白细胞、红细胞将微血管栓塞。也有的病例由于急剧腹痛,通过神经反射,加之儿茶酚胺、组胺等物质的作用,使肺的小动脉痉挛。组胺除使小动脉收缩外,亦可引起小静脉收缩,此外还有其他因素如急性胰腺炎时腹胀、膈肌抬高、胸膜渗出等,均可影响呼吸。少数病例因急性胰腺炎时纤维蛋白增多,积聚于肺内,严重影响了气体的交换。

②当肺衰竭发生时,发现肺的重量增加,突变,并有散在的多发性出血点。镜检可见肺间质充血、水肿、肺泡内外出血。有时可见局灶性肺泡塌陷融合。肺衰竭时功能残气量下降,无效腔量与潮气量之比增大,肺分流量增大,而肺的弥散能力下降。过度换气则发生呼吸性碱中毒。由于乳酸血症逐渐加重,以及二氧化碳排出受阻,最后可成为呼吸性、代谢性酸中毒。

(2)急性重型胰腺炎心血管的改变:重型胰腺炎可见骤然死亡病例,尸检时发现心脏有明显的损害,如心肌梗死、心内膜炎或传导系统损害。

急性胰腺炎对心血管的损害,原因尚不甚明了。现今认为系胰酶进入血循环,引起冠状动脉痉挛,胰蛋白酶及多肽类物质直接损害心肌;胰腺炎性渗出液积存于腹膜后,刺激腹腔神经丛,反射性广泛性血管痉挛等因素。有人认为系胰腺内含有心肌抑制因子,其根据是将胰腺做成匀浆,注入动脉体内可抑制心肌用氧。亦有人提出发生急性胰腺炎时,释放某种物质,使心肌传导系统兴奋而致心律失常,以至心室纤维颤动。

(3)急性胰腺炎时的肾衰竭:这种肾衰竭的发生屡见不鲜,除因低血容量外,正常的血容量者亦常见到,其原因是,胰酶产生的蛋白分解产物是肾的毒性物质,它作用于肾小球及肾小管,造成上皮细胞肿胀、脱落、坏死等改变;纤维蛋白及纤维蛋白原亦可沉积于肾小球上;内毒素又使肾小动脉阻力加大,而使肾血流量降低。

(4)精神神经系统的改变:这种改变表现为谵妄、恍惚、昏迷以至精神失常等现象。感染、中毒、高热,以及长期嗜酒酒精中毒等是精神症状的原因。近年来发现发生急性重型胰腺炎时,产生大量的磷酸脂酶 A,它与神经系统有强烈的亲合力并损害神经。另外,分解脑细胞的卵磷脂酶所产生的溶血卵磷脂,它为蛇毒成分,具有强烈的神经毒性。少数患者由于血循中的胰脂肪酶增多,而使颅内脂肪坏死、软化或出血,成为胰源性脑病。

(5)电解质的改变:重型胰腺炎时脂肪酶将中性脂肪分解为甘油及脂肪酸,后者与钙结合而皂化,引起急性低钙已为我们所熟知。此外,当急性重型胰腺炎时释放胰高糖素,它促使甲状腺释放降钙素而抑制甲状旁腺自骨骼中动员钙,但正常人注射胰高糖素,并未引起低血钙,因此现今有人认为低钙的原因,系甲状旁腺素被蛋白酶分解,而不能维持钙的水平。以上两种情况经注甲状旁腺素均可奏效。

二、临床表现

急性胰腺炎的病理变化的不同阶段,其全身反应亦不一样,即使是同样为出血坏死性胰腺炎,由于发病时间、机体的状况亦可表现有较大的差异。概括的表现是:急性水肿型胰腺炎主要症状为腹痛、恶心、呕吐、发热。而出血坏死性胰腺炎的症状除上述情况外,又因胰腺有出血、坏死和自溶,故又可出现休克、高热、黄疸、腹胀以至肠麻痹、腹膜刺激征以及皮下出现淤血斑等。

(一)腹痛

为最早出现的症状,往往在暴饮暴食,或极度疲劳之后发生,多为突然发作,位于上腹正中或偏左。疼痛为持续性进行性加重,似刀割样。疼痛向背部、胁部放射。剧烈的腹痛多系胰腺水肿或炎性渗出压迫、刺激腹腔神经丛。若为出血坏死性胰腺炎,发病后短暂时间内即为全腹痛,急剧腹胀,似向腹内打气样感,同时很快即出现轻重不等的休克。

(二)恶心、呕吐

为迷走神经被炎性刺激的表现,发作频繁,起初为进入食物胆汁样物,病情进行性加重(或为出血坏死性胰腺炎),很快即进入肠麻痹,则吐出物为粪样。

(三)黄疸

急性水肿型胰腺炎出现的较少,约占 1/4。而在急性出血性胰腺炎则出现得较多。黄疸的出现多由于:同时存在胆管结石嵌顿;胆总管开口水肿、痉挛;肿大的胰头压迫胆总管下端;或因病情重笃,因腹腔严重感染而造成肝功能损害。

(四)脱水

急性胰腺炎的脱水主要因肠麻痹,呕吐所致,这是轻型的原因。而重型胰腺炎在短短的时间内即可出现严重的脱水及电解质紊乱,主要原因是后腹膜炎症刺激,可有数千毫升液体渗入后腹膜间隙,似无形丢失。出血坏死性胰腺炎,发病后数小时至十几小时即可呈现严重的脱水现象,无尿或少尿。

(五)发热

由于胰腺大量炎性渗出,以至胰腺的坏死和局限性脓肿等,可出现不同程度的体温升高。若为轻型胰腺炎,一般体温在 39℃ 以内,3～5 天即可下降。而重型胰腺炎,则体温常在 39～40℃,常出现谵妄,持续数周不退,并出现毒血症的表现。

（六）出血

少数出血坏死性胰腺炎，胰液以至坏死的溶解的组织，沿组织间隙可达到皮下，并溶解皮下脂肪，而使毛细血管破裂出血，则局部皮肤呈青紫色，有的可融成大片状。可在腰部（Grey-Turner 征）前下腹壁，亦可在脐周出现（Cullen 征）。

（七）腹部体征

胰腺的位置深在，一般的轻型水肿型胰腺炎，在上腹部深处有压痛。少数前腹壁有明显压痛。而急性重型胰腺炎，由于其大量的胰腺溶解、坏死、出血，则前、后腹膜均被累及，全腹肌紧、压痛，全腹胀气，并可有大量炎性腹水，可出现移动性浊音。肠鸣音消失，出现麻痹性肠梗阻。

（八）胸腔积液

由于渗出液的炎性刺激，可出现胸腔反应性胸腔积液。以左侧为多见，可引起同侧的肺不张，出现呼吸困难。

（九）局限性脓肿

大量的坏死组织积聚于小网膜囊内，则在上腹可以看到一隆起性包块，触之有压痛，往往包块的边界不清。少数患者腹部的压痛等体征已不明显，但仍然有高热、白细胞增高以至经常性出现似"部分性肠梗阻"的表现，这往往在腹腔或盆腔形成局限性脓肿，应做 B 超检查和指肛检查。

三、诊断及鉴别诊断

急性胰腺炎分为轻型及重型两类。前者胰腺的损害轻微为单纯性水肿，少有渗出，CT 上几乎无阳性发现，后者胰腺的损害十分严重，为广泛的出血、坏死。急性水肿型胰腺炎发病率约占 90%，死亡者较少。而出血坏死性胰腺炎病死率甚高，可达 20%～50%。多年来人们对急性出血坏死性胰腺炎进行了深入研究，特别是对其早期诊断以及全身生理的扰乱，提出了一些指标，拟求将病死率降低到最低水平。

由于出血坏死性胰腺炎的病理变化、病理生理改变的轻重程度不一，当前几乎找不到某一个单项指标：如临床表现、化验结果、影像检查等，能够作为确定诊断的依据，更不可能用某一指标能阐明其病理变化的严重性和预后的变化。自从 1974 年 Ranson 提出对出血坏死性胰腺炎用几个指标来衡量其病变程度、手术指征和（或）预后的估计以来，相继有许多学者提出对急性出血坏死性胰腺炎的判断，以及对其预后的评估，各有其代表性。现将临床常用的几种标准简介于下。

（一）Ranson 标准

Ranson 提出预测急性胰腺炎严重性的指标 11 项（表 3-2）。

此标准已应用了 20 年，目前仍用于临床。在这 11 项中，阳性指标越多越能肯定病变的严重性，而且预后越差。Ranson 总结了一些重型胰腺炎的病理与临床后，提出：具备 11 项指标中的 1～2 项为轻型，可采取姑息疗法治疗，病死率为 0.9%；若上述 11 项指标中具备 3 项以上者为重型胰腺炎,应予以手术治疗,病死率很高,可达$50\%\sim60\%$。Ranson 报道一组病例其预后指征与病死率之间的关系。从表中可以看出,具备的指征项目越多,则病死率亦越高。$0\sim2$ 项指标病死率为 0.9%,$3\sim4$ 项指征病死率为 16%,$5\sim6$ 项指征病死率为 40%,$7\sim8$ 项指征病死率为 100%。

表 3-2　Ranson 标准

入院时
1.年龄>55 岁
2.白细胞数$>16\times10^9$/L
3.血糖>11.2 mmol/L
4.血清 LDH>350 U/L
5.血清 GOT>250 U/L
入院后 48 小时以内
1.血细胞比容下降$>10\%$
2.BUN 升高>1.79 mmol/L
3.血清钙<2 mmol/L
4.动脉血 $PO_2<8$ kPa
5.碱缺乏>4 mmol/L
6.估计体液丢失$>6\ 000$ mL

(二)Bank 标准

Bank 特点是在 Ranson 的基础上着重于胰外重要脏器的损害状况。Bank 的标准不仅是出血坏死胰腺炎的诊断依据,亦是手术的指征(表 3-3)。

表 3-3　Bank 临床标准

心脏:休克、心动过速>130/min、心律失常、心电图异常
肺:气急、啰音、$PaO_2<7.98$ kPa、ARDS
肾:尿量<20 mL/h、BUN 上升和(或)肌酐上升
代谢:Ca^{2+}、pH、白蛋白减少或下降
血液学:血细胞比容降低、DIC(血浆纤维蛋白裂解产物增多、血小板下降)
神经学:烦躁、神志模糊、局限的体征
出血性表现:体征、腹腔穿刺
腹高度膨胀:严重麻痹性肠梗阻和腹水$++$

(三)Imrie 标准

胰腺炎预后判断指标,共 9 项。与 Ranson 有些类似。对周身其他系统(或脏器)的损害并未涉及。

(四)急性胰腺炎重度判断标准

随着影像学的手段(B超、CT等)广泛的使用和它对胰腺损害检出率很高这个角度来看,以上几位的预后指标均不够完善。因此,日本厚生省从自己的标准,结合 Ranson 的标准,参照了 Bank 的全身症状的标准,又增加了 B超和 CT 影像中所见,制定了一种对胰腺炎重度的判断以及对其预后的预测的新标准。

(五)亚特兰大标准

1992 年 9 月,在亚特兰大的国际性急性胰腺炎专题讨论会上,制定了急性胰腺炎临床分类标准如下。

1.急性胰腺炎

急性胰腺炎是胰腺的急性炎症过程,并涉及各种局部组织或远处器官系统。起病急、上腹痛和不同程度的腹部体征,呕吐、发热、心率快、白细胞增多,血、尿淀粉酶升高。胰腺大体观:胰腺和胰周坏死和出血。镜检:胰间质水肿和脂肪坏死。

2.严重型急性胰腺炎

急性胰腺炎伴有器官衰竭和(或)局部并发症,如坏死、脓肿或假性囊肿;Ranson 标准≥3,APACHE1≥8;器官衰竭有休克(收缩压<12 kPa)、肺功能不全(PaO_2≤8 kPa)、肾衰竭(肌酐>177 μmol/L)、胃肠道出血(>500 mL/24 h)、DIC(血小板≤10×10^9/L)、纤维蛋白原<1.0 g/L、纤维蛋白分解产物≥80 μg/mL、严重代谢紊乱(血钙 1.87 mmol/L)。局部并发症有坏死、脓肿或假性囊肿。

3.轻度急性胰腺炎

伴有轻度器官功能不良,无上述严重急性胰腺炎的临床表现,对恰当的补液反应良好。若48~72 小时未见好转,则应考虑有并发症的可能。CT 增强扫描显示胰实质正常。病理变化以水肿为主,偶见胰实质及胰周围脂肪坏死。

4.胰腺坏死

胰腺坏死是弥漫性或局灶性胰实质无生机,多伴有胰周围脂肪坏死。临床症状严重。CT增强扫描见坏死区密度低于 50 HU 单位,坏死区一般位于胰腺组织外周。临床上应区分无菌性坏死和感染性坏死,前者不予手术治疗,后者病情严重必须手术引流。两者的区别可根据经皮穿刺抽吸培养的结果而定。

另将急性体液积聚、急性假性囊肿、胰腺脓肿亦列为急性胰腺炎的临床分类系统之中。

(六)我国的分类法

中华医学会外科学会胰腺外科学组,于 1992 年 5 月在会议上(第四届)提出重症急性胰腺炎临床诊断及分级标准。

1.临床诊断标准

突发上腹剧痛、恶心、呕吐、腹胀并伴有腹膜刺激征,经检查可排除胃肠穿孔、绞窄性肠梗阻等其他急腹症,并具备下列 4 项中 2 项者即可诊断为重症急性胰腺炎:①血、尿淀粉酶增高(128 或 256 温氏单位或>500 苏氏单位)或突然下降到正常值,但病情恶化。②血性腹水,其中淀粉酶增;高(>1 500 苏氏单位)。③难复性休克(扩容后休克不好转)。④B超或 CT 检查显示胰腺肿大,质不均,胰外有浸润。

2.分级标准

Ⅰ无重要器官功能衰竭的表现。Ⅱ有1个或1个以上的重要器官功能的衰竭。

(七)不同地区对急性胰腺炎的分类法

在国内不同地区均有其对急性胰腺炎的分类法,如浙江医科大学钱礼的分类法、中国医科大学附属第一医院沈魁的分类法以及重庆医科大学的分类法等,各有其特点,有简有易。但因急性胰腺炎的病因、病理变化差异很大,即使是出血坏死性胰腺炎,它的差异亦可很大,随着影像学的广泛应用(如CT),必将会有一个国内更加完善的分类法。目前国内各地区的分类均是以临床症状、化验检查以及各重要脏器的影响等尚不能完全反映出急性胰腺炎的真正病理基础。

四、治疗

急性胰腺炎总体病死率约5%;单一器官衰竭者为3%(0~8%),多系统器官衰竭者为47%(28%~69%)。经过液体支持治疗、疼痛控制治疗及早期控制性规律进食后,大部分(80%)急性胰腺炎患者恢复良好。少部分重症胰腺炎,尤其是暴发性胰腺炎,预后仍然较差,病死率可超过40%。如何降低这部分患者的病死率是我们亟待解决的问题。

当患者入院时,我们即应关注诸如高龄(>55岁)、肥胖(BMI>30)、器官衰竭、胸腔积液和(或)渗出等重症危险因子。具有上述特征的患者可能需要在重症监护病房(ICU)治疗。

(一)治疗主体

AP的治疗主体可包括不同学科的医生如普通外科、肝胆外科、消化内科或急诊科等。如前所述,大部分AP为自限性,恢复良好,因此对治疗团队的组成要求不高;但是SAP则有较高要求。

(二)治疗要求

经过规范的治疗,我们应该达到:①AP总体病死率<10%;SAP病死率<30%。②应该48小时内确诊。③应该明确大部分AP(>80%)的病因。④48小时内完成严重度分级。⑤治疗6~10天后,患者仍出现脏器功能不全、脓毒症或病情恶化时,应该有能力复查增强CT。⑥所有重症患者应在ICU监测治疗。⑦如果没有细菌学证据,抗生素治疗胰腺坏死感染不超过14天。⑧对于胆源性胰腺炎,一期施行胆囊切除术。

(三)基本治疗措施

1.液体治疗

SAP发病早期,胰腺组织出血坏死,释放大量炎性介质及细胞因子,使机体处于严重的全身炎症反应综合征(SIRS)状态。血管通透性增高,短期内体液失衡,大量液体进入"第三间隙",有效循环血容量锐减,容易导致休克、ARF、ARDS等严重并发症。全身炎症反应期是SAP患者死亡的第1个高峰。液体复苏治疗可以有效地纠正循环血容量锐减导致的低灌注状态,减少脏器功能损害,减少MODS及休克等并发症的发生,是SAP早期治疗的重要环节。

绝大部分 AP 患者就诊时都处于有效循环血容量不足的状态,应尽快积极液体复苏,争取 6 小时内达到复苏目标(表 3-4)。

表 3-4   重症急性胰腺炎全身炎症反应期 6 小时液体复苏目标

CVP 8～12 mmHg

平均动脉压＞65 mmHg

尿量＞0.5 mL/(kg·h)

中心静脉血氧饱和度＞70%

然而早期液体复苏治疗的具体实施仍然是 SAP 治疗的难点之一。一般来说,正常人对液体的生理需要量为 35 mL/kg×24 h。既往文献建议,如果患者心脏功能允许,在急性胰腺炎发病后 48 小时内,每小时输液量为 250～300 mL/h;目前则很少规定输液量。治疗经验是:①液体复苏要及时充分。一旦确诊重症胰腺炎,即应尽早给予液体复苏治疗。最初 6 小时的复苏治疗最为关键,被称为"黄金 6 小时"。胶体能有效提高并稳定血浆渗透压,然而,如果输注过快或过量,容易导致心功能不全或肾功能受损。我们的治疗经验是为患者开两组静脉通路,分别走晶体和胶体液。前 6 小时胶体液输注速度略快,以提高胶体渗透压,稳定有效循环血容量为先;6～24 小时根据循环变化适当减少胶体输注速度和总量。②应根据患者的心率、平均动脉压、尿量、尿比重、血细胞比容等评价 APACHE-Ⅱ 评分中容量不足所贡献的分值比例,评价患者的循环情况并加以区分。对于血流动力学稳定患者和老年患者(其年龄所占的分值比例很大而心肺功能较差),过多的液体输注往往会增加循环负荷,导致肺水肿或心功能不全,诱发或加重 ARDS。对于此类患者,除了保证一定比例的胶体液输注外,我们采取"量出为入"的方法,即常规监测每小时尿量,估算每小时出量,以此为标准,限制每小时输注的液体量略高于估算的总出量并匀速输注。根据循环指标评价每小时的治疗效果和脏器功能并随时调整。此外,监测中心静脉压(CVP)和肺毛细血管楔压(PCWP)有助于评价心脏负荷,找到液体不足与负荷过量的平衡点,指导液体复苏治疗。

2.营养支持治疗

(1)肠外营养(PN)与肠内营养(EN):轻度胰腺炎患者一般于住院 3～7 天可恢复进食,不需要营养支持。对于重症急性胰腺炎患者,通常于入院后 3～4 天进行评估,如果估计数周内不能经口进食,则应尽早营养支持。

对于重症胰腺炎或合并复杂疾病的患者,营养支持至关重要。胰腺炎早期,为了达到胰腺休息的目的,临床医生常常应用全肠外营养(TPN)支持。然而,TPN 是感染的高危因素,同时会引起代谢失衡;肠内营养(EN)可以防止肠道黏膜的萎缩,增强抵御细菌侵袭的能力,进而可以通过降低感染发生率,避免外科干预,减少住院时间及降低住院费用,改善患者的预后。两项 META 分析显示与 PN 相比,早期(3～36 小时)EN 显著降低感染发生率和病死率。肠内营养临床应用的困难在于部分患者难以耐受鼻胃管或鼻空肠管的长期机械刺激所致的不适。因此,营养支持的途径必须因人而异,同时根据患者的反应和耐受性调整。目前认为 SAP 患者,如果疼痛症状持续时间长,有胰腺坏死,在能够经口进食之前采用肠内营养支持更合理。对于不耐受 EN 或规律治疗 2～4 天后仍液体不足的患者,应该以 PN 营养支持。

(2)肠内营养的途径:EN 营养支持的途径包括鼻空肠管(NJ)和鼻胃管(NG)。一般通过

NJ途径给予肠内营养。不使用NG途径的理由是食物进入胃或十二指肠时可能刺激胰腺分泌,结果可能导致腹痛加重或血清淀粉酶升高。但也有文献报道鼻胃管(NG)途径也是可以采取的。一项49例胰腺炎患者的随机对照研究表明NJ与NG效果相同,但后者更易于操作且花费更少。另一项研究比较了16例NJ和15例NG的效果及安全性,同样认为NG优势更大。甚至更积极的做法是在SAP发病后24~72小时就让患者经口半量营养进食,然而该研究病例数偏少,尚未有积极的结论。因此,目前选择哪种方法进行EN支持尚存争议。

如果患者疼痛缓解,食欲增加,则提倡早期经口进食。通常最初为半流食,而后流食全量,最后过渡到低脂饮食。近期对121例急性胰腺炎的随机对照研究结果显示:胰腺炎恢复后低脂饮食与流食同样安全并且提供更充足的能量。

3.抗生素的应用

轻型胰腺炎多为自限性,因此不推荐使用抗生素;对于重症胰腺炎抗生素的应用,仍存争议。预防性应用抗生素的理由是:胰腺或胰周坏死感染可导致患者病死率明显升高,预防性应用抗生素有可能预防坏死感染,从而降低病死率。此结论受到一项Meta分析的支持。近期一项随机对照研究显示:胰腺炎感染者50%发生在入院后1周内,菌血症是感染导致死亡的独立危险因素,肠道细菌是菌血症的主要细菌,真菌感染者病死率更高,因此主张早期预防性应用抗生素并持续3~5天。此外,胰腺坏死的患者可出现白细胞升高、脓毒症表现。即使没有细菌学证据,临床医生在经验上仍倾向于使用抗生素。不主张应用抗生素的原因是:两项Meta分析结果显示重症胰腺炎预防性应用抗生素并不能减少坏死感染发生率及病死率。2007年,美国胰腺炎治疗指南推荐:如果血液及其他培养(包括CT引导细针穿刺培养)均阴性,无确认的感染源存在,则停止使用抗生素。胰腺坏死感染的首选治疗是清创引流术,微创治疗是发展趋势。亚胺培南、美罗培南或者喹诺酮与甲硝唑(灭滴灵)联合应用最易于穿透血胰屏障到达坏死感染灶,因此为首选抗生素。

4.胰腺休息治疗

禁食、胃肠减压,主要目的是减少对十二指肠黏膜分泌促胰酶素进而减少胰酶分泌。同时可以缓解恶心、呕吐及腹胀症状。生长抑素抑制胰腺分泌等。

5.镇痛

疼痛剧烈时考虑镇痛治疗。在严密观察病情下,可注射盐酸哌替啶(杜冷丁)。不推荐应用吗啡或胆碱能受体拮抗药,如阿托品、山莨菪碱等,因前者会收缩壶腹乳头括约肌,后者则会诱发或加重肠麻痹。

(四)并发症的治疗

1.胆源性胰腺炎治疗方案

(1)无胆道梗阻或胆管炎:约5%有症状的胆囊结石患者会并发胆源性胰腺炎。30%~50%未行确定性治疗的胆源性胰腺炎会再发。胆囊切除术可以解除绝大部分胆源性胰腺炎的诱发因素。因此,推荐待胰腺炎缓解后在一次住院期间实施胆囊切除手术以防出院后再发,已出院者2~4周内手术。大部分胆源性胰腺炎,如果不合并胆管炎,则不建议ERCP。

(2)胆道梗阻或胆管炎:胰腺炎合并持续胆道梗阻或急性胆管炎则应该48小时内ERCP

治疗。如患者血清胆红素及其他肝功能指标进行性升高,胆总管明显扩张,症状持续不缓解,则强烈提示结石所致胆总管梗阻,此时应即刻行 ERCP 诊治。如果影像学、术中胆道造影证实胆总管结石或梗阻性黄疸,则应该择期行 ERCP。多中心研究发现 ERCP 能够明显降低胆源性胰腺炎的病死率。对于不耐受手术、妊娠期胰腺炎或可疑胰管损伤者,首选 ERCP 行胆管括约肌切开、鼻胆管引流术。顽固性特发性胰腺炎或胰腺畸形患者可以应用 ERCP 进行诊断、治疗。偶发性胰腺炎如果病因不明,则可以采用内镜超声(EUS)或 MRCP 检查,通常不必行 ERCP 诊断,因为后者本身可能造成创伤。由于传统的开腹胆总管探查、T 管引流术可导致二次打击、增加感染机会。因此,学者认为急诊手术实施胆道减压应慎重。

2.病情加重者的治疗方案

虽然大部分 SAP 患者经液体复苏、营养支持及对症治疗后病情恢复顺利,但仍有小部分患者对系统治疗反应较差,值得我们高度重视。为了寻找导致病情加重的原因,临床医生应该复查增强 CT,了解腹腔情况如积液、坏死、感染及其他并发症。超声、CT 或 EUS 引导下细针穿刺有助于获得坏死感染的直接证据。对于在短期内没有缓解的患者推荐应用抗生素及营养支持。

3.胰腺假性囊肿的治疗

胰腺假性囊肿如果导致明显的腹痛、消化道梗阻、体重减轻、梗阻性黄疸、胰漏或并发感染经非手术治疗无效者,应采取手术治疗。需要注意的是胰腺假性囊肿形成后 4～6 周,囊壁成熟才可手术。按照假性囊肿的位置及是否与胰管相通,可采用内镜经十二指肠乳头置管胰管引流术、假性囊肿-胃、假性囊肿-十二指肠内引流术(通过胃镜或者手术)。

4.胰腺坏死的治疗

胰腺坏死的治疗难点在于明确是否存在感染。因为感染与否决定不同的治疗方案,可影响患者的预后。自发现胰腺坏死后,7～10 天应该常规复查增强 CT,进一步了解是否感染。如果胰腺坏死导致发热、白细胞升高、心率加快甚至脏器功能不全,则需要经皮穿刺寻找感染证据,并预防性应用抗生素。如果坏死感染明确,则应用穿透血-胰屏障能力强的抗生素并施行外科手术干预。外科清创术是胰腺坏死感染治疗的金标准,可以通过传统的开腹手术或腹腔镜手术完成,以脓肿清除、引流手术为主。目前达成共识:急性胰腺炎外科手术创伤越小、手术时间越晚对患者恢复越有利。因此近来以经皮置管引流(PCD)为代表的微创技术逐渐兴起。PCD 的优势是创伤小,应用范围广(确定感染或可疑感染者都可应用),可以推迟或避免外科手术干预,进而改善患者预后。PCD 的主要问题是引流不彻底,不通畅,成功率低,出血。内镜技术(如 EUS 引导穿刺)也有一定价值,其优势是创伤小、恢复快,但技术难度大,并发症多,要求操作者经验丰富、技术熟练,因此临床上并未广泛开展。胰腺无菌性坏死经保守治疗通常能够治愈,不需手术引流。

5.急性胰腺炎出血

急性胰腺炎导致出血是少见的严重并发症,多见于 SAP,发生率 1.2%～14.4%,病死率高达 36%。分为早期出血(发病 1 周内)和晚期出血(发病超过 1 周)。静脉曲张、长期抗凝治疗、胰腺感染、假性囊肿、脓肿是胰腺炎出血的危险因素。胃肠道出血多为早期出血;术后腹腔出血多为晚期出血,后者危险性更高。消化内镜是检查治疗消化道出血如应激性溃疡、食管胃底静脉曲张破裂、消化性溃疡等的首选方法。增强 CT 是发现术后腹腔出血的首选检查。正确的手术时机,减少有创伤操作,准确定位引流,远离大血管,有助于减少出血。腹腔出血首选介入动脉栓塞(TAE)止血效果良好,如 TAE 失败,则应果断开腹手术,胰腺部分切除是拯救生命的最后选择,危险性极大。

6.高脂血症的治疗

三酰甘油(TG)超过 11.3 mmol/L,诱发的急性胰腺炎称为高脂性胰腺炎。高脂血症性胰腺炎可能主要与游离脂肪酸对胰腺腺泡、间质、毛细血管内皮细胞的损伤作用有关。其特征是血脂显著升高而血淀粉酶仅轻度升高或不升高,通常需要结合 CT 确诊。治疗重点在于补液、抗凝、控制血糖、降低血脂水平,避免脂肪乳剂摄入。由于高脂血症性胰腺炎常复发,我们应做好出院宣教,长期规律地控制血脂。

(贺　伟)

第四章

神经外科疾病

第一节 原发性脑损伤

一、轻型脑伤

1965 年,我国神经外科临床专家,修订了我国对急性闭合性颅脑损伤的临床分型,按昏迷时间、阳性体征及生命体征表现分为轻、中、重三型,这一分型已在我国各地广泛使用。其中轻型颅脑损伤指的是单纯脑震荡、无或者有颅骨骨折,特点为:①昏迷时间在 0～0.5 小时。②只有轻度头痛、头昏等症状。③神经系统和脑脊液检查无明显改变。与此同时,不少国家的神经外科以格拉斯哥昏迷分级计分来确定急性颅脑损伤的程度,轻型颅脑损伤为评分 13～15 分,伤后昏迷为 30 分钟以内。

脑震荡一词于 1773 年提出之后,一直在临床上广泛应用,但对脑震荡的认识至今仍有不同意见。脑震荡是颅脑损伤中最轻的一种,特点为头部受伤后,立即发生短暂的脑功能障碍,经过较短的时间后可以自行恢复。

(一)病因

有关脑震荡发生的机制,至今仍意见不一,过去认为仅是脑生理功能的一时性抑制,在组织学上并无器质性改变,但近年来的临床和实验研究发现,头部遇到暴力打击,使脑在颅内发生摆动,可以造成脑的不同部位组织学损伤,发生如下变化:

1.病理

动物受伤后意识丧失数分钟,呼吸暂停约 1 分钟,随后呼吸减慢和不规则,心率减慢,数分钟或十几分钟后呼吸、心率逐渐恢复正常。伤后瞬间脑血流量增加,但数分钟后血流量反而显著减小,约为正常状态下的一半,0.5 小时后脑血流量可恢复正常。颅内压伤后立即升高,数分钟后逐渐下降至正常。动物脑的大体标本看不到明显变化,但是光学显微镜可发现轻度变化,如毛细血管充血、神经细胞胞体肿大和脑水肿等。电子显微镜观察显示,受力部位脑皮质有广泛改变,可见到神经元内线粒体肿胀,线粒体嵴被挤向周围,延髓和上部颈髓受损害时更为严重。神经轴突亦发生肿胀,白质处有细胞外水肿等改变,提示血-脑脊液屏障的通透性增加。以上改变在伤后 0.5 小时可出现,1 小时最明显,而多在 24 小时内自然消失。在脑干和上部颈髓,这种病理变化可以解释脑震荡出现短暂的意识丧失、呼吸、心率和脑血管的改变。

2.病理生理

脑震荡患者脑电图波幅降低，节律性差，以后出现广泛的 θ 波和 δ 波，可能与脑干网状结构功能障碍有关。患者清醒后脑电图恢复正常。脑干听觉诱发电位检查显示：半数病例的波形及其潜伏期均有改变。脑震荡患者的脑脊液中，可检出乙酰胆碱的含量增高，胆碱酯酶的活性降低。脑脊液中乙酰胆碱含量与患者昏迷程度正相关。临床症状好转时，乙酰胆碱的含量也随之降低。研究表明，乙酰胆碱浓度升高就可以使神经元突触发生传导阻滞。脑干网状结构对意识的维持是依赖从周围传来的冲动，如果多突触传导径路发生阻滞，便会导致意识障碍。

（二）临床表现

1.短暂性脑干功能障碍

伤后患者出现一过性意识障碍、面色苍白、四肢松软、呼吸表浅且不规则、血压降低和脉搏微弱等脑干功能紊乱的表现。动物实验出现的呼吸暂停、心率减慢、角膜反射和瞳孔对光反射消失等情况，在伤后来院的患者中多数观察不到。

以上脑干症状多在数分钟或十多分钟逐渐消失或恢复正常。意识障碍一般不超过 30 分钟。但偶有患者表现为瞬间意识混乱或恍惚，并无昏迷，亦有个别出现为期较长的昏迷，甚至死亡者，这可能因暴力经大脑深部结构传导至延髓等生命中枢所致。患者遭受外力时不仅有大脑和上脑干功能的暂时中断，同时也有下脑干、延髓及颈髓的抑制，而使血管神经中枢及自主神经调节也发生紊乱，引起心率减慢、血压下降、面色苍白、出冷汗、呼吸暂停继而浅弱及四肢松软等一系列反应。大多数可逆的轻度脑震荡患者，中枢神经功能迅速自上而下，由颈髓-延髓-脑干向大脑皮质恢复；而在不可逆的严重脑震荡则可能是自上而下的抑制过程，使延髓呼吸中枢和循环中枢的功能中断过久，因而导致死亡。

2.逆行性遗忘或近事遗忘

患者从昏迷中清醒后，不能回忆受伤发生的时间、地点和经过，对受伤前不久的事情也不能回忆，但对往事（远记忆）仍能叙述，伤前越久的事情记忆越清楚。此称为逆行性遗忘。可能为近记忆中枢-海马回受外伤影响的结果。

3.其他症状

脑震荡患者清醒后，约有半数出现头痛、头昏、眩晕、耳鸣、恶心、呕吐、畏光、乏力以及心悸、失眠、烦躁、怕吵闹、注意力不集中、思维力低下等症状。一般可持续数日至数周，以后逐渐消失。有的患者症状持续数月或数年，称为脑震荡后综合征或脑外伤后综合征。

4.神经系统检查

均无阳性体征。

（三）诊断及鉴别诊断

根据患者头部外伤后有以上临床特点，特别是伤后有短暂昏迷或近事遗忘，但无明显的生命体征改变，无神经系统阳性体征发现，患者症状很快消失者，即可诊断本症。但伤后患者一直无意识障碍，对受伤当时情况记忆清楚者，一般不能诊断脑震荡。

（四）治疗

1.观察对症治疗

在伤后一定时间内可在急诊室观察,密切注意意识、瞳孔、肢体活动功能和生命体征变化。一般无须特殊治疗。急性期要安静休息,减少对患者不良刺激,最好卧床休息5～7天,对兴奋患者可适当给予镇静剂,一般性头痛可服罗通定等止痛药,对血管性头痛可用调节血管运动功能药物如尼莫地平、麦角胺等;对有自主神经功能紊乱的患者应用谷维素、胞磷胆碱等药物,但应避免使用影响观察的吗啡类药物。

2.症状延迟恢复

部分患者症状消失较慢,原因可能有:①外伤较重,脑干等重要结构损害比较明显。②可能合并有其他类型的脑损伤,如脑挫伤、颅内血肿等。③恐惧心理,一部分人对脑震荡认识不清,有恐惧心理。因此,对此类患者应做详细检查,必要时行 CT 扫描,在排除器质性病变后,向患者做耐心解释工作。

二、脑挫裂伤

脑挫裂伤是脑挫伤和脑裂伤的总称,多呈点片状出血。脑挫伤指脑组织遭受破坏较轻,软脑膜尚完整者;脑裂伤指软脑膜、血管和脑组织同时有破裂,伴有外伤性蛛网膜下隙出血。脑挫裂伤的程度与致伤力的大小有关,加速性损伤时,受力处颅骨变形或发生颅骨骨折,可造成受力部位及其邻近部位脑组织的挫裂伤,通常为局灶性。减速性损伤时,脑挫裂伤常发生于远离冲击点的对冲部位,且造成广泛性的脑挫裂伤。

（一）病因

交通事故、摔伤、跌伤、打击伤、火器伤、爆炸伤等各种颅脑创伤均可造成脑挫裂伤。

脑挫裂伤常发生于暴力打击的部位和对冲部位,尤其是后者,多见于额、颞的前端和脑底部,这是由于脑组织在颅腔内的滑动及碰撞所引起的;脑实质内的挫裂伤常因脑组织变形和剪应力损伤引起,以挫伤和点状出血为主。

对冲性脑挫裂伤以枕顶部受力时产生对侧或双侧额底、额极、颞底和颞极的广泛性损伤最为常见,这主要与前颅底和蝶骨嵴表面粗糙不平,在外力作用下使对侧额底、额极、颞底和颞极的撞击于其,产生相对摩擦而造成损伤所致。

（二）临床表现

1.意识障碍

意识障碍是脑挫裂伤最突出的临床表现之一,其严重程度是衡量伤性轻重的指标。轻者伤后立即昏迷的时间可为数十分钟或数小时,重者可持续数日、数周或更长时间,有的甚至长期昏迷。一般以昏迷时间超过 30 分钟为判定脑挫裂伤的参考时限。如果患者昏迷后清醒或好转后再次昏迷,应考虑继发脑损害的存在,如颅内出血、脑水肿和弥散性脑肿胀。由于 CT 检查的应用,发现部分没有原发昏迷的患者 CT 扫描时也可见脑挫裂伤征象,临床上应予以足够重视。

2.头痛、恶心、呕吐等症状

脑挫裂伤患者由于同时伴有不同程度的脑水肿和外伤性蛛网膜下隙出血,清醒后多有头痛、头晕、恶心、呕吐,以及记忆力减退和定向力障碍,严重者可出现智力减退。伤后早期出现恶心呕吐可能由于头部受伤时第四脑室底部呕吐中枢受脑脊液的冲击、蛛网膜下隙出血对脑膜的刺激或对前庭系统的刺激等所致,若脑挫裂伤急性期已过,仍持续剧烈头痛、频繁呕吐,或者一度好转后又加重,须警惕继发颅内出血的可能。对于昏迷患者则应注意呕吐物误吸后窒息的危险。

3.生命体征变化

早期多表现为血压下降、脉搏呼吸浅快,这主要为脑干功能抑制所致,常于伤后不久逐渐恢复,若出现持续性低血压,需注意有无复合伤存在。如果生命体征短时间内即恢复正常并出现血压进行性升高,脉搏洪大有力,心率变慢,呼吸深缓,则需考虑发生颅内血肿及脑水肿、脑肿胀等继发性损伤。脑挫裂伤患者常有低热,若损伤波及下丘脑,则会出现中枢性高热。

4.脑膜刺激征

因蛛网膜下隙出血引起,表现为畏光,颈强直,克氏征阳性,多在1周后消失,若持久不见好转,应注意排除颈椎损伤或继发颅内感染。

(三)诊断

脑挫裂伤患者检查时应详细询问头部受伤经过,特别应注意分析受伤机制和严重程度。根据有明确颅脑外伤史,伤后原发昏迷超过30分钟,有神经系统定位体征,脑膜刺激征阳性,结合CT扫描等辅助检查,即可确立脑挫裂伤的诊断。临床上需与颅内血肿鉴别,颅内血肿一般表现为继发昏迷,与脑挫裂伤原发昏迷之间可有一个中间好转或清醒期,并且颅高压症状明显,明确的诊断有赖于辅助检查。

1.腰穿检查

腰穿检查颅内压多显著增高,脑脊液呈血性,含血量与损伤程度有关;颅内压明显增高者应高度怀疑有颅内血肿或严重肿胀、脑水肿。已出现颅内压明显增高、颅内血肿征象或脑疝迹象时禁忌腰穿。

2.头颅X线平片

在伤情允许的情况下,头颅X线平片检查仍有其重要价值,不仅能了解骨折的具体情况,而且对分析致伤机制和判断伤情有其特殊意义。

3.头颅CT和MRI扫描

CT扫描能确定脑组织损伤部位及性质,脑挫裂伤多表现为低密度和高、低密度混杂影像,挫裂伤区呈点片状高密度区,数小时后病灶周围出现低密度水肿带,同时可见侧脑室受压变形,严重者出现中线移位。CT扫描对脑震荡和脑挫裂伤有明确的鉴别诊断意义,并能清楚显示挫裂伤的部位、程度以及继发损害,如颅内出血、水肿,同时通过观察脑室、脑池的大小和形态及移位情况间接估计颅内压的高低,因此是首选的重要检查。但需要强调的是,CT只反映CT检查当时的颅内情况,CT不能预测颅内血肿和严重脑肿胀的发生和发展。其中创伤性迟发性颅内血肿的首次CT特征为:侧裂池有较明显的积血;侧裂池周围的额颞叶有较明显的挫裂伤,其皮质下有较大范围的点状出血。MRI 扫描较少用于急性颅脑损伤诊断,但对诊断脑挫裂伤的敏感性明显优于 CT,主要表现为脑挫裂伤灶内的长 T_1、长 T_2 水肿信号及不同时期的出血信号。

(四)治疗

治疗脑挫裂伤以非手术治疗为主,其治疗原则是减少脑损伤后的病理生理反应,维持机体内外环境的生理平衡,促进脑组织功能康复,预防各种并发症的发生,严密观察有无继发性颅内血肿发生。若出现颅内继发性血肿、难以遏制的脑水肿、颅内高压时需考虑手术治疗。

对于轻型脑挫裂伤患者的非手术治疗,可参照脑震荡的治疗,密切观察病情变化,针对脑水肿对症治疗,及时复查 CT 扫描。对于中重型脑挫裂伤患者,则应加强专科监护,注意保持气道通畅,持续给氧,对有呼吸困难者应及时行气管插管呼吸机辅助呼吸。维持水、电解质平衡,在没有过多失钠的情况下,含盐液体 500 mL/d 即可。含糖液补给时要防止高血糖,以免加重脑缺血、缺氧损害及酸中毒。如果患者 3~4 天不能进食时,宜留置胃管,鼻饲流食以补充热量和营养。对于休克患者,在积极抗休克治疗同时,应详细检查有无骨折、胸腹腔有无脏器伤和内出血,避免延误复合伤治疗。

伤后 6 小时当排除了颅内血肿、无血压过低及其他禁忌证,即可使用脱水治疗。其中 20%甘露醇为临床上最常用的渗透性脱水药,它除了有确切的降低颅内压的作用外,尚可降低血细胞比容、降低血液黏滞度、增加脑血流量和增加脑氧携带能力。目前主张小剂量甘露醇,每次 125 mL,6~8 小时 1 次,10~15 分钟快速静脉滴注。值得注意的是,甘露醇进入血脑屏障破坏区可加重局部脑水肿,大剂量、长期使用或血浆渗透压超过 320 mol/L 时可引起电解质紊乱、肾衰竭、酸中毒等,如同时应用其他肾毒性药物或有败血症存在时更容易发生肾衰竭。当出现弥散性脑肿胀时,则应立即给予激素和巴比妥疗法,同时行过度换气及强力脱水,冬眠降温、降压也有助于减少脑血流量减轻血管炎性水肿。

患者的躁动、抽搐、去脑强直和癫痫发作常加重脑缺氧,促进脑水肿,应及早查明原因给予有效的抗癫痫和镇静治疗,苯巴比妥 0.1~0.2 g 肌内注射,并避免使用有呼吸抑制作用的药物。对于颅脑损伤患者,是否需要给予预防性抗癫痫药的问题一直存在着争议。不少学者认为伤后给予抗癫痫药能有效地预防癫痫灶的形成和癫痫的发生,而一些前瞻性的临床研究却认为预防性抗癫痫药无效。但后来有人提出,预防性抗癫痫药的效果不是单单取决于是否给药,而是取决于药物在血液中的浓度,只要达到药物有效的治疗浓度,就能起到预防癫痫的作用。

急性期治疗中应注意保护脑功能,可以酌情使用神经功能恢复药物,待病情平稳后尽早开始各种脑功能锻炼,包括听力、语言、肢体功能的康复治疗。对于不伴有气胸、休克、颅内血肿、感染等患者,可采用高压氧治疗;可降低脑外伤后因合并低氧血症、低血压、贫血等,从而导致继发缺血缺氧性脑损伤的可能,早期适时使用高压氧疗法有助于可逆性脑损伤的好转。在脑挫裂伤治疗中也要注意发生弥散性血管内凝血的可能,注意观测血流动力学变化。

原发性脑挫裂伤一般不需要手术治疗,但对于下列两种情况应考虑急诊手术治疗:①继发脑内血肿 30 mL 以上,CT 示有占位效应,非手术治疗欠佳或颅内压超过 40 kPa(400 mmH$_2$O)。

②严重脑挫裂伤,脑组织挫碎坏死伴脑水肿导致进行性颅内压增高,降颅压治疗无效,颅内压达到 5.33 kPa(533 mmH$_2$O),应尽早行开颅手术,手术目的是清除颅内血肿和挫碎坏死的脑组织,充分内外减压。碎化脑组织的特征是组织颜色呈暗灰色,吸除时无出血,质地松脆,易于吸除;值得注意的是,靠近或位于重要功能区的碎化脑组织的吸除要十分谨慎,少量的碎化脑组织可以不用处理。脑挫裂伤后期并发脑积水时,宜先行脑室引流待查明积水原因后再给予相应处理。

三、脑干损伤

脑干损伤是一种严重的脑损伤,常危及伤者的生命,包括原发性损伤和继发性损伤两种。原发性脑干损伤约占 44.4%～71.1%,在颅脑损伤中发生率为 3%～55%,但死亡率高达33.3%;脑干损伤出现并发症者可占 80%。因并发症而死亡者高达 30%～50%。脑干伤有大量的迟发性细胞死亡或细胞凋亡。头颅 CT 和 MRI 扫描,可以用于脑干损伤诊断、分类及判断其预后。

(一)病因

单纯的脑干损伤并不多见。脑干包括中脑、脑桥和延髓,当外力作用在头部时,不论是直接还是间接暴力,都将引起脑组织的冲撞和移动,可能造成脑干损伤。

(二)临床表现

1.临床特征

(1)意识障碍:脑干损伤后,由于网状结构受损,可产生严重的意识障碍,多在外伤当时出现,呈持续性昏迷,无中间清醒期。昏迷时间长短不一,可达数日、数周甚至数月或长期处于植物状态。持续昏迷常见于原发性脑干损伤,但在继发性颅内血肿致严重脑疝形成或救治效果差时也可发生。

(2)瞳孔与眼球运动变化:脑干损伤后,尤其是中脑和脑桥损伤,常有双侧瞳孔散大或大小不等;或双侧瞳孔交替变化,时大时小,对光反射消失;或一侧或双侧瞳孔极度缩小,对光反射消失;眼球位置常有异常,可表现为眼球固定、眼球分离、双眼偏斜、双眼同向凝视麻痹等。

(3)锥体束征:可出现一侧或双侧肢体无力或瘫痪,肌张力增高,腱反射亢进,病理反射阳性等锥体束征,严重者可呈松弛性瘫痪状态。中脑和延髓损伤常致偏瘫或双侧锥体束征阳性,脑桥损伤则肢体瘫痪征象可不甚明显。伤情严重时,可出现全部反射和病理反射皆不能引出,四肢肌张力消失,待病情稳定、好转后,锥体束征等阳性体征又开始出现。

(4)去皮层状态和去大脑强直状态:脑干损伤后可表现出去皮质状态,如四肢伸直,肌张力增高,双上肢内收前旋,双足过度跖屈,颈项后仰呈角弓反张状。轻者呈阵发性发作,如压迫眶上神经或刺痛皮肤即可引起发作,重者呈去大脑强直状态。一般在临床上将去大脑强直状态作为脑干损伤,尤其是中脑平面以上受损的特征性表现。

(5)生命体征改变

①呼吸功能紊乱:脑干损伤早期即可出现呼吸节律紊乱,多为先浅快继而深慢,最后出现病理性呼吸。延髓直接损伤者,可发生急性呼吸功能衰竭,在伤后或很短时间内即自动停止。

同时，由于自主神经功能紊乱，气管内分泌物增多。一般呼吸停止后心跳并不立即停止，可在人工呼吸下维持数小时、数天，甚至能维持数十天。

②心血管功能紊乱：脑干损伤后，可出现血压的明显波动，一般先升后降，先心率增快继而心率减慢，后期可出现心律不齐、搏动微弱甚至停止，因此，脑干损伤的患者在出现呼吸紊乱的同时也可出现脉搏细速微弱或慢而弱、血压低等，有人称此现象为脑性休克或延髓休克。

③体温调节障碍：脑干损伤可引起交感神经系统功能障碍，可导致伤者高热或虚脱。

（6）脑干各平面损伤的特点

①中脑平面损伤：主要表现为意识障碍较深、眼球位置异常和去皮质强直。伤者常双侧瞳孔大小不等，或时大时小交替变化，形态可不规则，早期伤侧瞳孔可明显散大且不规则，对光反射消失，眼球歪斜或凝视。四肢肌张力显著增高，呈角弓反张状，并阵发性发作，常因刺激而加重。严重时可出现双侧瞳孔散大固定，四肢松弛性瘫痪，深浅反射消失。

②脑桥平面损伤：多有持久性昏迷，双侧瞳孔常极度缩小，对光反射消失，双眼球多向健侧凝视，虽然锥体束征较少见，但面神经、展神经核性麻痹多见。可出现较为突出的呼吸、脉搏节律的紊乱，呈现呼吸节律不规则、陈-施呼吸或抽泣样呼吸。

③延髓平面损伤：突出表现为呼吸抑制和循环功能紊乱。伤者呼吸慢而不规则，常出现潮式呼吸，甚至呼吸停止。脉搏往往细弱和增快，血压下降，心眼反射消失。

（7）合并伤和并发症：原发性脑干损伤多同时伴有弥散性轴索损伤，或合并有较严重的弥散性脑损伤，以及脑挫裂伤和下丘脑损伤。下丘脑损伤后可出现体温调节障碍、尿崩症、糖尿病、消化道出血、顽固性呃逆以及内分泌功能障碍等。

（8）预后过程：临床所见多在伤后最初的1～2个月呈深昏迷，对强痛刺激仅有肢体伸直反应，其后1～2个月痛刺激时，逐渐出现睁眼动作。晚期可出现本能的自发睁眼，或无目的眼球游动，对语言毫无反应，无遵嘱活动。随时间推移，原有的去皮层状态或去大脑强直逐渐减弱或消失，对痛刺激出现缓慢的肢体回缩反应，但肌张力仍较强，并常有强握、吸吮、磨牙和咀嚼等动作出现。

2.辅助检查

（1）CT扫描：由于颅后窝伪影，一般CT平扫很难显示脑干损伤征象，高分辨CT平扫可提示脑干内小灶出血。

（2）磁共振成像（MRI）：在脑损伤早期，T_2加权像可见脑干内呈现类圆形或条状高信号，常见于脑干背外侧，T_1加权像则为低信号；伤后3～4天，T_1加权像可显示高信号小出血灶；脑干损伤后期，T_2加权像可见局灶性低信号。

（3）脑电图检查：脑干损伤患者脑电图多有异常，多呈弥散性高慢波活动，或呈低波幅8～9 Hz的α波，以前额和中央区明显。

（4）脑干听觉诱发电位检查：脑干听觉诱发电位（BAEP）能较准确地反映脑干损伤的平面及程度，并能进行动态的监测，以了解脑干损伤的情况。严重脑干损伤患者，对声、光、疼痛等刺激均无反应。

（三）诊断及鉴别诊断

如患者伤后立即出现昏迷、去大脑强直、瞳孔变化、眼球位置异常、双侧锥体束征以及呼吸循环功能障碍者,应考虑为原发性脑干损伤可能。头颅 CT 或 MRI 检查可进一步明确是原发性脑干损伤还是继发性脑干损害,尤其是 MRI 检查,对脑干损伤具有独特的临床诊断价值。脑干听觉诱发电位(BAEP)与体感诱发电位(SEP)可比较正确地反映脑干损伤的平面和程度。通常损伤平面以下的各波正常,而损伤水平及其以上的各波则显示异常或消失。

(四)治疗

1.ICU 监护

进入 ICU 进行严格的监护,严密观察意识状态、生命体征,颅内压、血氧饱和度、眼征、锥体束征以及其他神经系统症状和体征的改变,注意水、电解质以及酸碱平衡的监测,血糖的监测,出入量的平衡,必要时行脑干诱发电位和影像学的动态观察等。

2.颅内压监护

颅内压(ICP)监护原理:是采用传感器和监护仪连续监测颅内压以观察颅内压动态变化的方法。可以了解颅脑伤后 ICP 的状态,在颅脑损伤的诊断、治疗和预后判断方面都有较大的参考价值。除了解 ICP 外,还可以借此监测脑灌注压(CPP)。

3.呼吸道管理

应定时叩击胸部、翻身拍背,协助排痰,有气管切开的指征者,应尽早行气管切开术,以保证呼吸道通畅,防止脑缺氧。同时,在保持呼吸道通畅的前提下应充分给氧,以面罩给氧较为有效,氧流量可为 3～5 L/min,以维持血氧饱和度在 95%～100%,并定期抽动脉血查血气分析。呼吸不稳定者,用呼吸机维持和辅助呼吸,血氧饱和度(SaO_2)进行性下降者,可果断行气管切开术。

4.减轻脑水肿、降低颅内压

(1)高渗性脱水剂的应用:常用的脱水剂有甘露醇、呋塞米等,可单独或两者合用,与肾上腺皮质激素合用效果更佳。甘露醇的用量依伤情而定,使用期间应注意肾功和血清电解质的变化。另外,适当应用血浆和(或)人血白蛋白以提高胶体渗透压可增强渗透性脱水剂的脱水、减轻脑水肿的功效,并可减少渗透性脱水剂的"反跳现象"。

(2)亚低温治疗:目前国际上将低温划分为轻度低温(33～35℃)、中度低温(28～32℃)、深度低温(17～27℃)和超深低温(2～16℃)。

(3)巴比妥昏迷疗法:应在连续监测各项生理指标和颅内压监护的情况下进行。临床上一般用硫喷妥钠,按 10～20 mg/kg 缓慢静脉滴注,若能配合亚低温治疗,则对脑干损伤的脑保护作用更佳。

(4)开颅减压手术:原发性脑干损伤常伴有严重脑挫裂伤或颅内血肿等。可出现进行性的颅内压增高,若非手术疗法不能缓解高颅压时,应积极考虑开颅减压手术,清除挫碎糜烂的脑组织、颅内血肿以及散在的血肿块,或行侧脑室外引流术、基底池引流术、小脑幕切开术等,必要时可切除部分非功能区脑组织、去除骨瓣等减压措施,以达到切实有效的减压效果。

5.维持水、电解质以及酸碱平衡

该类伤者在临床上多出现高钠血症、低钠血症、低钾血症、代谢性或呼吸性酸中毒等。因此,应常规记 24 小时出入量,每天抽血查电解质、血糖、肝肾功能、血气分析等,一旦出现电解

质紊乱或酸碱平衡失调,应及时予以纠正。

6.并发症防治

(1)消化道出血:上消化道出血是原发性脑干损伤最为常见的并发症之一,若脑干损伤合并下丘脑损伤,则更易发生消化道出血。其临床表现、预防与处理详见脑挫裂伤章节。

(2)肺部感染:应提早预防肺部感染,加强呼吸道的护理工作。对有意识障碍、排痰困难者,应及早行气管切开,以利于排痰和吸痰。

(3)其他:感染、癫痫、失水、便秘、尿潴留及压疮等并发症的预防和处理也不容忽视。

7.营养支持

为维持营养,除口服和鼻饲饮食之外,尚需静脉给予乳化脂肪、氨基酸、水解蛋白、维生素、微量元素、血浆、白蛋白、球蛋白等,也可深静脉给予高能量复合营养液,定期输以少量新鲜血液;为防止关节强直和肌肉萎缩,可隔数日肌内注射丙酸睾酮等雄性激素,促进蛋白合成。

8.神经营养、活血化淤西药和中药

患者度过急性期以后,可尽早选用促进脑细胞代谢和脑功能复活的药物,同时应用催醒的药物。给予神经营养(吡拉西坦、吡硫醇、脑蛋白水解液、脑活素、神经生长因子、神经节苷脂等)和代谢活化药物(三磷腺苷、辅酶 A、细胞色素 C、谷氨酸、谷酰胺、γ-氨酪酸、维生素 B_6、琥珀酸平醛、胞磷胆碱)。呼吸微弱或不稳定者,辅以呼吸兴奋剂(洛贝林、尼可刹米)、催醒药物(中药麝香、安宫牛黄丸)以及活血化淤药物(尼莫地平、中药丹参)等。

9.高压氧治疗

为改善脑血供应和提高血氧含量,可行高压氧舱和充氧血输入等措施;提倡早期进行高压氧治疗,以促进患者的康复。但应注意伴有癫痫发作或阵发性去皮质强直发作的患者不宜施行高压氧治疗。

四、丘脑下部损伤

下丘脑损伤分为原发性伤和继发性伤两类。前者系下丘脑直接受到损伤;后者则常是在严重广泛的脑创伤基础上,出现脑水肿、颅内压增高、脑组织移位和脑疝之后,下丘脑受到继发性损伤。因下丘脑在维持机体内环境稳定中极为重要,丘脑损伤防治对提高颅脑创伤救治水平有特殊意义。

(一)病因

丘脑下部深藏于颅底蝶鞍上方,因此暴力作用方向直接或间接经过丘脑下部者,皆可导致局部损伤。此外,小脑幕切迹下疝时亦可累及此区域。

下丘脑是间脑的最下部分,重量约 4 g,形成第三脑室底部及部分侧壁,其主要功能是保持内环境的稳定和行为协调。下丘脑的矢状面由前向后可分为 3 个区域:①前区(又称视上区),位于视交叉上方,内有视上核、交叉上核、室旁核、下丘脑前核等。②中区(结节区),位于灰结节,内有下丘脑背内侧核、腹内侧核以及结节核漏斗等。③后区(乳头区),位于乳头体前方,内有乳头体外侧核、后核、前核和内侧核。

下丘脑的传入纤维来自大脑皮质、丘脑、丘脑底核苍白球、内侧丘系、视觉分析器和嗅脑等部位。传出纤维到达中脑被盖、涎核、迷走神经运动核、脊髓侧角细胞以及神经垂体。

下丘脑的神经内分泌细胞有大小两种,对丘脑以上部位的神经冲动和神经递质(如单胺类、乙酰胆碱类)起反应,并受体液因素的反馈调节。大型神经元位于视上核和室旁核内,其传出纤维构成视上核室旁核神经的垂体束(下丘脑-垂体束),该束大部分终止于神经垂体,小部分终止于正中隆起。视上核主要分泌抗利尿激素(血管升压素),室旁核主要分泌催产素,少量分泌抗利尿激素。小神经元位于下丘脑正中隆起加第三脑室旁下部,分泌多种促垂体释放激素和抑制因子,经垂体门脉系统进入腺垂体。下丘脑的血液供应来自脑底 Willis 环。颈内动脉发出的垂体上动脉到达结节漏斗部后,即分成初级微血管丛,再集合成垂体肝门静脉系,沿垂体柄达腺垂体远侧部,形成第二级微血管丛。这些微血管各有其供应区,互不重叠,故易发生缺血性梗死或出血。垂体门静脉系统为下丘脑促垂体释放激素进入腺垂体的渠道,流出的血液经蝶顶静脉窦-岩静脉窦-颈内静脉。

下丘脑具有广泛而复杂的生理功能,是神经系统与内分泌系统及免疫系统的连接枢纽;也是大脑皮质下自主神经和内分泌的最高中枢;又是垂体腺及其靶腺的控制中心。下丘脑参与调节和其他生理活动,如渗透压和体温调节、能量代谢与营养摄取、水盐平衡、睡眠与觉醒、情感行为、性功能与生殖以及心血管运动功能等。

下丘脑深藏于脑底和蝶鞍上方,前方有视神经固定,下方有垂体柄通过鞍膈孔和神经垂体相连,周围有丰富的垂体门脉血管系统包裹。因此,暴力既可直接又可间接地造成下丘脑致伤,也可影响到其血液供应而致缺血和(或)出血性操作。单纯原发性下丘脑创伤少见,而多数与广泛而严重的脑挫裂伤和脑干伤并存,且常伴有垂体腺出血与软化。下述情况易使下丘脑损伤。

1.广泛颅底骨折累及蝶鞍、蝶骨翼、前颅底时

骨折片可直接刺入下丘脑。

2.头部受到暴力打击时

尤其头部处于减速运动下,脑在颅腔内呈直线可旋转运动中,由于脑与骨结构摩擦致额叶底部严重挫伤,或因垂体柄、视神经等相对固定,头伤瞬间形成剪力作用,均可致下丘脑损伤。

3.严重脑挫裂伤、颅内血肿

因脑水肿和颅内压增高引起脑移位和脑疝时,可使下丘脑血供受到影响,而产生缺血性损害。

4.医源性损伤

多见于鞍区病变手术时,因下丘脑受到牵拉、挤压而造成损伤。

一组 106 例闭合性颅脑伤死亡病例早期尸检结果表明,有下丘脑损伤者占 42.5%(45例),双侧损伤者占 22.6%(24 例)。病理改变包括微出血灶和缺血性损害两类(前者占 31 例,后者占 21 例,两者均有占 12 例)。微出血灶多出现于下丘脑前区,而缺血性病变则偶然出现,这可能与该区有丰富的微血管网有关。另一组病例也有类似发现,在颅脑伤后 30 天内死亡的患者中,下丘脑前区均可见大小不一的微出血灶。坏死性病理改变最常见于下丘脑结节区,并可合并垂体出血和梗死,可能是到达下丘脑的小穿支血管和垂体门脉系统分支受损所致。严重颅脑伤后继发的血肿、水肿或脑疝,导致下丘脑移位变形,血液循环发生障碍,也可能是因素

之一。

(二)临床表现

下丘脑一旦受到损伤常较为严重,且损伤范围往往不止涉及一个核团,故临床表现复杂。当伴发广泛脑挫裂伤、脑干损伤时,其临床表现可被掩盖,不易识别,对此应提高警惕。其较为特征性表现有以下几点。

1.意识和睡眠障碍

下丘脑皮质脑干网状结构有着密切的传入与传出联系,对维持觉醒和睡眠具有重要作用。下丘脑损伤将影响脑干网状结构上行激活系统的功能。下丘脑损伤严重者多出现昏迷、运动不能性缄默;轻者可能出现嗜睡、睡眠节律紊乱等。

2.体温调节障碍

一般认为下丘脑的前部主其邻近区域有散热中枢;下丘脑后外侧有产热和保温中枢。散热机制是通过喘气、皮肤血管扩张和排汗来实现,其中以排汗最重要。产热保温机制是通过皮肤血管收缩、肌肉紧张、毛孔收缩、停止出汗等以保持体温。下丘脑损伤后,两种生理调控机制均可受到破坏,临床上可出现体温过高或过低,但以前者多见。下丘脑损伤患者伤后常迅速出现中枢性高热,体温持续 40～41℃,四肢厥冷、躯干温暖、皮肤干燥,不受退热发汗药的影响,有时随着室温的变化,体温可相应升高或降低。不论体温过高或过低,均显示下丘脑受到严重损害,对物理降温或升温反应不良者预后更差。

3.水盐代谢紊乱

生理情况下,水盐代谢受下丘脑调控。腺垂体分泌的促肾上腺皮质激素(ACTH)和神经垂体释放的抗利尿激素(ADH)等可通过对细胞内外液中电解质和渗透压的调控,共同维持机体的正常水盐代谢和机体内环境的稳定。ACTH 通过增加肾上腺醛固酮的分泌,使血钠和血浆渗透压升高;而 ADH 则通过促使肾小管对游离水重吸收,引起低血钠、低血浆渗透压及高血容量。正常状态下,ACTH 和 ADH 保持着动态平衡。当下丘脑损伤尤其是视上核及室旁核受到损害时,可导致 ADH 分泌不足或过度而出现 ADH 异常分泌综合征(SIADHS)。临床上表现为尿崩症、水潴留、水中毒或中枢性高血钠综合征。

(1)尿崩症:ADH 由下丘脑的视上核和室旁核产生后,沿垂体柄中下丘脑垂体束到达神经垂体,储存在神经末梢和微血管相连接处。下丘脑损伤后,不论是 ADH 分泌减少,或输送 ADH 的通路受到影响,均可发生尿崩症。其临床特征为:多尿、烦渴、多饮。患者常诉说口渴难忍,手不离水杯。尿量常在 3 000 mL 以上,多者高达 10 000 mL/d,尿相对密度在 1.010 以下,尿渗透压在 280 mmol/L 以下,肾功能及血浆渗透压常无明显变化。目前外伤性尿崩症的发生率尚无精确统计,可能与临床观察中对其认识不足有关。一组 5 000 例闭合性头伤中,仅发现 13 例尿崩症;而另一组 291 例闭合性头伤中却发现 8 例尿崩症,发生率的差异可能与严重创伤患者由尿崩症引起的多尿易被临床医生忽视有关,以致尿崩症未得到早期诊断。因此在排除脱水药应用等外加因素后,重度颅脑伤患者出现明显多尿,就应想到尿崩症存在的可能。

(2)低血钠综合征:下丘脑损伤后出现的低血钠综合征,以低血钠(<130 mmol/L)、低血

浆渗透压（＜270 mmol/L）、高尿渗（尿渗:血渗＞1）、高尿钠［＞80 mmol/(L·d)］和高血AVP（＞1.5 pg/mL）为特征。

水潴留和水中毒是低血钠综合征的主要临床表现。正常情况下，由于下丘脑调控，ADH和ACTH维持着动态平衡。下丘脑损害时调控机制失效，可出现ADH分泌增加，促进肾小管对游离水的重吸收，水分在体内潴留，出现低血钠、低血浆渗透压和高血容量。水向细胞内转移，致细胞内水分增加，最终引起渗透压性脑水肿和颅内压增高。血钠＜120 mmol/L时，患者即出现厌食、厌水、恶心、呕吐、腹痛等症状；血钠进一步下降，神经系统症状加重，易激怒，或反应迟钝、嗜睡、腱反射迟钝，出现病理反射；血钠90～105 mmol/L时，意识障碍进一步加重，发生抽搐，甚至昏迷，因脑水肿和脑疝而不能救治。

但近年来发现部分低血钠综合征患者，其血ADH含量并不高，故不属于SIADHS，而被称为脑性盐耗综合征，其发生机制可能与下丘脑致使心房钠尿肽（ANP）或脑钠尿肽（BNP）倡导的肾神经调节功能紊乱，致肾小管对钠的重吸收障碍有关。在临床实践中对于SIADH及脑性盐耗综合征的鉴别十分重要，因为其在治疗原则上具有根本差别。脑性盐耗综合征的处理为补充高渗氯化钠，并给予醋酸去氧皮质酮（DOCA）或促肾上腺皮质激素（ACTH），以增加肾对钠的回吸收；而SIADHS则必须严格限制入水量（成年人每天800～1 000 mL），甚至应用呋塞米才能见效，这是因为体内保留过多水分不能排出形成"水中毒"、血液被稀释而形成低钠低氯。

（3）高血钠综合征：中枢性高血钠症可见于下丘脑损伤患者，尤其在下丘脑损伤与严重脑损伤伴存时。昏迷患者渴感消失，再加上高热、多汗、大量应用脱水药、限制水分摄入等，均可促使水分丧失和血钠增高，导致低血容量性高钠血症，且易引起凝血机制亢进。维持血浆渗透压需靠血浆钠和氯含量的稳定。下丘脑损伤后ADH分泌减少和ACTH分泌增加，结果导致机体水盐平衡出现障碍。ACTH兴奋其靶腺肾上腺分泌醛固酮而产生滞钠排钾，故ACTH分泌增多，可导致高血钠综合征。此外，有明显脑损伤后的高血钠患者，血ADH水平正常，也无体液容量减少，被称为原发性高钠血症，可能与下丘脑等损伤后，ANP或BNP分泌不足，肾小管利钠利尿作用减少有关。血钠正常值130～145 mmol/L，高血钠综合征时血钠可高达148～150 mmol/L或以上。血浆钠增高后，细胞外液内钠浓度虽很高，但钠泵不易使钠进入细胞内。细胞外液高渗致细胞内水分向细胞外转移，脑细胞处于脱水状态。急性血钠症患者，常表现烦躁、易激惹、四肢腱反射亢进、肌张力增高、抽搐、昏迷等。脑细胞严重脱水可致脑萎缩、脑动脉"机械性"牵拉或静脉内血栓形成，甚至发生脑出血和缺血。高血钠综合征病情都十分严重，诊断治疗易被延误，预后很差。

4.急性上消化道出血

严重颅脑损伤与严重脑血管病患者常并发上消化道出血，有合并下丘脑损伤时消化道出血发生率高达90%。关于消化道出血的发病机制，目前尚无统一认识，但自主神经功能紊乱无疑起了主导作用，自主神经的皮质下高级中枢位于下丘脑，既有副交感神经中枢，又有交感神经中枢。不论直接损伤下丘脑或严重颅脑伤后导致下丘脑、脑干发生移位和扭曲，自主神经系统均可受到不同程度损害。大量的实验和临床研究均证明，严重颅脑伤早期应激状态下，交感神经处于异常兴奋状态，胃肠活动减少，胃潴留，儿茶酚胺、5-羟色胺等神经递质增多，胃肠黏膜下血管痉挛、缺血,黏膜代谢障碍。继而,迷走神经兴奋性明显增强,胃肠蠕动加快,胃酸分泌增多。在原已出现的胃黏膜病理损害基础上,由于胃酸的作用、胆汁反流、致 H^+ 回渗等进一步加重黏膜屏障损伤,黏膜下血管痉挛、缺血加重,形成大小不一的糜烂面,最终融合成溃疡灶,上述病理改变多见于胃体和胃底部,并可发生在幽门区甚至小肠上段。近年来,肠道自主神经系统功能紊乱在应激性溃疡出血中的作用越来越受到重视。上消化道出血多发生于伤后 1 周左右,程度因人而异。轻者仅有大便隐血试验阳性,胃液呈淡咖啡样;严重者有呕血、柏油样或暗红色大便,甚至出现休克。有时可合并溃疡穿孔,穿孔部位多位于十二指肠球部,持续胃内的 pH 监测对于防止消化道出血具有重要的指导作用。

5.高渗性非酮症糖尿病昏迷(HNDC)

其是一种以高渗透压、高血糖和酮体阴性为特征的病症。下丘脑损伤后 HNDC 的发生机制,与颅脑挫伤、颅内血肿或脑水肿直接或间接损害下丘脑-垂体轴有关。急性颅脑损伤患者处于应激状态,有大量应激激素分泌,血中胰高血糖素、糖皮质激素明显升高,而胰岛素水平下降,糖代谢障碍。此外,严重颅脑伤患者为减轻脑水肿,降低颅内压,常需用甘露醇等脱水治疗,限制入量;伴有高热或气管切开等情况时,水分丧失更多,也促使 HNDC 发生。HNDC 患者临床表现有多饮、多尿、发热、恶心、呕吐、嗜睡、定向障碍、幻觉、癫痫样发作,直至重度昏迷等。实验室检查:血糖>33 mmol/L,血渗透压>350 mmol/L,血钠>150 mmol/L,尿酮阴性或弱阳性,尿素氮与肌酐比例>30∶1,二氧化碳分压和 pH 在正常范围。HNDC 应及早诊断和处理,否则预后不良,死亡率很高。

6.其他

下丘脑损伤后可出现丘脑饥饿综合征,患者食欲异常亢进,体态肥胖。下丘脑垂体轴损伤后存活下来的患者,则可继发性功能障碍、性腺萎缩、不育等腺垂体功能低下表现。

(三)诊断

颅脑损伤过程中,直接或间接损伤导致的广泛性下丘脑损伤的患者常病情危重,预后不良。孤立而局限的下丘脑原发性损伤,在急性颅脑损伤病例中则较为少见。

多数下丘脑伤病例由于暴力重,损伤机制复杂,往往合并脑其他部位的损伤,下丘脑伤的临床表现常被其他脑损伤的症状掩盖。因此,临床诊断时,只要有一两种"特征"性表现时,就应想到有下丘脑损伤的可能,尤其是蝶鞍区及附近有颅底骨折或额叶底部广泛性挫裂伤,又有高热、多尿等表现时,更应高度警惕,以免遗漏或延误诊断。

有学者报道 9 例鞍上区损伤的 MRI 表现,5 例临床疑有视交叉损伤病例中 2 例视交叉横断损伤;1 例因直回下疝致视交叉损伤;2 例表现为第三脑室底的裂伤;2 例有垂体柄的横断损伤,表明高灵敏度的 MRI 对下丘脑损伤的诊断具有一定意义。但目前对于丘脑下部损伤仍缺乏明确公认的影像学诊断标准。

头外伤后存活的下丘脑损伤患者,出现多饮、多尿、烦躁等尿崩症表现时,应注意与精神性多饮相鉴别。精神性多饮的患者亦可有多饮、多尿,且肾功能正常。鉴别诊断时,尚需进行水剥夺试验、高渗盐水试验等。其他如肾性尿崩、糖尿病等虽亦可有多饮、多尿等表现,但前者有肾病史,肾功能不良可资鉴别;后者有空腹血糖升高,尿糖阳性可资鉴别。

头外伤后进行有关内分泌功能检查,如促甲状腺激素、生长激素、催乳素以及水盐代谢的有关激素水平,亦可提示下丘脑-垂体轴损害情况,对诊断有一定参考价值。

(四)治疗

急性下丘脑损伤是最严重的脑损害之一。由于大多数患者常合并其他部位的脑损伤,故对其治疗应采用综合性治疗原则;防治颅内血肿及脑水肿所致的颅内压增高仍是治疗的关键,同时也是防治下丘脑继发性损伤的重要措施。下丘脑损伤所继发的高热、水盐代谢障碍、消化道出血、高渗性非酮症糖尿病昏迷等是严重影响患者预后的因素,同时也是脑伤后"二次"打击致脑伤的主要因素,故下述治疗在下丘脑损伤中有特殊重要的意义。

1.亚低温治疗

早在 20 世纪 50 年代,国内外已应用冬眠低温疗法治疗严重颅脑损伤,尤其是用于治疗伴有高热的严重脑挫伤和脑干损伤,并显示良好作用。但实验研究不够深入,亦缺乏系统临床总结,故后来应用不够普遍。20 世纪 80 年代以来,国内外大量实验研究证明,亚低温疗法(28～35℃)优于深低温疗法,且并发症少,对脑有良好保护作用。大量的临床应用实践证明,亚低温治疗可降低颅脑伤的脑耗氧和代谢率,降低颅内压,从而明显降低死残率。

亚低温治疗的脑保护机制,目前尚不完全清楚,但实验研究和临床应用研究均提示,它有以下几方面作用:①降低耗氧量和乳酸堆积,减轻酸中毒。②维持正常脑血流量和能量代谢。③抑制花生四烯酸代谢产物白三烯 B_4 生成,减轻脑水肿。④抑制颅脑损伤后急性高血压反应,减轻血脑屏障损害。⑤抑制颅脑伤后有害因子如乙酰胆碱、单胺类介质、兴奋性氨基酸、自由基等的生成和释放,减轻脑的继发性损害。⑥调节脑损伤后钙调蛋白激酶Ⅱ和蛋白激酶 C 的活力。

降温方法及注意事项:①严重颅脑外伤伴有高热、深昏迷等下丘脑损伤的患者应尽早实施亚低温治疗,力争在数小时内使脑温降至 32℃(条件不具备者,可测定鼻腔温度或肛温代替),维持 2～3 天,或根据病情适当增减。②停止低温治疗时,宜自然复温,保持体温 36℃左右。③为了保持降温迅速和防止寒战反应,开始降温前肌内注射或静脉滴注冬眠合剂和冬眠肌松药(需辅助呼吸者),然后用半导体降温毯或冰袋在颈部和四肢大血管处及胸背降温。④降温过程应严密监护病情,注意水盐平衡,防止低钾。⑤休克、严重心肺功能损害、严重的多器官创伤、妊娠及婴幼儿等宜慎用亚低温治疗。

2.急性上消化道出血的治疗

重点在于预防和及早发现、及早治疗。严重颅脑伤和下丘脑损伤患者宜尽早进行胃内pH 监测,并及早置入胃管,以便吸除滞留的胃内容物和监测胃液改变。常规静脉或胃管内注入硫糖铝(本药可与胃黏膜分泌黏蛋白结合,形成一层保护膜)、雷尼替丁、奥美拉唑(洛赛克)等。如发现胃液隐血试验阳性(注意排除误吸血液)、呕血或柏油样便等,证实有明显消化道出血时,则可用 6～8℃冷生理盐水 150 mL 内加入去甲肾上腺素 1～2 mg,或凝血酶 2 000 U 加生理盐水 20 mL 行胃内灌注 3～4 次/天,同时静脉滴注巴曲酶(立止血)、奥美拉唑(洛赛克)及其他止血药,并根据柏油样便的量和次数、血红蛋白值,适时补充新鲜全血。经过上述处理,多可止血,如反复大量呕血和大量柏油样便,非手术治疗无效时,有条件者可在急诊下通过纤维胃镜进行止血、急诊腹腔动脉造影介入止血或急诊剖腹探查止血,以挽救患者的生命。

3.水盐紊乱的处理

(1)尿崩症:出现典型的多尿、烦渴和多饮表现,诊断多无困难。但对于严重颅脑外伤早期出现的多尿,则应注意查找原因,注意尿相对密度及尿渗透压,以防延误治疗。轻症尿崩症患者,应嘱其限制盐、咖啡及茶的食用,可口服氢氯噻嗪 25 mg,2～3 次/天。本药作用机制尚不清楚,有人认为与抑制肾小管对钠的重吸收,细胞外液中钠浓度下降,抑制下丘脑渴觉中枢兴奋,减少饮水有关。中重症患者可应用垂体后叶素(尿崩停)鼻腔吸入。本品为猪脑垂体后叶提取物,主要成分为抗利尿激素,每次吸入 20～50 mg,3～4 次/天。有鼻旁窦炎及支气管哮喘者禁用。油剂加压抗利尿素注射剂(长效尿崩停注射液)系鞣酸升压素-抗利尿素油剂,肌内注射,每次 1 mL,可维持药效 10 天左右,耐受量因人而异,应注意病情,及时调整用药剂量,有高血压、冠心病、心力衰竭者及孕妇禁用。1-去氨基-8-右旋精氨酸血管升压素(AVP)为人工合成的抗利尿素,由鼻吸入(每次 10～20 μg)或注射,每毫升含 100 μg,肌内注射每次 0.1～0.2 mL,该药应在医生严密监护下应用,防止用药过多导致水潴留,诱发脑水肿。

(2)低血钠综合征的治疗:SIADHS 引起的低血钠综合征,具有二低(低血钠、低血渗)和三高(高尿钠、高尿渗、血 AVP 高),但无心、肝、肾功能损害,无水肿和糖尿病,主要从以下方面着手处理。①限制水摄入,因患者体内有较多水分潴留,常有渗透压性脑水肿表现,使病情加重。故应限制水分摄入,一般每日 1 000 mL 左右。限制水分后血钠可逐渐回升。②利尿和脱水,可应用 20%甘露醇和呋塞米,以呋塞米为首选药物,因该药利尿作用强,本身不带入更多水分,按每千克体重 1 mg/d,最大用量可达 0.5～1 g/d,分次静脉输入。③补钠,一般认为 SIADHS 低钠血症,并不代表体内真正缺钠,补钠过多可能有害,故 SIADHS 患者的补钠应慎重。应每日测定血钠、尿钠、体重。严重病例血钠<120 mmol/L,有明显神经精神症状者,可输注 5%高渗盐水,使血钠升至 130 mmol/L。④SIADHS 患者,给予 ACTH 治疗,腺垂体 ACTH 分泌绝对或相对不足,补充 ACTH 有助于纠正 ADH 与 ACTH 平衡失调。ACTH 用量一般为 25～50 U,肌内注射,1 次/天。⑤其他,近年研制的血管升压素类似物,如去氨加压素(弥凝)可以选用。

脑性盐耗综合征的处理:为补充高渗氯化钠,并给予醋酸去氧皮质酮(DOCA)或促肾上腺皮质激素(ACTH),以增加肾对钠的回吸收。体重的监测对于 SIADHS 及脑性盐耗综合征具有简便、明确的鉴别意义。

(3)高钠血症的处理:由 ADH 分泌减少引起的高钠血症属于低血容量性高钠血症,其治疗原则是在纠正失水和高血钠的同时,积极治疗颅脑损伤。首先是严格测算失水量,并注意不同体液的丢失量。需补充的液体总量,应均匀分布输入,最好在 48 小时内分次给予,切勿输注过快,以防引起脑水肿,中心静脉压的监测对于合理补液具有重要的指导意义。给予的液体,应以 280 mmol/L 葡萄糖溶液和 77 mmol/L 氯化钠为主。如出现周围循环衰竭时,应迅速纠正休克,输注混合血浆、干燥血浆或人血白蛋白。

4.高渗性非酮症糖尿病昏迷的治疗

HNDC 患者多存在低血容量性休克,失水可多达 12～14 L。治疗原则应迅速纠正休克和降低高血糖,但补液速度及降糖不宜过快,并注意预防并发症和兼顾原发性脑损伤的治疗。

（1）立即停用易诱发和加重 HNDC 的药物：如甘露醇、呋塞米、苯妥英钠及肾上腺皮质激素。

（2）以 0.45％低渗盐水 500 mL，于 2 小时内静脉滴入，并测定血浆渗透压。

（3）经胃管注水，有人认为此法简单有效。无消化道出血者，用凉开水以 6 mL/min 速度注入胃内；有消化道出血者，用 4～6℃冷水以 3 mL/min 速度注入胃内，直到血浆渗透压降至 330 mmol/L 时，即停用。

（4）此类患者对胰岛素反应敏感，故应以小量为宜，首次 10～20 U 加入 0.45％盐水 500 mL，在 2 小时内静脉滴入。胰岛素治疗中应当定期监测血糖和尿糖。

（5）伴有高热、肺炎或消化道出血等并发症时，应降温，并选用有效抗生素，按消化道出血治疗。

五、弥散性轴索损伤（DAI）

弥散性轴索损伤（DAI）为严重的脑白质损伤，是在特殊的生物力学机制作用下，脑内发生以神经轴索肿胀、断裂、轴缩球形成为特征的一系列病理生理变化，临床以意识障碍为特点的综合征，约占重型颅脑损伤的 28％～42％，死亡率高达 50％，恢复良好者不及 25％。常见于交通事故，另见于坠落、打击等，诊断与治疗都较为困难。弥散性轴索损伤伤后最初期光镜下难以发现损伤性病理变化，伤后中晚期光镜下可以见到轴突变性、轴缩球或称同缩球，微胶质星状物，脑白质萎缩等病理改变。轴索损伤易发生在以脑干为轴的中线结构、脑灰、白质交界处和胼胝体等部位。严重损伤时可以出现在整个脑区。随着人们对 DAI 病理生理概念认识的不断深化，近年来有倾向将脑震荡及原发脑干伤纳入 DAI 中，认为脑震荡是最轻的 DAI，原发脑干伤为最重的 DAI。

（一）病因

当头部遭受加速性旋转暴力时，因剪应力造成的神经轴索损伤。

实验研究证实，DAI 是在特殊的外力机制作用下，脑内发生的以神经轴索断裂为特征的系列病理生理变化，意识障碍是其典型临床表现，诊断和治疗困难，预后极差。目前，已有可靠的头颅瞬间旋转加速脑损伤动物模型，用于研究 DAI 的病理生物学特征以及临床行为学特点。DAI 动物模型对于研究人类 DAI 更有其广阔的应用前景。头颅旋转加速伤模型被认为是研究 DAI 的良好模型。

头颅瞬时旋转，使脑在惯性驱导下做非线性加速运动，此间脑冠状面产生的与脑长轴垂直的剪力，是 DAI 发病的始动因素。一般认为，脑质量越小，惯性越小，头颅侧向旋转越难引发颅脑加速伤。目前，头颅瞬间旋转加速伤动物模型多限于狒狒、幼猪等大动物，至今尚无小动物头颅旋转加速颅脑损伤模型。20 世纪末，国内某学者经过反复探索和尝试，研制出适于小动物头颅的旋转加速致伤装置，并成功地建立了大鼠头颅绕脑中心侧向旋转的 DAI 动物模型。

大鼠头颅瞬间旋转后均表现有原发昏迷，时间 2～25 分钟，组织切片嗜银染色光镜下见延髓、中脑被盖等部位广泛神经轴索迂曲、增粗、肿胀，部分轴索断裂后轴浆溢出形成轴缩球，脑干多处见点状出血性改变。NF68 免疫组织化学染色更清楚地显示了本模型中脑内,尤其是脑干区,存在着大量的神经轴索迂曲、增粗、肿胀,以及轴缩球形成。以上表明,本动物模型符合 DAI 的临床及病理特征,而脑干损伤最重是该旋转加速损伤模型的突出点。

1.损害部位

DAI 好发于轴索集聚区,如胼胝体、脑干上端背外侧、脑白质、小脑、内囊、基底核区。DAI 越重,损伤越趋于脑深部或中线结构。尸检示 DAI 典型征密度顺序为:胼胝体＞脑干＞白质＞基底核。

2.大体改变

组织间裂隙及血管撕裂性出血灶,与显微镜下 DAI 征在分布和密度上一致,是 DAI 区域能被肉眼所识的病理改变。尸检病例大体见,严重 DAI 数小时或数日内胼胝体区及脑干上端背外侧常有局限性出血灶。尽管严重 DAI 者偶伴矢状窦旁白质局限性挫伤及深部小血肿,但和非 DAI 相比,其一般不伴明显脑挫裂伤及颅内血肿等引起颅内压显著增高的病灶。

3.显微及超微结构异常

轴缩球是 DAI 光镜下诊断依据。

(二)临床表现

1.临床特征

(1)意识障碍:以脑干为轴的中线结构、脑灰、白质交界处和胼胝体等部位是上行传导激活系统的重要组成部分。该部位的受损,会导致即刻昏迷,昏迷程度深,持续时间较长,极少有清醒期,此为 DAI 的典型临床特点。

(2)生命体征变化:弥散性轴索损伤后可表现为血压偏高或偏低,脉搏增快或减慢,但以血压降低、脉搏增快多见,且波动较大。呼吸功能的紊乱可表现为减慢,甚至呼吸停止。可出现非脑疝性的一侧或双侧瞳孔散大。

(3)双侧病理反射、去脑强直。

(4)其余临床表现似脑干损伤及重型脑挫裂伤。

2.辅助检查

DAI 概念的形成是基于病理学发现,因而临床上 DAI 的诊断实际上属于间接诊断。如果 CT 或 MRI 未发现明显的脑挫裂伤病灶或颅内继发性血肿,但患者意识障碍发生早,程度深,时间长,大多考虑为 DAI。CT 和 MRI 在 DAI 诊断中起重要辅助作用。

(1)CT 扫描

①早期可见弥散性脑水肿或脑肿胀,脑室变小,脑池消失。大片密度减低区或出现双侧对称密度降低,CT 值＜20 Hu。

②多在伤后 24 小时之内,大脑灰、白质交界处常可以出现单发或多发散在不对称高密度小出血灶(直径＜2 mm),多伴有蛛网膜下隙出血。

③可出现胼胝出血、脑室内出血或第三腔室周围小出血灶(直径＜2 mm)。

(2)MRI 检查

①MRI 的诊断敏感性明显优于 CT,T_2 加权像优于 T_1 加权图像。T_2 像在脑白质、脑灰

白质交界处和胼胝体等部位出现散在、不对称分布的 5~15 mm 圆形或椭圆形异常高信号,在 T_1 像可见上述病灶为低信号或等信号。

②T_2 加权像的高信号水肿区中,可见低信号出血灶;T_1 像则为等信号,常无占位效应。损伤后期出血灶在 T_1 像变为高信号。

CT 及 MRI 不能显示受损伤轴索,常以 DAI 中组织撕裂性出血变化作为诊断间接证据。DAI 愈重,其影像学诊断就愈可靠。CT 或 MRI 示脑干出血,则确诊 DAI 的把握性最大。目前,国外推崇的 DAI 诊断标准为:a.创伤后持续昏迷(>6 小时);b.CT 示组织撕裂出血或正常;c.颅内压正常但临床状况差;d.无明确结构异常的创伤后持续植物状态;e.创伤后弥散性脑萎缩;f.尸检可见 DAI 病理征象。

(三)诊断及鉴别诊断

DAI 的临床诊断较为困难,多发于交通事故、坠落伤后,此后长时间深度昏迷(6 小时以上),其诊断更依赖于影像学检查。CT、MRI 示好发区域组织撕裂出血的影像学特点,另外无颅脑明确结构异常的伤后持续植物生存状态,创伤后弥散性脑萎缩都需考虑此诊断,确诊需病理检查。DAI 需与原发性脑干损伤、广泛性脑挫裂伤相鉴别。原发性脑干损伤应属于 DAI 的较重的一类;广泛脑挫裂伤有时亦出现长时间昏迷、植物生存状态,但 DAI 的脑水肿、颅内压增高不明显,而且 CT 上无明显占位效应,是散在小出血灶。

根据临床昏迷时间和程度,可将 DAI 分为三种类型:

1.轻型 DAI

占闭合性颅脑损伤 8%,占 DAI 的 11%。伤后昏迷时间一般在 6~24 小时清醒,后伴有记忆力减退,逆行性健忘,无肢体运动障碍,少数患者有去脑皮质状态,但这些体征可很快消失。

2.中型 DAI

最为常见,占闭合性颅脑外伤 20%,占 DAI 患者的 45%。伤后昏迷时间可在数天至数周,常伴有颅底骨折,伤后偶有脑干体征和去脑皮质状态,可有躁动,清醒后可有明显记忆力减退,逆行性健忘和轻度肢体运动障碍。

3.重型 DAI

其是 DAI 最严重的一种类型,占闭合性颅脑外伤 26%,约占 DAI 患者的 1/3 以上。伤后昏迷时间可在几周或更长时间,有明显的脑干体征、去脑皮质状态或去大脑强直,这类患者常包括临床诊断的原发性脑干伤。

(四)治疗

DAI 患者,病情重,恢复时间长。恢复过程中极易伴发各种并发症或多器官功能衰竭,也是最常见的导致伤者死亡的原因。因而重症监护(ICU)十分必要。在 ICU 治疗期间,一般可采用过度换气、吸氧、脱水、巴比妥类药物治疗,冬眠、亚低温治疗措施亦可应用。还可应用脑细胞功能恢复药物系统治疗,但应早期应用。现临床中已开始应用尼莫地平、自由基清除剂、兴奋性氨基酸阻滞剂等,但目前疗效仍难以确定。此外需加强并发症治疗,防治感染。对明显脑肿胀、非手术疗法难以控制的颅内压渐进性增高的患者,可行减压手术。

1.密切观察病情

对生命体征及神经系统体征进行动态观察。持续颅内压监护及血氧饱和度监测。入院初期每日记出入量,查血生化、肾功能。如病情无好转,或病情逐渐加重,应及时复查头颅CT。

2.呼吸功能监护和管理

保持呼吸道通畅,一旦出现呼吸困难及低氧血症,应立即气管切开,早期应用呼吸机。

(1)呼吸机监测:呼吸监测主要是对呼吸频率、幅度、呼吸状态、血氧饱和度与血气分析的监测。使用呼吸机机械通气辅助呼吸时,要在使用之前调整潮气量、气道压力、吸入气氧分压等,确认呼吸机的工作状态正常时,才能用于患者。临床定时观察患者的呼吸频率、呼吸深度、缺氧体征(鼻翼扇动、发绀),以及肺部听诊等,均是判断呼吸功能简单有效的敏感指标之一,但它不能真正反映其呼吸功能。而呼吸机监护可以准确反映呼吸功能。

(2)机械辅助通气:DAI如伴发下丘脑、脑桥和延髓损伤,更可能引起中枢性呼吸衰竭。如同时继发支气管黏膜下出血、神经源性肺水肿及肺部感染等周围性呼吸不利因素,使用呼吸机辅助呼吸更为重要。通常呼吸频率为10～30次/分,呼吸频率超过30次/分即为呼吸过快;呼吸频率少于10次/分为呼吸过慢。病理性呼吸有潮式呼吸、窒息性呼吸等。如出现呼吸频率、幅度异常及病理性呼吸,应多方面从脑损伤和全身因素分析病因,及时处理。

(3)动脉血气分析:动脉血气分析在呼吸监测中有十分重要的价值,用于直接测定 PaO_2 和 $PaCO_2$。其中 $PaCO_2$ 直接反映肺泡通气状态,正常参考值35～45 mmHg,低于30 mmHg 为过度换气;而高于45 mmHg为 CO_2 潴留,说明肺通气功能不良,应及时处理。PaO_2 指示动脉血气氧分压,正常参考值85～100 mmHg。重型颅脑损伤患者,要求维持氧分压在85 mmHg以上。低于80 mmHg为低氧血症,应及时处理;低于60 mmHg为严重低氧血症,属呼吸衰竭,应予支持呼吸等处理。同时监测血酸碱度(pH)、碱剩余(BE)、碳酸氢根(HCO_3^-)等项目,可了解体内是否有酸碱失衡。参照吸气氧浓度(FIO_2)、血红蛋白(Hb)、血酸碱度(pH)、氧饱和度(SaO_2)等,还可计算出一系列呼吸监护指标。这些指标提示了多个量间的相互关系,因此有时比单纯直观指标更有指导意义。

(4)血氧饱和度监护:血氧饱和度监测方法包括间歇性血气分析测定动脉血氧饱和度(SaO_2)法和持续性脉搏血氧饱和度(SpO_2)监测法。SpO_2 是通过脉搏血氧饱和度仪来持续监测的,它可以较敏感地反映 SaO_2,并可同时计数脉搏。SpO_2 持续监测法已普遍应用于危重症监护及手术麻醉过程中。当 $SaO_2 < 70\%$ 时,其 95% 可信限的精度为 4%,可见 SpO_2 是准确可靠反映动脉血氧合状态的指标。根据氧离解曲线的固有特性,当动脉氧分压(PaO_2)$>$ 100 mmHg 时,SpO_2 为 $99\%\sim100\%$,PaO_2 降至 80 mmHg 时,SaO_2 为 $94.5\%\sim95\%$,PaO_2 低至 60 mmHg 时,SaO_2 仍$>90\%$。DAI患者,经常引起呼吸循环障碍,代偿能力降低,易导致缺氧,所以应常规地检测氧饱和度,重视血气分析。SpO_2 应保持在 $95\%\sim100\%$($PaO_2 >$ 80 mmHg)水平,若 $SpO_2 < 95\%$($PaO_2 < 80$ mmHg),提示低氧血症,$SpO_2 < 90\%$($PaO_2 < 60$ mmHg),提示严重低氧血症。在 SpO_2 持续监测过程中,一旦发现患者低氧血症等动脉血氧饱和度低下的变化,应予以相应的处理。一方面从伤情变化上考虑,解除引起伤情加重的原因,另一方面调整体位,改善呼吸,适时地应用机械通气辅助呼吸,以纠正缺氧状态。定期监测血气分析,维持脑组织氧浓度,以免使脑组织发生继发性损害。

3.药物治疗

常规应用止血剂、抗生素及神经细胞代谢药物。适当补充水和电解质,防止水、电解质紊乱。静脉应用胰岛素,降低高血糖。

4.脱水降颅压

降低颅内压,控制脑水肿,根据颅内压增高程度给予脱水药物,如甘露醇、呋塞米和人体白蛋白。伤后早期可应用大剂量地塞米松。

5.脑保护治疗

(1)静脉应用尼莫地平,减轻轴索钙超载引起的轴索肿胀。

(2)应用镇静、冬眠及抗癫药物,对不能控制的脑干发作和癫痫发作患者,应在呼吸机控制下静脉应用肌松剂。

(3)亚低温(32～35℃)治疗,应激期基础代谢率高,亚低温降低基础代谢率,减少机体能量消耗。

6.亚低温治疗

亚低温治疗可减轻脑损伤后的继发性病理损害程度,促进神经功能的恢复。一般说来,对脑干损伤患者行亚低温治疗开始愈早,效果愈好。

7.手术治疗

一般而言,DAI 不伴有明显占位的伤后继发性病理改变,尽管脑室因脑肿胀而变小或消失,但中线不发生偏移,故通常无须手术减压。但部分患者,伤后继发颅内不对称性脑水肿和(或)血肿,使得开颅减压成为必须。及时采取手术,有重要意义。对伤后无脑干功能衰竭的患者,出现一侧瞳孔散大、昏迷加深,CT 提示一侧大脑半球肿胀或水肿,中线结构明显移位的患者,必须立即采取手术,去除骨瓣,以达到充分减压目的,从而缓解颅内高压所引起的脑继发性损害。若发现继发颅内血肿,应急诊行血肿清除术。伤后即呈深昏迷,短时间内出现脑干功能损害或脑疝者,多属不可逆性脑损害,病情很难控制;即使有薄层硬膜下血肿或脑实质内挫伤,积极手术清除血肿或去骨瓣减压,也常预后凶险。

8.并发症防治

并发症主要有:①肺部、尿路、颅内及全身感染,包括细菌和真菌感染。②呼吸功能衰竭,包括中枢性和周围性呼吸衰竭。③急性肾衰竭。④应激性溃疡等。

(周维黎)

第二节　脑膜瘤

一、大脑凸面脑膜瘤

大脑凸面脑膜瘤是指肿瘤基底与颅底硬脑膜没有关系,位于大脑半球,一般也不侵犯静脉窦处硬脑膜的脑膜瘤。大脑凸面脑膜瘤是最常见的颅内脑膜瘤之一,占全部脑膜瘤的 15%～22%,女性稍多于男性。最常见于额颞交界区、冠状缝附近。为了手术的需要,有学者按部位将其分为 7 类:冠状缝前、冠状缝、冠状缝后、旁中央、顶叶、颞叶、枕叶。这种分类方法证明与基于临床和影像学表现的手术是更适合的。天坛医院将其分为四个区域：①前区，主要为额叶。②中央区，包括中央前后回运动感觉区。③后区，顶后和枕叶。④颞区。大脑前半部发生率较后半部高，其生长方式有 3 种：肿瘤主要侵蚀颅骨向外生长，骨膜也受累，对脑组织的压迫和粘连较轻；肿瘤主要长入颅腔内，与脑膜紧密粘连，血供主要来源于硬脑膜，脑内可有供应动脉，肿瘤与脑组织粘连较紧，对应的颅骨可有增生改变；肿瘤长入脑实质内，硬脑膜上的基底很小，而脑内的肿瘤则较大，血供主要来自脑内。

（一）病因

大脑凸面脑膜瘤可有 3 种类型。第一种类型是脑膜瘤主要侵袭颅骨向外生长，骨膜也受累，而对大脑半球表面的压迫和粘连较轻微。第二种类型是脑膜瘤主要长入颅腔内，肿瘤与脑膜紧密粘连，血供主要来源于硬脑膜。脑皮质被压凹陷，形成深入的肿瘤窝。肿瘤与肿瘤窝粘连密切。自脑实质也可有动脉供应。相应的颅骨部分则有刺激性增生（内生性骨疣）。第三种类型是脑膜瘤长入脑实质内，在硬脑膜上的根部很小，而在脑内的肿瘤结节则较大。血供主要来自脑内。这种类型的脑膜瘤手术时切记不能过多地损伤脑组织。

（二）临床表现

1.临床特征

临床表现与肿瘤的位置有关。部分肿瘤在出现症状时已很大了，有学者在 163 例凸面脑膜瘤中，偶然发现肿瘤占 20%。症状包括：头痛、呕吐、癫痫发作、肢体无力、记忆下降、感觉改变、语言障碍、头晕或晕厥、精神症状、颅骨包块、视觉障碍。在一组 1434 例患者中，有 603 例（42.1%）患者没有症状。

冠状缝前脑膜瘤患者很少出现精神症状，出现颅内高压症状之前肿瘤体积已很大。冠状缝脑膜瘤患者可较长期不出现症状，肿瘤生长巨大引起压迫症状，可出现视物模糊、复视及视神经盘水肿或继发视神经萎缩，最终出现对侧上肢及面部轻瘫，但下肢症状较轻，局灶性运动癫痫起自手或面部，优势半球肿瘤可引起言语错乱。冠状缝后脑膜瘤位于 Brodmann6 区及 8 区的肿瘤常出现简单部分性运动癫痫，以伴有对侧上肢及面部抽搐的头部、眼部联合运动为特征。中央沟旁（包括中央前回和中央后回）脑膜瘤在优势半球可出现累及对侧上肢及面部伴构音障碍的 Jackson 癫痫。顶部脑膜瘤压迫刺激中央后会产生感觉性癫痫，感觉前兆多局限在对侧面部及上肢，起初很少累及下肢，优势半球肿瘤可有言语障碍。颞叶脑膜瘤较少，可有对侧面部及上肢远端的癫痫和无力，随病程发展，颅内压增高症状体征明显时可由于脑干向对侧移位致对侧大脑脚受天幕缘挤压而出现同侧肢体痉挛性无力。视觉障碍常伴有视神经盘水肿或继发性视神经萎缩，如患者检查合作，可发现对侧不协调的同向性视野缺损。枕叶脑膜瘤少见，常有伴颅内压增高的同向偏盲及视幻觉。

2.辅助检查

CT 或 MRI 可以很好地诊断凸面脑膜瘤，显示肿瘤部位、大小、脑膜侵犯或脑膜尾征以及受累颅骨，肿瘤与重要血管的关系。颅骨受累时，可在患者头皮上触及包块，X 线表现为骨质增生，CT 薄层扫描能够明确颅骨侵犯的程度及与邻近骨性结构的关系。CT 平扫脑膜瘤为附着于脑膜的等高或稍高密度占位影，可有钙化。增强扫描肿瘤血供丰富，多明显均匀强化，肿瘤边界清楚,与脑膜有一基底粘连及邻近的硬脑膜线型增强结构,即脑膜尾征。多数患者有瘤周水肿呈低密度。

MRI在T_1加权像见基底位于脑膜的等或低信号肿瘤,脑膜尾征,肿瘤与周围脑组织间可有蛛网膜下隙,T_2加权像肿瘤呈等或稍高信号,快速均匀强化。瘤周水肿常见,瘤内出血少见。典型的肿瘤血供为瘤体中央来自脑膜中动脉分支,外周来自颅内血管。若术前栓塞才行血管造影,颈外动脉造影呈典型的日射状,颈内动脉造影可见动脉移位及软脑膜血供。除诊断以外,影像学检查还能提供肿瘤与语言区、血管结构以及骨性标志相对关系的解剖学信息。

脑电图目前用于术前、术后对患者癫痫状况的评价,以及抗癫痫药物治疗的疗效评估。

(三)诊断

最佳诊断方法是MRI,显示肿瘤部位、脑膜侵犯或脑膜尾征,CT骨窗可清晰显示颅骨受影响情况。功能磁共振可显示功能区和传导束。如果肿瘤邻近或累及重要的血管,为全切肿瘤牺牲某些结构或更好地保护功能,血管造影是有用的。

(四)治疗

绝大多数凸面脑膜瘤是可以全切除的,若患者术前没有严重的并发症,应首选手术治疗。术前评估包括患者的病史、年龄、血液生化、胸片、影像学检查的结果,综合评价手术的风险代价和对患者的益处,然后决定是否手术。术前评估时,应考虑如何避免或减少手术并发症的发生。

手术目的是在保护功能的情况下完整切除。手术原则由肿瘤位置、大小、形状和血管情况决定,首选手术入路应该是可以处理术中意外情况的入路。

有学者主张凸面脑膜瘤除全切除肿瘤外,还应切除其边缘2cm范围内的硬脑膜,称为0级切除,该方法切除其平均随访期5年8个月,术后无复发。凸面脑膜瘤是最有可能完全切除和手术治愈的脑膜瘤。

1.切除技巧原则

(1)定位:可通过多种途径达到精确定位,对有经验的神经外科医生,对照影像学检查和表面骨性标志就足够了。导航系统有助于定位,设计头皮直线切口与小骨瓣。

(2)体位:合适的体位对保持静脉回流和术者人体工程学体位是非常重要的。头部应高于心脏平面,可减少术中出血,避免过度成角或颈部扭转,影响静脉回流,造成颅内压增高。

(3)切口:头皮切口设计应考虑的因素:头皮血供、头皮切口提供足够的暴露、术前定位不准或术中需要暴露重要结构(如静脉窦)时可调整切口、邻近术区肿瘤复发需充分暴露时能不损伤头皮血供改进切口、美容效果。通常采用马蹄形切口。

(4)骨瓣:骨瓣的大小要保证可切除受累的硬脑膜。在肿瘤周边环形钻数个孔或仅钻一个孔用铣刀,达瘤周正常脑膜。邻近静脉窦一侧最后离断,若脑膜或静脉撕裂,可尽快翻起骨瓣,控制出血。由颈外动脉供血的凸面脑膜瘤,翻开骨瓣是整个手术出血最多的阶段,应立即采用电凝、缝扎或沿肿瘤切开硬脑膜等方法止血。硬脑膜出血多来自脑膜中动脉,在其近端缝扎是简单易行的方法。

(5)脑膜切开:在肿瘤边界2cm外环形切开硬脑膜,早期中断肿瘤的血液供应。

（6）肿瘤切除：在手术显微镜下用双极电凝镊沿蛛网膜界面分离肿瘤包膜，对保护皮层很重要，皮层血管应完全保留。对除小脑膜瘤以外的所有脑膜瘤来讲，最有效的方法是肿瘤囊内切除，让囊壁回缩，减少对周围脑组织的压迫，边分离边切除，最后完全切除肿瘤，包括受累的脑膜和颅骨。如肿瘤破坏颅骨全层，可咬除或用铣刀切除；单纯内板受侵蚀，可用磨钻磨除受累的颅骨。

（7）关颅：止血后待血压恢复至术前水平，手术野无出血才可关颅。脑膜缺损用颅骨骨膜、颞肌筋膜或人工脑膜修复。颅骨缺损用金属网修补，或二期颅骨修补。

2.围术期处理

术前有癫痫病史，服用抗癫痫药物的患者，术前检查血药浓度；根据瘤周脑水肿的程度，在术前1~3天给予皮质类固醇口服或静滴，术前30分钟至2小时给予抗生素。术前无癫痫发作者，手术当天给予抗癫痫药物静滴预防癫痫。

术后的主要问题是血肿或脑水肿可导致局部或广泛的颅内压升高、癫痫、进行性神经功能障碍及小脑幕裂孔疝。麻醉师应力求平稳拔管，以避免不必要的血压及颅内压升高。术后最好进ICU或麻醉复苏室严密观察，监测生命体征、肺功能、血气和水电解质平衡，头部抬高20°~30°。给予3~5天皮质类固醇静滴，减轻脑水肿。术前有癫痫病史者，胃肠外给予抗癫痫药物预防癫痫，清醒后改为口服，需要重叠使用2~3天，避免口服药物血药浓度未达到治疗效果。对大脑半球前、中1/3的脑膜瘤术后应常规给予抗癫痫药物预防癫痫。如术后患者较长时间不清醒、出现癫痫大发作、清醒后出现意识障碍或进展的局灶性神经功能情况恶化时，及时进行CT检查，鉴别脑水肿和术后血肿。

二、矢状窦旁和大脑镰脑膜瘤

矢状窦旁和大脑镰脑膜瘤是最常见的颅内脑膜瘤，占总数的17%~32%。矢状窦旁和大脑镰旁脑膜瘤患者症状：约60%患者有癫痫，50%左右患者有头痛，50%左右患者有对侧肢体无力，40%左右患者出现精神症状。按肿瘤与矢状窦或大脑镰附着部位分为前、中、后1/3三种。

生长在矢状窦中1/3段的脑膜瘤，由于累及旁中央小叶和位于中央沟前和后的前中央回和后中央回，可很快地表现出临床症状。表现为运动的或感觉的刺激症状，约半数以上的患者有不同程度的癫痫发作，临床表现为对侧肢体远端感觉性或者着运动性抽搐痉挛发作。

位于矢状窦前1/3段的脑膜瘤，由于处于"哑区"，加之肿瘤生长缓慢，可能肿瘤生长得很大的时候还无临床症状。患者首发症状通常是颅内压增高，表现为长时间的头痛，伴有视神经萎缩和视盘水肿。一部分患者可以出现精神障碍、记忆力下降、性格改变及欣快临床表现等。

位于矢状窦后1/3段的脑膜瘤的主要症状是颅内压增高，有神经症状和视力障碍，特别是同向性偏盲，但偏盲往往被患者忽视。症状的严重程度有赖于肿瘤生长的程度和肿瘤的位置，癫痫的发病率较少。

CT和MR片可显示肿瘤的前后位置，是否向两侧生长及形态、大小、血供状态，并显示肿瘤对矢状窦的影响。

处理上矢状窦时要了解术前窦的通畅情况，必须考虑肿瘤的位置、长入上矢状窦外侧角的程度,患者的年龄和一般状况,手术的特点(手术的耐受性和失血等),医生的经验。肿瘤浸润生长而完全堵塞矢状窦时,可以将其切除,但应注意当矢状窦闭塞后,其功能被侧支吻合静脉代替,所以这些静脉必须加以保护。

矢状窦旁和大脑镰脑膜瘤均首选手术切除,但由于大脑皮质的静脉大多汇入矢状窦,损伤中 1/3 的矢状窦及其汇入静脉,均可能引起严重的神经功能障碍,所以术前必须明确肿瘤的位置,在矢状窦的一侧还是两侧,上矢状窦有无阻塞,阻塞是否完全,侧支循环与肿瘤的血供来源。术前段行脑血管造影、CTA、MRV 等检查判明上述情况。手术要点如下。

(1)术前准确定位肿瘤。

(2)行跨中线皮瓣和骨瓣开颅,在矢状窦两侧钻骨孔有助于保护矢状窦并控制出血。

(3)肿瘤侵蚀颅骨,或者颅骨和硬膜分离困难时不能强行取下骨瓣,可以用咬骨钳咬除。如果骨质不能分离,可以留下薄层与肿瘤相连的骨片。

(4)骨窗边缘出血严重时可以用骨蜡堵塞,或以最快速度分离骨瓣与其下方的硬膜,使出血减至最少。

(5)硬脑膜瓣的基底部朝向矢状窦,在显微镜下分离肿瘤与脑膜粘连处有助于减少术中出血,注意保留汇入矢状窦的静脉。

(6)位于矢状窦中、后 1/3 的肿瘤,若已长入窦内,而窦尚未完全阻塞,宁可保留部分瘤组织,不做全切除。

三、嗅沟脑膜瘤

嗅沟脑膜瘤是指肿瘤基底起源于前颅凹底筛板及其后方硬脑膜的一类颅底脑膜瘤。多数肿瘤经大脑镰下跨越到对侧,少数位于一侧,肿瘤沿颅前窝呈膨胀性生长,上极可突入额叶内,后极可达鞍上区。

(一)病因

暂不明确。

(二)临床表现

1.临床特征

(1)神经功能障碍

①嗅觉障碍:嗅沟脑膜瘤早期因嗅神经受压产生一侧或两侧嗅觉逐渐丧失,但常不被患者察觉。

②视力障碍:造成视力减退的原因是颅内压增高、视神经盘水肿、继发性萎缩和肿瘤向后发展直接压迫视神经,个别患者可出现双颞或单侧颞部偏盲。

③精神障碍:额叶受累可引起精神症状。患者表现为兴奋、幻觉和妄想,也可因颅内压增高而表现为反应迟钝和精神淡漠。

④癫痫和震颤:少数患者可有癫痫发作。肿瘤晚期出现锥体束征或肢体震颤,为肿瘤压迫内囊或基底核的表现。

(2)颅内压增高:较晚出现颅内压增高症状。

2.辅助检查

(1)颅骨X线片：可发现颅前窝眶顶和筛板骨质增厚，或骨质被侵蚀或破坏。瘤内有广泛沙体钙化时，颅前窝底上可见均匀密度增高块影覆盖。

(2)CT和MRI：CT扫描：显示颅前窝一侧或两侧近中线部位均匀一致的等密度或高密度影像，边界清晰，有的肿瘤内可见钙化，对比增强后肿瘤呈均匀一致密度增高。

MRI成像：肿瘤边界清楚，圆形或类圆形，在T_1加权图像上多数表现为等信号，少数为低信号。在T_2加权图像上为高信号或中等高信号，周边可见水肿带，增强后明显均匀强化。MRI成像可清晰显示肿瘤与视神经和大脑前动脉的关系。

(3)脑血管造影：嗅沟脑膜瘤的主要供血动脉为筛前、筛后动脉和眼动脉脑膜回返动脉。颈内动脉造影典型所见，正位像上大脑中动脉呈弧形向后外方移位，侧位像上大脑前动脉呈弧形向后上方移位。脑血管造影有助于了解肿瘤的血供，肿瘤与周围血管的关系。

（三）治疗

1.体位

仰卧位，头后仰30°。

2.手术入路

冠状双侧额部入路、单侧额部入路和翼点入路。

3.手术要点

(1)额部钻孔要足够低，容易暴露颅底，减少对额叶的牵拉。

(2)尽量避免额窦开放，一旦开放，要用骨蜡和筋膜将额窦封闭好，防止引起颅内继发感染。

(3)双额入路时，需结扎和剪断上矢状窦及大脑镰。

(4)小型肿瘤可先用双极电凝分离肿瘤基底；肿瘤较大时，先瘤内切除部分肿瘤，再处理肿瘤基底(处理基底与切除肿瘤交替进行)，同时沿肿瘤四周分离，注意用脑棉保护好周边脑组织。

(5)手术后期在分离肿瘤后方时，应在显微镜下进行，避免损伤视神经及大脑前动脉。

(6)颅底受侵犯骨质破坏并与筛窦相通，用钛网筋膜行颅底重建，防止发生脑脊液鼻漏与颅内感染。

四、鞍结节脑膜瘤

鞍结节脑膜瘤是指肿瘤基底起源于鞍结节的一类颅底脑膜瘤。

（一）病因

鞍结节脑膜瘤的发生原因目前尚不清楚。有人认为与内环境改变和基因变异有关，但并非单一因素所致。颅脑外伤、放射性照射、病毒感染等使细胞染色体突变或细胞分裂速度增快可能与脑膜瘤的发生有关。近年来，分子生物学研究已经证实，脑膜瘤最常见为22对染色体上缺乏一个基因片段。

（二）临床表现

1.临床特征

肿瘤呈球形生长，临床表现与肿瘤的大小有关。瘤体小时，无症状表现。瘤体增大时可出现以下临床表现：

(1)视力障碍：瘤体增大,压迫视神经和视交叉时,表现为视力减退和视野缺损。视野缺损可为双颞侧偏盲,也可为单眼颞侧偏盲。

(2)动眼神经麻痹：肿瘤侵犯海绵窦时出现。

(3)内分泌障碍：类似垂体瘤的内分泌功能障碍,如尿崩、嗜睡、性欲减退、阳痿和闭经。

(4)精神障碍：少数患者因额叶底面受累引起。表现为焦虑、记忆减退和嗜睡等。

(5)癫痫：少数患者因颞叶内侧部受累引起。

(6)颅内压增高：较晚出现,肿瘤占位效应明显或因第三脑室受压脑积水时引起。

2.辅助检查

(1)颅骨 X 线片：可见鞍结节及其附近的蝶骨平板呈结节增生,部分可见鞍背骨质吸收。

(2)CT 和 MRI

①CT 扫描：显示肿瘤呈等密度或稍高密度球形影像。对比增强后肿瘤呈均匀一致密度增高。

②MRI 成像：肿瘤边界清楚,球形,在 T_1 加权图像上多数表现为等信号,少数为低信号。在 T_2 加权图像上为高信号或中等高信号,周边可见水肿带,增强后明显均匀强化。MRI 成像可清晰显示肿瘤与视神经、颈内动脉和大脑前动脉的关系。

(3)脑血管造影：脑膜瘤以颈内动脉供血为主,主要是眼动脉脑膜支和大脑中动脉分支,其次是筛前动脉。颈内动脉造影典型所见,正位像上大脑前动脉抬高,双侧起始部合成半圆形。

(三)诊断及鉴别诊断

1.诊断

对有上述典型表现者或有长期头痛、成人癫痫、精神改变、眼底视乳头水肿者均应想到本病的可能性。

2.鉴别诊断

(1)嗅沟脑膜瘤：主要为精神症状,常有欣快感、注意力不集中、单侧或双侧嗅觉丧失,约30%有癫痫大发作。MRI 上病变体积多较大,且以嗅沟区域为主。

(2)垂体瘤：常合并内分泌表现,视野障碍多为双颞侧偏盲,CT 和 MRI 可见蝶鞍扩大,病变位于鞍内或由鞍内向鞍上发展,正常垂体受压移位。

(四)治疗

一经确诊,原则上应行手术治疗,脑膜瘤小于 3 cm 或术后有残留的可考虑放射治疗。

1.体位

仰卧位,头偏对侧 15°,后仰 45°。

2.手术入路

冠状单侧额部入路、双侧额部入路和翼点入路。

3.手术要点

(1)肿瘤较大时,双额入路,需结扎和剪断上矢状窦及大脑镰。

(2)肿瘤偏一侧生长时可选择翼点入路。

（3）额部钻孔要足够低，容易暴露颅底，减少对额叶的牵拉。

（4）尽量避免额窦开放，一旦开放，要用骨蜡和筋膜将额窦封闭好，防止引起颅内继发感染。

（5）小型肿瘤可先用双极电凝分离肿瘤基底，切断肿瘤的供血动脉，整块切除。肿瘤较大时，先瘤内切除部分肿瘤，再处理肿瘤基底（处理基底与切除肿瘤交替进行），同时沿肿瘤四周分离，注意用脑棉保护好两侧视神经和颈内动脉，后上方的大脑前动脉和前交通动脉以及后方的下丘脑。

（6）肿瘤包绕颈内动脉或侵犯海绵窦，且质地较硬时，不必勉强切除肿瘤，残余部分术后可行放射治疗或放射外科治疗。

五、蝶骨嵴脑膜瘤

蝶骨嵴脑膜瘤是起源于蝶骨大、小翼上的脑膜瘤。肿瘤形态可呈扁平形或球形生长。根据脑膜瘤分类，按肿瘤在蝶骨嵴不同部位分为三大类：蝶骨嵴内侧 1/3 脑膜瘤（称床突型）、中 1/3 脑膜瘤（称小翼型）和外 1/3 脑膜瘤（称大翼型）。也可分为内侧型蝶骨嵴脑膜瘤（蝶骨嵴内侧 1/3 脑膜瘤和中 1/3 脑膜瘤）和外侧型蝶骨嵴脑膜瘤（蝶骨嵴外侧 1/3 脑膜瘤）。

（一）病因

病因未明。

（二）临床表现

1.临床特征

不同部位蝶骨脑膜瘤有其不同的临床表现，蝶骨嵴内 1/3 脑膜瘤，早期症状明显，肿瘤可直接压迫视神经，出现视力和视野障碍，还可出现第 Ⅱ、第 Ⅳ、第 Ⅵ 及第 Ⅴ 第 1 支的脑神经损害，表现类似海绵窦综合征，如瞳孔散大，对光反射消失，角膜反射差及眼球运动障碍等，肿瘤向眼眶内或眶上裂侵犯，眼静脉回流受阻，出现眼球突出。肿瘤向前颅凹底生长，可有精神症状和嗅觉障碍。蝶骨嵴中 1/3 脑膜瘤，早期症状不明显，当肿瘤增大时，侵入颅前窝和颅中窝，可出现颅内压增高症状、对侧面神经中枢性瘫痪。蝶骨嵴外 1/3 脑膜瘤，症状出现得较晚，早期仅有头痛而缺乏定位体征。早期可有颞叶癫痫发作。肿瘤压迫侧裂池、侧裂静脉时，脑脊液循环受阻，可出现颅内压增高。

2.辅助检查

（1）CT：CT 可显示蝶骨骨质破坏或增生和有无钙化，显示肿瘤以蝶骨嵴为中心的球形生长，边界清晰，经对比加强后肿瘤影明显增强。

（2）MRI：MRI 可以显示肿瘤与蝶骨嵴和眼眶的关系，骨质破坏情况。还可以提供肿瘤与颈内动脉和海绵窦的关系，颈内动脉是否包裹在内，海绵窦是否被侵犯以及肿瘤与周围脑组织、大脑前动脉、大脑中动脉、视神经等的关系。增强后肿瘤影明显强化。

（3）脑血管造影和超选择栓塞：脑血管造影能提供肿瘤的供血动脉，肿瘤与主要血管的毗邻关系。内侧型蝶骨嵴脑膜瘤的供血动脉主要来自眼动脉的脑膜支和筛前动脉。外侧型蝶骨嵴脑膜瘤的血液供应主要来自脑膜中动脉和脑膜副动脉，出现典型的放射状肿瘤血管，肿瘤染色在静脉期比动脉期更明显。因肿瘤压迫,侧位像可见大脑中动脉一般被抬高。对颈外动脉供血者,可同时行超选择栓塞,减少手术中出血。手术时机应在栓塞后 3～7 天,这期间栓子在肿瘤组织内能充分产生效应,使肿瘤内部血运减少致坏死。栓塞与手术间隔超过 7 天,循环有再通的可能。

(三)诊断及鉴别诊断

1.诊断

对有上述典型表现或有长期头痛、成人癫痫、精神改变、颅骨局限性肿块、眼底视乳头水肿者,均应想到本病的可能性。

2.鉴别诊断

(1)硬脑膜转移癌:多有原发肿瘤及肺部、肝脏等部位转移病史,常合并颅骨破坏和脑实质多发转移灶,在 MRI 上可有硬膜外脂质信号。

(2)脑胶质瘤:多发生于灰白质交接部,MRI 检查可明确。

(四)治疗

一经确诊,原则上应行手术治疗,颅内压增高显著时应尽早手术治疗,但对于蝶骨嵴内 1/3 脑膜瘤小于 3 cm 的,可考虑放射治疗。

1.体位

仰卧位,头偏向健侧 30°～40°。

2.手术入路

翼点入路或扩大翼点入路。

3.手术要点

(1)颞部钻孔要足够低,充分暴露中颅凹底,减少术中对颞叶的牵拉;用磨钻将蝶骨嵴尽量磨掉,充分暴露肿瘤基底。

(2)以蝶骨嵴为中心弧形剪开硬脑膜。

(3)切开侧裂蛛网膜开放侧裂池,充分释放脑脊液以降颅压。或者在麻醉后行腰椎穿刺置引流管于蛛网膜下隙,在剪开硬脑膜时缓慢释放脑脊液。

(4)自动牵开器将额叶底面向上抬起,颞极向上向内提起,如肿瘤外面覆盖一薄层脑组织,可将这层脑组织自额下回切除,充分暴露出肿瘤。

(5)先用双极电凝电灼蝶骨嵴肿瘤基底,若肿瘤瘤体较大,无法处理基底,可先瘤内切除部分肿瘤,使术野空间逐渐增大,一边处理瘤体,一边处理肿瘤基底。切除肿瘤时应特别注意大脑中动脉及其分支是否被肿瘤包围。

(6)肿瘤内侧与海绵窦、颈内动脉、大脑前动脉、视神经和下丘脑等关系密切。应在显微镜下仔细分离切除肿瘤,但不强求完全切除。

(7)一旦颈内动脉破例,可先用吸收性明胶海绵、肌肉压迫止血,同时在颈部压迫颈内动脉,降低颈动脉压,如不起效,只能结扎颈内动脉。结扎颈内动脉后可行颞浅动脉与大脑中动脉分支吻合。

(8)严密缝合硬脑膜,防止术后脑脊液漏。

六、侧脑室脑膜瘤

侧脑室脑膜瘤其发生率占颅内脑膜瘤的 $4\%\sim5\%$，绝大多数为纤维型。文献记载位于左侧者居多数，女性发病率较高。症状以颅内压增高为主，局灶症状很少。晚期可见对侧肢体的感觉和运动障碍，对侧视野同向偏盲。主侧半球肿瘤可引起言语和阅读困难，脑血管造影示患侧脉络丛前动脉增粗，可见肿瘤的异常血管染色。CT 扫描可见侧脑室内均匀增强的肿块，并可见后角扩大。治疗方法是手术切除肿瘤，肿瘤直径 <3 cm 者，可做 γ 刀治疗。

七、后颅窝脑膜瘤

后颅窝脑膜瘤占颅内脑膜瘤的 14%，占各种后颅窝脑膜瘤的 7%，女性较多见，肿瘤绝大多数为球状，临床症状取决于病变部位，按肿瘤在脑膜黏着的部位可分为 6 组。

（一）小脑凸面脑膜瘤

附着于小脑表面的硬膜，占后颅窝脑膜瘤的 10%。肿瘤常起源于横窦和乙状窦附近或两静脉窦的交接处，可侵入静脉窦内，有时侵犯颅骨。临床上主要表现为颅内压增高症状和小脑征，多以头痛起病伴呕吐和视乳盘水肿。小脑征有眼球震颤、闭目难立、小脑步态和肢体共济失调等。颅神经症状仅见于晚期，且程度较轻。CT、MRI 扫描小脑处有均匀增强块影，治疗是手术切除，效果较好。

（二）小脑幕脑膜瘤

包括幕上型、幕下型和穿透型。幕上型比较少见。当肿瘤较大，压迫视觉皮质，可有视觉症状。小脑幕下表面脑膜瘤包括幕下型和穿透型两种，各占后颅窝脑膜瘤的 15%。肿瘤黏着点常在小脑幕的后半部接近横窦和窦汇，肿瘤可侵入静脉窦中，症状以颅内压增高为主，大部分患者可见小脑征。颅神经症状出现较晚，如肿瘤有幕上结节，可引起偏盲。大脑镰小脑幕汇合点的脑膜瘤直接压迫脑干，引起局灶症状，CT、MRI 扫描可见天幕区有均匀可增强的肿块。

（三）桥小脑角（CPA）脑膜瘤

桥小脑角脑膜瘤是后颅窝脑膜瘤中最常见者，约占 40%，肿瘤的附着点多在内耳道内侧，接近上岩窦，颅骨改变很少见，肿瘤多为球状。肿瘤和小脑、脑干以及颅神经的关系与听神经瘤相似，可出现病侧听力障碍，但前庭功能早期多正常，周围性面神经瘫痪、面部感觉障碍、吞咽发音困难、共济失调，对侧锥体束征等桥小脑综合征。脑膜瘤不一定先侵犯第Ⅷ对颅神经，其症状发展过程不如听神经瘤规律。CT、MRI 扫描示桥小脑角有均匀一致的可增强的影块，边界光滑、锐利，肿瘤可手术切除。

（四）斜坡脑膜瘤

岩斜部脑膜瘤起源于蝶枕联合处岩斜沟内侧的蛛网膜细胞，包括范围有斜坡上 2/3、三叉神经内侧方，约占后颅窝脑膜瘤的 $3\%\sim7\%$。肿瘤生长可累及天幕内侧缘、梅克尔（Meckel）腔、海绵窦、颅中窝、鞍旁和岩骨，同时可侵犯多组脑神经，构成手术的难点，文献报道手术致残率可在 $30\%\sim70\%$。某医院从 2003 年开始应用微创手术方法切除岩斜部脑膜瘤，采用多治疗技术的综合治疗,强调以提高患者的生活质量为治疗目的,而不强调"影像学治愈",取得较好的疗效。

肿瘤附着于斜坡,可偏于一侧,大多是球状。肿瘤压迫桥小脑,将之推向背侧和对侧,瘤组织可嵌入桥脑中,颅神经被推移牵张或包裹在瘤内。基底动脉常被推向对侧,同侧椎动脉和基底动脉常有分支进入瘤中。毡状肿瘤占极少数,对脑干推移压迫较少,常将颅神经和颅底动脉包埋入瘤中。症状以颅神经障碍为主,三叉神经和听神经最常受累。颅内压增高症状、眼球震颤和共济失调都很常见。长束征并不多。头颅平片多无颅骨改变,椎动脉造影见基底动脉向背侧移位或被推向对侧。CT、MRI扫描示斜坡处有均匀的增强的块影。手术比较困难且危险较大,难以做到肿瘤全切除,当颅内压增高时才有手术指征。

采用手术方法切除肿瘤,仍是目前岩斜部脑膜瘤治疗的主要方法,优点在于:①减少肿瘤占位效应,减轻对周围结构的压迫,对巨大型肿瘤尤为重要。②明确肿瘤性质,利于术后的进一步治疗。但伴随手术切除的是较高的手术并发症,主要表现为脑神经的损伤。因此,放射外科治疗也逐渐成为选择的方法之一。

提高脑膜瘤的全切除率,减少复发,同时尽可能保护神经功能,降低手术并发症,是岩斜坡脑膜瘤治疗的目标。应根据术中肿瘤全切除的相关因素分析,采用显微外科技术,尽可能切除肿瘤,但可残留包绕脑神经或颅内重要血管的肿瘤,术后辅以放射外科治疗,此符合微侵袭神经外科的治疗原则。

某医院神经外科曾尝试采用枕下乙状窦后入路切除巨大岩斜坡脑膜瘤,分析32例直径>4.5 cm的岩斜坡脑膜瘤患者手术和预后情况,肿瘤全切除率和次全切除率达到43%和36%,同时根据岩斜坡脑膜瘤累及范围,单独或联合采用颞下锁孔入路和枕下乙状窦后锁孔入路可有效切除肿瘤,达到满意的临床效果。联合运用微侵袭技术(锁孔入路联合、术中显微技术和术后放射外科治疗等)是今后岩斜坡脑膜瘤的治疗方向。

(五)枕大孔脑膜瘤

占后颅窝脑膜瘤的1.4%,肿瘤的脑膜附着点常在延脑前方(54%),瘤向左侧或右侧生长,常呈球状,体积多较小,延脑和上颈髓常被肿瘤推移,桥脑不受影响。后组颅神经常受累,而较少影响上颈脊神经,患者表现颅颈交界部位病变的症状:枕下疼痛、上颈髓压迫、后组颅神经障碍、小脑症状、颅内压增高等。CT、MRI扫描可见枕大孔区域有均匀一致可增强块影。肿瘤可手术切除,但因其位于延髓前方,手术比较困难。

(六)第4脑室内脑膜瘤

甚属少见。肿瘤从脉络丛长出,并与之黏着。主要表现为颅内压增高和脑积水,并见第4脑室症状,如眼球震颤、呕吐、眩晕等,脑室造影有助于做出定位诊断。CT、MRI扫描可见第4脑室内有均匀一致可增强块影,治疗用手术切除肿瘤,肿瘤与脑组织黏着不多,全切除可能性较大。

八、其他较少见脑膜瘤

(一)视神经鞘脑膜瘤

完全局限于眶内的脑膜很少见,占全部脑膜瘤<2%,占眶内肿瘤10%。常见于女性,占

67%～80%。

肿瘤从视神经鞘长出，沿神经生长，常呈扁平状。病理常见内皮型和过渡型。临床表现：无痛性突眼，逐渐视力下降，眼球活动在病早期不受影响。双侧视神经鞘瘤者常伴 NF1 型。CT 扫描：增强 CT 扫描可见"电车轨"征，在冠状位则呈"油炸圈"征。MRI 扫描：除常规 T_1 和 T_2 成像外，应加脂肪抑制技术 T_1W 增强，方能清晰显示肿瘤。

治疗：有视力者，只能做肿瘤活栓或肿瘤部分切除，术后辅以放射治疗。

(二)儿童脑膜瘤

少见，占儿童脑瘤 1%～4%，每 10 万人口发生率为 0.3。具下列特点：①无性别差异，婴儿则男性多见女性。②后颅窝和脑室系统脑膜瘤多发。③临床表现隐匿，常因头大、脑积水或原因不明呕吐做行 CT 或 MRI 扫描而被发现，因此肿瘤体积多巨大。④常合并神经纤维瘤病。⑤好发恶性脑膜瘤或脑膜肉瘤。⑥术后易复发。

(三)静止脑膜瘤

又称钙化或不生长脑膜瘤。具有下列特点：①多见于中老年人。②肿瘤常钙化或骨化。③多无临床表现，常于无意中发现。④CT 和(或)MRI 扫描肿瘤表面光滑。常不增强和不伴瘤周水肿。

治疗：定期(如每年)复查 CT 和(或)MRI，测量肿瘤体积，测算其生长率。由于肿瘤生长极其缓慢或不生长，因此可不必手术。

(周维黎)

第三节　颅内动脉瘤

颅内动脉瘤(ICA)多为发生在颅内动脉管壁上的异常膨出，是造成蛛网膜下隙出血的首位病因，在脑血管意外中，仅次于脑血栓和高血压脑出血，位居第三。任何年龄均可发病，好发于 40～60 岁中老年女性。颅内动脉瘤的病因尚不甚清楚，多数学者认为其是在颅内动脉管壁局部的先天性缺陷和腔内压力增高的基础上引起，高血压、脑动脉硬化、血管炎与动脉瘤的发生与发展有关。颅内动脉瘤好发于脑底动脉环(Willis 环)上，其中 80% 发生于脑底动脉环前半部。

一、病因及发病机制

(一)病因

动脉瘤发病原因尚不十分清楚。动脉瘤形成的病因，概括有以下几种：

1.先天性因素

脑动脉管壁的厚度为身体其他部位同管径动脉厚度的 2/3，血管周围缺乏组织支持，但所承受血流量大，尤其在动脉分叉部。管壁中层缺少弹力纤维，平滑肌较少，由于血流动力学方面的原因，分叉部又最易受到冲击，这与临床发现分叉部动脉瘤最多、向血流冲击方向突出是一致的。管壁的中层有裂隙、胚胎血管的残留、先天动脉发育异常或缺陷(如内弹力板及中层发育不良)都是动脉瘤形成的重要因素。先天动脉发育不良不仅可发展成囊性动脉瘤,也可演变成梭形动脉瘤。

2.后天性因素

(1)动脉硬化:动脉壁发生粥样硬化,使弹力纤维断裂及消失,削弱了动脉壁,致其不能承受巨大压力。硬化造成动脉营养血管闭塞,使血管壁变性。40～60岁是动脉硬化发展的明显阶段,同时也是动脉瘤的好发年龄,这足以说明两者的相互关系。

(2)感染:感染性动脉瘤约占全部动脉瘤的4%。身体各部的感染皆可以小栓子的形式经血液播散停留在脑动脉的终末支,少数栓子停留在动脉分叉部。颅底骨质感染、颅内脓肿、脑膜炎等也会由外方侵蚀动脉壁,引起感染性或真菌性动脉瘤。感染性动脉瘤的外形多不规则。

(3)创伤:颅脑闭合性或开放性损伤、手术创伤,由于异物、器械、骨片等直接伤及动脉管壁或牵拉血管造成管壁薄弱,形成真性或假性动脉瘤。

(4)其他:此外还有一些少见原因如肿瘤等也能引起动脉瘤。颅底异常血管网症、脑动静脉畸形、颅内血管发育异常及脑动脉闭塞等也可伴发动脉瘤。

除上述各原因外,还有一个共同的因素是血流动力学的冲击。动脉壁在上述先天因素、动脉硬化、感染或外伤等破坏的基础上,加上血流的冲击是动脉瘤形成的原因。在临床工作中也可见下列情况发展成动脉瘤:①残余的动脉瘤蒂:即夹闭动脉瘤时剩下一小部分薄壁。②动脉分叉处的膨隆:如颈内动脉-后交通支交界处的膨隆。③动脉壁的一部分向外突出。这些可在2～10年演变成动脉瘤。

(二)发病机制

动脉瘤发生后,常常进一步发展,出现动脉瘤扩大。高血压是导致动脉瘤逐渐扩大的一个重要后天因素。

动脉瘤的破裂实际是只有瘤壁的渗血。这种破裂与想象中的动脉瘤爆裂(如术中动脉瘤破裂)是不同的,爆裂情况下往往出血十分汹涌,患者常在几分钟之内陷入昏迷,因脑干受损而迅速死亡。

忧虑、紧张、激动、血压突然升高、大小便用力等仅是动脉瘤破裂的诱发因素。在更多情况下,常在无明显诱因下突发出血。

动脉瘤破裂出血后,出血处由血凝块凝固以及血管痉挛收缩而达到止血目的,加之脑脊液的促进作用,破裂处停止出血。在出血后1～2周,纤溶现象亢进,使破裂处纤维网脆弱、血凝块液化,由于此时动脉壁破裂口的纤维化尚不牢固,故容易发生再出血。

(三)病理生理

颅内动脉瘤好发于脑底动脉环分叉处及其主要分支。约85%的动脉瘤位于Willis动脉环前半环颈内动脉系统,即颈内动脉颅内段、大脑前动脉、前交通动脉、大脑中动脉、后交通动脉的后半部。

如果动脉壁呈不对称性囊状扩张,即称之为囊状动脉瘤,小的囊状动脉瘤有瘤颈狭窄者又称之为浆果状动脉瘤。绝大多数先天性动脉瘤呈囊状或浆果状,亦可为分叶状,其他形态有葫芦状、圆球状、腊肠状等。瘤壁一般光滑如囊,多数由先天薄弱的血管壁构成,常位于较大动脉的分叉处。动脉瘤与载瘤动脉相连处较狭窄,称为瘤颈(蒂)或基底,瘤颈宽窄差别很大;与瘤颈相对的远侧最突出的部分为瘤底(顶),介于瘤颈与瘤底之间的部位称为瘤体(囊)。小阜为瘤囊上小的隆起,常为动脉瘤发生破裂之处或破裂后的遗迹。

颅内动脉瘤的大小相差很大,通常在 0.5～2 cm。动脉瘤的破裂与其大小有一定关系,一般认为破裂的动脉瘤较大,未破裂的动脉瘤较小。动脉瘤破裂的临界大小为直径在 0.5～0.6 cm。直径超过 0.5 cm 的动脉瘤出血机会逐渐增多,其直径超过 3.0 cm 后,则颅内压增高的症状取代了出血症状。

98%的动脉瘤出血位于瘤顶。破裂的动脉瘤周围被血肿包裹,瘤顶破口处与周围组织粘连,可形成假性动脉瘤。巨大动脉瘤内常有血栓形成,甚至钙化,血栓分层呈"洋葱"状。组织学检查发现动脉瘤壁仅存一层内膜,缺乏中层平滑肌组织,弹性纤维断裂或者消失。瘤壁内有炎性细胞浸润。电镜下可见瘤壁弹力板消失。

在同一血管网络中,血管分叉点是由血流冲击而产生的剪切力最大的位点。血流动力学因素与颅内动脉瘤的发生、发展以及动脉瘤本身的架构等密切相关。动脉瘤与载瘤动脉相连接的部分称为瘤颈,与瘤颈相对的部分称为瘤底,其余部分称为瘤体。由于瘤底受到血流冲击和损伤较瘤颈和体部严重,所以瘤底是动脉瘤最薄弱的部分,易发生破裂。通常颅内动脉瘤的体积较小,不造成明显的占位效应。随着动脉瘤增大,出血可能性也随之增大,这与拉普拉斯(Laplace)定律一致:随着球形半径的增加,使之扩大需要的力越小。动脉瘤破裂出血后可导致急性颅内压增高和脑血管痉挛,进而造成严重的症状。前瞻性研究表明:直径小于 3 mm 的动脉瘤破裂的危险性明显小于直径大于 10 mm 的动脉瘤。但是任何大小的动脉瘤均可出现破裂出血。

1.动脉瘤破裂出血

动脉硬化、高血压、外伤及感染等后天因素,均可促使先天性动脉瘤的扩张和破裂,引起急性蛛网膜下隙出血(SAH)和脑内血肿。所谓"破裂",通常不是动脉瘤真正地被胀破,而只是动脉瘤壁的不断磨损变薄,发生渗漏而已。如果动脉瘤因胀破而破裂,出血将十分猛烈,患者常因大出血引起脑内血肿和脑疝,而在短时间内迅速死亡。大多数动脉瘤破裂后的渗血虽较缓慢,但仍可引起急性蛛网膜下隙出血所见的严重症状。动脉瘤出血以后,由于组织的自体修复,血液的凝集作用及伴随的颅内压增高所致的填塞效应,可使出血暂停。以后因溶纤维蛋白酶的作用使已经闭合的出血点又开放,发生再次出血。有学者对 2 256 例破裂动脉瘤病例进行调查,发现在初次出血后的 24 小时内就有可能再次出血,以后随时间的迁移,以 1.5%的速度逐日递减。在出血后的第 2 周末,再出血率实际上比最初 24 小时的再出血率累计减少19%。这一概念纠正了过去认为再出血率在初次出血后的10～14 天为最高的错误认识。目前多数认为再出血发生在第一次出血后 7 天内最多,3 周后显著减少。

此外,动脉瘤破裂后可发生脑血管痉挛、脑缺血、脑水肿、脑室内出血和脑积水等一系列病理改变,死亡率和病残率都很高。

2.脑血管痉挛

动脉瘤性 SAH 后脑血管痉挛(CVS)可使脑血流量减少,造成脑缺血和脑梗死,严重者可导致脑组织广泛缺血缺氧,引起脑水肿以及颅内压增高,继发更为严重的脑损害,是产生昏迷、瘫痪等严重症状的根源,也是动脉瘤破裂患者死亡率和病残率增加的主要原因,部分学者认为这是比动脉瘤破裂出血更为重要和复杂的一种发病机制。

早期的研究结果认为,脑血管痉挛自出血后第 3 天开始,持续 7～21 天,第 2 周是痉挛高峰,主要与出血急性期后血凝块中释放出来的多种血管收缩物质有关,如前列环素(PGI_2)、血栓素 A_2(TXA_2)、5-HT、儿茶酚胺、红细胞溶血后氧合血红蛋白等。在此期间,血管壁和脑组织容易形成不可逆损害,痉挛的脑血管可能对血管扩张剂丧失扩张能力,至今尚缺乏有效的治疗措施以减轻 SAH 后晚期脑血管痉挛及其所致的脑损害,相当一部分患者的神经功能障碍未能得到改善甚至死亡。近期的研究表明,SAH 出血急性期(3 天内)也有脑血管痉挛发生,现在大多数学者将其与传统意义上的脑血管痉挛共称为 SAH 后脑血管痉挛的"双期现象",即早期(急性期)脑血管痉挛和晚期(慢性期)脑血管痉挛或迟发性脑血管痉挛。据统计,SAH 患者的早期死亡率极高,其中 12% 的患者在脑血管痉挛尚未治疗时就已死亡,25% 于 24 小时内死亡。研究表明,与迟发性脑血管痉挛的发生机制不同,SAH 可直接启动多条信号传导通路导致早期脑血管痉挛,但两种发病机制的最后共同途径都是平滑肌细胞 Ca^{2+} 内流和细胞内钙库中的 Ca^{2+} 释放,导致胞质内游离 Ca^{2+} 超载。据研究,SAH 后早期脑血管痉挛及早期脑损伤(EBI)是 SAH 患者死亡的首要原因,早期脑血管痉挛所致损伤效应可以影响和强化晚期脑血管痉挛的发生和发展,但早期脑血管痉挛时血管平滑肌形态结构未出现病理学改变,此时应用血管扩张剂效果较好。因此,如果能在 SAH 后的早期阶段尽早使用解痉药物,则可能减轻SAH 后早期脑血管痉挛,进而减缓甚至阻断晚期脑血管痉挛的发生和发展或减轻其严重程度,改善 SAH 患者预后。目前,SAH 后早期脑血管痉挛及早期脑损伤正在逐渐成为研究的重点。

3.脑积水

动脉瘤破裂后导致急性蛛网膜下隙出血,在多种因素作用下,常导致急性和慢性脑积水。急性脑积水发生的主要原因是:①动脉瘤破裂后大量血块聚积在基底池,压迫和堵塞四脑室及导水管出口。②小血肿阻塞室间孔或中脑导水管。③血液覆盖阻塞蛛网膜颗粒等多因素的共同作用影响了脑脊液循环,引起脑积水。急性脑积水可引起急性颅内压增高,甚至诱发枕骨大孔疝,导致患者呼吸、心脏停搏而死亡。动脉瘤破裂后的蛛网膜下隙出血病变,在脑底形成机化及纤维素粘连,有时也波及大脑表面和蛛网膜颗粒,妨碍脑脊液吸收,从而发生慢性脑积水;另外,基底动脉瘤可导致因压迫中脑导水管引起慢性阻塞性脑积水发生。

4.癫痫发作

颅内动脉瘤患者以癫痫发作起病较为罕见,在巨大动脉瘤生长过程中,随着不断增大的瘤体,可以压迫到周围结构而诱发癫痫。动脉瘤破裂所致蛛网膜下隙出血(SAH)继发癫痫的机制目前尚不完全明确,通常认为与以下因素有关:①蛛网膜下隙出血后发生局限性或弥散性血管痉挛,导致邻近神经元缺血、缺氧,继发钠泵衰竭,钠离子大量内流,神经元细胞膜稳定性发生改变,出现过度去极化而引起痫性放电。②血块分解产物如氧合血红蛋白,在自身氧化的过程中产生超氧阴离子自由基脂质过氧化物,损伤生物膜,影响 Na^+-K^+-AIP 酶活性,细胞内 Ca^{2+} 浓度升高,引起细胞去极化而引起痫性放电。③出血后脑脊液内一些免疫因子,如 IL-1(白细胞介素-1)、IL-2(白细胞介素-2)、IFN-γ(免疫反应性纤维结合素-γ)、TNF(肿瘤坏死因子)等浓度升高,从多种途径干扰神经元放电,使神经元放电异常而导致癫痫发作。④急性颅内压增高和脑积水,进一步引起脑组织的缺血和水肿而导致癫痫发作。

二、临床表现

(一)临床特征

1.前驱症状和体征

发生率为15%~60%,包括头痛、单侧眼眶或球后痛伴动眼神经麻痹、恶心呕吐、头晕等。按病理生理可分为三类:①微量出血或渗漏;②动脉瘤扩大;③脑缺血。半数前驱症状和体征在大出血发生一周内发生,90%在6周内发生。有学者回顾性分析422例破裂脑动脉瘤患者,以具有下列特征性头痛为前驱症状:①头痛发生在大出血前,并缓解;②突发、剧烈、前所未有的头痛。发现84例患者(19.9%)有此头痛,其中34例(40.5%)被医生忽略。75%患者发生在大出血前2周内。经外科治疗预后良好者,有前驱头痛组为53.6%,无前驱头痛组为63.3%。如前驱头痛发生在大出血前3天内,预后良好率仅为36.4%。因此,如能正确发现前驱症状和体征,及时诊治,可获得较高的疗效和较好的预后。

2.典型表现

为动脉瘤破裂出血引起蛛网膜下隙出血的症状和体征。

(1)头痛:见于大多数患者,骤发劈裂般剧痛,可向颈、肩、腰背和下肢延伸。

(2)恶心呕吐、面色苍白、出冷汗。

(3)意识障碍:见于半数以上患者,可短暂意识模糊至深度昏迷。少数患者无意识改变,但畏光、淡漠、怕响声和震动等。

(4)精神症状:表现谵妄、木僵、定向障碍、虚构和痴呆等。

(5)癫痫:见于20%患者,多为大发作。

(6)体征:①脑膜刺激征:在发病数小时至6天出现,但以1~2天最为多见。克匿格(Kernig)征较颈项强直多见。②单侧或双侧锥体束征。③眼底出血,可为视网膜、玻璃体膜下或玻璃体内出血(Terson综合征)。多见于前交通动脉瘤破裂,因颅内压增高和血块压迫视神经鞘,引起视网膜中央静脉出血。此征有特殊意义,因为在脑脊液恢复正常后它仍存在,是诊断蛛网膜下隙出血的重要依据之一,也是患者致盲的重要原因。有学者在99例脑动脉瘤蛛网膜下隙出血中发现17%有眼内出血,其中8%有Terson征,在有意识障碍史患者中Terson征发生率几乎100%。可是迄今此征未得到神经内外科医生重视,未及时找眼科医生会诊,故它的发生率较低。床旁直接眼底镜检查发现率较低,宜用间接眼底镜检查。视盘水肿少见,一旦出现,多提示颅内压增高。由于眼内出血,患者视力常下降。④局灶体征:通常缺少。可有一侧动眼神经麻痹、单瘫或偏瘫、失语、感觉障碍、视野缺损等。它们或提示原发病变和部位或由于血肿、脑血管痉挛所致。

3.非典型表现

(1)老年患者、儿童和少数成人无头痛,仅表现全身不适或疼痛、发热或胸背痛、腿痛、视力和听力突然丧失等。意识障碍在老年人中多见且重。

（2）部分未破裂动脉瘤（包括巨大型动脉瘤）引起颅内占位病变表现。

（二）破裂动脉瘤患者的临床分级

有学者最早对自发性蛛网膜下隙出血患者进行分级，旨在了解不同级别的手术风险差别。其实临床分级的作用不仅于此，还可对各种治疗的效果进行评价和对比，并对预后评估等。临床曾有多种分级方法，大多根据头痛、脑膜刺激症状、意识状态和神经功能障碍等来分级，其中应用最广泛的是 Hunt 和 Hess 分级。它按意识障碍程度、头痛轻重、颈项强直程度和局灶神经缺失等分级，但上述分级标准缺乏统一标准，可靠性和价值欠缺，以哥拉斯格昏迷评分（GCS）为基础的世界神经外科联盟分级曾以简便、易统一和操作受到重视。

但是，有学者前瞻性研究 765 例脑动脉瘤患者应用世界神外联合会分级表与预后的关系，发现患者术后预后与术前 GCS 有关（$P < 0.001$），即术前 GCS 高分者，预后较好，特别是GCS15 分与 14 分之间有显著差别（$P < 0.001$）。但是 GCS13 分与 12 分、7 分与 6 分之间的差别不明显，影响Ⅲ级与Ⅳ级、Ⅳ级与Ⅴ级患者预后评估的准确性。有学者提出以 GCS 为基础的另一分级表 PAASH（与预后有关分级），经临床检验证实，比世界神经外科联盟的可靠，与预后关系更密切。随着级别增高，患者预后差由 14.8% 增达 93.9%，危险指数由 3.9 增至 84。欧洲指南推荐用它。近年来，有学者报道如果各种分级和评分对预后评估有价值，必须以治疗前的分级和评分为准。

（三）辅助检查

1.头颅平扫 CT

头颅平扫 CT 是目前诊断脑动脉瘤破裂引起蛛网膜下隙出血的首选方法。它有下列作用：①明确是否有蛛网膜下隙出血（SAH）及程度，提供出血部位的线索。②结合增强 CT 检查，有时能判断出血病因，如显示增强的 AVM 或动脉瘤的占位效应。③能了解伴发的脑内、脑室内出血或阻塞性脑积水。④随访治疗效果和并发症的发生。CT 检查的敏感性取决于出血后的时间和临床分级。发病后 1 小时，90% 以上病例能发现 SAH，5 天后 85% 的患者仍能从 CT 片上检出 SAH，1 周后减为 50%，2 周后为 30%。CT 片上 SAH 的量和部位与血管痉挛的发生有很好的相关性。临床分级越差，CT 上出血程度越严重，预后越差。

值得注意的是，CT 发现与 SAH 的关系也受时间的影响。如果在发病后≥4 天做 CT，CT所见与可能发生 SAH 无关系，也即 CT 无预测 SAH 的价值。因此，SAH 后应尽早做 CT，Fisher 分级所报道的病例均在发病后 24 小时内做 CT。由于 Fisher 分级仅把患者分成发生SAH 机会高或低，为了更准确识别和分类 SAH 后脑血管痉挛，有学者提出改良 Fisher 分级，经临床验证准确、可靠。不论局灶或弥散性蛛网膜下隙出血是薄还是厚，伴脑室出血比不伴者的脑血管痉挛发生率均显著增多。

2.脑脊液检查

也是诊断本病方法之一，特别是头颅 CT 检查阴性者（Ⅱ级 B 证据）。与头颅 CT 配合应用可以发现本病前驱头痛症状，但应掌握腰穿时机。SAH 后 1～2 小时腰穿所得脑脊液仍可能清亮，所以应在 SAH 后 2 小时后行腰穿检查。操作损伤与 SAH 区别主要在于：①连续放液，各试管内红细胞计数逐渐减少。②如红细胞 $> 25 \times 10^8/L$，将出现凝血。③无脑脊液黄变。④RBC/WBC 比值正常,并且符合每增加 1 000 个红细胞,蛋白含量增加 1.5 mg/100 mL。⑤不出现吞噬红细胞或含铁血黄素的巨噬细胞。此外,SAH 后颅压常增高。脑脊液黄变是 CSF 中蛋白含量高或含有红细胞降解产物,通常在 SAH 12 小时后出现,检查最好采用分光光度计,避免肉眼检查遗漏。一般在出血后 12 小时~2 周,脑脊液黄变检出率 100%,3 周后 70%,4 周后 40%。由于腰穿属创伤性检查,而且可能诱发再出血和加重神经障碍危险,因此,检查前应衡量利弊和征得家属同意。

3.头颅 MRI

过去认为头部 MRI 很难区分急性 SAH 和脑组织信号,近来发现,MRI 的 FLAIR 对 SAH 检出率与 CT 检查一样,在亚急性或慢性期则优于 CT(Ⅱ级证据)。对颅后窝、脑室系统少量出血以及动脉瘤内血栓形成、判断多发动脉瘤中破裂瘤体等,MRI 优于 CT。但价贵、操作不便是其缺点。特别是动脉瘤夹闭后,头 MRI 检查是否会引起金属动脉夹移位,目前说法不一。

4.MRA、CTA

MRA 对脑动脉瘤的检出率可达到 81%,但其分辨率和清晰度还有待提高。目前它只作为脑血管造影前一种无创性筛选方法。CTA 是近年来出现另一种无创性脑血管显影方法。患者静脉注射非离子型造影剂后在螺旋 CT 或电子束 CT 上快速扫描和成像。目前 CTA 应用于:①CT 检查怀疑脑动脉瘤者。②未经手术的脑动脉瘤的随访。③SAH 后血管造影阴性者或急诊患者病情不允许做血管造影者。④有动脉瘤家族史或既往有动脉瘤病史者。CTA 的灵敏度为 77%~97%,特异性为 87%~100%,可发现直径≤3 mm 动脉瘤,但其敏感性下降,为 40%~90%。有学者认为 CTA 可作为常规脑血管造影阴性的 SAH 者进一步检查手段,特别适用于常规血管造影难发现的小动脉瘤。但是,CTA 有假阳性和假阴性,又受扫描与摄片参数和条件的影响,因此 CTA 还有待进一步提高。

5.脑血管造影

脑血管造影仍是本病的经典诊断方法。一般应做四血管造影,以免遗漏多发动脉瘤或伴发的动静脉畸形。血管数字减影技术(DSA)已能查出大多数出血原因。如血管造影仍不能显示病变者,选择性颈外动脉造影可能发现硬脑膜动静脉瘘。如颈痛、背痛明显,并以下肢神经功能障碍为主,应行脊髓血管造影,以期发现脊髓动静脉畸形、动脉瘤或新生物。首次 DSA 阴性者,应在 2 周(血管痉挛消退后)或 6~8 周(血栓吸收后)重复做 DSA(Ⅲ级证据)。血管造影能否加重神经功能损害,如脑缺血、动脉瘤再次破裂,目前尚无定论。造影时机:由于脑血管痉挛易发生在 SAH 后 2~3 天,7~10 天达高峰,再出血好发时间也在此期间,因此目前多主张脑血管造影宜早或宜迟,避开脑血管痉挛及再出血高峰期,即出血 3 天内或 3 周后。但是,对危重患者,不应受此限制,在征得家属配合下,可做脑血管造影。大组病例显示脑血管造影病残率为 0.5%,死亡率<0.1%。

6.经颅多普勒超声(TCD)

由于血流速度与血管腔横切面成反比,即与血管腔半径平方成反比。采用 TCD 可以无创伤地测得脑底大血管的血流速度。特别精确、稳定测定大脑中动脉近端的流速,对临床诊断 SAH 后血管痉挛有重大价值(Ⅱ级证据)。SAH 后 4~10 天,大多数患者大脑中动脉流速>

80 cm/s(正常为 60 cm/s),最大流速＞200 cm/s者有发生脑缺血可能。同时也发现 TCD 流速增高的时限与脑血管造影血管痉挛的时限相似。大脑中动脉流速高于 120 cm/s,对于判断血管造影上的血管痉挛特异度为 100％,但敏感度为 59％。另外,TCD 检查和 TCD 阻断试验可预测颈内动脉阻断后脑血流动力学的变化,为安全阻断颈内动脉和术后扩容提供一个较可靠的指标。

三、诊断及鉴别诊断

(一)诊断

1.确定有无蛛网膜下腔出血(SAH)

出血急性期,CT 确诊 SAH 阳性率极高,安全迅速可靠。腰穿压力升高,伴有血性脑脊液,常是诊断动脉瘤破裂后蛛网膜下腔出血的直接证据。但颅内压很高时,腰穿要慎重进行。

2.确定病因及病变部位

脑血管造影是确诊颅内动脉瘤的"金标准",能够明确判断动脉瘤的部位、形态、大小、数目、是否存在血管痉挛以及最终手术方案的确定。首次造影阴性,应在 3～4 周后重复造影。CTA 在一定程度上能够代替脑血管造影检查,为动脉瘤的治疗决策提供更多的资料。

(二)鉴别诊断

1.以自发性蛛网膜下腔出血起病的患者

除了颅内动脉瘤破裂出血以外,脑动静脉畸形、硬脑膜动静脉瘘、海绵状血管瘤、烟雾病、脊髓血管畸形等同样能造成自发性蛛网膜下腔出血。脑血管造影检查与头颅的 CT 或 MRI 检查,均能够对相应疾病做出确定的诊断。

2.未破裂出血的高度怀疑颅内动脉瘤的患者

无出血的动脉瘤,在头颅 CT 平扫和强化扫描时需和高密度肿瘤和囊肿鉴别,如发现脑外高密度结节或肿块,应考虑到肿瘤、囊肿、结核瘤、血肿、动脉瘤等。MRI 具有重要鉴别价值,动脉瘤瘤腔流空信号与其他肿瘤明显不同,而血栓 T_1 高信号和含铁血黄素沉积也较具特征。

四、治疗

(一)颅内动脉瘤破裂出血后的非外科治疗

主要目的在于防止再出血和防治脑血管痉挛等。用于患者病情不适合手术或全身情况不能耐受开颅、诊断不明确、患者拒绝手术或手术失败者,亦可作为手术前后的辅助治疗手段。

1.防止再出血

(1)一般处理:患者应绝对卧床休息 4～6 周,头部可稍抬高,尽量减少不必要的搬动,禁止沐浴、如厕等一切下床活动。对头痛、烦躁的患者,适当地选用镇痛、镇静药物,保持安静,避免情绪激动。防止咳嗽、打喷嚏,可使用轻泻剂,保持大便通畅,减少因颅内压增高导致动脉瘤破裂的机会。

(2)控制性低血压:是预防和减少动脉瘤再次出血的重要措施之一,但降压幅度不宜过大。由于出血后颅内压增高可导致脑血流量降低,若再伴有动脉痉挛,则脑供血将进一步减少,此时如果血压降得过低则会造成脑灌注不足而加重缺血性脑损害。通常推荐降压幅度在10%～20%即可,高血压患者则降低收缩压原有水平的30%～35%,最好在生命体征监护仪的连续监测或经颅超声监测下进行,同时注意观察患者病情,如有头晕、意识恶化、肢体偏瘫等缺血症状,应予适当升压。

(3)降低颅内压:SAH患者可有不同程度的颅内压增高,而颅内压增高将通过多种机制导致脑损害。研究表明,甘露醇不仅能降低颅内压,增加脑血流量,推迟血-脑脊液屏障损害并减轻脑水肿,而且还是作用较强的氧自由基清除剂,可减轻脑神经细胞损伤,故对SAH的Ⅱ～Ⅳ级、临床表现怀疑有颅内压明显增高的患者予以甘露醇降颅压治疗,严重者可同时辅以速尿、人血白蛋白等。甘露醇正确使用是间歇快速给药,而不是持续滴注。由于过量使用甘露醇,有血液浓缩、黏滞度增加、电解质紊乱、脑循环障碍、加重脑损伤和肾功能损害等不良反应,故部分学者主张使用小剂量甘露醇(0.2～0.5 g/kg),认为小剂量甘露醇降低颅内压作用与大剂量相似,且可避免严重脱水、渗透失衡以及在大剂量使用时发生甘露醇外渗,并提倡在颅内压监测和渗透压监测下使用。

(4)抗纤溶治疗:使用抗纤维蛋白溶解药物是为干扰或阻止纤溶酶原转变为有溶解蛋白作用的纤溶酶,以抑制或推迟堵塞在动脉瘤破口上的血块被溶解,从而降低再出血率。常用6-氨基己酸,24 g/d,分次静脉滴注,持续用药到手术时停止,如不行手术,需维持4～6周。此外,还可选用氨甲环酸静脉滴注,0.5 g,3次/天。

2.预防和治疗脑血管痉挛

SAH后CVS进入到晚期阶段后,血管壁和脑组织可能已经遭受了不可逆损害,痉挛的脑血管对血管扩张剂已经丧失了扩张能力。但早期CVS时血管平滑肌形态结构未出现病理学改变,此时应用血管扩张剂效果较好,而且早期CVS所致损伤效应可以影响和强化晚期CVS的发生和发展,因此,如果能减轻SAH后早期CVS,则可减缓甚至阻断晚期CVS的发生和发展或减轻其严重程度,改善SAH患者预后。故CVS的药物治疗应在SAH后早期阶段尽早进行,有部分学者提出CVS的预防比治疗更为重要,特别强调抗痉挛药物的使用要早期、足程、足量进行。

3.其他治疗

(1)降体温:SAH后发热较为常见,通常为持续的低热,大多与血液刺激下丘脑或血液吸收有关,可采用物理降温以减少脑细胞的耗氧量及减轻脑细胞的损害。若体温长时间居高不下,需考虑是否有合并感染存在,可进一步寻找发热原因,根据病因具体治疗。

(2)抗痫治疗:动脉瘤性SAH引起的继发性癫痫发作并不少见,文献报道的发生率为9%～20%左右。在部分患者中为首发或早期的主要临床表现,但多集中在出血量较多、出血范围较大的患者,可有多种表现形式,常为全身性强直-阵挛发作。癫痫发作可加重病情,导致患者死亡率、致残率升高。SAH继发癫痫的机制目前尚不完全明确,与多种可能机制有关。目前临床上常用丙戊酸钠400 mg+5%葡萄糖溶液500 mL静滴,维持8小时,每12小时一次或间隔4小时再次用药1次,连续用药3～4天,3天后停用静脉用药,改为口服丙戊酸钠缓释片500 mg,每日一次,暂时未清醒的患者,予以鼻饲。不能控制者,可使用地西泮10～20 mg,以每分钟3～5 mg的速度(高龄患者酌情减量)静脉缓慢注射,直到发作停止或总量达20～

30 mg 为止。为防止再发,续用地西泮 8～10 mg/h,微量注射泵维持,每日总量不超过 120 mg。无癫痫发作 SAH 患者,如不使用预防性抗癫痫药物,一旦继发癫痫,即可在短时间内迅速加重病情,即使补救性加用抗癫痫药物治疗,效果亦往往不佳,导致患者预后不良,故提倡常规性预防使用抗癫痫药物。

(3)脑脊液引流:动脉瘤破裂出血后,血性脑脊液的刺激可导致难以忍受的剧烈头痛;积血还可堵塞室间孔或中脑导水管,引起急性梗阻性脑积水,部分患者甚至可诱发急性枕骨大孔疝,危及生命;慢性期分解破裂的红细胞堵塞蛛网膜颗粒可导致慢性脑积水;分解代谢的毒性物质可导致 CVS。因此,积血所致的急性脑积水需急诊行脑室外引流术以缓解高颅压危象;部分学者主张行腰池引流血性脑脊液,一方面可减轻头痛、减少慢性脑积水发生的机会,还可缓解 CVS 的症状。但腰池引流可能诱发更大的危险,即动脉瘤再次破裂出血甚至诱发脑疝,故现在大多数学者认为动脉瘤尚未处理的患者不宜行脑室外引流和腰穿诊断 SAH 以及腰池引流血性脑脊液。部分学者在行动脉瘤瘤颈夹闭前行腰池引流,可利于侧裂的分离,术后可保留腰池引流管持续引流血性脑脊液,减轻头痛等症状,减少脑积水和 CVS 发生的机会。

(二)颅内动脉瘤的手术治疗

颅内动脉瘤的手术方法:动脉瘤的手术治疗包括开颅手术和血管内介入治疗。开颅手术包括动脉瘤颈夹闭或结扎术、动脉瘤电凝固术、动脉瘤铜丝导入术、立体定向磁性栓塞术、动脉瘤射毛术、动脉瘤包裹加固术、激光凝固术等。间接手术是夹闭或结扎动脉瘤的输入动脉或供血动脉,分为急性结扎及慢性结扎两种,虽是一种老方法,在某些情况下亦行之有效。

1.动脉瘤颈夹闭或结扎

手术目的在于阻断动脉瘤的血液供应,避免发生再出血;保持载瘤及供血动脉继续通畅,维持脑组织正常血运;夹闭瘤颈后,术中即可检查手术效果。方法是:①术中血管造影。②微型多普勒超声探测。③荧光血管造影:在显微镜下能查出动脉瘤是否完全被排除于血流之外,载瘤动脉有无血流缺失,小血管(包括穿通支)是否血流良好。手术后动脉瘤颈多能被完全夹闭,使动脉瘤得以治愈。显微手术明显提高了动脉瘤的治愈率,使颅内动脉瘤直接处理的百分比从 1966 年的 45% 提高到 1976 年的 95%。有学者报道 200 例使用显微镜直接处理动脉瘤的患者,效果不良者仅 6%,而不用显微手术前高达 40%。

动脉瘤复发的原因有:①瘤颈夹闭不当:一般应紧贴着载瘤动脉夹闭瘤颈。不然,被残留的瘤颈在血流冲击下可逐渐扩大成动脉瘤。②动脉瘤夹在术后滑脱,使原来的动脉瘤重新充盈。所以夹闭瘤颈后要稍做观察。

2.载瘤动脉夹闭及动脉瘤孤立术

手术目的是在颅内夹闭载瘤动脉,其载瘤动脉可能是颈内动脉或其分支,也可能是椎-基底动脉或其分支。夹闭后降低及改变血流冲击强度及方向,降低动脉瘤内的压力,促使瘤内血栓形成,而使动脉瘤得到治愈。动脉瘤孤立术则是把载瘤动脉在瘤的远端及近端同时夹闭,使动脉瘤孤立于血循环之外,而不再出血。这种手术有其危险性。如大脑中动脉或基底动脉的突然夹闭很可能致患者死亡,若无其他替代方案,可先行颅内外动脉吻合再夹闭。或直接将大脑中动脉或基底动脉逐渐结扎(套上一粗线,在数天到数周内逐渐拉紧,达到完全闭塞的目的）。至于椎动脉，一般是可以夹闭的，但必须在其分出小脑后下动脉的远端，除非夹闭的另一侧是主要的椎动脉。颈内动脉的突然夹闭多半会造成瘫痪，偶可致命。所以也要慎重行事，最好先行颅内-外动脉吻合再夹闭。

手术的适应证与禁忌证：某些宽颈囊性动脉瘤，大型及巨型动脉瘤、梭形动脉瘤、壁间动脉瘤，或手术无法达到的一般囊性动脉瘤，可行此手术。由于技术、设备的改进，这种手术日趋减少。下列情况不宜施行这种手术：不能耐受结扎后脑缺血或暂时阻断后出现较严重的神经功能障碍者；对侧颈内动脉、椎动脉、Willis 环狭窄或闭塞，估计结扎后侧支循环不良者；颅内已有广泛动脉痉挛，结扎能进一步加重症状者，均不宜行此种手术。

夹闭或结扎动脉的选择：颈内动脉瘤包括海绵窦内颈内动脉瘤、颈内动脉后交通支动脉瘤及主要由一侧供血的大脑前动脉瘤，均可结扎同侧颈内动脉。一侧椎动脉瘤或主要由一侧椎动脉供血的基底动脉瘤，在同侧颈部结扎椎动脉。某些椎动脉瘤在不影响小脑后下动脉供血情况下，对椎动脉施行孤立术也是可取的。基底动脉分叉部动脉瘤如不能夹闭瘤颈时，可在大脑后动脉与小脑上动脉之间，或小脑上动脉以下的基底动脉安置动脉夹。部分大脑后动脉瘤可在 P1 段或 P2 段起始部结扎，而不出现任何缺血症状。一般颅内动脉的各种结扎或夹闭也最好在显微镜下进行。

手术效果：颈部颈动脉结扎后动脉瘤的再出血率为 5.9%～6.8%。其中颈内动脉瘤再出血率为 3%，前交通支动脉瘤为 9.7%，大脑中动脉瘤为 19%。手术对椎-基底动脉系动脉瘤效果较差。

3.动脉瘤包裹术

主要适用于瘤颈过于宽大、梭形动脉瘤、瘤颈内有钙化斑不宜上夹或结扎者，或者因载瘤动脉不能阻断时应用。也可以在其他处理动脉瘤方法不能奏效时应用。其目的是采用不同的材料加固动脉瘤壁，虽瘤腔内仍充血，但可减少破裂的机会。目前临床应用的有筋膜、细纱布和塑料等。肌肉包裹因疗效甚差，已被放弃使用。进行包裹前最好能全部暴露瘤体，然后用包裹材料均匀、彻底地将瘤体全部覆盖。这种方法有一定的缺点，如正在出血的动脉瘤不易包裹。部位深在、粘连紧密的动脉瘤常不可能全部游离。有学者报道乌拉坦预聚物可用于临床。动物试验用它包裹 6 个月后检查，它的量并不减少，并且动脉瘤壁与聚氨酯黏合良好。乌拉坦聚合物是一种黏性液体，与胺及水起反应，在几分钟内变成有弹性物质，即聚氨酯。

4.动脉瘤介入治疗技术

颅内动脉瘤介入治疗始于 20 世纪 70 年代初。早期，介入治疗仅适用于动脉瘤形态和部位不适合手术夹闭或临床状态较差的患者。随着导管技术和栓塞材料的不断改进，介入技术逐渐成熟，目前已成为治疗颅内动脉瘤的重要方法。近期一项多中心随机临床试验——国际蛛网膜下隙出血动脉瘤试验(ISAT)对血管内弹簧圈栓塞和神经外科夹闭两种方法进行了比较，结果表明前者能够提高患者术后 1 年独立生活的机会。介入治疗安全性、有效性的提高无疑有赖于新技术和新材料的发展。

（三）颅内动脉瘤两种手术治疗方式选择

目前动脉瘤的治疗方法主要有两种：一是开颅手术夹闭；二是血管内介入栓塞。开颅手术夹闭已经有 70 多年的历史,随着显微神经外科手术技术的提高,疗效也有不断的进步。优点是如果动脉瘤夹闭完全,无残留,则复发率很低,对于合并有颅内较大血肿的患者也很合适,手术的时候可以同时进行血肿的清除。缺点是需要打开颅腔,创伤相对较大,同时需要术者技术精湛、丰富经验。介入治疗始于 20 世纪 90 年代,其创伤小,恢复快,但复发率及费用相对较高。目前国内外神经外科医生的共识是:并非所有的动脉瘤都适合栓塞;手术夹闭也不能解决全部动脉瘤治疗问题。

如何选择这两种治疗方法?哪一种治疗效果更好?多数学者认为应根据患者的具体情况而定,相当一部分动脉瘤既适合手术,也适合栓塞;但从形态学分析,大脑中动脉瘤的入路更简单,且常伴有局部血肿,颅内高压,更适合开颅手术夹闭;后循环动脉瘤的开颅手术较为困难,栓塞治疗的效果更好;海绵窦段及颈内动脉瘤的开颅手术治疗也很困难,两种方式比较,栓塞处理相对容易些。

国际蛛网膜下腔出血试验(ISAT)是迄今为止唯一的前瞻性多中心临床随机对照试验,该研究自 1994 年开始,历时 15 年由全球 43 个神经外科中心 2 143 位患者参与,且平均随访时间长达 9 年。其 1 年随访结果显示,开颅组的致死及致残率为 31%,显著高于介入组的 24%。而两者之间的差异主要体现在致残率方面:开颅组为 22%,而介入组仅为 16%。造成这种差异最主要原因在于开颅组的并发症率较之介入组明显升高(19% 与 8%)。但介入组的 2.9% 的再出血率较开颅组的 0.9% 仍然要高出许多。而此后 ISAT 发布的长期随访数据依然显示:①破裂动脉瘤患者在介入栓塞或夹闭后发生再出血的危险均高于正常人群。其来源除已治疗动脉瘤外,还包括多发动脉瘤中的未破裂动脉瘤、新发动脉瘤等。②介入栓塞组动脉瘤再出血概率虽略高于夹闭组,但差异很小,无统计学意义。且介入组行再次栓塞后,患者的生存质量评分改良 Rankin 评分量表(mRS)无变化。③随访 5 年时,介入组的死亡率仍低于手术夹闭组。

该研究通过长期随访肯定了介入栓塞治疗动脉瘤的持久性,及其相对于手术夹闭的优越性。值得一提的是,该研究患者入组始于 1994 年,当时欧洲批准弹簧圈栓塞刚 2 年半,美国 FDA 尚未批准弹簧圈栓塞,因此,其介入治疗结果只体现了动脉瘤介入治疗初期的水准,随着介入材料的更新和介入技术的进步,现在神经介入的治疗效果已经有了更大的提高。

随着介入技术及材料的发展,既往认为一些难以完成的血管内治疗也变得可行。同时,生物活性弹簧圈以及支架技术的应用显著提高了动脉瘤治愈率。但支架同样带来更高的并发症率,尤其在急性期是否应该使用支架,目前存在极大争议。而血流转向装置的面世为动脉瘤治疗带来新的福音,但目前关于其在 aSAH 中的应用前景似乎仍不明朗。

鉴于目前介入治疗发展极其迅猛,2012 版《美国动脉瘤性蛛网膜下腔出血治疗指南》也随之进行了大幅修订,除了两条公认的临床 Ⅰ 类 B 级证据,即 aSAH 患者应尽早手术及动脉瘤须彻底治疗外,其他内容均有调整。首先强调了多学科合作的治疗理念,要求动脉瘤治疗方案的制定需要有经验的脑血管外科医师及神经介入医师根据患者病情及动脉瘤情况共同商讨后决定(Ⅰ 类 C 级证据)。其次,建议对于血管内治疗及外科开颅手术均合适的动脉瘤患者,首先考虑血管内治疗(Ⅰ 类 B 级证据),同时提出针对大脑中动脉瘤的患者及脑实质内血肿大于 50 mL 的患者,首先考虑行开颅手术。高龄(大于 70 岁)、高级别 aSAH 及基底动脉顶端动脉瘤,首先考虑介入治疗(Ⅱb类C级)。再次,重申了动脉瘤复查的重要性,要求所有患者术后需要进行延期影像学随访,一旦发现明显残留,则明确考虑进一步治疗。最后,针对支架的使用进行了限制,明确提出在aSAH患者中使用支架将造成残死率上升。只有当各种出血风险可排除的情况下方可使用支架。

本次美国新版指南肯定了介入技术在近年来的发展,并指出未来动脉瘤治疗微创化的方向,为日后各类微创技术和材料的发展提供了坚实的平台。但在aSAH急性期支架的使用方面,目前大规模随机对照试验还是空白,无法提供准确的数据。根据国内外一些回顾性数据分析结果,目前疗效仍不尽如人意。如何解决抗血小板治疗后导致的"出血"及"缺血"的矛盾,依然是未来临床研究的重点。血流转向装置是研究热点,但其在急性期同样需要使用双重抗血小板治疗,因此疗效和安全性有待进一步评估。

(四)颅内动脉瘤手术治疗的现状和前景

1.破裂动脉瘤的手术时机

自20世纪90年代以来,随着神经介入治疗的快速发展,对脑血管痉挛研究的不断深入,以及微创手术理念的普及和显微操作水平的提高,对颅内破裂动脉瘤的救治疗效有了显著提高。因此,总体上对破裂动脉瘤的手术呈现非常积极的趋势。防止动脉瘤再次破裂、出血是手术的主要目的,从这个意义来说,应尽早实施手术。但手术疗效受到多因素的影响。目前,国内外对一些难治性动脉瘤手术的时机选择,尚有争议。如何把握颅内破裂动脉瘤的手术时机,值得认真探讨。

(1)对颅内破裂动脉瘤手术时机的认识:导致动脉瘤破裂后预后不良的主要因素有:①动脉瘤破裂导致的原发性或早期脑损伤(EBI)。②动脉瘤破裂后迟发性脑损伤,其中脑血管痉挛导致迟发性缺血性神经功能障碍(DIND)是最重要的因素。③动脉瘤的再次破裂。权衡手术对这些因素防治的利弊以及对患者预后的影响,是决定手术时机的关键。

破裂动脉瘤再出血有以下特点:①再出血时间,当天再出血率为4%,此后4周每天出血率为1%~2%。②再出血的病死率约为70%。③有高血压或神经功能障碍者,再出血概率显著增加。④前循环动脉瘤再出血率高于后循环动脉瘤,其中又以前交通动脉瘤概率最高。采取保守措施,如体位疗法、血压控制等,对避免再出血的作用不大。唯有外科手术或血管内介入治疗能够较可靠地避免再出血。

在动脉瘤性蛛网膜下隙出血(aSAH)患者中,有20%~30%出现症状性脑血管痉挛。典型者约于aSAH 3天后出现,7~8天达高峰,一般持续2~3周。手术对脑血管痉挛的防治具有两面性:对蛛网膜下隙广泛分离和对载瘤动脉的分离、阻断,有可能加重脑血管痉挛;而手术清除血肿、冲洗蛛网膜下隙、打开终板行第三脑室造瘘、去骨瓣减压、局部使用罂粟碱等扩血管药物和重组组织型纤维蛋白酶原激活物(rTPA)、尿激酶等措施,有助于缓解颅内高压、改善脑血流、预防或减轻脑血管痉挛。术后可以进一步采用积极的抗血管痉挛治疗,包括使用3"H"或3"N"治疗、使用钙离子拮抗剂、纤溶或抗凝、针对近端血管的球囊扩张和对远端血管的药物灌洗,还包括尼莫地平、尿激酶、罂粟碱等。采用介入手段治疗脑血管痉挛,可使入院后总病死率下降16%。

对动脉瘤的治疗越早,发生再出血的概率就越低,并为后继积极的抗血管痉挛治疗创造了条件。有临床研究认为,对情况较好的患者进行早期手术的效果优于或不劣于晚期手术,并且避免了等待过程中的再出血、丧失手术机会的情况。有学者总结北美 772 例动脉瘤手术患者的资料,发现早期和晚期手术死亡率相当,但早期手术恢复优良率为 70.9%,高于晚期手术组的 61.7%。故尽可能在 SAH 后急性期(3 天内)进行手术,这已经于 20 世纪 90 年代达成共识。

近年来,人们对避免早期再出血和减轻早期脑损伤更加重视。有学者提出的超急性期手术,即在发病 24 小时,甚至 12 小时内手术,这对手术人员的组织和设备要求均很高,目前国内只有少数几家脑血管病中心才能做到。而超急性期手术的益处仍有待于临床的验证。急性期脑损伤机制复杂,涉及颅内高压、脑灌注不足、血-脑屏障开放、氧代谢障碍、神经凋亡等。理论上早期清除蛛网膜下隙积血有利于减轻这些不良反应,但相关研究尚不充分,有待进行深入的研究。

如果部分患者由于各种原因错过了急性期(3 天内)手术,是继续延期(待血管痉挛的高峰期过去,即 2~3 周后手术)还是在此期间手术则根据具体情况决定。由于影响因素众多,不同的临床研究提出了完全相反的意见。多数学者认为,在完善术前准备的前提下,对于病情稳定或好转的患者,仍以尽早手术为宜,并在术后进行积极的抗血管痉挛治疗;但对于已经存在偏瘫的大脑中动脉瘤患者,在排除血肿压迫作用,并经影像学证实,有血管痉挛发生的情况下,可以选择先保守治疗。原因是手术可能导致血管痉挛的进一步加重,造成预后严重不良。最近针对 DIND 的研究认为,严重血管痉挛除导致管径狭窄、脑供血不足外,尚存在脑氧代谢障碍等机制导致的脑梗死。因此,单纯缓解颅底大血管及其主要分支的痉挛,并不足以缓解DIND。该领域的深入研究,将为动脉瘤的治疗,包括手术时机的选择,打开新的思路。

(2)高分级动脉瘤手术时机的选择:对 aSAH 严重程度有不同的分级标准,各临床研究所采用的标准不同,治疗结果也就存在一定的差异。以术前 Hunt-Hess 或世界神经外科医师联盟(WFNS)分级Ⅳ～Ⅴ级的动脉瘤,作为高分级 aSAH 的判定标准,最为常用。对该类患者治疗的积极程度,受治疗水平、社会经济发展程度及患者家属接受能力的制约,在各地有显著差异。但应区别对待Ⅳ级和Ⅴ级患者,对Ⅳ级患者应加强早期病因治疗,并在夹闭动脉瘤的同时,采用适度冲洗蛛网膜下隙积血和去骨瓣减压等措施,有助于降低病死率和重残率。但该类患者早期脑肿胀明显,给蛛网膜间隙的分离和近端血管的控制带来困难。术中发生动脉瘤再破裂的概率较高,并且患者合并肺水肿和心功能不全的比例亦高。若术中患者的循环状态不稳定,均会使手术和麻醉的难度增大。治疗团队必须具备熟练的显微手术技巧和丰富的术中应急处理经验。盲目地进行早期手术,反而可能增加手术创伤。故各医疗中心仍应根据患者的情况和当地的医疗水平,选择合适的手术时机。对 Hunt-Hess 或 WFNS 分级Ⅴ级的患者,治疗费用高、周期长、效果差,在治疗的时机、方式以及预后判断等方面,存有较大的争议。因早期手术虽有可能提高存活率,但患者多以植物状态生存,并没有改善生存质量。故是否实施手术,仍持谨慎态度。

对高分级 aSAH 伴急性脑积水或颅内血肿压迫的患者,手术治疗效果相对较好。主要在于能够通过脑脊液引流或颅内血肿的清除,迅速降低颅内高压、改善脑氧代谢、恢复脑功能。

除这两种情况之外，对高分级 aSAH 患者的急性期治疗，应设法判断是否已经存在严重的不可逆性脑损伤。若已发生，即使采取积极的治疗措施，也无法获得令人满意的治疗效果。但如何判断可逆或不可逆性脑损伤，仍是神经科学界尚未解决的难题。学者们已在尝试联合采用现有的各种神经功能量表、神经损伤的分子生物学标志物或脑血流、诱发电位等定量化判断预后的指标。但由于样本量小及预后受到多因素的影响，无法达成共识。有学者采用 12 小时预治疗控制颅内压，观察患者对治疗的反应，再根据病情有无好转，来决定是否手术。这种做法有一定的理论支持和可行性。

（3）难治性动脉瘤手术时机的选择：由于动脉瘤的位置（颈动脉眼动脉段、后循环动脉瘤）、形态（梭形、宽颈、巨大等）、结构（夹层、瘤颈粥样硬化或钙化、外伤性假性动脉瘤）、血流（无代偿，不能耐受临时阻断）等因素，以往对这部分动脉瘤进行手术较为困难，被称为难治性动脉瘤。由于介入材料和技术的进步，很多病例可以通过介入治疗获得满意的疗效，而显微技术的进步和塑形动脉瘤夹的多样化，也使得部分形态复杂的动脉瘤能够顺利地被夹闭。因此，目前对手术或介入治疗均困难的动脉瘤，才能真正称为难治性动脉瘤。患者在急性期由于颅内压较高、脑水肿明显，动脉瘤的手术难度又很大，一般主张对这类患者先进行保守治疗，待脑水肿消退，解除血管痉挛，手术条件好转后，再进行颅内-外血管吻合等较为复杂的操作。有学者认为，保守治疗期间，对部分患者可先选用介入治疗封堵裂口，会减少等待期间的再出血风险。提示手术和介入治疗的联合应用，有可能为难治性动脉瘤患者提供更好的治疗选择。

（4）展望：对颅内破裂动脉瘤手术时机的把握，是随着对疾病认识的深入和治疗手段的进步而不断变化的。对无严重神经功能障碍的患者，已逐步达成加强急性期手术的共识，包括介入栓塞和开颅夹闭；对高分级动脉瘤，也存在早期手术的倾向，但仍存有争议，或有一定的个体差异；对难治性动脉瘤，虽仍需等到病情稳定后手术，但此类患者的选择范围，有了新的界定。总体而言，这些问题目前仍然缺乏循证医学的证据，是未来需要进一步研究的课题。

2.未破裂动脉瘤的手术时机

关于无症状性动脉瘤要不要处理是很多医生和患者都关心的问题，目前还存在争议。数据显示：颅内动脉瘤的尸检率在 0.2％～4.5％ 不等。国家"十一五"国家支撑项目的前瞻性初步调查结果显示：我国颅内动脉瘤的检出率达到 9％ 左右。自发性蛛网膜下隙出血每年的发病率为10.5/100 000。有学者对 181 个未破裂动脉瘤的随访表明，年破裂率为 1.4％，从发现动脉瘤到破裂的平均时间为 9.6 年，30 年累计破裂率为 32％。国际未破裂颅内动脉瘤研究（ISUIA）是迄今对未破裂动脉瘤开展的最大规模研究，包括了美国、加拿大和欧洲的 1449 例未破裂动脉瘤患者，平均随访 8.3 年的年破裂率为 0.05％～0.5％，明显低于以往报道。这组流行病学数据说明—无症状动脉瘤自然病程发展的风险可能低于手术处理的风险，因而对偶然发现的无症状颅内动脉瘤是可以不处理的，或者说是可以动态观察的，动态观察的手段包括 MRA 和 CTA 检查。

对于无症状性动脉瘤，目前临床干预所掌握的原则一般是：①动脉瘤直径超过 5 mm。②形态不规则。③介入治疗预期风险和难度不大。具体到患者个案来讲，其偶然发现的无症状动脉瘤毕竟有远期出血的潜在风险，所以是否决定进行处理，尚需综合考虑，包括医患之间的充分沟通。

(五)围手术期脑血管痉挛的综合治疗

动脉瘤性 SAH 后脑血管痉挛(CVS)可使脑血流量减少,造成脑缺血和脑梗死,严重者可导致脑组织广泛缺血缺氧,引起脑水肿以及颅内压增高,继发更为严重的脑损害,是产生昏迷、瘫痪等严重症状的根源,也是动脉瘤破裂患者死亡率和病残率增加的主要原因,部分学者认为这是比动脉瘤破裂出血更为重要和复杂的一种发病机制。SAH 后早期(动脉瘤夹闭术前)有超过 50% 的患者发生了节段性的脑血管痉挛,在介入治疗过程中,脑血管痉挛的发生率介于17%～60%;开颅手术后脑血管痉挛的发生率在 22%～49%,如果未能及时诊断和治疗,可能导致迟发性脑缺血,严重影响手术疗效。由此引起一系列临床症状,并最终影响临床转归。因此,及时发现脑血管痉挛的发生并尽早防治,是提高脑血管痉挛疗效的关键之一。

临床上通常将脑血管痉挛分为:①急性脑血管痉挛:多于 SAH 后 24 小时内发生,据统计,SAH 患者的早期死亡率极高,其中 12% 的患者在脑血管痉挛尚未治疗时就已死亡,25%于 24 小时内死亡。研究表明,SAH 可直接启动多条信号传导通路导致早期脑血管痉挛,早期脑血管痉挛及早期脑损伤是 SAH 患者死亡的首要原因,其所致损伤效应可以影响和强化晚期脑血管痉挛的发生和发展。②慢性(迟发性)脑血管痉挛:多于 SAH 后 3～4 天发生,1 周内为发病高峰,可持续至 3 周。发生机制主要与出血急性期后血凝块中释放出来的多种血管收缩物质有关,如前列环素(PGI_2)、血栓素 A_2(TXA_2)、5-HT、儿茶酚胺、红细胞溶血后氧合血红蛋白等。但两种发病机制的最后共同途径都是平滑肌细胞 Ca^{2+} 内流和细胞内钙库中的 Ca^{2+}释放,导致胞质内游离 Ca^{2+} 超载。在慢性(迟发性)脑血管痉挛期间血管壁和脑组织容易形成不可逆损害,痉挛的脑血管可能对血管扩张剂丧失扩张能力,至今尚缺乏有效的治疗措施以减轻 SAH 后晚期脑血管痉挛及其所致的脑损害,相当一部分患者的神经功能障碍未能得到改善甚至死亡。但早期脑血管痉挛时血管平滑肌形态结构未出现病理学改变,此时应用血管扩张剂效果较好。因此,如果能在 SAH 后的早期阶段尽早使用解痉药物,则可能减轻 SAH 后早期脑血管痉挛,进而减缓甚至阻断晚期脑血管痉挛的发生和发展或减轻其严重程度,改善SAH 患者预后。目前,SAH 后早期脑血管痉挛及 EBI 正在逐渐成为研究的重点。

临床上还将脑血管痉挛分为血管造影性脑血管痉挛和症状性脑血管痉挛。但血管造影性脑血管痉挛和症状性脑血管痉挛并不完全一致,很多血管造影性脑血管痉挛并没有相应的临床症状和体征。所以尽管血管造影性脑血管痉挛的发生率可达 70%,但症状性脑血管痉挛发生率只有 25%～30%。

另外,多种因素还可能导致医源性脑血管痉挛的发生,包括术中血管受到牵拉、挤压、摩擦及长时间暴露等。

1.临床表现

脑血管痉挛本身并无典型的特异性临床表现,一般在 SAH 后 3～5 天,如果出现意识状态的恶化,甚至伴随新出现的局灶定位体征,如偏瘫、偏身感觉障碍、失语以及颅内压增高的表现,如头痛、呕吐等,临床除外电解质紊乱(高钠血症),CT 检查除外继发性脑积水及颅内血肿等后,需高度怀疑脑血管痉挛的可能性。

2.辅助检查

(1)数字减影血管造影(DSA):脑血管痉挛在 DSA 全脑血管造影中表现为血管呈条索状,

显示不均匀,管腔狭窄。通常将血管管腔狭窄小于 25％定义为轻度狭窄;狭窄 25％～50％为中度狭窄;狭窄大于 50％为重度狭窄。尽管 DSA 全脑血管造影一直被认为是诊断脑血管疾病和脑血管痉挛的"金标准",但其有创性、危险性及不能重复检查等因素限制了其对脑血管痉挛的发生、发展以及转归情况进行连续监测。

(2)经颅多普勒超声(TCD)血流检测:1982 年经颅多普勒超声检查(TCD)技术在临床上的成功运用,方使 SAH 后 CVS 的无创动态监测成为可能。至目前为止,TCD 仍是临床上检查 CVS 的最常用方法,能测量血液流经大脑动脉的速度(cm/s),并且可以连续多次监测,动态观察 SAH 后脑血流动力学变化情况,对 CVS 的诊断及预后判断均具有重要价值。大量研究证明,TCD 所反映的血流速度增加与动脉造影所显示的脑血管痉挛有很好的相关性,特别是大脑中动脉(MCA)。有学者根据 TCD 的临床追踪观察,对 SAH 引起的 CVS 进行临床分级:血流速度 120～140 cm/sec 为轻度血管痉挛,140～200 cm/sec 为中度血管痉挛;大于 200 cm/sec 时为重度血管痉挛,小于 120 cm/sec 时无血管痉挛的表现。TCD 在判断大脑中动脉痉挛时的特异性更高,大致有 85％～90％的准确性,同样对于椎-基底动脉其可信度亦很高,但对于大脑前动脉和大脑后动脉诊断准确性不如大脑中动脉,所以临床上通常把观察结果最准确和最灵敏的大脑中动脉作为主要观测点来诊断脑血管痉挛。

(3)CTA:CT 血管造影是螺旋 CT 问世以来逐渐发展起来的一种无创性血管检查方法,具有创伤小、并发症及禁忌证少、费用低等特点,适合反复监测脑血管痉挛。尤其是其成像速度快、部分危急重症患者能够耐受的优势,特别适合意识较差的患者。高分辨率的 CTA、CT 灌注成像能够准确诊断颅内主要血管,如颈内动脉、大脑中动脉、大脑前动脉 A1 段和基底动脉的严重血管痉挛,但对于诊断小动脉的血管痉挛,以及鉴别轻度和中度痉挛,尚有一定局限性。

(4)MRA:1986 年某学者首创了 MRA,不需注射任何造影剂即可显示整个脑血管系统,避免了常规脑血管造影的危险性,真正实现了无创性脑血管成像,尤其适用于肾功能受损的患者。但其仍然存在明显的缺陷,如检查时间长、意识较差的患者不能耐受等。因此,MRA 技术在脑血管痉挛的诊断中至今仍不十分广泛。

3.治疗

(1)一般治疗:脑血管痉挛的防治原则应包括病因治疗、预防为主、全程治疗、防治并发症等 4 个方面。

(2)药物治疗

①钙拮抗剂:由于脑血管痉挛发生机制的最后共同途径是胞质内钙超载,通过阻止血管平滑肌细胞的钙异常内流来降低脑血管痉挛的发生率和严重程度,是临床防治脑血管痉挛的最常用的方法。在各种钙拮抗剂中,目前临床推荐使用的主要是尼莫地平。这是一种具有颅内血管高度选择性的第 2 代二氢吡啶类钙拮抗剂,能借其脂溶性透过血-脑脊液屏障,选择性地作用于脑血管和脑组织,对于颅内血管以外的其他血管扩张作用较弱,且全身不良反应小,起效快,能改善所有级别 SAH 伴发 CVS 患者的预后。尼莫地平显著减少 aSAH 后继发缺血症状,使脑血管痉挛所致的死亡和致残相对危险度均明显下降。目前,尼莫地平是美国心脏协会(AHA)、加拿大及意大利等多个国家和地区的 aSAH 诊疗指南中推荐防治脑血管痉挛的首选药物。使用时需遵循早期、全程、足量、安全的原则,推荐尼莫地平的用法和用量如下:a.早期:

尼莫地平对已经发生的钙超载并无清除作用,因此对已发生的 CVS 效果差,因此特别强调早期使用,建议 aSAH 患者入院后应尽早静脉输注尼莫地平。b.全程:脑血管痉挛在 aSAH 后可持续 2~3 周,因此尼莫地平维持治疗至少需 14~21 天。《Youmans Neurological Surgery》第 5 版中推荐疗程为 21 天,建议尼莫地平静脉滴注 14 天,后改为口服序贯治疗。c.足量:有研究结果显示,尼莫地平注射液的剂量只有在 20~30 mg/d 时,脑血流量才能达到 55 mL/(100 g·min),因此,即使考虑到人种差异所致在使用过程中血压减低的现象,尼莫地平注射液的最小用量也不能低于 30 mg/d。目前国际上推荐的尼莫地平注射液的抗痉挛的剂量为 48 mg/d。通常尼莫地平静脉输注的剂量依体重而定。体重低于 70 kg 或血压不稳的患者:起始剂量为 0.5 mg/h,如耐受良好,2 小时后可增加至 1 mg/h;体重>70 kg 的患者:起始剂量为 1 mg/h,如耐受良好,2 小时后可增加至 2 mg/h。每天静脉给药剂量为 24~48 mg。尼莫地平半衰期约 1.5 小时,静脉给药建议采用输液泵持续给药,以便保持稳定的血药浓度。口服推荐剂量为 60 mg,每间隔 4 小时 1 次。d.安全:2007 年,Cochrane 中心分析结果证明,尼莫地平不增加 aSAH 后再出血的发生率。国际大规模临床试验也证明尼莫地平对颅内压的影响与安慰剂相似。e.术中局部灌洗:将新配置的尼莫地平稀释液(1∶19 尼莫地平注射液/林格液)加温至与血液温度相同后,于术中脑池滴注。

②法舒地尔:是一种异喹啉磺胺化合物盐酸盐,属于 Rho 激酶抑制剂,1995 年 6 月在日本开始应用于临床,具有抑制蛋白激酶的作用,故能直接阻断肌球蛋白轻链激酶(MLCK)活性而舒张血管。主要扩张中、小动脉(如 Willis 环等),选择性地增加脑血流量,改善脑缺血症状及伴随的神经元损伤。日本一项随机临床试验(275 例 SAH 患者)证实法舒地尔能减少脑血管痉挛发生。根据其使用说明,为避免诱发动脉瘤再破裂出血的危险性,应在导致 SAH 的颅内动脉瘤被夹闭或栓塞后再开始使用,而且用药时间不宜超过 2 周,其剂型为静脉制剂。法舒地尔的推荐用法为每日 2~3 次,每次 30 mg,静脉滴注 30 分钟。

③罂粟碱:罂粟碱是一种血管扩张剂,局部应用可高选择性作用于痉挛动脉,缺点为作用时间短暂,对老年患者的血管舒张作用下降。在血管内介入治疗时可予 0.3% 罂粟碱溶液 100 mL 以,0.1 mL/s 速度动脉内灌注,也可用于开颅手术中局部灌洗。

(3)手术治疗:动脉瘤破裂出血后血性脑脊液的刺激可导致脑血管痉挛,早期尽可能地清除蛛网膜下隙的积血是预防 SAH 后脑血管痉挛的有效手段。部分学者主张行腰池引流血性脑脊液,可减轻头痛、减少慢性脑积水发生的机会,还可缓解脑血管痉挛的症状。但腰池引流可能诱发更大的危险,即动脉瘤再次破裂出血甚至诱发脑疝,故现在大多数学者认为动脉瘤尚未处理的患者不宜行脑室外引流和腰穿诊断 SAH 以及腰池引流血性脑脊液。部分学者在行动脉瘤瘤颈夹闭前行腰池引流以利于术中侧裂的分离,术中尽可能清除蛛网膜下隙的积血,术后保留腰池引流管持续引流血性脑脊液,可减轻脑血管痉挛的严重程度。

(4)血管内治疗:脑血管痉挛的血管内治疗有两种常用方法:球囊血管扩张成形术和动脉内血管扩张药物直接灌注,两者可单独或联合使用。有研究表明,对于严重的节段性脑血管痉挛,球囊血管扩张术后数小时内,60%~80% 患者的临床症状有明显改善。球囊扩张技术有一定的并发症发生,多与操作相关,包括造成急性动脉夹层、动脉瘤夹移位等,故一般只适用于颅内大动脉的局限性痉挛。另外,在血管内介入治疗时可予 0.3% 罂粟碱溶液 100 mL 以 0.1 mL/s

速度动脉内灌注,可减轻脑血管痉挛的严重程度。

(5)血流动力学治疗:脑血管痉挛可导致血管腔狭窄,脑血流量减少,灌注压降低,血液呈高凝状态。针对上述病理机制,部分学者提出 3H 疗法,即升高血压、扩充血容量、提高血液稀释度,以增高脑灌注压、降低血黏度、降低红细胞及血小板凝聚力,改善微循环,防止脑缺血缺氧、脑水肿、脑梗死。具体方法为:①扩容:可用晶体液、白蛋白和血浆,晶体和胶体按 1:3 的比例搭配,每日静滴和口服液体总量 3 000～6 000 mL。治疗期间要监测患者血容量和中心静脉压,使之维持在 7～10 cmH$_2$O,肺毛细血管楔压保持在 15～18 mmHg。②血液稀释:与扩容相同的溶液输入为扩容稀释,在输入液体的同时放出一定量全血为等容稀释,可选用胶体溶液,使红细胞比容维持在 33%～38%。③升压:可用多巴胺使收缩压较治疗前升高 20～40 mmHg,或维持在 150～160 mmHg。但 3H 治疗可能诱发多种并发症,如升高血压可增加心肌工作负荷,导致心肌缺血;循环容量增加可能导致肺水肿、血管源性脑水肿、低钠血症,血液黏稠度下降,血小板聚集能力减低可能诱发出血等。所以在 3H 治疗时,要注意相应的禁忌证:破裂的动脉瘤尚未夹闭或栓塞;CT 显示已经出现严重脑梗死;颅内压明显增高,合并严重脑水肿;患者合并严重的原发性心肾疾病等。故有学者提出了 3N 疗法,即保持脑正常灌注压,维持正常血压、正常血容量、正常血黏度,由于其风险相对较小,3N 治疗也为广大神经外科医生所接受。

(六)颅内动脉瘤的显微手术治疗

1.颅内动脉瘤的显微手术治疗

颅内动脉瘤目前最常用的方法是显微手术瘤颈夹闭术和血管内介入栓塞术。早期开颅夹闭既可以阻断动脉瘤的血液供应,避免发生再出血,同时又保持载瘤动脉的通畅,术后不会引起脑功能的障碍,还可以清除部分蛛网膜下隙积血和脑内血肿,有助于降低颅内压和减轻脑血管痉挛。凡是动脉瘤具有一较长瘤颈者都应优先用此法治疗。对于暴露困难,瘤颈宽而短,或有多根主要动脉相连者,就不能应用此法。随着影像学设备、手术、麻醉和 ICU 技术,特别是显微神经外科的发展,显微手术改善了动脉瘤夹闭手术的暴露。应用手术显微镜能更清晰地分辨动脉瘤蒂,游离并保留动脉瘤周围重要血管分支,明显降低了手术后的并发症的发生率。显微手术明显提高了动脉瘤的治愈率,手术死亡率也降至 1%～5.4%,手术效果确切,疗效可靠,复发率低。

2.显微手术技术和方法

(1)微骨孔锁孔技术:目前,微骨孔锁孔技术是微创外科的标志,它并非单纯强调小切口,其优点是医源性损伤小,术后反应轻,手术效果好,将显微神经外科提高到新的水平。微骨孔入路的内涵是,根据每个患者的病变部位和性质,准确地个体化设计开颅部位,使手术路径最短并精确地到达病变。充分利用脑组织的自然间隙,经过调整患者头位和手术显微镜角度,以获得足够的手术空间来完成手术,将手术创伤降至最低。采用微孔入路时要求考虑备皮范围,切口位置和长度,骨窗位置大小,靠颅底切开硬脑膜,保护蛛网膜和神经血管,经脑室和皮层精确定位通路,充分切除病变等,从而做到术后不加重患者的神经功能缺损。微骨孔入路的适应证为:颅底肿瘤;鞍区肿瘤;脑桥小脑角肿瘤;颅内动脉瘤。巨大动静脉畸形和出血急性期动脉瘤不宜用此入路。

①微骨孔的手术方法：在镜下分离抵达鞍区，首先辨认出视神经和颈内动脉，并打开交叉池蛛网膜，沿颈内动脉寻找前交通动脉，颈内-后交通动脉或大脑中动脉。在暴露过程中，可调整手术显微镜和手术床的角度，以获得满意的术野。显露夹闭动脉瘤时，通常置一个窄脑板牵拉脑组织即可，另一侧可用吸引器兼作牵开器使用。脑回缩满意后，也可不用脑压板牵拉，以节省空间。动脉瘤破裂处理方法为立即更换粗管径吸引器迅速吸除积血，确认出血部位，暂时阻断载瘤动脉近端，进一步暴露动脉瘤，根据出血的不同情况，夹闭动脉瘤蒂。

②微骨孔入路的优点：与传统的开颅相比，微骨孔入路优点在于：a.缩小开颅范围，减少暴露和干扰正常脑组织；b.利用颅内正常解剖间隙，如侧裂池、纵裂入路，减少对脑的牵拉；c.手术损伤小，降低了与传统开颅有关的并发症，如术后癫痫、术后血肿等，提高了手术的安全性；d.缩短了开关颅时间，减少了手术出血，本组术中均未输异体血；e.保护了颞肌、额肌的神经血管，保持了患者良好的面貌；f.患者术后康复快。

(2)脑血管重建术：但仍有部分动脉瘤，单独采用手术夹闭或血管内介入治疗也难以取得满意效果，主要原因为：①瘤颈较宽。②瘤体复杂。③体积较大，瘤体与载瘤动脉或重要穿通支共壁。④侧支循环较差，不能直接阻断载瘤动脉或孤立动脉瘤等。因此，对上述动脉瘤，只有在重建动脉瘤远端血流后，通过结扎动脉瘤供血动脉或孤立动脉瘤，才能防止动脉瘤破裂和减少动脉瘤占位效应，使以往认为无法治疗的部分颅内动脉瘤得到治愈。通常将重建脑血流、改善侧支循环称为脑血管重建术，它包括血管内介入治疗中的支架置入术以及手术治疗中的动脉瘤塑形、搭桥技术和间接脑血流恢复（颞肌贴敷、大网膜移植）等。中等流量或高流量颅内外搭桥术在复杂动脉瘤治疗中起着重要作用。

搭桥术适用于：①需永久闭塞载瘤动脉，但侧支循环代偿不良者。②需永久闭塞载瘤动脉，侧支循环代偿良好的年轻患者。③动脉瘤手术或血管内介入治疗时，需长时间阻断颅内血管，为减少治疗后脑缺血发生率，可在治疗前行搭桥术。

(3)常见颅内动脉瘤手术入路：经不同入路颅内动脉瘤显微手术治疗，共使用了3种入路。

①翼点入路：目前颅内动脉瘤显微外科手术最常用的入路，适用所有前循环动脉瘤和基底动脉分叉部动脉瘤。术中注意要分清载瘤动脉发出的穿通动脉，尤其是隐藏在动脉瘤后的动脉。例如眼动脉瘤、颈内动脉床突旁（下壁）动脉瘤和后交通动脉瘤。由于前床突阻挡了动脉瘤近心端颈内动脉，经硬膜下磨除前床突。术中使用电生理监测，评估颈内动脉临时阻断时，脑组织对缺血的耐受状态。

②经额底-纵裂入路：用于前交通动脉瘤。术前先行腰穿持续引流。发际内双额冠状皮瓣，三孔骨瓣开颅，前两个骨孔分别位于左、右额骨眶上近眶上孔处。第三个骨孔位于中线部位距额底约 4 cm。剪开大脑镰直至硬膜缘。抬起双侧额叶底面，打开蛛网膜，直至视交叉前池和终板池。首先显露双侧大脑前动脉 A_1 段，尤其是主侧 A_1 段，然后是纵裂内双侧大脑前动脉 A_2 段。注意分清回返动脉（Heubner 动脉）和从双侧 A_1 段背上侧发出的穿动脉。最后再探查前交通动脉部位，显露动脉瘤，夹闭。

③经枕下-乙状窦后入路：用于小脑下后动脉瘤。坐位或侧俯卧位（Park-bench 体位），脑干听觉诱发电位监测。乳突后直切口，显露枕下乙状窦后枕骨鳞部，骨瓣成型，打开硬脑膜后，

先打开枕大池,放出脑脊液,显露Ⅴ、Ⅶ、Ⅷ脑神经和后组脑神经,分清椎动脉、小脑下后动脉起始部和动脉瘤。

手术入路的选择是为了方便显露动脉瘤颈及减少脑组织的损伤,只有选择好的入路才能做到这一点。对于颈内动脉及大脑中动脉的动脉瘤,一般选择同侧的翼点入路即可。如伴有血肿,则手术入路应考虑到清除相应部位的血肿。若是脑肿胀严重的病例,可采用扩大翼点入路,必要时去骨瓣减压。择期手术的可用翼点直切口锁孔入路。对于有2个动脉瘤的病例,手术入路应首先考虑处理破裂的动脉瘤,可一期或分期处理。至于前交通动脉瘤,究竟是采用左侧还是右侧翼点入路,目前尚有争议。有学者认为术前根据DSA结果,如为左侧大脑前动脉(A_1)供血,则采用左侧翼点入路,其目的是方便术中临时阻断载瘤动脉。可以根据DSA显示动脉瘤顶的指向来决定入路,如DSA显示左侧A_1供血,但动脉瘤顶指向左侧,应采用右侧翼点入路(合并血肿者除外),反之亦然。术中先显露动脉瘤颈部并夹闭,并没有出现术中破裂,更不需要临时阻断载瘤动脉。

3.显微手术治疗颅内动脉瘤的发展趋势

现如今,微侵袭神经外科技术不断发展,而锁孔技术与神经内镜技术越来越受到重视,将两种技术相结合已成为微侵袭神经外科技术的重要标志之一。两种技术优势互补,神经内镜更多用于辅助鞍区病变的显微手术治疗,而应用于锁孔手术,神经内镜更体现出独特的优势。鞍区解剖复杂,为更好地应用于鞍区各种病变的手术,充分了解锁孔技术与神经内镜结合应用于鞍区手术的可行性。了解鞍区神经、血管等重要结构在神经内镜下解剖学的关系,是临床应用的基础。神经内镜辅助是翼点锁孔技术的有效组成部分,它较显微镜更清晰广泛显示鞍区各间隙的空间解剖结构,利用内镜,可以绕过神经、血管观察一些重要的细微解剖结构,减少手术暴露死角,减少牵拉,减少并发症的发生,充分地应用神经内镜可减少手术中的盲目性,减少损伤,提高手术效率。

开颅动脉瘤夹闭术因其治疗效果确切,复发率低,被一直认为是治疗动脉瘤的"金标准"。随着锁孔技术与神经内镜技术的日益发展,必将进一步提高显微外科手术的疗效,降低手术的致死率,开创颅内动脉瘤显微手术治疗的新天地。

另外,随着颅内动脉瘤治疗范围的扩大,颅内外搭桥术运用将越来越广泛。血管吻合技术和术后处理方法,也日趋成熟。一些新的吻合技术产生,如ELANA技术,因无须临时阻断主要动脉,可减少术后脑缺血发生,同时吻合口内皮生长完整,吻合口狭窄和痉挛减少,能够保证搭桥血管有足够的流量。但是,目前尚缺乏精确判断搭桥血管流量的定量指标,采用何种移植血管和术式还只能依赖于术者的临床经验。研究开发精确的血流动力学检测技术是今后搭桥手术推广的关键。目前,磁共振灌注成像、CT灌注成像和多普勒超声技术是今后检测血流量的重要手段和发展方向。同时如何改善搭桥术后的过度灌注,预防高流量搭桥术后血管急性闭塞,将是今后的攻关目标。

(七)颅内动脉瘤的介入治疗

近年来,随着各种材料科技的进展,介入技术呈突飞猛进的态势,既往许多技术逐渐发展成熟,一些新技术不断出现,现就介入治疗的基本技术进行介绍。

1.弹簧圈固位技术(CRT)

所谓 CRT,是指利用三维弹簧圈的"成篮性"或球囊、支架、双微导管等辅助措施,重建动脉瘤瘤颈,使弹簧圈稳妥地停留于瘤腔内,目的是在保留载瘤动脉的前提下将动脉瘤隔绝于血循环之外。这些技术适用于颅内宽颈或梭形动脉瘤。

2.成篮技术

成篮技术是指将三维弹簧圈作为"首发"弹簧圈的技术。三维弹簧圈的二级螺旋为一系列形如 Ω 的环状结构,被释放入动脉瘤腔后能自动贴附瘤壁盘旋并形成三维"筐篮",为继续填塞传统弹簧圈提供稳定的框架,有利于更致密地填塞瘤腔和防止弹簧圈逸入载瘤动脉。

3.球囊、导管、导丝再塑形技术

其是指在球囊(导管、导丝)保护下将弹簧圈填入动脉瘤腔内的技术。将微导管插入动脉瘤腔内并将不可脱球囊置于动脉瘤开口处;在载瘤动脉内充盈球囊封闭瘤颈,同时经微导管向瘤腔内送入可脱弹簧圈;排空球囊,若弹簧圈稳定即予解脱,若不稳定则予调整或调换;重复上述过程,直至动脉瘤填塞满意为止。再塑形技术能有效防止弹簧圈经瘤颈逸入载瘤动脉,且反复充盈球囊能使弹簧圈紧密挤压,提高动脉瘤的完全栓塞率。但此技术需要在一根载瘤动脉内同时操作两根微导管(球囊导管和用于输送弹簧圈的微导管),因而技术难度增加,缺血性并发症的发生率也相应增加,术中必须持续灌洗导管和系统肝素化。其他风险包括:①充盈球囊造成动脉瘤或载瘤动脉破裂。②载瘤动脉的暂时性闭塞引发缺血性脑卒中。③球囊反复充盈导致血管痉挛,或损伤血管内皮导致迟发性狭窄。④过度填塞使动脉瘤破裂。⑤形成夹层动脉瘤或假性动脉瘤。⑥弹簧圈解脱后移位并累及载瘤动脉。熟练、谨慎的操作是规避上述风险的关键。

4.支架结合弹簧圈技术

其是指在支架保护下将弹簧圈填入动脉瘤腔内的技术,分顺序式、平行式和分期式三种。顺序式即先骑跨动脉瘤开口放置支架,再使微导管穿过支架网眼进入动脉瘤腔,送入弹簧圈栓塞动脉瘤,但支架的位置有时会阻碍微导管到位,且微导管穿插可能造成支架移位。平行式即先将微导管插入动脉瘤腔内,再骑跨动脉瘤开口放置支架,继而送入弹簧圈栓塞动脉瘤,但微导管的撤出仍可能造成支架移位。分期式即支架放置 1 个月后再行弹簧圈栓塞,此时支架因内膜化而相对固定,但支架放置后抗凝和抗血小板药物的应用有可能导致待栓塞动脉瘤破裂。其他风险包括:①支架诱导内皮增殖,导致血管狭窄,附加放射性或药物涂层的改良支架可能有助于降低该风险。②支架具有潜在的致血栓性,术中正确抗凝、术后长期抗血小板治疗有助于预防缺血性脑卒中,但另一方面又会干扰和延迟动脉瘤内的血栓形成。③支架通过迂曲血管时易引起血管痉挛。④支架累及穿通支开口,特别是累及基底动脉两侧的穿通支,可能导致缺血或梗死。

5.双微导管技术

动脉瘤内放置两个微导管,交替送入弹簧圈,观察弹簧圈稳定后再解脱。交互编织的弹簧圈在动脉瘤腔内的稳定性强,不易突入载瘤动脉。由于在一根载瘤动脉内同时操作两根微导管,故技术难度增加,缺血性并发症的发生率也相应增加,术中必须注意持续灌洗导管和系统肝素化。

6.表面改良的弹簧圈

(1)新一代覆盖生物可吸收聚合物并保留电解可脱弹簧圈(GDC-Matrix弹簧圈):被覆共聚物涂层聚乙二醇-聚乳酸,其体积占弹簧圈总体积的70%,在90天内可在体内完全吸收。动物实验表明,同老一代GDC相比,Matrix弹簧圈致血栓能力更强,能促进动脉瘤腔内纤维结缔组织增生,故有望降低动脉瘤再通率,同时栓塞后动脉瘤的体积可随共聚物的吸收而缩小。但临床效果尚有待调查和随访。

(2)新型水解脱弹簧圈(HES弹簧圈):被覆水凝胶涂层水凝胶(Hydrogel)(一种遇水膨胀的丙烯酸共聚物)。HES弹簧圈被置于血液中5分钟后,羧基的去质子化作用使共聚物吸收水分而膨胀;20分钟后膨胀完全,弹簧圈直径达原来的3倍。这种能在体内自发膨胀的生物弹簧圈有望提高动脉瘤的完全栓塞率和降低远期再通率。

(3)放射性弹簧圈:将^{32}P离子植入普通弹簧圈表面,制成放射性弹簧圈,^{32}P的原位放射作用能促进动脉瘤瘤腔纤维化和瘤颈新生内皮生长,从而有望降低动脉瘤远期再通率。^{32}P释放的β射线穿透力极弱,不接触弹簧圈的组织免受放射影响。

(4)纤毛弹簧圈:将涤纶纤毛覆于可脱弹簧圈表面,增强弹簧圈的致血栓性,可用于栓塞巨大动脉瘤或破裂动脉瘤的子囊,也可用于闭塞载瘤动脉。

7.带膜支架

支架被覆共聚物薄膜即带膜支架,又名人工血管。薄膜成分可以是可降解性共聚物(如聚乙醇酸、聚乳酸等),也可以是不可降解性共聚物(如聚氨酯、硅树脂、聚酯等)。带膜支架能够在血循环中屏蔽动脉瘤并重建载瘤动脉,是治疗颅内巨大、宽颈或梭形动脉瘤的理想选择,但只能用于无重要侧支或穿支发出的动脉节段,如颈内动脉后交通段以下水平或椎动脉远离小脑后下动脉开口的节段。另外,与裸支架相比,带膜支架有更强的诱导内皮增殖和致血栓的作用,也更难被送入颅内靶点。柔软、易于输送和具有良好生物相容性的颅内专用带膜支架有待发展。

8.非黏附性液体栓塞剂(Onyx)

Onyx套装(MTI公司)包括次乙烯醇异分子聚合物(EVOH)、二甲基亚砜溶剂(DMSO)和作为显影剂的微粒化钽粉。EVOH是一种非黏附性栓塞材料,不溶于水,溶于DMSO。DMSO遇血液时迅速弥散,预先溶于其中的EVOH则沉淀析出为海绵状团块,在靶点成为永久性栓塞物。液体栓塞剂与动脉瘤腔的高匹配性是固体栓塞剂所无法比拟的,栓塞体积比理论上可达100%,尤其适用于巨大或形状不规则的动脉瘤。由于Oynx的非黏附性,微导管不会被黏滞于动脉瘤腔内,允许术者从容进行介入操作。Onyx必须在球囊再塑形技术配合下应用,球囊对动脉瘤颈的有效封堵和Onyx的缓慢、间歇注射是防止Onyx漏入载瘤动脉的关键。Onyx的固有缺点在于DMSO的潜在血管毒性,但在实际应用中只要严格掌握注射剂量和速度,即可避免血管毒性的发生。

9.血流导向装置技术

即密网孔支架技术。大量研究证明,血流动力学是动脉瘤发生、生长、破裂,甚至介入治疗后复发的最重要因素。近年来,医学界针对此问题提出了血流转向装置的治疗理念,即应用密网孔支架重塑局部的血流流向,将载瘤动脉内的冲击血流通过血流转向装置将其导向远端正常血管内,减少局部血流对动脉瘤的冲击,使动脉瘤内血流得到显著降低,以致瘤内血栓形成、机化、闭塞。其次,支架植入为植入部基质增添支撑力,促进内膜形成,对局部载瘤动脉的瘤颈有明显的修补和修复作用,降低动脉瘤的复发率。作为一种新型的技术,其在国内外临床上的开展只有这四五年的时间,尚且处于临床研究阶段,目前关注的焦点是动脉瘤治愈率,技术相关的并发症发生率,包括 TIA、穿支闭塞、急性支架内血栓形成及再出血发生率。

10.多样化的弹簧圈解脱技术

Boston 公司的 GDC 弹簧圈、MTI 公司的 Sapphire 弹簧圈都是电解脱的,微电流同时能促使动脉瘤腔内血栓形成。Cordis 公司的 DCS 弹簧圈、Microvention 公司的弹簧圈则是水解脱,与电解脱相比更为可靠、简便、迅速。Micrus 公司、Microvention 公司的弹簧圈为热解脱,MTI 公司的新型弹簧圈为机械解脱,其解脱需时均不到 5 秒。目前各厂家都在开发各种快速解脱弹簧圈的方式,不同的解脱方式使动脉瘤的介入治疗更为安全。

介入神经放射学的发展建立于多学科发展的基础之上。在过去的 30 年中,微创神经外科学、神经影像学、计算机科学、微导管技术以及医用材料学的发展使颅内动脉瘤的介入治疗获得了长足进步。随着材料学和方法学的进步,介入治疗有望成为颅内动脉瘤的首选治疗。

(周维黎)

第四节　自发性蛛网膜下隙出血

颅内血管破裂,血液流入蛛网膜下隙,称为蛛网膜下隙出血(SAH)。SAH 有创伤性和非创伤性之分,前者指颅脑外伤引起,后者又称为自发性 SAH。

自发性 SAH 发病率存在地区、年龄、性别等差别,各组统计数据差异很大,从 1.1/100 000 到 96.0/100 000。研究方案设计、动脉瘤性 SAH 的独立划分等也可影响发病率的统计。WHO 动脉瘤破裂引起自发性 SAH 的年发生率为 2/100 000～22.5/100 000。其中中国、印度和美洲中南部的发病率最低,日本和芬兰发病率较高。有学者系统复习得出除高和低发生率外的其他地区中位发生率为 9.1/100 000。近年来,有学者系统复习 56 项基于人口的研究,得出发病率为 2.16/100 000。必须指出,上述数据均低估,因为未包括院前死亡的患者。

自发性 SAH 女性多见,但是在 50 岁前,男多于女。儿童发病率为 0.18～2/100 000。发病率随年龄增长而增加,并在 60 岁左右达到高峰。最多见于 60～69 岁,但年龄进一步增大,发病率反而下降。

一、病因

(一)自发性 SAH 的常见病因

自发性 SAH 的病因很多,最常见为颅内动脉瘤和动静脉畸形(AVM)破裂,占 57%,其次是高血压脑出血。其他病因见表 4-1。某医院神经外科 1 年经 DSA 发现的 852 例自发 SAH 中,脑动脉瘤占 61.7%,脑 AVM 占 6.1%,硬脑膜动静脉瘘(AVF)占 5.6%,烟雾病占 4%,颈内动脉海绵窦瘘占 1.4%,脊髓 AVM 占 0.4%,脑瘤占 0.4%,海绵状血管瘤占 0.4%。但有些患者尸解时仍不能找到原因,可能为动脉瘤或很小的 AVM 破裂后,血块形成而不留痕迹。此外,大多数尸解未检查静脉系统或脊髓蛛网膜下隙,这两者均有可能成为出血原因。

表 4-1 自发性 SAH 的常见病因

血管病变	动脉瘤、AVM、动脉硬化、高血压、脑血栓、血管淀粉样变、系统性红斑狼疮、巨细胞性动脉炎、局灶性血管坏死、结节性多动脉炎、毛细血管扩张症、斯特奇—韦伯(Sturge-Weber)综合征等
静脉血栓形成	怀孕、服用避孕药、创伤、感染、凝血系统疾病、消瘦、脱水等
血液病	白血病、霍奇金病、血友病、淋巴瘤、骨髓瘤、多种原因引起的贫血和凝血障碍、弥散性血管内凝血、使用抗凝药物等
过敏性疾病	过敏性紫癜、出血性肾炎、许兰-亨诺综合征等
感染	细菌性脑膜炎、结核性脑膜炎、梅毒性脑膜炎、真菌性脑膜炎、多种感染、寄生虫病等
中毒	可卡因、肾上腺素、单胺氧化酶抑制剂、乙醇、安非他明、乙醚、CO、吗啡、尼古丁、铅、奎宁、磷、胰岛素、蛇毒等
肿瘤	胶质瘤、脑膜瘤、血管母细胞瘤、垂体瘤、脉络膜乳头状瘤、脊索瘤、血管瘤、肉瘤、骨软骨瘤、室管膜瘤、神经纤维瘤、肺源性肿瘤、绒癌、黑色素瘤等
其他	维生素 K 缺乏、电解质失衡、中暑等

(二)自发性 SAH 的危险因素

相关危险因子如表 4-2 所示。

表 4-2 动脉瘤性 SAH 发病危险因素

危险因素	危险程度
吸烟	↑ ↑ ↑
酗酒	↑ ↑ ↑
高血压	↑ ↑
可卡因(和其他拟交感类药物)	↑
口服避孕药	↑ ↓
轻体重	↑ ↓
糖尿病	↔
高脂血症	↔
激素替代疗法	↓
动脉瘤部位、大小、形状	↑ ↑ ↑
患者年龄、健康状况	↑ ↓
饮食富含素食	↑ ↓

注:↑=危险性增加,↓=危险性降低,↑↓=尚有争议,↔不增加危险性。

(1)吸烟:是自发性 SAH 的重要相关因素,45%～75% 的 SAH 病例与吸烟有关,并呈量效依赖关系。经常吸烟者发生 SAH 的危险系数是不吸烟者的 2～3 倍,男性吸烟者发病可能性更大。吸烟后的 3 小时内是最易发生 SAH 的时段。

（2）酗酒：也是 SAH 的好发因素，呈量效依赖关系，再出血和血管痉挛的发生率明显增高，并影响 SAH 的预后。队列和病例一对照研究显示，乙醇摄入＞150 g/周，危险增高 1.5～2.1 倍。

（3）拟交感类药物使用者易患 SAH：如毒品可卡因可使 SAH 的罹患高峰年龄提前至 30 岁左右。

（4）高血压症是 SAH 的常见伴发症，且与 SAH 的发病具有相关性。高血压与吸烟对诱发 SAH 具有协同性。文献报道，高血压见于 20%～45% 的 SAH 患者，患高血压者其 SAH 危险性是正常人群的 2.5 倍，若同时吸烟，发生 SAH 的危险性比不吸烟且无高血压的正常人高 15 倍，而且易发生新的动脉瘤。控制血压不仅可减少出血，还可减少发生新的动脉瘤。

（5）其他可引起动脉粥样硬化的危险因素如糖尿病、高脂血症：也可使 SAH 的发病率增高，但有争议。口服避孕药曾被认为增加 SAH 的发病率。最新研究认为，服用避孕药并不增加 SAH 的发病率，激素水平可能影响 SAH 的发病率。尚未绝经且不服用避孕药的女性，患 SAH 的危险性比相仿年龄已闭经的女性低。未绝经女性如发生 SAH，月经期是高危时期。绝经期使用激素替代疗法能降低发生 SAH 的危险性。

（6）气候与季节：有认为寒冷季节或气温、气压剧烈变化易诱发动脉瘤破裂出血，但有反对意见。

（三）病理

1.脑膜和脑反应

血液流入蛛网膜下隙，使脑脊液（CSF）红染，脑表面呈紫红色。血液在脑池、脑沟内郁积，距出血灶愈近者积血愈多，如侧裂池、视交叉池、纵裂池、桥小脑池和枕大池等。血液可流入脊髓蛛网膜下隙，甚至逆流入脑室系统。头位也可影响血液的积聚，仰卧位由于重力影响，血液易积聚在后颅窝。血块如在脑实质、侧裂和大脑纵裂内，可压迫脑组织。少数情况，血液破出蛛网膜下隙，形成硬膜下血肿。随时间推移，红细胞溶解，释放出含铁血黄素，使脑皮质黄染。部分红细胞随 CSF 进入蛛网膜颗粒，使后者堵塞，产生交通性脑积水。多核白细胞、淋巴细胞在出血后数小时即可出现在蛛网膜下隙，3 天后巨噬细胞也参与反应，10 天后蛛网膜下隙出现纤维化。严重 SAH 者，下视丘可出血或缺血，在 54 例患者中，发现 42 例伴有下视丘和心肌损害，提示 SAH 后自主神经功能紊乱。

2.动脉管壁变化

出血后动脉管壁的病理变化包括典型血管收缩变化（管壁增厚、内弹力折叠、内皮细胞空泡变、平滑肌细胞缩短和折叠）以及内皮细胞消失、血小板黏附、平滑肌细胞坏死、空泡变、纤维化、动脉外膜纤维化、炎症反应等引起动脉管腔狭窄。目前虽然关于脑血管痉挛的病理变化存在分歧，即脑血管痉挛是单纯血管平滑肌收缩还是血管壁有上述病理形态学改变才导致管腔狭窄。但较为一致的意见认为，出血后 3～7 天（血管痉挛初期）可能由异常平滑肌收缩所致。随着时间延长，动脉壁的结构变化在管腔狭窄中起主要作用。

3.微血栓形成

由于出血后脑血管微循环障碍、炎症反应等因素，引起脑毛细血管血栓形成或栓塞。

4.其他

除心肌梗死或心内膜出血外,可有肺水肿、胃肠道出血、眼底出血等。

(四)病理生理

1.颅内压

由动脉瘤破裂引起的 SAH 在出血时颅内压会急骤升高。出血量多时,可达到舒张压水平,引起颅内血液循环短暂中断,此时临床上往往出现意识障碍。高颅压对 SAH 的影响既有利又有弊:一方面高颅压可阻止进一步出血,有利于止血和防止再出血;另一方面又可引起严重全脑暂时性缺血和脑代谢障碍。研究表明,病情恶化时,颅内压升高;血管痉挛患者颅内压高于无血管痉挛者;颅内压≥15 mmHg 的患者预后差于颅内压<15 mmHg 的患者。临床症状较轻者,颅内压在短暂升高后可迅速恢复正常(<15 mmHg);临床症状较重者,颅内压持续升高(>20 mmHg)并可出现 B 波,表明脑顺应性降低。SAH 后颅内压升高的确切机制不明,可能与蛛网膜下隙内血块、脑脊液循环通路阻塞、弥散性血管麻痹和脑内小血管扩张有关。

2.脑血流、脑代谢和脑自动调节功能

由于脑血管痉挛、颅内压和脑水肿等因素的影响,SAH 后脑血流(CBF)供应减少,为正常值的 30%~40%,脑氧代谢率(CMR02)降低,约为正常值的 75%,而局部脑血容量(rCBV)因脑血管特别是小血管扩张而增加。伴有脑血管痉挛和神经功能缺失者,上述变化尤其显著。研究显示,单纯颅内压增高达到 7.89 kPa(60 mmHg)才引起 CBF 和 r-CMR02 降低,但 SAH 在颅内压增高前已有上述变化,颅内压增高后则加剧这些变化。世界神外联盟分级 Ⅰ~Ⅱ级无脑血管痉挛的 CBF 为每分钟 42 mL/100 g(正常为每分钟 54 mL/g),如有脑血管痉挛则为每分钟 36 mL/100 g,Ⅲ~Ⅳ级无脑血管痉挛的 CBF 为每分钟 35 mL/100 g,有脑血管痉挛则为每分钟 33 mL/100 g。脑血流量下降在出血后 10~14 天到最低点,之后缓慢恢复到正常。危重患者此过程更长。颅内压升高,全身血压下降,可引起脑灌注压(CPP)下降,引起脑缺血,特别对 CBF 已处于缺血临界水平的脑组织,更易受到缺血损害。

SAH 后脑自动调节功能受损,脑血流随系统血压而波动,可引起脑水肿、出血或脑缺血。

3.生化改变

脑内生化改变包括乳酸性酸中毒、氧自由基生成、激活细胞凋亡路径、胶质细胞功能改变、离子平衡失调、细胞内能量产生和转运障碍等,这些都与 SAH 后脑缺血和能量代谢障碍有关。由于卧床、禁食、呕吐和应用脱水剂,以及下视丘功能紊乱,患者血中抗利尿激素增加等,可引起全身电解质异常,其中最常见的有:①低血钠:见于 35% 患者,常发生在发病第 2~10 天。低血钠可加重意识障碍、癫痫、脑水肿。引起低血钠的原因主要有脑性盐丧失综合征和 ADH 分泌异常(SIADH)。区分它们是很重要的,因为前者因尿钠排出过多导致低血钠和低血容量,治疗应输入生理盐水和胶体溶液;后者是 ADH 分泌增多引起稀释性低血钠和水负荷增加,治疗应限水和应用抑制 ADH 的药物如苯妥英钠针剂。②高血糖:SAH 可引起高血糖,特别好发于原有糖尿病者,应用类固醇激素可加重高血糖症。严重高血糖症可并发癫痫及意识障碍,加重缺血缺氧和神经元损伤。近来发现出血急性期儿茶酚胺大量分泌可诱心肌病或心搏骤停、肺水肿,特别见于重症病。

4.脑血管痉挛

最常见于动脉瘤破裂引起的 SAH,也可见于其他病变如 AVM、肿瘤出血等引起的 SAH。血管痉挛的确切病理机制尚未明确。但红细胞在蛛网膜下隙内降解过程与临床血管痉挛的发生时限一致,提示红细胞的降解产物是致痉挛物质。目前认为血红蛋白的降解物氧化血红蛋白在血管痉挛中起主要作用。除了能直接引起脑血管收缩,还能刺激血管收缩物质如内皮素-1(ET-1)和类花生酸类物质的产生,并抑制内源性血管扩张剂如一氧化氮的生成。进一步的降解产物如超氧阴离子残基、过氧化氢等氧自由基可引起脂质过氧化反应,刺激平滑肌收缩、诱发炎症反应(前列腺素、白三烯等),激活免疫反应(免疫球蛋白、补体系统)和细胞因子作用(白细胞介素-1)来加重血管痉挛。

5.非脑血管痉挛的因素

长期以来,在诊治延迟性脑缺血障碍时会遇到下列令人困惑的现象:脑血管痉挛与脑缺血部位和程度不一致;预防或缓解痉挛后不能减少脑缺血;影像学发现与病理多发、缺血性不一致,1/4~1/3 脑缺血者无脑血管痉挛。综合动物实验和临床观察,提出下列非脑血管痉挛的因素:①微血循环障碍:由于 SAH 引起脑自动调节功能丧失,微小血管持续痉挛而发生微血栓形成。②皮质扩散性抑制(CSD),SAH 经夹闭脑动脉瘤和在皮质表面置放电极监测,发现出现脑缺血症状时,脑血管造影未见血管痉挛,但电极记录有跨皮质的去极化现象,MRI 显示脑缺血灶。③炎症:SAH 患者周围血中白细胞增高,无明显感染性发热,血和脑脊液中炎症细胞因子(IL-b,TNF-α)、髓过氧化酶增高。

6.其他

(1)血压:SAH 时血压升高可能是机体的一种代偿性反应,以增加脑灌注压。疼痛、烦躁和缺氧等因素也可促使全身血压升高。由于血压升高可诱发再出血,因此应设法控制血压,使之维持在正常范围。

(2)心脏:91% SAH 患者有心律异常,少数可引发室性心动过速、室颤等危及患者生命,特别见于老年人、低钾和心电图上 QT 间期延长者。心律和心功能异常常可加重脑缺血和缺氧,应引起重视。

(3)胃肠道:约 4% SAH 患者有胃肠道出血。在前交通动脉瘤致死病例中,83%有胃肠道出血和库欣(Cushing)溃疡。

二、临床表现

(一)临床特征

SAH 是脑卒中引起猝死的最常见原因,许多患者死于就医途中,入院前死亡率在 3%~26%。死亡原因有心脏骤停、脑室内出血、肺水肿,以及椎基动脉系统动脉瘤破裂等。即使送至医院,部分患者在明确诊断并得到专科治疗以前死亡。积累的文献报道,动脉瘤破裂后只有 35%的患者在出现 SAH 症状和体征后 48 小时内得到神经外科相应治疗。

1.诱发因素

约有 1/3 的动脉瘤破裂发生于剧烈运动中,如举重、情绪激动、咳嗽、屏便、房事等。如前所述,吸烟、饮酒也是 SAH 的危险因素。

2.先兆

单侧眼眶或球后痛伴动眼神经麻痹是常见的先兆,头痛频率、持续时间或强度改变往往也是动脉瘤破裂先兆,见于 20% 患者,有时伴恶心、呕吐和头晕症状,但脑膜刺激征和畏光症少见。通常由少量蛛网膜下隙渗血引起,也可因血液破入动脉瘤夹层,瘤壁急性扩张或缺血。发生于真正 SAH 前 2 小时至 8 周内。

3.典型表现

多骤发或急起,主要有下列症状和体征。

(1)头痛:见于 80%~95% 患者,突发,呈劈裂般剧痛,遍及全头或前额、枕部,再延及颈、肩腰背和下肢等。Willis 环前部动脉瘤破裂引起的头痛可局限在同侧额部和眼眶。屈颈、活动头部和 Valsalva 试验以及声响和光线等均可加重疼痛,安静卧床可减轻疼痛。头痛发作前常有诱因:剧烈运动、屏气动作或性生活,约占发病人数的 20%。

(2)恶心呕吐、面色苍白、出冷汗。约 3/4 的患者在发病后出现头痛、恶心和呕吐。

(3)意识障碍:见于半数以上患者,可有短暂意识模糊至昏迷。17% 的患者在就诊时已处于昏迷状态。少数患者可无意识改变,但畏光、淡漠、怕响声和振动等。

(4)精神症状:表现为谵妄、木僵、定向障碍、虚构和痴呆等。

(5)癫痫:见于 20% 患者。

(6)体征:①脑膜刺激征。约 1/4 的患者可有颈痛和颈项强直。在发病数小时至 6 天出现,但以 1~2 天最多见。克尼格氏征(Kernig 征)较颈项强直多见。②单侧或双侧锥体束征。③眼底出血(Terson 征),表现为玻璃体膜下片状出血,多见于前交通动脉瘤破裂,因颅内压增高和血块压迫视神经鞘,引起视网膜中央静脉出血。此征有特殊意义,因为在 CSF 恢复正常后仍存在,是诊断 SAH 的重要依据之一。视盘水肿少见,一旦出现则提示颅内占位病变。由于眼内出血,患者视力常下降。④局灶体征:通常缺少,可有一侧动眼神经麻痹。单瘫或偏瘫、失语、感觉障碍、视野缺损等,它们或提示原发病和部位,或由于血肿、脑血管痉挛所致。

4.非典型表现

(1)少数患者起病时无头痛,表现恶心、呕吐、发热和全身不适或疼痛,另一些人表现胸背痛、腿痛、视力和听觉突然丧失等。

(2)老年人 SAH 特点:①头痛少(<50%)且不明显。②意识障碍多(>70%)且重。③颈硬较 Kernig 征多见。

(3)儿童 SAH 特点:①头痛少,但一旦出现应引起重视。②常伴系统性病变,如主动脉弓狭窄、多囊肾等。

5.分级

有学者最早对 SAH 患者进行分级,旨在了解不同级别进行手术的风险有无差异。临床分级作用不仅限于此,它对各种治疗的效果评价、相互比较都有重要作用,应用也更加广泛。有多种分级方法,大多根据头痛、脑膜刺激症状、意识状态和神经功能损害等来分级,其中应用广泛的是 Hunt 和 Hess 分级,对 SAH 患者的预后判断较为准确。一般,Ⅰ~Ⅱ级 SAH 患者预后较好,而Ⅳ~Ⅴ级患者预后不佳。以哥拉斯格昏迷评分(GCS)为基础的世界神经外科联盟分级越来越受到人们的重视,有利于各地区资料相互比较。有学者前瞻性研究 765 例脑动脉瘤患者应用世界神经外科联盟分级表与预后的关系,发现患者术后预后与术前 GCS 有关($P<0.001$),即术前 GCS 高分者预后较好,特别是 GCS15 分与 14 分之间有显著差别($P<0.001$)。但是 GCS13 分与 12 分、7 分与 6 分之间差别不明显,影响Ⅲ级与Ⅳ级、Ⅳ级与Ⅴ级患者预后评估的准确性。欧洲脑卒中组织的脑动脉瘤和 SAH 指南(2013)介绍 PAASH(动脉瘤性 SAH 入院和预后)分类,认为该分类比 WFNS 更好,预后不良随级别增高更明显,级别间差异明显有学者报道,如果各种分级和评分对预后评估有价值,必须以治疗前的分级和评分为准。

(二)辅助检查

1.CT

(1)头颅 CT 平扫是目前诊断 SAH 的首选检查。其作用在于:①明确 SAH 是否存在及程度,提供出血部位的线索。②增强 CT 检查有时能判断 SAH 病因,如显示增强的 AVM 或动脉瘤的占位效应。③能了解伴发的脑内、脑室内出血或阻塞性脑积水。④随访治疗效果和了解并发症。CT 检查的敏感度取决于出血后的时间和临床分级:发病 1 小时,90% 以上病例能发现 SAH 的积血,5 天后 85% 的患者仍能从 CT 片上检出 SAH,1 周后为 50%,2 周后为 30%。CT 片上 SAH 的量和部位与血管痉挛的发生有很好的相关性。临床分级越差,CT 上出血程度越严重,预后越差。表 4-3 为根据 CT 上积血程度的 SAH Fisher 分级表。由于 Fisher 分级较粗糙,且发生血管痉挛危险性 4 级反比 3 级低,为了更准确识别和分类 SAH 与脑血管痉挛的关系,有学者分别提出改良 Fisher 分级(表 4-4)。

表 4-3　SAH Fisher 分级表

级别	CT 表现	血管痉挛危险性
1	CT 上未见出血	低
2	CT 上发现弥散出血,尚未形成血块	低
3	较厚积血,垂直面上厚度>1 mm(大脑纵裂、岛池、环池)或者水平面上(侧裂池、脚间池)长×宽>5 mm×3 mm	高
4	脑内血肿或脑室内积血,但基底池内无或少量弥散出血	低

表 4-4　改良 Fisher 分级表(Zervas 等,1997)

Fisher 分级	CT 表现	发生血管痉挛危险性(%)
0	未见出血或仅脑室内或脑室皮内出血	3
1	仅见基底池出血	14
2	仅见周边脑池或侧裂出血	38
3	广泛蛛网膜下隙出血伴脑实质出血	57
4	基底池、周边脑池、侧裂池较厚积血	57

(2)CT 灌注(pCT),由于现代螺旋 CT 快速成像,pCT 可发现早期无症状的脑缺血,因此值得提倡。

（3）CT脑血管造影（CTA）：由于286～320排CT的应用，CTA灵敏度达77％～97％，特异度达87％～100％，可发现≥1 mm血管和动脉瘤。不但快速扫描成像分辨力提高，而且腔内成像技术可了解血管流速、动脉瘤壁搏动。

2.CSF检查

腰穿CSF检查也是诊断SAH的常用方法。特别是头颅CT检查阴性者。但应掌握腰穿时机。SAH后数小时腰穿所得CSF仍可能清亮。所以应在SAH后2小时后行腰穿检查。操作损伤引起的出血有别于SAH：①连续放液，各试管内红细胞计数逐渐减少。②如红细胞＞250 000/mL，将出现凝血。③无CSF黄变。④红细胞/白细胞比值正常，并且符合每增加1 000个红细胞，蛋白含量增加1.5 mg/100 mL。⑤不出现吞噬有红细胞或含铁血黄素的巨噬细胞。CSF黄变是由于CSF中蛋白含量高或有红细胞降解产物，通常在SAH后12小时开始出现。分光光度计检测可避免遗漏。一般在出血后12小时～2周CSF黄变检出率100％，3周后70％，4周后40％。腰穿属有创检查，可诱发再出血或加重症状，操作前应衡量利弊，并征得家属同意。

3.MRI

在SAH急性期，CT的快速成像和分辨率优于MRI；在SAH亚急性或慢性期，MRI不逊于CT，特别对后颅窝、脑室系统少量出血，以及动脉瘤内血栓形成、多发动脉瘤中破裂瘤体的判断等方面，MRI优于CT。MRA敏感度达50％～80％，特异度达100％，但有假阳性，可作为动脉瘤无创性筛查或随访。对MRI检查是否引起金属动脉夹的移位，有争议。故动脉瘤夹闭后，不了解动脉夹特性者，慎用高场强MRI复查。

4.脑血管造影

仍是本病的标准诊断方法，一般应行四血管造影，以免遗漏多发动脉瘤或伴发的AVM。血管数字减影技术（DSA）已能查出大多数出血原因。如颈内动脉血管造影仍不能显示病变者，颈外动脉造影可能发现硬脑膜动静脉瘘。如颈痛、背痛明显，并以下肢神经功能障碍为主，应行脊髓血管造影除外脊髓AVM、动脉瘤或新生物。血管造影是否引起神经功能损害加重，如脑缺血、动脉瘤再次破裂，目前尚无定论。造影时机：由于脑血管痉挛易发生在SAH后2～3天，7～10天达高峰，再出血好发时间也在此范围，因此目前多主张脑血管造影宜早，即出血3天内只要病情稳定，应行脑血管造影，以尽早进行病因治疗。如已错过SAH后3天，则需等待至SAH后3周进行。在等待期间，如病情变化，仍可行血管造影检查。首次脑血管造影阴性者，2周后（血管痉挛消退）或6～8周（血栓吸收）后应重复脑血管造影。

5.经颅多普勒超声（TCD）

可以无创测得脑底大血管的血流速度，对临床SAH后血管痉挛有诊断价值，目前已作为SAH后血管痉挛的常规监测手段。优点：实时、无创、床旁、重复进行。缺点：只能提供颅底大血管的流速，不能测定末梢血管的血流变化；需依靠操作者的主观判断；部分患者特别是老年患者颞窗较厚，探测不出血流信号。大脑中动脉的血流速度最常用来诊断血管痉挛。流速与血管痉挛程度呈正相关。大脑中动脉流速正常范围在33～90 cm/s，平均为60 cm/s左右。流速＞120 cm/s，与血管造影上轻中度血管痉挛相似；高于200 cm/s，为严重血管痉挛，临床上常出现缺血和梗死症状。因此，大脑中动脉流速＞120 cm/s，可作为判断脑血管痉挛的参考标准。与血管造影显示的血管痉挛比较,特异度为100%,但敏感度为59%。此外,流速增快速度也与临床缺血程度有关。有学者建议采用大脑中动脉与颅外颈内动脉流速的比值来判断血管痉挛,可以矫正全身血流改变对脑血流的影响,也可鉴别血管痉挛与脑充血和血液稀释的区别,从而更准确地评价脑血管痉挛。当比值>3,血管造影可发现血管痉挛;比值>6,可出现严重血管痉挛,临床可有缺血表现。除了测定脑血管流速外,TCD还可用于评价脑血管的自动调节功能,但相应监测指标与临床表现的一致性尚有待进一步研究。

三、诊断

中老年人,突然发生剧烈头痛,伴恶心、呕吐应首先考虑SAH。可有意识障碍、脑膜刺激征、脑神经或肢体功能障碍。有些人可能发病前有激动、用力、排便困难等诱因。后交通动脉瘤常伴动眼神经麻痹,前交通动脉瘤则意识、精神障碍多见,中动脉瘤出血则偏瘫较多。无神经功能障碍者,头痛注意与全身或颅内感染、高血压病、偏头痛、鼻窦炎、肿瘤病变、颈脊髓血管畸形,酒精中毒区别。

非动脉瘤性中脑周围出血发生出血危险因素与动脉瘤相似,临床表现大致相同,但头痛多是渐进性,时间稍长,不伴意识丧失、癫痫及局灶性神经功能障碍。头部CT检查见表4-5。一般不会再次出血,预后好,出血原因认为是小静脉、毛细血管、基底动脉小分支出血,但是不能完全排除动脉瘤,特别是微小动脉瘤、形似芽孢状的小动脉瘤,DSA检查仍然有被漏诊可能,对于首次DSA检查无异常征象者,宜在1个月后再行检查,微小动脉瘤做三维DSA检查较易发现。

表4-5 非动脉瘤性中脑周围出血

积血部位	占百分比
脚间池	96
环池	88
单或双视交叉池	46
侧裂基底部	37
四叠体池	19

SAH后根据病情轻重,临床上已有多种分级法,但应用较普遍的当是亨特-赫斯(Hunt-Hess)法,其他还有波特尔暗空分类法(Borttell)和国际神经外科联盟分类,后者主要依据格拉斯哥(Glasgow)昏迷程度评分划分级别。病情分级最好在患者情况稍稳定后确定,临床上如一些前交通动脉瘤出血早期有较严重的意识障碍,但几小时后逐渐清醒;梗阻性脑积水引流后病情也显著改善,诸如此类,如按之前病情划分等级,则分级都很高。

(一)腰椎穿刺检查

自CT广泛应用以后,少有靠腰穿检查明确SAH诊断。对于出血量少或时间相隔较久的患者仍可通过腰穿了解脑脊液来判定是否有SAH。出血3周左右,CSF外观显黄变。早期穿刺CSF中红细胞应注意与穿刺损伤出血区别,一般可将CSF分段留管,穿刺出血应该逐渐减少,但该方法不完全可靠,应将CSF标本置于4℃下立刻离心,及时检查是否有黄变。若发病数小时后 CSF 用分光光度计未查到血红细胞或胆红素,可排除 SAH。

(二)头部 CT 扫描

头部普通扫描除可发现蛛网膜下隙出血外,还可显示脑内血块、脑室积血,较大动脉瘤还可见结节影。但出血量少,或 CT 扫描层面过厚可能显示正常。有报道在 1553 例确诊为 SAH 患者中在 24 小时内检查有 3% 显示正常,92% 有 SAH,20% 有脑室内积血,19% 有脑内血肿,2% 有硬膜下血肿,8% 有占位效应,16% 有脑积水,5% 可见动脉瘤结节影。在出血后 5 天,27% 患者扫描正常。根据 SAH 血液积聚及脑内血肿情况,50%~70% 的患者可估计动脉瘤部位,如一侧鞍上池及侧裂池深部积血较多,以颈内动脉、后交通动脉瘤常见;鞍上池及纵裂池积血多见于前交通动脉瘤;桥小脑角及桥前池积血常因后循环动脉瘤出血。SAH 合并颞叶脑内血肿多是后交通动脉瘤出血;侧裂区及基底核血肿多是大脑中动脉瘤出血;SAH 合并脑室内积血多见前交通动脉瘤出血。若出血主要在四脑室及延髓池,除考虑小脑后下动脉瘤外,还要注意颈脊髓血管畸形。有学者将 SAH 的 CT 扫描结果分为四级:Ⅰ级:蛛网膜下隙少量积血;Ⅱ级:脑基底池出血较多呈片状;Ⅲ级:出血多有血块,合并脑内血肿;Ⅳ级:合并脑室内积血甚至脑室铸形。

头部 CT 血管成像(CTA)近年已较广泛用于颅内动脉瘤的筛查,检查采用多排螺旋 CT 在注射显影剂后快速扫描,经计算机处理重建脑血管图像。该检查技术简单、快捷、安全、经济实用,较一般血管造影比,它还可以从各个方向和不同角度去观察血管及动脉瘤,比较清楚显示载瘤动脉、动脉瘤颈与相邻或穿支血管的关系。近年来已有许多神经外科中心将该技术用于 SAH 患者急症检查,如出血与 CTA 检查结果吻合即给予早期手术或血管内介入治疗,否则应进一步做血管造影检查。

(三)磁共振成像(MRI)

MRI 了解出血情况不如 CT,但对于造影剂过敏不宜造影检查者,可采用 MRA 技术,但较小动脉瘤可能被遗漏。该技术优势还有对大型和巨大型动脉瘤合并有血栓者可显示动脉瘤形态、大小、瘤内血栓情况,以及与周围组织结构关系。

(四)脑血管造影

目前仍然是 SAH 患者最常用的病因学检查手段,只要患者生命体征较稳定,无严重的颅内高压征象,应尽早行血管造影检查。为避免遗漏多发动脉瘤,应选择性对双侧颈内动脉及双侧椎动脉插管造影,临床上遇见不少仅做一侧椎动脉造影而对侧小脑后下动脉瘤被漏诊。对四根血管造影未发现动脉瘤,应加做双侧颈外动脉造影,了解是否有硬脑膜动静脉瘘,或者再加脊髓血管造影排除脊髓血管畸形。SAH 首次血管造影检查阴性者在 7 天后应再次行脑血管造影。有统计初次检查阴性的 1218 例,对其中 253 例再次行血管造影,有 11% 发现动脉瘤。一些较微小的动脉瘤更易被漏诊。另外,载瘤血管重度痉挛、瘤内血栓形成也不易发现动脉瘤。3D 血管造影技术因可旋转观察可减少动脉瘤漏诊。

脑血管造影发生造影剂过敏者罕见,约 1/5 万,因过敏致死约 1/1 000 000。造影过程中有可能发生动脉瘤再次破裂,有报道大约 3% 在造影中可见血管外造影剂渗漏。SAH 分级差的人再次出血机会大,有人主张此类患者在出血后 6 小时内不宜做血管造影。

四、治疗

（一）院前和急诊室处理

由于近 2/3 的 SAH 患者在获得专科治疗前死亡，因此提高院前和急诊室诊治水平是医生面临的挑战。控制过高的血压（＞180 mmHg）和止血剂（如止血环酸）应用是行之有效的方法。

（二）病因治疗

病因治疗是 SAH 的根本治疗。动脉瘤的直接夹闭或血管内介入不仅能防止再出血，也能为以后的血管痉挛治疗创造条件。

（三）内科治疗

1. 一般处理

包括卧床 14 天，头抬高 30°，保持呼吸道通畅，限制额外刺激。避免各种形式的用力，用轻缓泻剂保持大便通畅，低渣饮食有助于减少大便的次数和大便量。

2. 监测

血压、血氧饱和度、中心静脉压、血生化和血常规、心电图、颅内压及每天的出入水量等。

3. 补液

维持脑正常灌注压，可维持正常血容量。

4. 镇痛

适当给予镇痛剂。大多数患者的头痛可用可待因控制。焦虑和不安可给予适量的巴比妥酸盐、水合氯醛或三聚乙醛（副醛），保持患者安静。

5. 癫痫

多主张围手术期预防癫痫，长期抗癫痫药只用于有癫痫者。脑内血肿、大脑中动脉瘤可用丙戊酸钠等，但注意丙戊酸钠会引起血小板减少，卡马西平降低尼莫地平效价。

6. 止血

虽然目前对止血剂在 SAH 治疗中的作用仍有争论，但是近年来倾向于动脉瘤等出血病灶处理前短期应用，一旦病灶处理后即停用。使用方法如下：

（1）6-氨基乙酸（EACA）：16～24 g/d 静脉点滴，给药 3～7 天，病情平稳后改 6～8 g/d（口服），直至造影或手术。

（2）氨甲环酸（凝血酸）：比 EACA 作用强 8～10 倍，且有消毒作用。应用剂量 2～12 g/d，与抑肽酶（30 万～40 万 U）联合应用，疗效优于单独使用。

7. 控制颅内压

颅内压低于正常时，易诱发再出血；当颅内压接近舒张压时，出血可停止。因此，SAH 急性期，如颅内压不超过 1.59 kPa（12 mmHg），此时多属神经外科联盟分级Ⅰ～Ⅱ级，一般不需降低颅内压。当颅内压升高或Ⅲ级以上者，则应适当降低颅内压。

一般应用 20% 甘露醇 1 g/kg 静脉点滴。

8.DID 的防治

目前 DID 治疗效果不佳,应重在预防。对血管痉挛引起者防治过程分为 5 步:①防止血管狭窄;②纠正血管狭窄;③防止由血管狭窄引起的脑缺血损害;④纠正脑缺血;⑤防止脑梗死。

主要措施有:

(1)3N 取代 3H,即维持血容量正常不扩容,维持血液浓度正常不稀释,血压维持正常不升高。因为循证医学Ⅰ级证据证实 3H 不仅效果不肯定且有害,如引发肺水肿。维持中心静脉压在 1.06～1.33 kPa(8～10 mmHg)或肺动脉楔压在 1.6～1.86 kPa(12～14 mmHg),维持正常血压,维持血球压积在 30％左右,可有效减少 DID 发生。

(2)钙离子拮抗剂:尼莫地平是二氢吡啶类药物,目前临床运用较多的钙离子拮抗剂,为国内外指南推荐,具有Ⅰ级循证医学证据。一般应在 SAH 后 3 天内尽早使用,按 0.5～1 mg/(kg·h)静脉缓慢点滴,2～3 小时内如血压未降低,可增至 1～2 mg/(kg·h)。采用微泵控制静脉输液速度,使点滴维持 24 小时,通常本药 50 mL(10 mg)经三通阀与 5％～10％葡萄糖溶液250～500 mL 同时输注。由于尼莫地平易被聚氯乙烯(PVC)吸收,因此应采用聚乙烯(PE)输液管。静脉用药 7～14 天,病情平稳,改口服(剂量 60 mg,每天 3 次)7 天。

(3)其他:依达拉嗪、依尼尔(法舒地尔)、斯达汀(Statin)可用,但仍缺乏高级别循证医学证据支持。21-氨基类固醇作为一种自由基清除剂,抗炎药物如布洛芬、甲泼尼松、硫酸镁、内皮素受体 A 拮抗剂等已证实无效。

(4)重组组织型纤维蛋白酶原激活剂(rtPA):近年来,SAH 治疗中带观念性改变的是由原来使用抗纤溶药物以防止再出血,改为使用尿激酶和 rtPA 等纤溶药物,以减少脑缺血损害的发生。一般在动脉瘤夹闭后,清除基底池血块,经导管用 rtPA 2.5～60 万 U q8h(或尿激酶3～6 万 U/天)基底池缓滴和引流。

(5)腔内血管成形术:有学者在 1984 年最早采用腔内血管成形术来治疗血管痉挛,目前此项技术在临床得到较为广泛的应用。当血管造影证实血管痉挛后,并在症状性血管痉挛出现以前进行治疗,这是治疗成功的关键,一般应在 SAH 后出现血管痉挛 24 小时内进行治疗。有 60％～80％的治疗患者临床症状可得到显著改善。由于使用中少数病例出现动脉瘤或动脉破裂,目前趋于采用药物进行药物性成形术,取代机械性成形术。一般用 0.5 mg 尼莫地平、6 000～12 000 U 尿激酶灌注,然后用 0.2％罂粟碱 1 mL,以 0.1 mL/s 的速度重复多次灌注。整个过程在 DSA 监控下进行,并全身肝素化。

9.其他并发症的治疗

心电图异常者应给予 α 或 β 肾上腺素能受体阻滞剂,如心得安。水、电解质紊乱,以及高血糖、脑积水等并发症治疗与其他疾病中的治疗相同,不再赘述。

(周维黎)

第五节　烟雾病

烟雾病是一种原因不明,以双侧颈内动脉末端、大脑中动脉和大脑前动脉起始部慢性进行性狭窄或闭塞为特征,并继发引起颅底异常血管网形成的脑血管疾病。由于这种颅底异常血管网在脑血管造影图像上形似"烟雾",故称为"烟雾病"。烟雾状血管是扩张的穿通动脉,起着侧支循环的代偿作用。该病可合并动脉瘤及动静脉畸形。

烟雾病不同于烟雾综合征和烟雾现象。烟雾综合征和烟雾现象由某些明确病因所引起，如动脉硬化、放疗后、脑膜炎、镰状细胞病、肿瘤、外伤、神经纤维瘤病、唐氏综合征，以及自发性颈内动脉闭塞等。

一、病因

烟雾病的病因迄今不明。有下列各种病因和相关因素：免疫介导和炎症反应、钩端螺旋体、EB病毒感染后引发血管免疫反应或遗传因素所致先天性血管内膜发育异常、系统性红斑狼疮或神经纤维瘤病Ⅰ型等全身系统性血管病变的颅内表现。与类风湿因子、甲状腺自身抗体、抗磷脂抗体等自身抗体有关；与成纤维细胞生长因子、肝细胞生长因子、转化生长因子-β、血小板衍生生长因子、基质金属蛋白酶等相关。通过术中观察及组织学检查发现，烟雾病患者颅底动脉环的主要分支内膜细胞破坏，内弹力层不规则断裂，中膜平滑肌细胞从内弹力层断裂处向内膜增生，血管管腔不对称狭窄，管壁增厚。血管增厚主要为平滑肌细胞增生并伴有大量细胞外基质，而内膜及内弹力层几乎没有磷脂沉积，这与动脉粥样硬化不同。这些发现在儿童与成人之间无明显差别。烟雾病患者的心脏、肾脏及其他器官的动脉也可见到类似的病理改变，提示该病不单纯是脑血管疾病，有可能是一种系统性血管疾病。最近研究发现，病变血管中免疫球蛋白G（IgG）和钙结合蛋白S-100 A4均呈阳性，表明免疫机制引起血管平滑肌细胞形态和功能的改变，使表达S-100 A4的平滑肌细胞更容易从断裂的内弹力层突入细胞内膜，加快血管狭窄或闭塞。烟雾状血管是扩张的穿通支，可发生血管壁纤维蛋白沉积、弹力层断裂、中膜变薄，以及微动脉瘤形成等许多病理变化。烟雾状血管亦可发生管壁结构的破坏及继发血栓形成。这些病理改变是临床上烟雾病患者既可表现为缺血性症状，又可表现为出血性症状的病理学基础。

病变早期表现在颈动脉颅内段的远端、大脑前动脉和大脑中动脉的近端部分，偶然发生在交通动脉和大脑前动脉、大脑中动脉的远端部分。颈外动脉和身体其他部位的动脉有时也可发生类似的病理改变。在病变的早期阶段通常不累及Willis环的后半部分。脑底部出现烟雾状血管以及脑表面软脑膜血管形成异常血管网是本病的特征。这些烟雾状血管来源于Willis环，从脉络膜前动脉、颈内动脉和大脑后动脉，并与大脑前动脉和大脑中动脉的终末支相通。因此，它们很可能是扩张和扭曲的豆纹动脉及丘脑穿通动脉。这些异常的小动脉管壁的增厚和弹力层的重叠，导致管腔狭窄，还可使部分弹力层断裂、中间层纤维化和局部呈不规则扩张，形成微小动脉瘤。微小动脉瘤和血管扩张同时伴有不同程度的纤维化常常是导致破裂出血的原因。

研究发现，烟雾病患者软脑膜上的异常血管网并非病变时形成的新生血管，烟雾病患者软脑膜上血管的数量与正常人无明显差异，因此所形成的这种异常血管网是软脑膜动静脉血管扩张所致。有学者对烟雾病患者的颅外血管进行研究，发现动脉的内膜呈进行性纤维化增厚，这种病理变化与颅内动脉相似。部分患者在肺动脉近端有血栓形成，与正常年龄和性别组对照，烟雾病患者的肺动脉、肾动脉和胰动脉的内膜明显增厚，在统计学上有显著意义（$P < 0.05$）。

烟雾病以动脉内膜缓慢、进行性增厚为特征,发生在单侧或双侧颈内动脉的远端分叉处,逐渐蔓延至邻近的 Willis 环前部,引起前循环近端动脉的狭窄和闭塞,造成正常脑血供减少,缺血部位的脑组织常常发生萎缩、软化,在显微镜下可以看到皮质下第二、第三层有坏死灶。

影响本病病情发展和预后的因素:①前循环近端主要动脉内膜增生的程度;②侧支循环血管的形成和代偿能力;③患者的年龄。

研究发现,5 岁以内儿童的脑血流是成人的 2～2.5 倍,10～15 岁儿童的脑血流是成人的 1.3 倍。由此可见,年龄越小对脑血供的需求越多,因此年龄较小的儿童起病方式较为严重,常常伴脑梗死和癫痫发作。随着时间的推移,患者对脑血供的需求量减少,发病程度随之减轻,有些患者甚至可以出现自发性痊愈。

二、临床表现

儿童及成人烟雾病患者临床表现各有特点。儿童患者以缺血症状为主要临床表现,包括短暂性脑缺血发作、可逆性神经功能障碍及脑梗死。成人患者的缺血症状和体征与儿童患者类似,但成人患者常以出血症状为主,具体症状因出血部位而异。少数患者可无症状,因体检或其他原因被发现,可能属疾病早期。

(一)脑缺血

(1)可表现为短暂性脑缺血(TIA)、可逆性神经功能缺失(RIND)或脑梗死。由于缺血性发作短暂,患者就诊或入院时症状已消失,因此从家属那里获得病史很重要,同时应该详细记录下列内容:首次发病年龄、发病方式(缺血性或出血性)、发作次数、严重程度、神经功能障碍,以及诱发因素和发生时间等。对于上次起病情况和病情变化过程也应记录,并且要弄清楚目前的体征是上次发作后残留的还是几次发作累积的结果。有些症状是家属无法提供的,要提示性询问患者,如感觉性发作、头痛和视觉障碍等。

(2)TIA 发作常常与过于紧张、哭泣、应激性情感反应、剧烈运动、进餐、过冷或过热有关。此与过度通气引发血 CO_2 分压($PaCO_2$)下降有关。

(3)运动性障碍常为早期症状,约占 80.5%,主要表现为肢体无力甚至偏瘫。常有上述的诱发因素。见于 TIA、RIND 或脑梗死患者。

(二)颅内出血

近半数成年患者可出现颅内出血,出血往往不仅给患者带来严重的神经功能损害,还面临着反复出血的威胁。文献报道再出血率高达 28.3%～33%,年再出血率为 7.09%。烟雾病患者发生颅内出血主要有两个原因:烟雾状血管破裂出血或合并的微动脉瘤破裂出血。烟雾状血管破裂出血主要是由于持续的血流动力学压力使脆弱的烟雾状血管破裂,通常出血发生于基底节区、丘脑及脑室旁区域,且常常合并脑室内出血,微动脉瘤可位于侧支或烟雾状血管的周围或基底动脉分叉部或基底动脉与小脑上动脉交界处。烟雾病患者的椎-基底动脉系统在提供血流代偿前循环中往往起着重要的作用,相应的椎-基底动脉系统也承担着较大的血流动力学压力,这或许是诱发患者动脉瘤形成和造成蛛网膜下隙出血的一个重要原因。目前有越来越多的证据表明,成年烟雾病患者可诱发非颅内动脉瘤破裂所致的蛛网膜下隙出血。另外一种导致烟雾病患者发生颅内出血的少见原因是脑表面扩张的动脉侧支破裂。

（三）癫痫

一些患者以癫痫发作起病,可部分发作或全身性大发作。

（四）不随意运动

不随意运动通常出现在一侧肢体,表现舞蹈样动作。面部不随意运动在烟雾病中较为少见,睡眠时不随意动作消失。

（五）头痛

部分患者伴头痛。头痛的原因可能与颅内血供减少有关。临床上显示许多伴头痛的烟雾病患者在做了血管重建手术后症状即自行消失。

（六）智力

烟雾病患者由于脑缺血而不同程度存在智商下降。根据 Matsushima 分型,Ⅰ型的平均智商为 111.4,Ⅱ型的平均智商为 88.9,Ⅲ型的平均智商为 68.9,Ⅳ型的平均智商为 63.9。由此可见,脑缺血程度越严重,对智商的影响越大。在患者治疗前和治疗后做智商(IQ)测定和发育商(DQ)测定,有助于对手术效果的评价。

三、诊断与鉴别诊断

（一）实验室检查

主要是感染、免疫等方面的检查,有助于进一步确定病因。

（二）TCD 检查

可发现双侧前循环脑动脉狭窄或闭塞,部分患者大脑中动脉供血区可检测到多条低流速、频谱紊乱的血流信号,结合临床特点有助于筛查烟雾病。但因受操作水平及骨窗的大小影响,其可靠性有限。

（三）CT 和 CTA

CT 表现与临床类型有关。出血型患者常规 CT 扫描显示脑室系统、蛛网膜下隙、脑叶或基底节区的高密度影像。缺血型患者显示相对较小、多发并局限在脑皮质和皮质下区的低密度影像。CTA 可显示烟雾病特征性的血管狭窄和颅底异常血管网,对诊断烟雾病具有重要意义。

（四）MRI 和 MRA

MRI 能显示 CT 不能显示的小病灶,如小的腔隙性梗死、脑萎缩或轻度脑室扩大。明显的烟雾血管在 MRA 上表现为细小的异常血管影,可出现流空现象,特别是儿童患者更为明显。细小的烟雾血管,特别是在成人患者中,MRI 和 MRA 则不易显示。通常认为如果 MRI 和 MRA 已明确显示上述改变时,烟雾病的诊断即可确定。由于 MRI 和 MRA 为无创性检查,有成为烟雾病临床和研究的主要诊断工具的趋势。

（五）血管造影

DSA 是诊断烟雾病的金标准,可显示双侧颈内动脉虹吸段,大脑前、中动脉起始段狭窄或闭塞,伴脑底异常血管网,如吸烟后吐出的烟雾。还可发现动脉瘤。根据血管造影的表现将烟雾病的进展分为 6 个阶段:①颈内动脉狭窄期;②烟雾血管初发期;③烟雾血管发展加重期;④烟雾血管形状缩小期;⑤烟雾血管数量减少期;⑥烟雾血管消失期。

儿童或青壮年反复出现癫痫、认知功能障碍、TIA 或颅内出血即应考虑本病的可能。DSA 可帮助确诊。如 MRA 或 CTA 已清楚显示有关病变,亦可确定诊断。诊断明确后应进一步寻找可能存在的原因。同时由于烟雾病(Moyamoya)病因不明,因此必须排除其他具有相似临床表现和影像学特征的疾病,如脑膜炎(尤其是结核性脑膜炎)、动脉硬化、自身免疫性疾病、血管炎、唐氏(Down)综合征,神经纤维瘤(von Recklinghausen)病、放射后动脉病和肌纤维发育不良等。

四、治疗

Moyamoya 病的治疗方案的选择依赖于患者的临床表现及临床分期,对已知病因的 Moyamoya 综合征患者,应积极治疗原发疾病。有研究表明,当患者出现 TIA 等脑缺血症状时,应尽快进行 PET、SPECT 等检查,以评估其脑灌注储备情况,以此协助确定手术指征。当脑灌注储备尚属正常范围时,宜暂行内科保守治疗,否则过于积极地进行血管重建手术则可使脑组织过度灌注导致颅内压升高,甚至出现正常灌注压突破综合征;而当脑灌注储备已下降时,则宜进行手术治疗。但由于缺乏随机或大样本患者的长期随访,目前国际上并无明确的治疗建议。

外科手术的目的主要是提供有效的血管重建,防止脑缺血,同时血管重建后能够加快脆弱侧枝血管的退化,进而降低脑出血的风险。目前 Moyamoya 病外科血管重建的方法分为直接血管重建和间接血管重建两种。

(一)直接血管重建

典型的直接血管重建的方法即进行颞浅动脉-大脑中动脉吻合术(STA-MCA),也有采用枕动脉-大脑中动脉分支吻合术及枕动脉-大脑后动脉吻合术等手术方式。理论上该方法直接可行,其优点在于可以立即增加脑组织血供,降低烟雾血管负荷,降低出血的风险,但实际中由于存在血管管径不合等困难,手术操作难度大,手术技术要求高,对患者血管有特定的要求,而 Moyamoya 病患者颞浅动脉和颅内分支血管口径常不适合直接吻合,尤其对于年龄偏小的患儿。另外,手术时临时阻断颅内血管时间较长可能会引发围术期缺血梗死而加重病情。故多数学者认为其并非最佳术式。

(二)间接血管重建

近年来一些间接的血管重建法成为手术首选。目前最常用的是脑-硬膜-动脉血管融合术(EDAS)、脑-肌肉-血管融合术(EMS)以及两种术式的不同组合,如脑-硬膜-动脉-肌肉-血管融合术(EDMAS)。间接血管重建术的优点在于手术中不必阻断大脑中动脉,操作相对简单,手术较为安全,但由于血供的重建时依靠敷贴组织的血管重建,故起效较慢,且诱发癫痫的风险增大。晚近不少学者尝试直接与间接联合应用的方式,如 STA-MCA＋EMS、STA-MCA＋EDMS 等,报道显示取得了较好的效果。

脑-肌肉-血管融合术:该手术通过颞肌附着点游离肌瓣,颅骨钻孔做游离骨瓣,剪开硬膜,将颞肌缝合到硬膜上使其贴敷在脑表面,具有长期持续性增加血供的作用。但是术后常出现癫痫发作、硬膜下血肿等并发症。

脑-硬膜-动脉血管融合术:该手术将完整连续的颞浅动脉(STA)与切开的硬脑膜边缘缝合,使切开的硬脑膜缘和 STA 与脑组织贴敷,促进颅内外侧支循环的建立。有学者随后分析了 65 例患者的手术疗效,显示 EDAS 术后患者 TIA 的发生率明显减低。但是部分学者认为,单独行 EADS 达不到其他术式再血管化的程度。

脑-硬膜-动脉-肌肉-血管融合术:有学者提出了 EDAS 和 EMS 联合应用的术式。这种联合术式,将 STA 和肌肉贴近脑表面,并将其缝合到硬脑膜的边缘,实现了很好的血管重建效果。该术式的优点是将颞浅动脉和脑膜中动脉及供应颞肌的颞前中后深动脉均作为供血动脉,有利于形成更为广泛的侧支循环。

烟雾病各种手术中需要注意的是:①必须小心保护颞浅动脉,必要时术中可用多普勒超声来确定 STA 的走行,分离时不可太靠近 STA,更不能用镊子直接夹住 STA。游离的 STA 不可过长或过短,以手术中缝合 STA 时无明显张力为宜。当完全游离出 STA 后,需将其用普鲁卡因浸泡的棉垫加以保护;②剪开硬脑膜时,应注意保护脑膜中动脉和已经形成的经硬脑膜的侧支循环;③颞肌瓣的贴敷应在无张力状态下贴敷于脑表面。④骨瓣复位时,应注意避免颞肌瓣形成成角及受压,以防影响血供。

(周维黎)

第五章

血管外科疾病

第一节　下肢动脉硬化闭塞性病变

一、病因及发病机制

（一）病因

流行病学调查显示吸烟、糖尿病、高脂血症、高血压病、高同型半胱氨酸血症、高凝状态、血液黏着性增高及高龄等是下肢动脉硬化性闭塞症的危险因素。其中吸烟与糖尿病的危害最大，二者均可使周围动脉疾病的发生率增高 3～4 倍，合并存在危险性更高。其次是高脂血症，尤其是血低密度脂蛋白胆固醇升高，与全身多部位动脉粥样硬化的发生密切相关。及时发现导致动脉硬化的危险因素并加以控制，能够延缓动脉硬化的进程，降低下肢动脉硬化性闭塞症的发生风险。

（二）发病机制

动脉硬化闭塞症的主要发病机制可有下列几种学说。

1.损伤及平滑肌细胞增殖学说

各种损伤因素，如高血压、血流动力学改变、血栓形成、激素及化学物质刺激、免疫复合物、细菌病毒、糖尿病及低氧血症等，导致内皮细胞损伤。内皮细胞损伤后分泌多种生长因子、趋化因子，刺激平滑肌细胞（SMC）向内膜迁移、增殖、分泌细胞外基质并吞噬脂质形成 SMC 源性泡沫细胞，最终形成动脉硬化斑块。

2.脂质浸润学说

该学说认为血浆中脂质在动脉内膜沉积，并刺激结缔组织增生，引起动脉粥样硬化。在该过程中，内皮细胞损伤、通透性增加及脂质转运障碍可能起主要作用。

3.血流动力学学说

在动脉硬化的发病过程中，血流动力学因素起也起到一定作用，并与动脉粥样硬化斑块的部位存在相互关联。研究证实，动脉硬化斑块主要是位于血管壁的低切力区。而湍流则对斑块的破裂或血栓形成起到一定作用。

4.遗传学说

遗传学调查显示本病有家族史者比一般人群高 2～6 倍，可能是由于遗传缺陷致细胞合成胆固醇的反馈控制失常,以致胆固醇过多积聚。

二、临床表现

(一)临床特征

下肢动脉硬化性闭塞症一般见于中老年人,常伴有吸烟、糖尿病、高血压、高脂血症等危险因素。下肢动脉硬化性闭塞症症状的有无和严重程度,受病变进展的速度、侧支循环的多寡、个体的耐受力等多种因素影响。症状一般由轻至重逐渐发展,但在动脉硬化闭塞症基础上继发急性血栓形成时,可导致症状突然加重。

早期可无明显症状,或仅有轻微不适,如畏寒、发凉等。之后逐渐出现间歇性跛行症状,这是下肢动脉硬化性闭塞症的特征性症状。表现为行走一段距离后,出现患肢疲劳、酸痛,被迫休息一段时间;休息后症状可完全缓解,再次行走后症状复现,每次行走的距离、休息的时间一般较为固定;另外,酸痛的部位与血管病变的位置存在相关性。病变进一步发展,则出现静息痛,即在患者休息时就存在肢端疼痛,平卧及夜间休息时容易发生。最终肢体可出现溃疡、坏疽,多由轻微的肢端损伤诱发。

对于临床表现的严重程度,可用 Fontine 分期或 Rutherford 分期进行划分,以增加临床评价的客观程度,并使各类临床治疗结果之间具有更强的可比性。目前常用的是欧内斯特·卢瑟福(Rutherford)分期,由轻至重分为 0～6 共七个等级。

1.Rutherford 0 级

无临床症状,踏车试验或反应性充血试验正常,无动脉阻塞的血液动力表现。

2.Rutherford 1 级

轻度间歇性跛行,完成踏车试验,运动后踝动脉压＞50 mmHg,但休息时踝动脉压低于约 20 mmHg。

3.Rutherford 2 级

中度间歇性跛行,界于 1 和 3 之间。

4.Rutherford 3 级

重度间歇性跛行,不能完成踏车试验,运动后踝动脉压＜50 mmHg。

5.Rutherford 4 级

缺血性静息痛,休息时踝动脉压＜40 mmHg,足背和胫后动脉几乎不能触及,足趾动脉压＜30 mmHg。

6.Rutherford 5 级

小块组织缺损、非愈合性溃疡,局灶性坏疽伴足底弥漫性缺血改变,休息时踝动脉压＜60 mmHg,足背和胫后动脉几乎不能触及,足趾动脉压＜40 mmHg。

7.Rutherford 6 级

大块组织缺损,超过跖骨平面,足部功能无法保留,其余标准同 Rutherford 5 级。(标准踏车试验在 15 度斜面上,速度为每小时 2 英里,时间 5 分钟)。

(二)辅助检查

1.一般检查

因患者多为老年人,可能存在多种伴随疾病及动脉粥样硬化危险因素,需全面检查,包括血压、血糖、血脂测定,以及心、脑血管评估等。

2.特殊检查

(1)节段性动脉收缩压测定:测量下肢动脉不同平面的压力水平并双侧对比,如动脉存在明显狭窄,则其远端压力明显降低,可初步确定动脉有无病变及其部位。

(2)踝肱指数(ABI):应用多普勒血流仪与压力计,测算下肢踝部动脉收缩压与上肢肱动脉收缩压之比。静息状态下 ABI 一般在 0.91~1.30 之间,高于 1.30 提示动脉管壁僵硬不易压瘪;ABI 在 0.41~0.90 之间提示存在轻-中度缺血;ABI≤0.40,提示存在严重缺血。另外,还有趾臂指数(TBI)可以了解末端动脉病变情况。

(3)经皮氧分压测定:通过测定局部组织的氧分压,可间接了解局部组织的血流灌注情况,评价缺血程度;并可用来判断肢端溃疡、伤口的愈合趋势,经皮氧分压过低,提示伤口不易愈合。

(4)彩色多普勒超声:为常用筛查手段,可见动脉硬化斑块,管腔狭窄、闭塞等。该方法无创、方便且花费较低,但对于治疗的指导意义不大。

(5)CT 血管成像(CTA):已成为下肢动脉硬化性闭塞症的首选检查方法,可清楚显示动脉病变的部位、范围、程度;明确诊断,并为治疗方案的确定提供帮助。不足之处是由于需使用含碘造影剂,对肾功能可能造成影响,肾功能不全者慎用。

(6)磁共振血管成像(MRA):同 CTA,亦可为下肢动脉硬化性闭塞症提供明确的影像学诊断,优点是无须使用含碘造影剂,但对钙化的分辨能力差,并可能会高估病变的严重程度。

(7)数字减影血管造影(DSA):为诊断下肢动脉硬化性闭塞症的金标准,能确切显示病变部位、范围、程度、侧支循环情况,延迟现象可评价远端流出道情况。DSA 对于病变的评估及手术方式的选择均具有重要意义,同时在有条件的医院,可在造影的同时行血管腔内治疗,同期解决动脉病变。

三、诊断及鉴别诊断

下肢动脉硬化性闭塞症的典型临床表现,配合无创或有创血管检查,诊断一般不难。

(一)腰椎管狭窄

可表现为间歇性跛行症状,易与下肢动脉硬化性闭塞症早、中期症状相混淆,但该病的症状与体位明显相关,改变体位可使症状减轻或缓解,同时肢体动脉搏动正常,可资鉴别。

(二)血栓闭塞性脉管炎

多见于青年男性,有吸烟史,伴游走性血栓性浅静脉炎,累及四肢中小动脉,上肢动脉累及较远动脉硬化闭塞症多见,造影的典型表现为中小动脉节段性闭塞,而在病变的动脉之间,可见管壁光滑的正常动脉,并可见许多细小的侧支血管。

（三）动脉栓塞

表现为"5P"征，即突然出现的肢体疼痛、苍白、麻木、运动障碍及动脉搏动减弱或消失，并常具有房颤、瓣膜病等易致动脉栓塞的病史。

四、治疗

（一）一般治疗

动脉硬化是一种全身性疾病，应整体看待和治疗，包括控制血压、血糖、血脂，严格戒烟等，并积极诊治可能伴发的心脑血管疾病。在医生指导下加强锻炼，促进侧支循环形成；并注意足部护理，避免皮肤破损、烫伤等。针对下肢动脉硬化性闭塞症的药物治疗，主要用于早、中期患者，或作为手术及介入治疗的辅助。常用药物包括：抗血小板药，如阿司匹林、氯吡格雷等；血管扩张及促进侧支循环形成的药物，如西洛他唑、安步乐克及前列腺素类药物等。

（二）手术治疗

目的是重建动脉血流通道，改善肢体血供。手术指征包括：重度间歇性跛行，静息痛，溃疡或坏疽。手术方案的选择应综合考虑血管病变的部位、范围、程度、流出道及患者的身体承受能力等。

1.动脉旁路术

应用人工血管或自体大隐静脉，于闭塞血管近、远端正常血管之间建立旁路，分解剖内旁路与解剖外旁路。解剖内旁路按照原正常的动脉血流方向构建，符合人体的正常生理结构，为首选的方法；解剖外旁路适用于不能耐受手术，以及解剖内旁路走行区存在感染的患者。

2.动脉内膜剥脱术

适用于短段主、髂狭窄或闭塞的患者，由于腔内治疗技术的发展，目前已较少应用，多作为动脉旁路术的辅助，以利构建良好的吻合口。

3.经皮腔内血管成形术或支架植入术

为微创治疗方法，手术风险低，恢复快。该方法经动脉穿刺，输送球囊导管至动脉狭窄或闭塞的部位，扩张、重建动脉管腔，结合血管腔内支架的使用，可获得较好的临床效果。以往该技术仅应用于短段病变，随着技术的进步，目前对于长段闭塞性病变也可成功开通。目前是首选的一线治疗。

附：主-髂动脉硬化闭塞性病变

肾下腹主动脉和髂动脉是慢性动脉硬化闭塞症病变最常见的发生部位之一。动脉硬化性狭窄和闭塞最常发生于主动脉分叉周围，导致不同程度的下肢动脉缺血性症状，严重者需要考虑通过手术方法重建血流。尽管病变是多平面的，成功地纠正主-髂动脉病变通常能缓解缺血症状。此外，仔细地评价动脉流出道情况，对行腹股沟韧带以下部位的动脉重建的患者，保持成功和持久的效果是非常重要的。

用手术治疗方式来缓解继发于主-髂动脉病变的缺血症状，有学者于1923年首先认识。他观察到了一组男性患者的症状，其中包括双侧间歇性跛行，股动脉搏动减弱或消失、性功能障碍等,后来这组症状被称为腹主动脉血栓形成综合征(Leriche)。他同时也认为应用动脉移植物重建动脉的连续性是治疗该综合征的最理想方法。

（一）临床表现

患者的临床症状和体征主要决定病变部位及范围。病变局限于主-髂部位者(Ⅰ型即病变位于腹主动脉远端及髂总动脉),仅占手术患者的 5%～10%,如果其远端动脉无病变,这类患者很少产生威胁肢体存活的缺血症状。在主动脉闭塞的患者中,主-髂动脉之间潜在的侧支循环血流量是巨大的,侧支循环包括内脏和腹壁的途径。主要有名的侧支循环:①乳内动脉与腹壁下动脉之间的侧支循环。②肋间动脉和腰动脉与旋髂动脉和股深动脉之间的侧支循环。③腹壁下动脉和臀动脉的分支与股总动脉和股深动脉之间的侧支循环。④肠系膜上动脉和肠系膜下动脉与直肠上动脉之间的侧支循环。

主Ⅰ髂动脉病变者,典型的症状是不同程度的间歇性跛行。间歇性跛行最常见发生于大腿的近端、腹部和臀部。症状有时可出现在双下肢,但一侧肢体比另一肢体更严重的缺血症状通常较少见,除非近端动脉出现动脉血栓形成(约 30%)。对于男性患者,阳痿是一个常见的主诉,主-髂动脉病变的患者中约 30%～59%表现为不同程度的阳痿。Ⅰ型患者通常较年轻,有较低的高血压和糖尿病发生率,但有较高的高血脂的发生率,特别是Ⅳ型高脂蛋白血症。约有 1/5 的这类患者是女性,近年来女性主-髂动脉闭塞性病变有增高的发病趋势。这与女性吸烟增加的趋势相一致,许多女性主-髂动脉病变有以下特征性表现:年龄在 50 岁左右,有吸烟史,动脉造影显示主动脉、髂动脉、股动脉管径变细,主动脉分叉位置较高,病变通常位于主动脉远端及主动脉分叉处,被称为"主动脉发育不良综合征"。病史中许多患者有因子宫切除、放射性等因素引起的人工闭经。另外需要指出的是,女性 70 岁以后,由于雌激素的保护作用逐渐减弱,男女发病之间的比例逐渐接近。

90%以上的有症状的患者,病变是广泛的,约 25%的患者病变局限于腹部(Ⅱ型),65%的病变累及腹股沟韧带以下(Ⅲ型),这些患者的病变通常是多部位的,年龄较大,多发于男性,有较高的高血压、糖尿病,以及脑部、冠状动脉、内脏动脉、颈动脉硬化的发生率。他们病变的程度非常严重。

（二）诊断

大部分患者通过详尽的病史和仔细的体格检查能明确主-髂动脉病变的诊断。对于下肢间歇性跛行、男性性功能减退、股动脉搏动减弱或消失者常考虑为 Leriche 综合征。多平面病变者可出现静息痛及足趾坏死。对某些病变者,应做好鉴别诊断,如椎间盘突出、椎间盘狭窄,糖尿病性神经炎和其他神经肌肉病变。使用无创伤性检查可以提高诊断的精确性,而且可以生理定量病变的严重程度,节段性动脉测压和运动前后搏动性定量记录在大多数血管实验室证明是有用的。双功彩超已广泛地用来评判主-髂动脉闭塞性病变。它可以建立诊断、病变定位及评价动脉的血流动力学变化。近年来,影像学 CTA 或 MRA 检查的广泛应用,给诊断带来更多的信息和直观的依据。

1.影像学检查

随着现代医学发展,动脉造影由于其具有创伤性而通常不被用来作为外科医师选择和制订手术计划的首选重要依据,也不单纯用来仅作为诊断工具(根据患者的症状及体征和无创伤性血管检查一般可做出明确的诊断)。大多数可以通过彩超检查、CTA 或 MRA 检查做出诊断判断。在一些特殊情况下,动脉造影才是决定动脉硬化闭塞性病变需要采取哪种治疗方法的最可靠的依据之一。此外,外科医师仔细查阅影像学资料可以明确主-髂动脉段及其远端动脉病变确切的解剖情况是特别有益的。例如,解剖变异,累及肾动脉、内脏动脉的闭塞性病变及远端流出道等。在一个扩张、增粗的左结肠动脉,通常预示着肠系膜上动脉闭塞,左结肠动脉只有在侧位的情况下可清晰显示,没有认识这种情况,在行主动脉重建时,结扎肠系膜下动脉时可能会出现灾难性的肠缺血或肠坏死现象。

影像学检查的选择范围,对于大部分患者而言,仔细探查从腹主动脉到腹股沟下的远端动脉流出道是非常必要的,即便仅行近端动脉手术,了解远端流出道情况,可以通过动脉搏动来判断近端动脉手术的效果,对纠正可能出现的手术失败是有益的。一般而言,流出道的显像最少应到大腿中下段。在一些有显著的远端动脉病变及危及肢体缺血症状,准备行腘动脉远端旁路移植的患者,更远端的动脉显像是必要的,甚至到足背部。

2.多平面病变的血流动力学评价

通过临床检查及影像学检查可准确地评价大部分下肢动脉闭塞性病变,但有一些患者特别是多平面动脉闭塞性患者是有困难的。准确地评价每个动脉段的血流动力学变化,对选择一个合适的重建方式是非常关键的。许多动脉硬化病变仅在影像学片上有明显的形态改变,而患者本身仅有很小甚至没有血流动力学变化,这类患者单纯的近端动脉重建不能缓解症状。因此对有近端动脉病变同时合并有远端动脉病变者,必需同时纠正这两个动脉节段病变才能改善危及肢体存活的缺血。尽管有许多非创伤性血管检查方法,但没有一种方法能完全精确判断主-髂动脉病变,特别是在合并有多平面病变者,有些学者推荐用双功彩超来评判主-髂动脉及以远段动脉闭塞性病变,但这种方法需要花费一定的时间,而且需要熟练而有经验的检查者。

(三)治疗

下肢动脉硬化闭塞性疾病多由动脉粥样硬化和血栓闭塞性脉管炎引起,病变的早期临床表现主要为间歇性跛行,随着病情的进展继而出现静息痛和肢端坏疽等严重的症状。轻者影响患者的生活和工作,重者需截肢而致残,甚至危及生命,该病是常见的血管疾病。综合文献资料,在 60 岁以下的人群中,周围动脉闭塞性病变的患病率在 3% 以下,而在 75 岁以上的人群中,则患病率剧增为 20% 以上。

1989 年,在 60 岁以下的人群中,每年发生间歇性跛行者为 2%;在 70 岁以上的人群中则升为 5%。对间歇性跛行患者的主要检查方法,是检测踝或肱指数。因动脉狭窄或闭塞引起间歇性跛行者,其踝/肱指数均小于 1;但如果患者伴有糖尿病而且受累动脉发生钙化,则其踝和肱指数可能出现大于 1 的假象。综合文献报道,在间歇性跛行的患者中,约 75% 的患者在较长的时期内病情无明显恶化,截肢率为 4%～8%。1995 年,Taylor 等报道间歇性跛行患者的 5 年病死率为 20%～30%,10 年病死率达 40%～72%,较同年龄组的人群高出 3 倍,死亡原因主要是心肌梗死和脑血管意外。因此,这是一个应该予以十分重视的问题。

1.步行疗法和手术治疗

目前动脉腔内成形术和动脉旁路移植术已在临床广泛应用于治疗动脉硬化闭塞症。据Tunis 等统计,美国马里兰州的 10 年资料发现,每年做血管腔内成形术者,从 1/100 000 增加至 24/100 000,做动脉旁路移植者,从 32/100 000 增加至 65/100 000;但是在此时期内,截肢率却并无降低,一直保持为 30/100 000 左右。在不断开展手术治疗的同时,一些学者通过临床实践认为,保守治疗特别是步行疗法,对间歇性跛行的患者也有显著的疗效。1898 年,首先提出采用步行锻炼的方法治疗下肢缺血症;1957 年,重新提出 Erb 的观点;1988 年,总结步行锻炼的经验,提出保守治疗的原则为"戒烟和坚持步行锻炼"。一些学者指出,糖尿病患者发生间歇性跛行时,应采用积极的手术治疗,因为他们的预后远差于非糖尿病的患者。即使是糖尿病的患者,也同样能与非糖尿病患者一样,通过步行锻炼显著增加无痛行走的距离。通过正规的行走锻炼,可使间歇性跛行患者的行走距离增加 1 倍以上;步行锻炼应在医务专职人员有计划的监护下进行,至少要持续 2 个月或更长的时间。1999 年,凡无绝对手术适应证的间歇性跛行患者,都可做步行锻炼治疗,以增加最远行距和无痛步行距离。他们认为,采用无坡度踏车训练是最佳的锻炼方法,并且对同时存在的一些病变,如糖尿病、高血压、高血脂、高血黏度等,都必须同时给予积极的治疗,以取得最好的疗效。

近来,有学者指出,虽然间歇性跛行的患病率在总人口中占 2%,但每年需要做动脉腔内成形术或旁路移植术者,只在所有患者中占 5.5%,而绝大多数都可通过保守治疗,特别是步行锻炼,有望使症状得以改善或甚至消失。他们指出,因腹主-髂动脉闭塞而施行手术者的 5 年通畅率为 85%～90%;闭塞病变在股-腘动脉者 5 年通畅率则降为 40%～70%,手术的远期效果尚不够理想。有学者比较了动脉腔内成形术与步行锻炼后的 5 年疗效,发现二者并无显著性差异。他们指出,腹主-髂动脉病变的患者,手术治疗的效果较好;股-腘动脉受累时,则多可通过保守治疗使临床表现得以改善。学者们多认为,步行锻炼结合药物治疗不仅可显著减轻或治愈间歇性跛行,提高患者的生活功能和质量,还可作为手术前的辅助治疗,以及在手术以后治愈残余的轻度间歇性跛行,以取得最佳的疗效。1999 年,有学者收集 1980—1997 年文献中有关报道 17 篇,共有间歇性跛行患者 457 例,采用以步行锻炼为主的保守治疗,治疗期限为1～53 周,平均 17 周,治疗结束后,最远行距平均增加 110.89%;无痛步行距离平均增加152%。并且治疗停止后的 6 个月以内,大多数患者仍保持良好的生活质量。

2.步行疗法的机制

虽然步行锻炼可显著减轻甚至消除间歇性跛行的临床表现,并且在停止锻炼后,其治疗作用可延续相当长的时间。但是其作用的机制至今尚不十分明确。综合文献报道中的资料,主要包括下列几点。

(1)血液循环的改变:有些学者在动物实验中发现,结扎鼠或犬的股动脉后,使其处于不断的行动状态,由于侧支循环的增加可使患肢血流量回复至术前的水平。但是大多数学者发现,间歇性跛行患者做运动治疗后,患肢的血流量并无显著增加。2000 年,有学者综合 1989—1995 年有关的文献报道 7 篇,共有 103 例患者,步行治疗 1～13 个月,平均 5.28 个月后,行走距离平均增加 71.71%,但患肢供血量并无增加。近年来又有一学者提出,步行疗法的机制在于使患肢的血液重新分布,即可使患肢的血液从活动量较小、耗氧较少的肌肉群,转而供给活动量大、耗氧量多的肌肉群。有的学者认为,步行治疗时局部动脉血流暂时增加,使动脉壁承受的切应力增强,刺激内膜释放出各种有关的生长因子,从而改变血管和各组织对缺血的适应性和耐受性。近年来,学者们发现,做步行疗法的患者与施行动脉腔内成形术的患者相比较,后者患肢的血流量增加,但是其患肢活动的耐受性明显差于前者。因此,步行疗法改善甚至消除间歇性跛行的原因可能是多方面的,值得做进一步研究。

(2)肌肉结构和代谢的变化:正常人骨骼肌的活动需要 ATP 的不断提供能量。在肌肉内 ATP 的储存量有限,只能提供短时间肌肉活动的需要,而大量的能量来源则是肌肉内能迅速转化为 ATP 的磷酸肌酸。ATP 于线粒体内主要在葡萄糖和脂肪酸的参与下进行有氧合成;在缺氧的状态下,则使丙酮酸盐不转化为乙烯辅酶 A 而转化为乳酸。下肢动脉硬化闭塞症时,由于局部缺氧使肌肉的代谢过程主要在厌氧条件下进行,从而因乳酸增加,ATP 和磷酸肌酸缺乏而造成行走时疼痛,体力活动的耐受性降低,恢复的时间延长等。在慢性缺血的条件下,除肌肉纤维以外,周围神经系统也同样受到损害。通过报道,在间歇性跛行患者中,88%的患者有感觉功能减退,56%的患者有运动障碍,这些都对行走运动的生理功能产生有害的作用。最近有报道,通过组织学检查,可在缺氧的肌肉内找到角形肌纤维;肌电图检查可发现异常运动单位的动作电位。

正常人做行走锻炼后,可使肌肉的结构和功能发生许多相应的变化,如在每条肌肉纤维内,线粒体的数量和体积均增加,氧化酶的水平升高;肌糖和血糖的代谢减慢;能量来源主要依靠脂肪酸的氧化;由于脂肪酸的氧化增加而使呼吸商降低。间歇性跛行患者通过一段时间的行走锻炼后,也发生上述同样的变化,即血液中的乳酸的含量较运动锻炼前显著降低;动静脉血氧含量的差异明显增大;乳酸水平下降;磷酸肌酸损失减少,提示 ATP 生成量增多,无氧代谢降低,肌肉的能量供应好转。学者们对步行疗法后肌肉中酶的变化做过大量的研究,发现各种氧化酶如细胞色素氧化酶和琥珀酸氧化酶的水平显著增高,并伴有枸橼酸合酶的升高。细胞色素氧化酶从运动前的低水平明显上升。一般认为,步行锻炼前患肢缺血时酶活性的低水平,是由活动减少、肌肉纤维损失和线粒体损伤等所引起。因此步行锻炼以后,肌肉中氧化酶的活性自然会明显增加,使患肢缺血性病变得以改善。

正常人的骨骼肌分为Ⅰ型和Ⅱ型两大类,分别含缓慢扭曲和快速扭曲肌纤维。前者有丰富的氧化酶和线粒体内容物;后者又分为:①快速扭曲白色肌纤维,具有低呼吸性和高糖原分解功能。②快速扭曲红色肌纤维,具有高呼吸性和高糖原分解功能。正常人做持久步行锻炼后,快速扭曲纤维可向缓慢肌纤维转化。间歇性跛行患者做步行锻炼治疗后,各学者对骨骼肌变化的观察结果很不一致,目前尚无定论。据 Hedberg 等报道,患肢严重缺血时,骨骼肌发生广泛性损害,正常肌纤维为结缔组织替代,但在缺血程度较轻时,骨骼肌则可发生各种不同的改变,包括选择性地Ⅱ型骨骼肌丧失、Ⅱ型骨骼肌完好、Ⅰ型骨骼肌增生等。

近年来学者又发现,缺血下肢经步行锻炼疗法后,肌肉内的毛细血管显著增多,使无氧代谢转化为有氧代谢,从而缓解甚至消除间歇性跛行的临床表现。同样,有学者也发现,甚至老年冠心病患者,也可通过适当的步行锻炼,使缺血肌肉中的毛细血管密度显著增加。

(3)血液流变学和活动导致的炎症:1998 年,有学者报道,缺血可引起局部和全身的炎症反应。间歇性跛行患者长期处于活动-疼痛-恢复期反复循环的周期中,因此可导致缺血组织的再灌注损伤。近年来,学者们在间歇性跛行患者活动时发现,双下肢股静脉血液的中性粒细胞计数有显著差异,即患肢高于健肢,并且前者多呈激活状态,释出各种炎症蛋白质,如血栓烷 A_2 和白细胞三烯等,使血小板等聚集和激活,导致血管通透性增加。中性粒细胞还释出各种蛋白酶,如弹性蛋白酶等,又因一些补体因子的激活,使血管内皮细胞遭到破坏。此外,被激活的中性粒细胞对内膜的黏附,以及氧自由基的生成等,可进而使微循环发生障碍和加重血管内膜损伤。行走锻炼则可使炎症性病变显著减轻和消失,患者的血浆容量增加和血细胞比容降低,以致血黏度下降,患肢的血液循环得以改善。

(4)其他:综合文献报道,学者们对步行锻炼的机制还提出一些新的看法。有学者指出,行走活动可降低氧的消耗量,增加氧的利用率,使心率减慢和改善肺功能。还有的学者认为,行走锻炼可增加内啡肽的生成,增加患者对疼痛的耐受性,以致行走距离延长。还有些学者认为,步行锻炼能使内膜释出的一氧化氮增加,从而对降低血脂、血压和抑制动脉硬化的进程,有良好的治疗作用。

总之,步行疗法已在国外广泛应用于治疗下肢因缺血引起的间歇性跛行,并取得了一定的疗效。2000 年,有学者在临床随机挑选两组间歇性跛行患者,一组做踏车步行锻炼,每日锻炼 2 次,每次 30 分钟,每周锻炼 5 天,持续 4 周;另一组为对照组,不做任何步行锻炼。结果发现,4 周后第一组的无痛行走距离增加 171%;6 个月后无痛行走距离仍较锻炼治疗前增加 200%,而对照组在这段时间内,间歇性跛行的情况并无显著改变。近年来,有学者指出,步行锻炼可采用无坡度或有上升坡度的踏车,速度为 3 km/h;适于做这种治疗患者的条件,主要是确诊为缺血性病变所致的间歇性跛行、病程超过 6 个月、无未能控制的高血压、无恶性病变、无患肢严重缺血表现、近期未做过下肢动脉重建手术、近期无深静脉血栓形成史、无全身严重器质性病变,并且在步行锻炼时,不发生心绞痛、呼吸困难、严重心律不齐,不包括有骨科疾病不能胜任行走锻炼者。锻炼必须在专业人员的指导下进行。近几年内,文献中不断有较多的涉及本课题的报道。有些学者主张,同时做患肢间歇性气囊压迫和步行锻炼,对改善和消除间歇性跛行有良好的治疗效果。有学者指出,女性、糖尿病、ABI 值过低者,做步行锻炼的效果较差;另有学者指出,步行锻炼对股动脉闭塞病变的疗效优于髂动脉病变者。2009 年,通过对 400 余例患者观察后指出,步行锻炼并非对所有的间歇性跛行患者都有明显的疗效,他们提出,对本症患者可以先试行步行锻炼治疗,若数周后无效,即应改用其他治疗方法。

目前,步行锻炼已被认为是一种安全、操作简便、费用低,而且可靠的治疗方法,具有临床应用价值。

近 10 年,国外文献有关本课题的报道,每年有数十篇之多。学者们从各种角度做了多方面的探索,取得了一些进展。

2011 年,有学者提出一个新的设想,他们提出,增加上肢有氧运动可能提高步行锻炼治疗下肢外周动脉疾病(PAD)的效果,从而在临床上对 537 例 PAD 患者,先在监护下做 6 周上肢锻炼后,证明确对下肢 PAD 有显著治疗效果,并且疗效胜过单做下肢锻炼者。他们认为,只做下肢运动者,开始锻炼时,行走后患者多会出现缺血性跛行,因此患者不自觉地会减少运动量,从而影响治疗效果。而上肢锻炼,在治疗早期,不会因出现跛行而降低疗效。此外,上肢锻炼不会激发下肢间歇性跛行,而不影响锻炼的时间和强度,对一些症状较重者,也可及早开始锻炼。另外,对一些不能下床行走的严重缺血患者,做上肢锻炼毫无不利影响。另有报道,上肢锻炼,能显著提升间歇性跛行患者的抗炎能力,有助于降低心血管疾病的发病率和病死率。他们认为,下肢 PAD 有间歇性跛行的患者,应及早进行上肢无痛型的有氧锻炼,6 周后下肢的 PAD 症状减轻或消失后,再同时行上、下肢锻炼,能提高治疗效果。

监护下的运动治疗,可以减轻或治疗间歇性跛行的症状,但其机制至今不详。

2012 年,利用近红外光谱(NIS),通过实时检测肢体肌肉氧饱和度,来证明运动使下肢 PAD 缺血症状减轻或消失,并非肌肉氧供增加的原因,但未获成功。有些学者认为,监护下运动治疗,可能由于改善了缺血下肢的代谢性肌病的缘故,但是尚无实验结果加以证实。

(四)手术适应证

静息痛、缺血性坏死被认为是动脉重建的绝对适应证,年龄不是决定是否手术的重要方面,即使年龄较大,身体虚弱,伴有其他脏器严重性疾病,如果不能进行直接的主-髂动脉重建,则可选择腔内血管外科技术来重建血液循环。

对于仅有间歇性跛行者是否需要手术,仍然存在着争论。手术选择可以考虑个体化方案,应当考虑每位患者的年龄、合并症、工作需要及生活方式。通常如果间歇性跛行已危及患者的生活方式,并且无手术危险性,应选择手术治疗,大多数医师都推荐对归因于主-髂动脉病变有较小手术危险性的患者,行手术治疗。通常主-髂动脉重建可取得较好的长期的效果。另一种较少但已被认识的主-髂动脉重建的手术适应证,是来源于近端动脉溃疡斑块引起的远端动脉栓塞,这种患者闭塞性病变的临床症状是少见,有很少或没有间歇性跛行病史,认识这种病理情况及动脉造影检查以发现近端动脉可能的病变是非常重要的,无论如何,应避免反复的远端动脉栓塞甚至肢体丧失。主髂动脉闭塞性病变没有一种真正有效的药物可以提供,非手术治疗的目的是限制病变的进展,增加侧支循环的形成,阻止局部组织损伤及足趾感染,潜在改善男性患者的性功能。近年来,腔内血管成形技术越发成熟,这种类型的病变,大多数可通过此技术来完成血供重建。

(五)动脉内膜切除术

进行动脉内膜切除术,正确地选择患者是重要的,病变仅限于髂动脉分叉处,无论是横行或纵行动脉切开,最主要的保证内膜切除位于外弹力层,并且要达到内膜切除的终点(需要或不需要缝合),一般可以直接关闭动脉切口,偶然需要用补片关闭动脉切口。只要选择合适的患者,精确和仔细地进行操作,主-髂动脉内膜切除术也可取得较好的持久效果。

动脉内膜切除术在以下三种情况下是不提倡的:①有动脉瘤样扩张性病变,因为将来在内膜切除处可发生继续瘤样退行性变化。②如果主动脉完全闭塞,已达到肾动脉水平,行简单动脉切开,血栓切除,肾动脉以下移植物植入技术上更简单,并且更有效。③累及髂外动脉及远端动脉(Ⅱ及Ⅲ型)的患者,完全内膜切除是困难的(因为髂外动脉管径变小,长度增加,显露困难)。手术后有较高的血栓发生率及再狭窄发生率。由于这些原因,扩大的主-股动脉内膜切除术已不再提倡,而由旁路移植术替代。病变广泛的患者,动脉旁路移植术是简单而有效的方法,并且有较高的远期通畅率。此外,主-髂动脉内膜切除术比动脉旁路移植术的技术需求更高,因此如果外科医师没有足够的主-髂动脉内膜切除术的经验,即使是局限性的动脉病变,动脉旁路移植术也是可取的。

此外，腔内血管成形术的技术日趋成熟。其创伤小、成功率高、疗效好的优势也在临床上受到学者们的重视。

（李学礼）

第二节　腹主动脉瘤

腹主动脉瘤（AAA）是指腹主动脉的瘤样扩张，通常直径增加 50％ 以上定义为动脉瘤。超过 90％ 的 AAA 为肾动脉水平以下的病变，累及肾动脉水平以上腹主动脉瘤包括平肾动脉瘤和肾上动脉瘤等，其治疗原则与胸腹主动脉瘤接近。AAA 常会同时累及一侧或双侧的髂总动脉，累及髂外动脉的却很少见。

AAA 好发于老年男性，尤其是吸烟的患者，在美国，每年有 15 000 例因腹主动脉瘤破裂导致的死亡，其中主要为 >70 岁的男性。吸烟也显著增加破裂风险（8：1）。

AAA 在高加索人种和西班牙裔人种中的发病率相当高，黄种人的发病率虽然要明显低于其他人种，但近年来的检出率也显著提高。有文献报道在高加索人群中，65 岁以上的发病率可能达到 5％，而亚裔人群仅 0.5％，可能与认识及诊断不足有关。

在美国的成年人群中，AAA 的发病率为 2％～4％。直系亲属患有 AAA 的人群，其 AAA 发病率增加 4～6 倍，达到 20％～30％。

一、病因

（1）主动脉瘤的最常见病理表现在动脉壁的中膜和内膜。具体形式包括泡沫细胞中的脂质沉积，细胞外游离胆固醇结晶、钙化、血栓、溃疡性改变以及细胞层的断裂。有时还可以发现外膜的炎症细胞浸润。中层弹性纤维的降解在动脉瘤形成中占据重要的地位。也有文献报道动脉壁基质金属蛋白酶的高表达可能加速了弹性纤维的破坏，并使得动脉壁在血压搏动的压力下，出现瘤样扩张。与胸主动脉瘤不同的是，马凡氏（Mafan）综合征等中层囊性改变样疾病在腹主动脉段相对少见，动脉硬化是真性 AAA 的最常见原因。

（2）血流动力学对于 AAA 的进展影响也与胸主动脉瘤有所不同。肾下的腹主动脉直径逐渐减小，动脉壁的弹性纤维比例也逐渐减少。血压对于动脉壁的张力作用也较胸主动脉壁明显。伴随年龄的增长，血管壁的弹性也明显下降，从而导致动脉节段性的扩张。长期的高血压显然增加了动脉壁扩张的机会。

（3）AAA 的常见致病危险因素包括吸烟、高血压、年龄增长等。

（4）感染、创伤、结缔组织病等也可导致腹主动脉瘤，但其发病机制与动脉硬化性主动脉瘤不同。

二、诊断及鉴别诊断

（一）诊断

很多 AAA 患者及其医生都不知道动脉瘤的存在。因为无症状 AAA 可进展至破裂而没有任何中间症状,所以对于具有下列特征的患者,应考虑到 AAA 的诊断:①无症状但有 AAA 危险因素;②体格检查发现符合 AAA(如腹部搏动性包块)或其他外周动脉瘤(如股动脉瘤、腘动脉瘤);③可能提示症状性 AAA(非破裂或破裂)的临床表现(如腹痛、血栓栓塞、其他表现)。

虽然基于这些临床特征可疑诊 AAA,但确诊需要影像学检查或在腹部探查时证实局部主动脉扩张符合动脉瘤的标准(>1.5 倍的正常直径)。

虽然影像学诊断是可取的,但对于血流动力学不稳定、已知患有 AAA 且出现破裂的典型症状和体征(腹部、背部、腰部疼痛,低血压和搏动性包块)的患者,影像学诊断并不是必需的。这种临床情况下,适合修复手术的患者应直接送手术室进行立即处理(术中诊断),而不需要中间的诊断性影像学检查。

虽然任何可证实局部扩张的影像检查都可以用于确诊,但最有用的是腹部超声及腹部CT。每种方法确立 AAA 诊断都具敏感性和特异性,但它们被推荐用于不同的临床情况,这取决于患者的临床表现和血流动力学状态。

其他成像方法(如 MRI)较少应用于 AAA 的初始评估,但在特定患者中可能有用,如已知有 AAA 且出现新症状的患者(未修复或修复后)或不能接受静脉对比剂的患者。常规动脉造影仅显示常被管腔血栓围绕的管腔内血流情况,因此用于确定主动脉的直径是不准确的。

1.无症状患者的影像学检查

对于根据危险因素、腹部触诊或先前影像检查提示 AAA 而疑诊 AAA 的无症状患者,推荐将腹部超声作为初始诊断方法。

超声检查诊断无创且价廉,它诊断 AAA 的敏感性和特异性分别为 98% 和 99%。前瞻性研究发现,在具有 AAA 危险因素的患者中,超声检查对于识别小动脉瘤(<4.0 cm)是一种符合成本效果的筛查工具。

主动脉常规超声评估包括测量肾上、近肾、肾旁和肾下主动脉的前后(AP)、纵向和横向尺寸。鉴于 AAA 与髂动脉瘤之间的相关性,检查还应包括髂动脉成像。应嘱患者检查前禁食,以减少使主动脉模糊不清的重叠肠道气体出现。大约 1%~2% 的病例中,由于技术上的困难(如肠道气体、主动脉深度),主动脉不能被充分成像。

腹部超声的主要限制是它依赖于技师和设备。如果超声波探头没有垂直于主动脉中线,则主动脉的 AP 直径可能被高估。有关测量腹主动脉直径的最佳方法尚存在争议,目前有 3 种方法:OTO 法,即将测径器的两脚均放在主动脉壁的外层;ITI 法,即将测径器的两脚均放在主动脉壁的内层;简约训练法(LELE 法),即将测径器的一脚放在主动脉前壁的外层,另一脚放在后壁的内层。一项评估这些测量方法的研究发现,LELE 法可重复性最高,但所有方法的测量结果变异程度均较高。血管外科学会(SVS)的 AAA 患者诊疗指南认为,通过 CT 扫描确定动脉瘤最大直径时,应在与主动脉垂直的方向上以 OTO 法测量。有时,由于肠袢的覆盖,超声可能无法提供准确的髂动脉成像。如果超声检查由于这些因素而存在技术上的不足,则应进行另一种影像学检查(通常为 CT)。对于接受过筛查或通过另一种影像检查偶然诊断为 AAA 的无症状患者,应确定主动脉是否充分成像。一些筛查方案仅提供了有限的主动脉评估。如果腹主动脉没有充分成像、成像未包括髂动脉或在血流的垂直方向上未测量最大AP 直径,则应进行重复检查(通常是另行腹部超声)。

2.有症状患者的影像学检查

有症状患者的AAA确诊取决于患者的血流动力学状态。

对于血流动力学不稳定且怀疑已知AAA破裂的患者,影像学检查是高度可取的,但在干预之前并非绝对需要。

当疑诊为AAA破裂但不能确定是否存在动脉瘤时,如果能立即进行,则我们建议行超声检查以明确是否存在动脉瘤。超声可在床旁或手术室进行,同时进行患者复苏,这样不会导致治疗的不当延误。常规应用创伤重点超声评估(FAST)检查,很多急诊科医生可熟练地应用腹部超声检查,并快速识别异常增大的主动脉。如果动脉瘤破裂,也可能见到腹膜后血肿,但破裂部位通常不能识别。当伴有低血压及腹、腰、背部疼痛的患者经超声发现AAA,则可推断AAA破裂。

对于怀疑有AAA且血流动力学稳定的症状性患者,我们推荐进行紧急腹部CT而不是超声检查,通常应使用静脉造影剂。如担心造影剂引起肾病,无造影对比的CT扫描可能也足以显示其他详细的解剖结构。腹部CT的优势是能更详细地评估腹部,这对于区别破裂与非破裂动脉瘤很有必要,并且CT评估肾上动脉瘤的效果比超声更好。腹部CT也能容易地识别出导致症状的其他潜在腹部病变。腹部CT可明确动脉瘤的范围(在垂直于主动脉血流的方向上进行OTO法测量),提供重要的解剖信息以计划AAA紧急修复,以及确定动脉瘤是否适合行EVAR。CT检查相比于超声成像的缺点包括:可能会高估主动脉直径、费用更高、需要静脉注射对比剂(当需要CT动脉造影时)以及对于已知AAA患者重复扫描的累积辐射风险。CT扫描时应垂直于主动脉中线测量AAA直径以避免高估,这可通过使用正交测量来获得,或者使用半自动化软件协助测量。

确诊腹主动脉瘤破裂(rAAA)通常并不需要静脉注射对比剂。然而,考虑到可能需要进行血管内修复的情况,很多血管中心对疑似rAAA的患者会使用静脉对比剂进行腹部CT或者行CT血管造影三维重建。然而,在血容量不足的情况下,发生肾功能不全的风险增加。

一旦CT证实存在AAA,则必须仔细评估主动脉解剖以确定动脉瘤是否破裂或是否有可能提示即将破裂的不稳定征象。还应确定最大主动脉直径,并与以前检查结果对比(如果有),以识别可能有快速扩张性动脉瘤(0.5 cm/年)的患者。另外,应评估主动脉壁以确定动脉瘤是否出现感染或符合炎性动脉瘤。最后,对于存在AAA但明显没有破裂的症状性患者,如果影像学显示可能还存在其他病变,则必须判断动脉瘤是否是引起症状的最可能的原因。我们将在下文对这些问题进行更充分的讨论。

3.破裂性AAA和非破裂性AAA

区分未破裂的症状性AAA与即将破裂或正在破裂的AAA至关重要,这可通过腹部CT进行鉴别,其准确性很高。破裂性AAA和可能不稳定且有即将破裂风险的AAA的相关CT征象将在下文讨论。虽然破裂不太可能发生在没有上述特征的患者中,但对于症状性AAA患者(特别是中到大型动脉瘤患者),当其他病因不能确定时,通常应将其收入院并观察。AAA应当被视为"症状性AAA",直到证明并非如此。非破裂症状性AAA的治疗详见其他专题。

对于破裂性AAA,如果在血容量不足的情况下应用静脉内对比剂,可增加对比剂诱导性肾病的风险。

对于急性症状持续超过 1 小时的患者,CT 扫描上的 AAA 破裂表现通常较明显。符合 AAA 破裂的 CT 扫描结果包括以下:①腹膜后血肿;②主动脉壁模糊不清;③腹膜后条索状影;④主动脉和周围组织之间的脂肪层缺失;⑤静脉对比剂溢出主动脉外(进入腹膜后腔、静脉、肠管)。

一些有腹痛的 AAA 患者在 CT 扫描上没有明显的主动脉破裂征象。与潜在不稳定动脉瘤或可能"即将破裂"相关的其他腹部 CT 发现可能包括以下:①主动脉内层状血肿的新月征;②从主动脉表面膨出的主动脉泡;③主动脉"披挂"在椎体上(主动脉披挂征);④主动脉壁不规则;⑤主动脉壁钙化不连续;⑥附壁血栓内局部区域衰减更高。

这些影像学异常最初报道于一项比较破裂和非破裂性 AAA 患者的回顾性研究中。一项随后的前瞻性研究将这些结果用于预测后来的 AAA 破裂,发现其阳性预测值仅为 7%。虽然没有特异性 CT 扫描结果可明确地预测破裂,但这些"即将破裂"的征象结合大于 5 cm 的 AAA,可能提示动脉瘤解剖结构正在快速改变。

4.症状是否与 AAA 相关

对于有症状但明显没有破裂的 AAA 患者,人们总是想知道动脉瘤是否是造成症状的原因。如果影像学检查证实某病变更符合患者症状(如肾绞痛),则可能提示 AAA 只是偶然发现。

然而,如果主诉症状并不是 CT 上识别的其他病变的典型表现或另一病因不能明确被确定,并且患者症状符合 AAA 相关的症状,则可认为患者为症状性 AAA,直到证明并非如此。该判定通常需要住院观察,同时实施进一步检查。对于合并高血压的部分症状性非破裂 AAA 患者,控制血压有时可能会减轻疼痛。

对于有下肢栓塞的患者,可提示动脉瘤是栓塞潜在来源的主动脉 CT 特征包括:不规则的管腔表面、多个主动脉管腔、主动脉血栓的异质性、主动脉血栓内钙化以及从管腔延伸到主动脉血栓的裂隙。另外,如果没有动脉粥样硬化性外周动脉疾病且没有其他近端栓子来源(如心房颤动),则 AAA 患者中的远端血管栓塞的典型特征可提示动脉瘤是栓塞来源。

5.感染性 AAA 和炎性 AAA

大多数主动脉瘤常存在炎症,但典型的 AAA 必须区别于感染的动脉瘤,以及区别于炎性动脉瘤这一不同的临床疾病。这些动脉瘤亚型的处理不同于非感染、非炎性 AAA。

虽然非特异性腹痛伴全身症状(如发热、不适)和腹部搏动性包块的临床特征可能提示炎性或感染性 AAA 的诊断,但根据 CT 上的特定征象可以做出鉴别。

(1)主动脉壁原发性细菌感染(可导致主动脉快速扩张)是 AAA 的一个罕见病因。先已存在的 AAA 也可发生继发性感染。

①囊状、偏心性或多分叶状 AAA。

②主动脉周围软组织炎症。

③AAA 伴壁内气体或血管周围气体聚积。

④血管周围液体积聚。

(2)炎性腹主动脉瘤(IAAA)占 AAA 的 2%～10%,以显著炎症引起的血管外膜增厚为特征。放射影像学上 IAAA 定义为：腹部 CT 上主动脉周围环绕有≥1 cm 厚炎性外壳的 AAA。当给予静脉对比剂后主动脉周围软组织密度可能增强，并且位于主动脉和腹膜后腔之间的腹膜后组织层模糊。其他符合 IAAA 的特征包括：邻近腹膜后腔纤维化、IAAA 前壁黏附于邻近结构（如十二指肠、输尿管）以及输尿管向内侧偏斜。炎性动脉瘤不伴有主动脉周围气体或液体，虽然这些动脉瘤是炎性的，但其并不是感染性的。

（二）鉴别诊断

一些其他主动脉病变也可产生类似于 AAA 的症状（尤其是腹痛或腰痛），例如，溃疡性斑块侵蚀造成的主动脉夹层和主动脉假性动脉瘤。主动脉夹层引起的疼痛被描述为烧灼痛或撕裂痛，多始于胸部或背部，逐渐转移到腹部。主动脉夹层可能累及主动脉弓发出的其他动脉分支，引起 AAA 中所没有的其他症状（脑栓塞、上肢缺血）。溃疡性主动脉斑块患者的症状可能难以与破裂性 AAA 患者相区分。内脏动脉瘤破裂也可能与 AAA 破裂表现类似。

主动脉成像可将这些病因与 AAA 相区别，但成像方案各异。因此，如果怀疑主动脉病变可能累及胸主动脉，应同时进行胸腹部成像，而不是单独腹部成像。

症状性或破裂性 AAA 引起的疼痛可能与其他很多疾病相似，例如，肾绞痛、心肌缺血、憩室炎、胰腺炎、肠系膜缺血和胆道疾病。

对于伴有危险因素、腹部症状或体格检查以任何方式提示 AAA 的患者，最实用的方法是实施权宜性腹部成像，即使患者可能有可解释其症状的其他疾病病史。一项纳入 152 例破裂性 AAA 患者的研究发现，当仅根据临床症状和体征进行初始诊断时，30% 的患者被误诊为了其他疾病，如肾绞痛、内脏穿孔、憩室炎、胃肠道出血或缺血性肠病。成像时没有主动脉扩张则可排除 AAA。如果存在 AAA 但明显无破裂，则需要判断症状是否由 AAA 引起。

三、治疗

手术治疗是该病目前唯一有效的治疗方法，传统的手术方法是经腹腔或经腹膜后径路行腹主动脉瘤切开人工血管置换术。手术创伤大，并发症发生率、死亡率较高，且许多高龄患者因无法耐受手术而失去了治愈的机会，又使该病成为一种难治性疾病。

开放手术（OR）的适应证：瘤体直径＞5.0 cm 者；瘤体持续增大，伴有疼痛；瘤体趋于破裂；瘤壁内夹层血肿有剧烈疼痛；瘤体并发感染；瘤体压迫邻近器官或组织，以及瘤腔内附壁血栓脱落引起远端动脉栓塞者等。但伴有严重脑、心、肺、肾功能障碍，不能耐受治疗，以及患有晚期恶性肿瘤或其他致命性疾病，估计存活时间不到 1 年者，应视为手术禁忌证。

（一）术前准备

（1）全面检查和了解患者的心、肝、肺、肾、脑等重要脏器的功能状态，确定能否耐受手术，还需确定腹内是否存在要处理的疾病。

（2）如动脉瘤的位置不明确，或疑有肾动脉或肠系膜上动脉和腹腔干受累时，CTA 或 MRA 又不能确定者，应做主动脉造影。

（3）择期腹主动脉瘤切除术者，除按腹部外科手术准备外，还应做肠道准备，备血，术前半小时静脉应用预防性广谱抗生素，备齐适当尺寸或类型的人造血管。

（4）急症手术，尤其是腹主动脉瘤破裂出血的患者处于大出血伴休克状态时，因情况危急，抢救须争分夺秒，可在纠正或补充血容量的同时进行开腹探查。

（二）麻醉

常规采用全身麻醉，气管插管。对胸腹主动脉瘤宜采用低温全身麻醉。桡动脉置管，可随时监测血压的变化，必要时可抽血样做血气分析；颈内静脉和（或）锁骨下静脉置管，监测中心静脉压，并保证其通畅；有效地输液、输血；置导尿管，定时观察尿量。

（三）体位

患者取轻度头低仰卧位，以利于小肠自下腹部推移至右上腹。由于人造血管移植后要触摸足背动脉搏动，故在足部和小腿的下 1/3 要放置支架，以便检查动脉搏动。

（四）手术步骤

1.肾动脉水平以下的腹主动脉瘤手术

（1）腹部切口应根据情况及动脉瘤位置而定，可分为经腹和腹膜外途径。后者创伤小，消化道功能恢复快，肺部并发症也可显著减少。前者可分为正中切口和脐下弧形切口（肺功能影响小）。现以正中切口为例，介绍腹主动脉瘤的手术操作过程。切口大小以能充分显露动脉瘤为标准，不必做自剑突至耻骨联合的大切口。

（2）开腹后迅速触摸和显现腹主动脉，以证实腹主动脉瘤的诊断。然后全面探查肝、胆、胰及胃肠，如发现伴有原先未估计到的病变，则视其性质而决定动脉瘤手术是否进行。属可切除的肿瘤或为胆囊结石者，可在完成动脉瘤手术、缝闭后腹膜后再加以处理。如为晚期恶性肿瘤或急性感染疾病，应中止手术。

（3）将大网膜和横结肠推向上方，小肠移向右上侧，乙状结肠推向左下方。游离十二指肠第三、四段和十二指肠空肠曲，将之推向右上方。

（4）扪摸确定瘤体近端的腹主动脉，解剖腹主动脉的前壁及左、右侧壁，注意避免损伤腰动脉及下腔静脉。游离段长约 2 cm，以备安置主动脉钳，有时为了更好地显露主动脉，可游离左肾静脉，得到在动脉瘤上方安置阻断钳的空间。

（5）游离动脉瘤远端两侧髂总动脉的前和内、外侧壁，以备置阻断钳。不必全周分离，以免损伤髂静脉而造成出血。在游离髂总动脉的整个过程中，要识别和保护两侧输尿管。找出肠系膜下动脉钳夹切断分别缝扎。通常此动脉小而硬化，结扎后不引起乙状结肠缺血。在少数情况，此动脉粗大而为乙状结肠主要血供来源，若髂内动脉和肠系膜下动脉有闭塞性病变时，则可能需要把此血管再植至人造主动脉上以保护结肠供血。

（6）阻断主动脉前，静脉注入肝素（20～40 mg），以便阻断主动脉时提供下肢保护性抗凝。

（7）在动脉瘤近侧肾动脉远侧置主动脉钳阻断血流。置钳前仔细辨认肾动脉位置。并通知麻醉医师做好控制降压准备。左、右髂总动脉置弯角状动脉钳，同时快速静脉滴注 20％甘露醇溶液 250 mL。

（8）"T"形切开动脉瘤前壁，取出瘤内积血、血栓、机化物和胆固醇样物质，缝扎成对的腰动脉及骶中动脉开口。

（9）在瘤颈部主动脉做前半周环状切断，注意勿损伤下腔静脉。两侧髂总动脉同样处理，保护髂总静脉。

（10）选用直径、长度合适的 PTFE 或涤纶人造血管移植，某些涤纶移植物使用前需用自体血预凝。动脉瘤未累及髂总动脉时选用直形人造血管，已累及髂总动脉时选用分叉形人造血管。主动脉和人造血管主支的缝合自后壁中点开始。采用双针 3-0 号无损伤缝线做连续外翻端-端吻合。后壁应缝得深，离边缘宽些，最好能缝及腹主动脉后筋膜。缝毕，人造血管两髂支暂时用阻断钳阻断，短暂放松主动脉钳，了解吻合口有无漏血，若有漏血应重新阻断主动脉，用单针褥式缝合止血。移植分叉型人造血管时，应保持主干与两髂支之间的自然分叉角度，即主干宜短，因主干过长，移植后两髂支易扭曲成角影响下肢供血。

（11）用双针 5-0 号无损伤缝线以同样方法做人造血管右髂支与右侧髂总动脉吻合，人造血管髂支长度剪裁应适当，在吻合结束前，短暂松开主动脉钳，使可能积聚在人造血管内的气体和血凝块排出，以免肢体发生栓塞。主动脉钳重新钳闭，完成吻合并打结。缓慢松开和取除主动脉、髂总动脉阻断钳，同时将阻断钳呈切线位置于另一髂支的基部，以恢复右下肢的血流。此时，需要麻醉医师密切配合快速输液、输血，维持血压稳定。

用同样方法将人造血管另一支与左侧髂总动脉吻合。人造血管移植完成。如髂总动脉、髂外动脉因病变无法进行吻合时，可将人造血管经腹膜后途径与股动脉做端侧吻合。但需保留一侧髂内动脉通畅，避免臀部缺血。

（12）若动脉瘤有足够的囊壁，可将其连续缝合包绕人造血管。缝合后腹膜使瘤体及其缝线、吻合口均与十二指肠或空肠完全隔开。

（13）将小肠按原位回纳，清除血凝块，清点纱布。关腹前要特别注意乙状结肠的血供是否良好。触摸股动脉或由麻醉医师触摸足背动脉，了解下肢血流灌注是否通畅，如有阻塞发生，应重新探查一侧或两侧，用气囊导管（Fogarty）去除发现的血栓。腹壁安放减张缝线，依层关腹。

2.胸腹主动脉瘤手术

由于病变累及胸、腹主动脉及其各内脏动脉分支，手术范围大、操作复杂、手术风险大、死亡率高，需严格掌握手术指征。术中应尽量缩短内脏动脉和脊髓的缺血时间，必要时可采用股静脉、动脉转流。

（1）取右侧斜 60°卧位，两下肢置伸直位。

（2）经左侧第 6 肋间或第 7 肋间隙胸腹联合切口。

（3）动脉瘤切除的方式可根据医疗条件和术者经验选用下述方法。

①德贝基（DeBakey）等介绍的方法：先将尺寸适当的人造血管吻合于远、近侧的主动脉（即胸主动脉和腹主动脉）上，血流通畅。阻断动脉瘤上端主动脉，然后逐一显露左右肾动脉、肠系膜上动脉、腹腔干，并予以切断，分别移植于人造血管主干或分支上，保证其通畅，也可将肾自体移植于髂窝内。最后，切断动脉瘤近、远侧的主动脉，缝合残端。也可切开动脉瘤，缝扎腰动脉，把瘤壁重叠缝合。该术式操作复杂，现很少采用。

②克劳福德（Crawford）方法：经腰大肌前方解剖左半结肠、肾、脾、胰体尾和胃底，并将其翻向右前方以显露胸腹主动脉瘤的侧后方。游离瘤体近、远端的主动脉及所累及的内脏动

分支,钳夹阻断血流。阻断胸主动脉及远侧腹主动脉或两侧髂总动脉后,于左肾动脉后侧的瘤体上做纵行切开。将人造血管置于瘤腔内与胸主动脉做端-端吻合,然后在内脏动脉相应部位的人造血管上做卵圆形开窗,并与内脏动脉进行补片状缝合,即将带有腹腔干、肠系膜上动脉和右肾动脉开口的原主动脉剪成一补片状,缝于人造血管右前壁上,而左肾动脉则另做一补片状缝于人造血管左前壁。吻合完毕,可将阻断钳移向下方,逐个开放已吻合的内脏动脉。必要时可以用同样方法,将肋间动脉和腰动脉做补片状缝合。人造血管的远端与腹主动脉或两侧髂总动脉做端-端吻合,完成血管重建。最后将残留瘤壁缝合包绕人造血管。

本病由于病变范围广泛,手术复杂,技术要求高,手术时间长和用血量大等情况,因此必须严格掌握手术适应证,各科医师通力协作,紧密配合进行手术,才能获得成功。

内脏如肝、肾等血管阻断时间,一般在常温下肝动脉为20分钟、肾动脉为30分钟,在低温下可阻断30~45分钟。

3.有并发症的腹主动脉瘤手术

(1)腹主动脉瘤破裂的手术方法:如不采取紧急手术,死亡率达80%~100%。手术目的是止血。紧急暂时止血方法有下列4种:

①经股动脉插管气囊反搏导管,向上至动脉瘤近端腹主动脉,迅速于囊内注入50 mL盐水,堵塞腹主动脉内腔,然后送往手术室。

②经胸、腹联合切口进入腹腔后,在腹主动脉瘤近侧,腹主动脉用手指直接压迫,或者用夹纱布的海绵钳压迫腹主动脉前壁并将其推向后面的椎体,然后,再从胃小弯处分离,在膈裂孔部位腹主动脉上安置动脉钳。

③进入腹腔后,经腹主动脉瘤破裂口逆行插入顶端带囊的导管,如 Fogarty 导管或 Foley 导尿管,迅速于囊内注入盐水,堵塞腹主动脉内腔以控制出血。用左拇指、示指迅速阻断瘤颈近端腹主动脉控制出血。

④进入胸腔,迅速用手指钝性分离,捏住或用动脉钳夹住膈上降主动脉以控制出血,然后再进入腹腔。在控制主动脉出血后,需同时控制两髂动脉的血流,待腹主动脉瘤部位显露,再将主动脉钳向远侧移动,钳夹在肾动脉下方主动脉上。

在恢复患者的有效血容量后,按前述方法切除动脉瘤,做人造血管移植。

(2)主动脉-十二指肠瘘的手术方法:主动脉肠瘘对血管外科医生是一种严峻的挑战。原发性主动脉肠瘘极少见,继发性主动脉肠瘘常见于主动脉移植术后,发生率仅为1%~3%,多发生在十二指肠第三、四段。大多数病例发生在先前有主动脉修复的患者。手术时先寻找动脉瘤与肠腔的瘘口。先在腹腔干水平以上部位阻断主动脉,找到瘘口后,再将动脉钳更换钳夹于肾动脉水平下方的主动脉,分离动脉瘤体与肠道的瘘口。切除瘘周围不健全组织,修补肠壁。最后切除动脉瘤,移植人造血管。上下吻合口与肠袢之间应放置腹膜或游离(或带蒂)的大网膜,以免瘘再形成。为预防感染,可将瘘口切除,十二指肠修补,动脉瘤切除,主动脉近、远端或双侧髂总动脉结扎,加做腋-股动脉人造血管旁路移植术。

(3)主动脉-下腔静脉瘘:较少见,为主动脉瘤侵蚀破入下腔静脉所致,可由于主动脉血流大量进入下腔静脉而引起腔静脉阻塞征和心力衰竭,腹部可闻及连续机器样杂音。手术是阻断动脉瘤近、远侧,切开瘤前壁,用手指压迫下腔静脉,于瘤内连续缝合瘘口。最后,切除动脉瘤,移植人造血管。

(4)炎性或感染性腹主动脉瘤:约占腹主动脉瘤的 1%,其结构可导致动脉瘤破裂。可伴有降主动脉瘤存在,处理棘手。手术的原则:必须彻底清除感染灶周围的组织,获得病原学,术后长期应用广谱抗生素。

(五)操作中可能发生的意外、错误及其预防

(1)当腹主动脉瘤周围纤维化组织增厚或炎症时,分离瘤近端的主动脉及两侧髂总动脉时,容易损伤左肾静脉或下腔静脉,以及两侧髂总静脉而引起出血。因此,应细致解剖,切忌大块钳夹或锐性盲目分离,应仔细识别左肾静脉并确定其下缘。

(2)一旦腹主动脉位置紧靠左肾动脉,安放主动脉阻断钳时,容易阻断肾动脉的血流,以致术后发生肾功能不全。此时可解剖左肾静脉一周,以便绕塑料带将其向上牵开,必要时可切断左肾静脉,但需注意勿损伤肾上腺静脉和精索静脉,以免撕裂出血。再仔细解剖左肾动脉,确定其开口位置。术毕可将左肾静脉重新吻合。

(3)注意异常的下腔静脉和左肾静脉,大约 5% 的病例左肾静脉位于腹主动脉后面或下腔静脉横过主动脉位于其左侧,也可有双下腔静脉。必须仔细识别,防止损伤,引起出血。

(4)肾动脉下的主动脉段多有粥样硬化性改变,安置主动脉钳时,应轻柔地逐渐阻断,松紧适当,以达到阻断血流的目的,忌用快速暴力而致使钳夹处的主动脉碎裂,引起难以控制的出血,如发生,可在其上方放置阻断钳,另在瘤顶部放一把阻断钳,给予修补裂口。

(5)每侧髂总动脉吻合完毕前,先松开近侧阻断钳,以驱气和冲出血凝块后再阻断。远侧松钳可了解远端回血情况,如未见回血,需查明原因,如确定阻塞,可做内膜切除或用 Fogarty 导管取栓或做其他相应手术。

(6)一旦动脉瘤顶部与左肾动脉下缘紧密相连,其间无间距或间距太小,不能安放主动脉钳时,不要强行阻断,可先将肾动脉上方主动脉解剖,以获安放阻断钳的间距,然后于瘤体顶部的膨大起始处,安置阻断钳,完成动脉瘤切开和腰动脉缝扎,接着再用一把阻断钳阻断肾动脉上方的主动脉,移去第一把阻断钳,将人造血管吻合于肾动脉下方稍有膨大的主动脉残端,此吻合口应在 15 分钟内完成。

(7)胸腹主动脉瘤,现采用经瘤腔内插入球囊导管,控制内脏动脉支出血,避免游离内脏动脉,引起出血和损伤周围组织。

(六)术后处理

(1)密切观察病情,测定血压、脉搏、呼吸,注意有无内出血。

(2)观察尿量,注意及预防急性肾衰竭。

(3)注意及预防急性心、肺功能不全的发生。

(4)纠正水、电解质及酸碱平衡。适当补充营养。

(5)术后应用广谱抗生素 5~7 天。

(6)注意下肢血供情况,定时检查足背动脉搏动,观察有无继发血栓形成。

(7)应尽量避免术后腹胀及尿潴留。

（8）术后硬脊膜外导管保留 2～3 天，以便注药镇痛，有利于患者恢复。

（9）术后 3 周避免剧烈活动，有利于血管内、外膜生长。

（10）必要时可用抗凝剂，以改善血流阻断时末梢微循环淤滞现象。

（李学礼）

第三节　胸主动脉瘤

在美国，（胸部和腹部）主动脉瘤的并发症是一种主要致死原因，特别是对于 55 岁以上的个体。胸主动脉瘤（TAA）约占主动脉瘤入院数病例的 1/3，其余病例与腹主动脉疾病相关。TAA 的患病率低于报道的腹主动脉瘤（AAA）患病率；AAA 的发病率似乎正在下降，而 TAA 的发病率却在增高。对胸主动脉扩张的认识日益提高，该病是在以影像学检查评估无关疾病时被偶然诊断出的。

大多数 TAA 患者没有症状。引发症状的动脉瘤通常很大，并且破裂的风险增加，死亡率也较高。当出现症状时，患者可发生胸部或上背部疼痛，或出现因周围结构受压导致神经功能障碍的相关症状，或主动脉受压而引起缺血或血栓栓塞。

假性动脉瘤表现为主动脉壁外血液和结缔组织的聚集，是主动脉包裹性破裂的结果，可由多种病理过程引起，例如主动脉穿透性溃疡、主动脉夹层、主动脉钝性损伤或其他急性主动脉综合征。

没有充分的流行病学资料说明胸主动脉瘤的发病率，其发病率显著低于腹主动脉瘤，少数的文献报道其发病率可能在 4/100 000，在黄种人群中更为罕见。目前一般认为症状性胸主动脉瘤要显著高于腹主动脉瘤，动脉瘤破裂的发生率要显著增高。动脉瘤的破裂与动脉瘤直径显著相关，动脉瘤直径＞7 cm，其破裂率可以高达 43％。

一、病因

（1）和大多数的主动脉瘤病变类似，主动脉壁中层的弹性纤维破坏是胸主动脉瘤的主要病理性改变，血管壁中层的破坏导致主动脉血管壁变薄，在主动脉高压的冲击下，动脉的管腔进一步膨胀，进而形成主动脉瘤。

（2）动脉粥样硬化是导致上述病理改变的主要原因，其他的少见病因还包括：主动脉中层囊性坏死，多见于 Mafan 综合征，亦可见于先天性卵巢发育不全综合征（Turner 综合征）、先天性结缔组织发育不全综合征（Ehlers-Danlos 综合征）、多囊肾综合征等；细菌、梅毒、分枝杆菌等感染所致；创伤性主动脉瘤；免疫疾病相关性主动脉瘤等。

（3）动脉粥样硬化所致动脉瘤常常以真性动脉瘤多见，即瘤壁为主动脉全层，而感染、创伤、免疫疾病相关性主动脉瘤主要以假性动脉瘤多见，即动脉瘤瘤壁为动脉周围的结缔组织构成。

二、临床表现

（一）临床特征

早期的胸主动脉瘤多无症状，除非其为 Mafan 综合征、创伤或感染性动脉瘤，从而出现其相应的症状。由于早期胸主动脉瘤多无症状,其体征也多不明显,同时由于其位于胸腔内,体表查体也较难发现,少数病例可以有收缩期杂音的出现。

症状性胸主动脉瘤其症状和体征主要包括两个部分。

1.破裂或先兆破裂

急性破裂的病例表现为突发性胸背部剧烈疼痛,伴有休克的表现和体征,如低血压、贫血等,还可能同时伴有血胸导致的呼吸困难等体征。先兆破裂的病例主要表现为胸背部钝性疼痛或胀痛。

2.压迫性症状

胸主动脉瘤压迫症状可由于动脉瘤的大小、形状、部位和生长方向不同而有所不同。如主动脉瘤压迫气管和支气管可引起咳嗽、气急、肺炎和肺不张;压迫食管可引起吞咽困难;压迫喉返神经可引起声音嘶哑;压迫膈神经可引起膈肌麻痹;压迫上腔静脉和头臂静脉可引起上肢及颈部、面部、上胸部水肿;压迫胸骨可引起胸痛等。胸降主动脉瘤的周边组织相对宽松,瘤体的压迫症状也较罕见,少部分患者可能出现动脉瘤侵蚀胸椎或腰椎,或压迫肋间神经,从而导致疼痛加重。

(二)辅助检查

1.胸部 X 线检查

虽然不能作为胸主动脉瘤的诊断依据,但可通过主动脉的钙化影提示胸主动脉管径增粗或扭曲,从而提示主动脉瘤的可能。

2.超声心动图

传统的经皮超声心动图多不常规检查降主动脉,故不能作为胸主动脉瘤的诊断手段;经食管超声心动图可以描述动脉瘤的直径、部位,是否为假性动脉瘤或主动脉夹层等,多用于急诊抢救室的床旁检查,用于快速诊断,罕作为常规手段。

3.CTA 检查

CTA 检查是胸主动脉瘤的最常用检查手段,轴位相可以明确动脉瘤的直径、扭曲度以及其与邻近脏器的关系,也可通过三维重建主动脉的相应分支动脉与主动脉瘤的关系,为进一步治疗选择提供依据。注意,主动脉三维重建有时会忽略动脉瘤内附壁血栓,从而造成动脉瘤直径较小的假象,动脉瘤的真实直径应该通过轴位相来明确。有肾功能不全的患者行 CTA 检查应慎重,检查前后应注意水化并监测肾功能变化情况。

4.MRA 检查

增强核磁检查也是胸主动脉瘤的常用诊断手段,其诊断的准确度不亚于 CTA 检查,且不易造成肾功能障碍,相对安全,在很多中心都作为诊断的首选手段。但对于症状性胸主动脉瘤,由于其检查时间过长,不利于快速诊断。

5.DSA 检查

动脉血管造影已经不再作为胸主动脉瘤的常用诊断手段,虽然由于其准确性仍是胸主动脉瘤的金标准,但由于为有创检查,多作为腔内治疗的同期检查手段;也有中心对于可疑胸主动脉瘤破裂的病例直接行血管造影作为快速诊断手段,有利于提高救治率。

三、诊断

根据临床表现,结合实验室检查可进行诊断。

四、治疗

(一)药物治疗

现代药物治疗(拜阿司匹林、β受体阻滞药、他汀类药物、血管紧张素转换酶抑制剂及戒烟药物)与开放性手术或腔内动脉瘤修复术对于动脉瘤预后孰优孰劣,目前尚缺乏 A 级或 B 级证据。一般而言,非手术治疗包括严格的血压控制和 β 受体阻滞药的应用,严格戒烟,定期 CTA 扫描监测动脉瘤的大小。目前尚无相关药物应用指南来帮助对动脉瘤患者进行管理和术前准备。美国心脏病协会的指南指出,对于不需要手术的小动脉瘤患者,以及对于不考虑手术的患者,应该严格控制高血压、优化血脂、戒烟和采取其他降低动脉粥样硬化风险的措施。临床上常用的药物如下所述。

1.降压药

最新的指南指出,应该给予患者抗高血压治疗,保持动脉瘤患者的目标血压:无糖尿病患者血压为 140/90 mmHg,糖尿病患者或慢性肾衰竭患者血压为 130/80 mmHg。建议马方综合征和主动脉瘤患者排除禁忌证后给予 β 受体阻滞药,以减少主动脉扩张的速度。同时推荐使用血管紧张素转换酶抑制剂(ACEI)或血管紧张素受体阻断剂降低主动脉瘤患者的血压(IIA)。

2.β受体阻滞药

在预防继发于心肌梗死患者的安全性和有效性方面已有详细记载,因此应予以规定,特别是在术前进行使用。

3.血管紧张素转换酶抑制剂或受体阻滞剂

越来越多的证据表明氧化应激在退行性主动脉瘤的发展中起重要作用。有学者记录了肾素-血管紧张素系统在主动脉瘤发病机制中的作用。检查人胸主动脉瘤(40 例)和非动脉瘤(对照组,39 例)的主动脉切片,免疫组化结果显示,整个动脉瘤壁的活性氧原位生成显著增加。多元回归分析显示,用血管紧张素Ⅱ1型受体阻滞剂进行治疗可以抑制动脉瘤中活性氧的表达。有学者研究也提示,血管紧张素Ⅱ1型受体阻滞剂,而不是血管紧张素转换酶或肾素抑制剂,应该是动脉瘤患者首选的药物治疗方法。

4.他汀类药物

3-羟基-3-甲基戊二酰辅酶 A(HMG-CoA)还原酶抑制剂,也称为他汀类药物,除具有降低胆固醇的重要作用外,还具有抑制炎症的多效作用,且对主动脉瘤具有特异性。关于主动脉瘤的研究显示,p22phox基于还原型烟酰胺腺嘌呤二核苷酸/还原型烟酰胺腺嘌呤二核苷酸磷酸(NADH/NADPH)氧化酶在主动脉瘤发病中的作用,研究显示他汀类药物可能通过抑制 NADH/NADPH 氧化酶而抑制主动脉瘤的形成。同时大多数主动脉瘤患者还有他汀类药物治疗的其他适应证。

5.戒烟

吸烟或 COPD 患者发生主动脉瘤的风险明显增加。吸烟患者的动脉瘤生长速度更快,更容易破裂。其原因可能是吸烟导致弹性蛋白酶活性增加。然而,与使用他汀类药物类似,没有随机或前瞻性试验显示戒烟减缓了主动脉瘤的生长。

(二)手术适应证和禁忌证

1.适应证

手术和腔内治疗是处理动脉瘤唯一有效的方法。一旦动脉瘤诊断明确,原则上应尽早治疗。这不仅可以解除局部症状,预防动脉瘤破裂等并发症,而且可达到良好的治疗效果。凡出现下列情况时,需要进行紧急治疗:①瘤体迅速增大,趋于破裂或已破裂者。②动脉瘤并发感染者。③瘤体增大,压迫邻近重要组织和器官者。④瘤壁内夹层血肿产生剧痛者。⑤动脉瘤影响远侧血供者。

2.禁忌证

患者伴有严重的脑、心、肺或肾功能不全而不能耐受手术者。

3.术前评估

对主动脉瘤患者的初步评估始于对患者心脏、肺和肾功能进行全面的问诊和体格检查。医生需要对 CTA 血管成像进行阅读与评估,以确定最终手术计划。术前应仔细评估患者的实验室检查、心电图和胸片结果。

(1)心脏:接受主动脉瘤修复术的典型患者一般为老年人。鉴于老年人冠状动脉疾病的高发病率及该手术给患者身心带来的应激与压力,心脏病是主动脉瘤患者修复术后死亡的主要原因。据报道,心脏病占早期患者死亡的 49%,以及主动脉瘤修复术后死亡的 33.3%。因此,在主动脉瘤修复前,所有患者都应该对其冠状动脉和心脏瓣膜进行彻底的评估。目前而言,微创腔内主动脉瘤修复术可能会降低术后心脏病的发病率,但是迄今为止缺乏相关的数据支持。高血压合并主动脉瘤患者的术前心电图可能提示左心室肥厚,也可能提示有缺血性心脏病的存在。冠状动脉造影可以查出可疑的冠状动脉粥样硬化疾病(如心绞痛、低射血分数、先前冠状动脉旁路移植术的情况)。目前冠状动脉血运重建可以通过冠状动脉血管成形术和支架植入术或通过冠状动脉旁路移植术来完成。有关冠状动脉血运重建的细节是很重要的。例如,如果患者要进行冠状动脉支架置入,氯吡格雷至少要使用 6 周,这将延迟主动脉瘤的修复术。超声心动图,最常见的是经食管超声心动图(TEE),有助于检测左心室功能和瓣膜功能情况。TEE 也可用于同时评估升主动脉和降主动脉。与其他方式相比,TEE 具有许多优势,包括在急诊科或手术室可随时进行 TEE 检查,也可以安全地用于肾功能不全的患者,用以评估胸主动脉管径大小并判断夹层的情况。但是,TEE 在紧急情况下可能检查范围并不广泛,并且在一定程度上依赖于操作员的技术水平。

(2)肺脏:主动脉瘤修复术后肺部并发症很常见,COPD 发病率估计在 30%~40%。COPD 也与主动脉瘤修复术后围手术期死亡率增加有关。因此,应该常规进行肺功能检查和动脉血气分析。主动脉瘤修复术前改善肺功能的术前操作包括立即停止吸烟,使用适当的支气管扩张剂。如果肥胖患者伴随肺病,患者也可以进行适量的运动减肥来改善肺活量。在对接受选择性开放性主动脉瘤修复术的 COPD 患者的研究中,较低的血细胞比容,肾功能不全和冠状动脉疾病与不良结局密切相关,术中保留左侧喉返神经和膈神经可以减少这些患者的肺部并发症发生率。

(3)肾脏:关于肾衰竭对接受主动脉瘤修复的患者的预后的影响已有很多文献。大量主动脉瘤开放手术的患者表明,术后肾衰竭的发生率为 5%～40%,死亡率高达 70%。急性肾衰竭也预示术后其他肾脏并发症的增加,包括呼吸衰竭。慢性肾功能不全是主动脉瘤修复术后围手术期急性肾衰竭和死亡率的主要原因,因此,无论是开放性手术还是腔内手术修复主动脉瘤前,详细评估患者的肾功能都是必须的。患者的肌酐水平大于 1.8 mg/dL(159 μmol/L),15% 的主动脉瘤患者会出现一定程度的慢性肾功能不全。Ⅱ型～Ⅴ型主动脉瘤修复术前肾功能不全是预后不良的有效预测指标,并被认为是进行主动脉瘤腔内修复的相对禁忌证。CT 横断面成像将有助于血管外科医师评估患者的肾脏大小和排除其他肾血管性疾病。对合并严重肾动脉阻塞性疾病的患者行主动脉瘤修复时,术中应先处理狭窄的肾动脉,可行肾动脉内膜切除术,支架置入术或旁路移植术治疗,以减少患者肾功能的恶化。对于肾功能部分受损的患者,术前应给予静脉水化及术后避免使用可能导致肾毒性的药物。

(三)手术治疗

主动脉瘤患者何时进行手术及手术方案的选择包括术前仔细评估主动脉破裂的可能性。主动脉直径应作为是否行主动脉瘤修复术的主要参考标准。患者的生理功能和血管解剖结构在评估是否适合开放性修复或腔内修复术方面起着重要作用。最近血管外科学术界制订了专门针对何时及如何修复胸主动脉瘤和降主动脉瘤的指南。根据动脉瘤的部位、大小、范围,有无并发症及患者的全身情况等具体条件,选择下列几种手术方法。

1.动脉瘤切除和血管重建术

它是最理想的一种手术方法。动脉瘤切除后,如动脉缺损短的患者,可做端-端吻合术;如动脉缺损长的患者,可用人造血管或自体静脉移植。对并发感染的动脉瘤,应选择无感染区用人造血管或自体静脉做旁路移植术,同时将动脉瘤旷置,做瘤腔外引流术。

2.动脉瘤切除和近、远端动脉结扎术

一般适用于以结扎动脉后不影响远侧组织或器官的血液供应为原则。

3.囊状动脉瘤切线切除及动脉修补术

适用于某些囊状膨出的动脉瘤或假性动脉瘤。呈切线状将膨出的瘤体切除后,有足够的动脉壁进行修补以恢复血流。假性动脉瘤可切开动脉壁修补破口。

4.动脉瘤内修补术

适用于与周围组织或器官粘连紧密而分界不清楚的假性动脉瘤。经动脉瘤腔缝合修补动脉壁缺损裂孔。若修补后可引起动脉管腔明显狭窄而影响血流通畅的,可加做补片移植修复。

5.动脉瘤包裹法

对患者不能耐受动脉瘤切除术或动脉瘤无法切除时,可在瘤体外面用织物(如涤纶、纺绸等)包绕,以产生无菌性炎症,来防止及延缓动脉瘤的扩大或破裂。它是一种对症疗法,有时可收到一定的效果,目前很少采用。

6.腔内隔绝术

自 1991 年有学者采用人造血管支架隔绝术治疗腹主动脉瘤以来,其相继用于治疗周围动脉瘤、降主动脉瘤和主动脉夹层动脉瘤。其优点为创伤小、出血少、安全性高、恢复快,尤其适用于有重要脏器功能严重不全者。目前少数中心成功开展主动脉、升主动脉和弓部动脉瘤腔内治疗。

(四)术后并发症

1.出血

位于四肢或颈部的动脉瘤切除后,出血较容易发现,而在胸、腹腔内动脉瘤术后出血,常易导致严重休克,危及生命。一旦发现出血现象,应及时再次手术,探查、清除血肿,彻底止血。

2.栓塞

动脉瘤腔内粥样斑块或血栓及人造腔内和吻合边缘处的血栓脱落,均可引起远段动脉栓塞致组织缺血。动脉栓塞后应立即做取栓手术。

3.感染

血管手术后感染是一种非常严重的并发症。它可引起血管吻合口组织愈合不良而裂开,形成假性动脉瘤,也可引起吻合口血栓形成,均能导致手术失败。因此,必须强调术中严格掌握无菌原则,手术前、后使用抗生素,手术野彻底止血,并用抗生素溶液冲洗等预防感染的措施。如移植的人造血管一旦并发感染,必须予以取除,局部引流,并经无感染区做血管旁路移植术。

4.吻合口动脉瘤

局部血肿继发感染、缝线选择不当、缝合技术不良,吻合口边缘动脉组织不正常或移植的人造血管合成纤维强力耗损变性、腐蚀等,均能引起吻合口部分或全部断离而发生吻合口动脉瘤。预防措施是术中彻底止血、选择适当缝线和人造血管、在较正常的动脉壁上细致精确地进行缝合、避免吻合口张力等。一旦发生时,应尽早进行手术。对非感染性吻合口动脉瘤,做动脉瘤切除和重新置换人造血管;对感染性吻合口动脉瘤,做动脉瘤切除后,经无感染区进行血管旁路移植术。

(五)治疗效果

周围动脉瘤手术效果满意,手术死亡率在 1% 以下。肾动脉以下的腹主动脉瘤进行择期性手术的效果良好,手术死亡率为 5% 左右,在一些医疗中心为 2%。但腹主动脉瘤并发破裂的手术病死率高达 20%~45%。胸腹主动脉瘤的治疗效果较差,手术病死率为 30% 左右。腹主动脉瘤术后 5 年生存率为 73.3%,10 年后为 60%。大多数患者因患有全身性动脉粥样硬化有关的并发症而死于心肌梗死、高血压或脑血管意外等。内脏动脉瘤及颈动脉瘤手术效果也较满意,腔内治疗近、中期具有良好疗效。

(李学礼)

第四节　主动脉夹层

主动脉夹层是指主动脉腔内的血液从主动脉内膜撕裂口进入主动脉中膜,使中膜和内膜发生分离,并沿主动脉长轴方向扩展,从而造成主动脉真、假两腔分离的一种病理改变。1819年,学者命名为主动脉夹层动脉瘤,为欧美学者所沿用。20世纪70年代以来,有些学者认为主动脉夹层血肿更能反映其实质,简称主动脉夹层。现在普遍认识到,主动脉夹层是极为严重的心血管突发性疾病。早期的手术治疗,如有学者主张在主动脉远端的内膜上开窗,以减轻近端主动脉的压力;首次用切除夹层血管的两端间置人造血管的方法,成功地为1例主动脉夹层患者进行修复手术;学者首次修复1例慢性升主动脉夹层;有学者则首次成功修复1例急性升主动脉夹层;有学者主张手术前控制高血压并给予β受体阻滞药,也是急性主动脉夹层在综合治疗上的一大进步。本症起病突然,病情严重,是威胁生命的重要血管疾病。其治疗极富挑战性,日益引起人们的关注。

主动脉夹层真正的发生率虽难以肯定,但有日趋增加之势,文献报道,其为腹主动脉瘤破裂的2～3倍,为5/1 000 000～10/1 000 000。未经治疗者约58%于发病24小时内死亡,另约26%于发病后1周内死亡。有学者报道未经治疗生存超过1个月者中,升主动脉夹层患者约占8%,而降主动脉夹层患者则超过75%。对比资料显示,急性主动脉夹层未行手术治疗,生存1年的百分比为:升主动脉夹层患者5%,降主动脉夹层患者70%。其主要致死原因为主动脉夹层破裂至胸、腹腔、心包腔,进行性纵隔或腹膜后出血以及急性心力衰竭或肾衰竭等。

一、病因

(一)病因

高血压和主动脉中层疾病是发生主动脉夹层最重要的因素。

1.高血压和动脉粥样硬化

主动脉夹层由于高血压动脉粥样硬化所致者占70%～80%,高血压可使动脉壁长期处于应激状态,弹性纤维常发生囊性变性或坏死,导致夹层形成。但在各型夹层中,高血压的检出率不同,以Ⅰ、Ⅲ型合并高血压者更为常见,Ⅱ型最少伴有高血压。

2.结缔组织疾病

马方综合征患者,因结缔组织病变,主动脉壁变薄易于受损,可较早促使升主动脉夹层发生,约占主动脉夹层的1/4,仅次于高血压。国内有血管外科中心发现,马方综合征占主动脉夹层患者20%以上。此外,埃莱尔-当洛(Ehlers-Donlas)综合征表现为中层囊性坏死,平滑肌细胞和弹性组织丧失、瘢痕和纤维化等。Erdheim中层坏死或贝赫切特综合征(Behet病)引起主动脉夹层者,偶有报道。

3.妊娠

40岁以下女性主动脉夹层患者,约半数见于孕妇,并且常在妊娠7～9个月发病,可能与妊娠高血压综合征主动脉中层坏死有关。

4.先天性心血管疾病

如先天性主动脉缩窄所继发的高血压,或者主动脉瓣二瓣化,前者发生率为2%,后者为9%～13%。

5.损伤

严重外伤可引起主动脉峡部局部撕裂,据报道,约14%主动脉夹层患者的发病与重体力运动有关,如身体突然用力屈伸、回转等,左心导管或行体外循环插管技术,以及主动脉阻断等医源性损伤,也可导致夹层发病。

6.罕见原因

梅毒、心内膜炎、系统性红斑狼疮、多发性结节性动脉炎等,偶可致主动脉夹层。有些药物或食物对结缔组织具有毒性作用,如甜豆中含有氨基乙基氰化物等,可使主动脉中层囊性变性,而可卡因滥用会导致儿茶酚胺释放增多,血压急剧升高,血管收缩,心排血量剧增,从而导致主动脉夹层发生。

(二)病理生理改变

急性主动脉夹层的病理学特征为主动脉中膜因血流冲击引起进行性分离,主动脉真正的内腔称为真腔,在中膜内形成的壁间腔隙称为假腔。内膜撕裂口沟通真、假腔,真、假腔之间的主动脉壁内层结构称为瓣片。慢性期可有主动脉壁的扩张、动脉瘤形成(夹层动脉瘤),组织学检查可见主动脉中膜呈退行性改变,弹性纤维减少、断裂和平滑肌细胞减少等变化,慢性期可见纤维性改变。另一个增加主动脉夹层风险的病理过程是主动脉壁中膜变性(囊性中膜坏死),它会导致主动脉中层的结构完整性的破坏。其主要病变是中膜胶原蛋白和弹性蛋白纤维的弹性组织离解,大多数主动脉夹层都与之密切相关。典型的囊性中膜坏死是先天性结缔组织发育不全和马方综合征等遗传性疾病的基本特征。然而,特定的结缔组织疾病仅占10%至15%的急性主动脉夹层。即使在"正常"的无任何先前诊断的综合征性疾病的情况下发生夹层,中膜退变的程度仍然比正常老化的程度更大。这种中膜退变的确切原因尚不清楚,但高龄和高血压似乎是最重要的因素。另一个病理变化是动脉粥样硬化,在主动脉夹层患者中大概有31%的患者存在不同程度的动脉粥样硬化,但其具体致病机制尚不清楚。

主动脉夹层由于内膜撕裂后高压血流进入中层,中层滋养动脉破裂产生血肿后压力过高导致内膜撕裂所致。内膜裂口多发生于主动脉应力最强部位,即升主动脉近心端与降主动脉起始端,在左锁骨下动脉开口处下方2～5 cm处。撕裂的长轴常与主动脉长轴相垂直。主动脉中层黏液变性、心脏搏动引起主动脉移位,以及左心室射血对主动脉壁的应力作用,是引起内膜撕裂产生夹层的主要因素,心脏收缩力与外周血管阻力对病理进程至关重要。夹层血肿可顺行或逆行蔓延,一旦向外膜破裂可引起大出血,发生心脏压塞、左侧血胸、纵隔或腹膜后积血及失血性休克,危及生命;若向内破入主动脉腔内,则形成入口、出口双通道主动脉,使病情趋向稳定。

(三)分型

DeBakey等根据内膜撕裂口的部位和主动脉夹层波及范围,将主动脉夹层分为三型。

1.Ⅰ型

内膜裂口多位于主动脉瓣上5 cm以内,夹层病变两端向近、远侧扩展,近端夹层血肿,可引起主动脉瓣关闭不全和冠状动脉阻塞;远端则可扩展到主动脉弓、胸降主动脉、腹主动脉,甚至达髂动脉。

2.Ⅱ型

内膜裂口与Ⅰ型相同,但夹层血肿仅限于升主动脉,此型在马方综合征患者多见。

3.Ⅲ型

内膜裂口位于左锁骨下动脉开口处 2~5 cm 内的主动脉峡部,夹层向近、远端扩展,向远端可扩展到腹主动脉及髂动脉;向近端波及主动脉弓,未累及心脏部位,故此型不产生主动脉瓣关闭不全或心脏压塞等严重并发症,此型又分为Ⅲa 型,即夹层范围仅限于膈上降主动脉者;Ⅲb 型,即夹层扩展至膈下腹主动脉。

有学者根据手术的需要,将主动脉夹层分为 A、B 两型。

A 型:相当于 DeBakeyⅠ型和Ⅱ型,其内膜裂口均起始于升主动脉处。

B 型:相当于 DeBakeyⅢ型,其夹层病变局限于腹主动脉或髂动脉。

此种分型具有重要临床意义。两种类型的治疗原则和预后不同,A 型适合于急诊外科手术治疗,B 型主要适合于内科药物治疗,以后酌情采用开放手术或腔内治疗。

二、临床表现

(一)临床特征

医生可根据高危临床特征疑诊急性主动脉夹层,但确诊需要行心血管影像学检查,以证实有夹层瓣从血管真腔中分隔出假腔。

急性升胸主动脉夹层和降胸主动脉夹层必须快速区分,前者属于心脏外科急症,后者则可以在没有终末器官并发症且血流动力学稳定的情况下采用内科治疗。一般来说,只有病情能够稳定的患者才能把确定性血管成像作为初始检查。

1.高危临床特征

许多研究都希望能够明确上文中的哪些临床特征能最可靠地预测主动脉夹层,以避免漏诊或延误诊断。

2.临床三联征

在一项纳入 250 例急性胸痛和(或)背痛患者(128 例有动脉夹层)的分析中,96%的急性主动脉夹层可根据以下 3 个临床特征识别:①突发胸部或腹部疼痛,呈锐痛、撕裂痛和(或)撕扯痛;②脉搏变化(没有近端肢体或颈动脉搏动)和(或)血压差(左右臂之间血压差>20 mmHg);③胸片显示纵隔和(或)主动脉增宽。

基于有无这 3 种特征的动脉夹层可能性分别为:①仅有脉搏变化或血压差,或三种特征的任意组合:≥83%;②仅有纵隔和(或)主动脉增宽:39%;③仅有疼痛:31%;④三者均无:7%。

3.主动脉夹层风险评分(ADD -RS)

ADD -RS 的依据如下:

(1)高危因素,如马方综合征、主动脉疾病家族史、已知的主动脉瓣膜疾病、已知的胸主动脉瘤,或既往的主动脉操作(包括心脏手术)。

(2)突发胸部、背部或腹部疼痛,程度剧烈,或有撕扯或撕裂感。

(3)体格检查见灌注不良体征,包括脉搏微弱或消失、收缩压差异或定位性神经功能障碍,或是有主动脉舒张期杂音和低血压或休克。

表现和某组中至少一个标准相符时记为 1 分,三组中都有相符表现时得最高分 3 分。在一项来自 IRAD 的回顾性研究中,ADD-RS 得分可有效地对急性主动脉夹层进行风险分层。

4.ADD-RS 加 D-二聚体

初步研究表明,ADD-RS 联合 D-二聚体检测的诊断效果优于单独应用其中一种检测,联合方法能有效排除急性主动脉夹层,或其他 AAS(主动脉壁间血肿、穿透性主动脉溃疡、主动脉破裂)。ADvISED 研究使用 ADD-RS 和 D-二聚体联合诊断 AAS(主动脉夹层、穿透性主动脉溃疡、主动脉壁间血肿、主动脉破裂)。这项多中心研究纳入了 1850 例疑似 AAS 的患者。ADD-RS(0~1 分)且 D-二聚体阴性(<500 mg/dL)可有效排除 AAS,出错率小于 1 例/300 例患者。基于这些结果,大约 60% 的 AAS 低危患者能够省去不必要的确诊性血管影像学检查。若 ADD-RS>1 且 D-二聚体不明确,那就需要确诊性影像学检查。虽然初步结果喜人,但在推荐常规使用联合方案实施诊断之前,还需要在更大规模的患者群体中进行验证。

该研究中各风险组的详情如下:

(1)在 341 例 ADD-RS 高危(2 分或 3 分)患者中,133 例(39%)有 AAS(主动脉夹层、主动脉破裂、主动脉壁间血肿、穿透性主动脉溃疡)。该组的 D-二聚体阴性患者为 113 例,5 例(4%)有 AAS。

(2)在 1509 例 ADD-RS 低危(0 分或 1 分)患者中,108 例(7.2%)有 AAS。该组的 D-二聚体阴性患者为 924 例,3 例(0.3%)有 AAS。ADD-RS(0 分或 1 分)和 D-二聚体阴性排除 AAS 的总体敏感性和特异性分别为 98.8% 和 57.3%。

(3)在 438 例 ADD-RS 为 0 分的患者中,12 例(2.7%)有 AAS。该组 D-二聚体阴性的患者为 294 例,1 例(0.3%)有 AAS。ADD-RS(0 分)和 D-二聚体阴性排除 AAS 的总体敏感性和特异性分别为 99.6% 和 18.2%。

5.升主动脉与降主动脉受累

主动脉夹层的治疗取决于受累主动脉水平和病因。涉及升主动脉的夹层属于外科急症。局限于胸降主动脉和(或)腹主动脉的夹层采用内科治疗,除非有灌注不良的证据。

某些临床特征可提示是升主动脉受累还是降主动脉受累:①升主动脉:疼痛多见于胸部而不是背部或腹部。其他临床特征包括急性主动脉瓣关闭不全、急性冠脉综合征、心包填塞、血胸、与脑血管缺血有关的定位性神经功能障碍,以及上肢脉搏微弱或消失。大多数 A 型夹层会向远端蔓延至腹部,因此也有可能出现降主动脉夹层的表现。②降主动脉:疼痛位于背部,可能放射至腹部。其他临床特征包括灌注不良综合征的证据,如内脏缺血引起的腹痛、肾功能不全、下肢缺血和脊髓缺血引起的定位性神经功能障碍。

本病临床表现取决于主动脉夹层的部位、范围、程度,主动脉分支受累情况,有无主动脉瓣关闭不全,向外破溃并发症等。按发病时间,在 2 周以内为急性;2 周至 2 个月属亚急性;超过 2 个月为慢性。国外报道,男性多于女性,男与女之比为 3∶1(有的病例组高达 7∶1),发病年龄为 13~87 岁,平均年龄 59 岁。各型平均年龄不同,以 Ⅱ 型发病年龄最轻,为 38 岁,Ⅲ 型 48 岁,Ⅰ 型 52 岁,后两型发病年龄无明显差别。

1.疼痛

疼痛是本病最主要和突出的表现。约 90% 的患者有突发性胸或胸背部持续性撕裂样或刀割样剧痛,放射到背部,特别在肩胛间区沿夹层发展方向引起胸、腹部和下肢疼痛,疼痛部位有助于判定病变位置。A型夹层可引起前胸和肩胛间区剧痛,有时可放射到颈、喉、下颌,夹层扩大压迫右冠状动脉时易误诊为急性下壁心肌梗死。B型夹层表现为前胸和后背剧痛,说明夹层广泛,若疼痛向下波及腰背部或下肢,则反映夹层在向下发展;如夹层破入主动脉内,疼痛可以减轻。本病常伴有一个安静期或潜伏期,因夹层进展或破裂,疼痛可能再发作或突然死亡。

约1/3~1/2的患者伴有面色苍白、出冷汗、四肢发凉、神志改变等休克样的表现。5%~10%的患者会发生晕厥,这常表明发生心脏压塞或头臂血管受累。

少数夹层患者无疼痛,如马方综合征或行激素治疗者,以及其他极少数病例,称为无痛性主动脉夹层,值得引起注意。

2.心脏表现

约半数患者出现主动脉瓣关闭不全,为A型主动脉夹层严重的并发症,主动脉瓣区闻及舒张期杂音,重度主动脉瓣关闭不全可导致急性左心衰竭、呼吸困难、胸痛、咳粉红色泡沫痰等症状。慢性期可出现主动脉瓣关闭不全的体征,如股动脉杂音(Duroziez征)、毛细血管搏动征(Quincke征)、点头征(Musset征)和股动脉枪击音(Traube征)等。

3.高血压

95%以上的患者可伴有高血压,可能与主动脉弓压力感受器受累释放儿茶酚胺,或肾动脉阻塞引起肾缺血导致肾素-血管紧张素系统激活有关。可出现心脏压塞、血胸或冠状动脉供血受阻等,引起心肌梗死时可出现低血压。

4.脏器或肢体缺血表现

(1)神经系统缺血症状:当主动脉弓三大分支受累阻塞或肋间动脉-腰动脉阻塞时,可出现偏瘫或截瘫等定位体征,也可表现为意识模糊、昏迷而无定位体征,多为一过性。患者可因弓部病变压迫左侧喉返神经出现声嘶,约40%的患者具有此种表现。

(2)四肢缺血症状:肢体动脉供血受累时,可有肢体急性疼痛,夹层累及腹主动脉或髂动脉,可表现为急性下肢缺血,易误诊为下肢动脉急性阻塞。体检常有脉搏减弱甚至消失,肢体发凉、发绀等表现。

(3)肾脏缺血:肾动脉供血受累时,可出现少尿、血尿,甚至引起肾功能损害。

(4)肠缺血:肠系膜上动脉受累可引起腹痛、腹胀、腹部压痛等肠梗阻症状。黄疸和转氨酶升高是腹腔干受累使肝缺血的表现。

5.破裂症状

主动脉夹层可破入心包腔、左侧胸膜腔,引起心脏压塞或胸腔积血;也可破入食管、气管内或腹腔,出现休克、胸痛、呼吸困难、心悸、呕血、咯血等表现。心脏压塞时,听诊可闻及心包摩擦音和心音遥远,以及双侧颈静脉怒张、中心静脉压升高、奇脉等体征;血胸时,患者肋间隙饱满,叩诊呈实音,听诊时呼吸音减弱,胸膜腔穿刺抽出血液等。

(二)辅助检查

1.实验室检查

红细胞、血红蛋白和血细胞比容降低,白细胞增高,血尿,血液中BUN和Cr升高等。此外,可能有 ALP、AST 升高,夹层血肿消耗大量凝血因子,可表现为凝血酶原时间(PTT)延长和纤维蛋白降解产物增高,血小板计数减少,少数患者则表现为 DIC。实验室检查主要作为了解病情的指标,对诊断作用不大。

近年来,临床多采用 C 蛋白反应试验,作为主动脉夹层组织损伤和愈合的指标,也作为判断患者活动或出院的参考依据。

应用特异性单克隆抗体测量血清中平滑肌球蛋白重链(MHC)的含量,是最近采用的新技术,其正常值为 0.9 mg/mL,如发病 24 小时内大于 7 mg/mL,即提示主动脉夹层的存在。本方法操作简便、快速、准确。

2.心电图

有助于了解心脏情况,鉴别最常见的心肌梗死。心电图无急性损伤改变,血浆心脏酶学正常则支持主动脉夹层的诊断,若夹层阻塞 1 支冠状动脉就可能无法鉴别,因患者可以出现急性心肌梗死的症状。

3.胸部 X 线平片检查

对主动脉夹层诊断的符合率为 67.5%。其中Ⅰ型和Ⅱ型可达 70% 以上,根据平片可大致估计夹层的类型与范围。X 线征为:①主动脉弓增宽和外形改变。②纵隔包块和增宽。③主动脉结消失,伴气管向左移位。④主动脉弓出现局限性隆起。⑤升主动脉和降主动脉管径比值不对称。⑥主动脉内膜钙化斑内移。

4.超声检查

(1)经胸超声心动图描记法:超声诊断夹层的关键在于对有无主动脉夹层和真、假腔进行确定。二维超声心动图可更全面、清晰地显示主动脉,提高对主动脉夹层的诊断准确率。对Ⅰ、Ⅱ型夹层诊断的敏感度可达 88%,而对Ⅲ型夹层诊断的敏感度较低。

(2)经食管超声心动图描记法:直接经食管几乎可显示整个胸主动脉、腹主动脉,特别是应用双平面和多平面探头,可使检查盲区降低到最小范围,进一步提高对降主动脉夹层诊断的可靠程度。诊断敏感度和特异度分别为 99% 和 98%,较血管造影或 CT 敏感度高,但特异度无明显差别。鉴别真腔和假腔的依据是真腔在收缩期内径扩大,而假腔内血流信号少,血液流速慢,有时可见血栓形成。本方法操作简便、安全,还可用于病情随访。本法可确定夹层破口位置,但对主动脉弓部附近或升主动脉根部局限性夹层则欠清晰,需结合超声心动图检查,以提高诊断的准确性。

(3)彩色多普勒超声检查:可进一步明确主动脉夹层的诊断,不仅有助于确定夹层破口、区分真假腔、判定假腔中有无血栓,并可判定主动脉瓣反流情况。

(4)腔内超声:将超声导管由股动脉入路进入真腔,到达主动脉瓣上方后进行检查。腔内超声无须注射造影剂,能够即时监测主动脉是否存在夹层及其位置、范围及是否累及弓上分支等情况,可为手术治疗提供评估依据。结合三维重建技术,可立体地完整还原影像,有力地协助诊断与治疗主动脉夹层。

5.CT 检查

现在一般认可螺旋 CT 为主动脉夹层的首选检查方法。目前报道其在急性主动脉夹层的诊断中,敏感度为 83%～95%,特异度为 87%～100%。CT 血管造影(CTA)可以显示真、假两腔和其大小及间隔,以及内脏动脉的位置,同时还可了解假腔内血栓情况,SCTA 三维重建更可了解内脏动脉受累情况。与其他方式相比,CT 是最不依赖操作者熟练程度的,为手术和腔内治疗提供有用的解剖学信息,并且可靠地收集信息用于后续分析和测量,但其不能观察到内膜破口,对 A 型的诊断不如 MRI,且伴有休克者不宜做本项检查。

6.磁共振检查

磁共振成像诊断主动脉夹层的灵敏度和特异度在 95％～100％。具有多体位、多层面成像的优点:①可检查主动脉全程成像,准确鉴别内膜撕裂部位、夹层范围、识别真假腔和腔内有无血栓形成等,若腔内无血流,则反映撕裂口已闭合或被血栓堵塞。②了解夹层是否累及头臂血管,以及受累范围和程度。③了解心包或胸腔积液情况。④可清晰显示主动脉弓及其主要分支,分支血管受累诊断的总体敏感度和特异度分别为 90％和 96％,优于 CT 检查。⑤鉴别纵隔肿物性质。

MRI 的主要局限性包括缺乏即时可用性,检查时间长及无法对危重患者进行有效的监测。此外,对体内有金属物者,如装有心脏起搏器、动脉瘤夹、眼部植入物、铁磁人工瓣膜、人工关节、节育环等,则不宜进行 MRI 检查。

7.血管造影或 DSA

在超声和 MRI 诊断技术问世之前,DSA 曾被认为是诊断主动脉夹层最可靠的方法,其诊断敏感度为 80％,特异度可达 95％,但因其为创伤性检查,仅在Ⅲ型主动脉夹层内膜撕裂位置不能确定、行腔内血管支架前或为了解脊髓血供时方采用。主动脉造影对胸主动脉夹层的诊断灵敏度为 86％～88％,特异度为 75％～94％,但假腔血栓形成时可能出现假阴性血管造影。主动脉造影结果支持主动脉夹层的诊断包括正常造影剂变形、逆流或淤滞成虚假通道、主要分支填塞失败及主动脉瓣反流,但其存在耗时及创伤性,以及造影剂肾病风险和昂贵的价格。

8.心血管影像

我们针对心血管影像学检查的推荐意见与多学科共识指南基本一致。可利用多种影像学检查来明确夹层情况,包括磁共振血管造影(MRA)、CTA 和多平面经食管超声心动图(TEE)。这些检查各有利弊,不同患者人群可能需要不同的初始检查。CT 普及程度高,尤其是在急诊科,所以是最常用的初始检查。通常需要多项检查才能获得足够的信息来指导治疗。在一项 IRAD 回顾性研究中,每例患者平均接受了 1.83 项检查。61％的患者采用 CT 行初始检查 T,33％为 TEE,4％为主动脉造影,2％为 MRI。一些检查的普及程度不高,一些检查的准确性依赖于熟练操作和专业的结果解读,因此检查方式存在医院间差异。

主动脉夹层的影像学诊断依据是内膜瓣从真腔中分隔出假腔,以及相关的并发症:

(1)内膜瓣。

(2)真腔和假腔。

(3)升主动脉受累。

(4)夹层的范围以及初始撕裂口和再入口的位置。

(5)假腔中的血栓。

(6)分支血管受累。

(7)冠状动脉受累。

（8）主动脉瓣关闭不全。

（9）心包积液。

9.血流动力学不稳定

若患者疑似动脉夹层且血流动力学不稳定或临床特征提示升主动脉受累,那我们建议尽量以 TEE 为初始检查。TEE 是便携式设备,几分钟内就可得出诊断结果,且易于在急诊室使用。其敏感性高达 98％,特异性在 63％～96％ 之间。升主动脉通常在大约 130 度方位评估,而主动脉弓和降主动脉在 0 度方位评估。双平面成像可能有所帮助。

TEE 的优点包括普及程度高、使用简便以及能够在床边操作。此外,TEE 可以发现初始撕裂口部位,假腔血流、血栓,主动脉弓或冠状动脉受累、主动脉瓣关闭不全的程度以及心包积液。额外进行彩色血流多普勒显像可以识别出真腔和假腔的不同血流速度,有助于诊断灌注不良综合征,减少假阳性结果。

TEE 的缺点是需要食管插管,其常需要在程序镇静下实施,这可能对血流动力学不稳定的患者产生不利影响。其要求操作者(医生和技术人员)有经验,以确保结果准确。因此,许多医疗中心通常都无法"立即"进行该检查。理论上,TEE 有两个技术局限,一是含气的气管和左主支气管遮挡远端升主动脉和近端主动脉弓,产生解剖"盲点";二是无法显示超过膈肌的夹层,而这种夹层可导致腹主动脉分支灌注不良。尽管如此,TEE 能十分可靠地显示升主动脉的急性夹层和相关外科病变,因此也是这种情况下的首选。此外,疑似急性升主动脉夹层的不稳定患者可在手术室接受 TEE,以便快速诊断并实施根治性治疗。IRAD 的研究发现,在急性主动脉夹层的诊断中,TEE 的使用率仅次于 CT。

主动脉夹层患者的 TEE 表现可能包括:

（1）通过高空间分辨率设备发现内膜夹层瓣。M 型超声心动图可显示内膜瓣的运动与主动脉壁的运动无关,从而提高诊断准确性。

（2）可观察到血管真腔和假腔,但前提是使用彩色多普勒成像或识别出夹层近端边界。不过部分患者可见假腔围绕真腔。彩色多普勒能够清楚识别真腔与假腔血流,以及两者之间的差异。存在血流并不能完全将真腔和假腔区分开来。真腔具有内皮层,并与主动脉瓣相接。

（3）假腔血栓形成、心包积液、合并的主动脉瓣关闭不全和近端冠状动脉都很容易观察。

（4）在急性 A 型夹层患者中,TEE 的 135°长轴视图可以确定伴发主动脉瓣关闭不全的严重程度和机制。若主动脉瓣本身正常,但因可纠正的主动脉病变(瓣叶闭合不完整、瓣叶脱垂或夹层瓣脱垂)而关闭不全,那就可以行主动脉瓣修复术。而存在无法修复的异常(例如,马方综合征、二叶式主动脉瓣畸形、主动脉炎)时需要更换瓣膜。

虽然不够理想,但也可用经胸壁超声心动图(TTE)来替代 TEE,其可快速识别升主动脉夹层,特别是合并主动脉瓣破裂或关闭不全和心包积血的患者。TTE 的主要缺点是无法充分显示升主动脉中段和远端、主动脉弓及降主动脉,在很多患者中也无法显示其他并发症。此外,TTE 的敏感性和特异性不如 CTA、MRA 和 TEE。

10.血流动力学稳定

对于疑似主动脉夹层的患者,如果没有提示升主动脉受累的临床特征且血流动力学稳定,则应首先进行 CTA,特别是在其他检查条件有限的急诊科。大多数疑似急性主动脉夹层的患者都应通过胸部或腹部动态对比增强薄层 CT 评估。与其他方式相比,CT 扫描对操作者的依赖性最小,能够为手术和血管内治疗提供有用的解剖信息,且可采集用于随访分析和测量的信息。最重要的是,三维 CT 重建有助于制定治疗计划,并且横断面成像最有可能显示出真假腔的结构关系以及潜在的主动脉分支受损。

据报道,CT 诊断急性主动脉夹层的敏感性为 83%～95%,特异性为 87%～100%。CT 成像的主要局限在于升主动脉,检测该区域的敏感性可能降至 80% 以下,因为对比增强的效果可能依赖于注射的时机。例如,最初怀疑胸痛是由肺栓塞引起时,CT 不一定能在恰当的时机评估升主动脉。螺旋 CT 可以明显提高 CT 检查的准确性。其检测主动脉弓血管受累的准确性可能高于 MRI 或 TEE。螺旋 CT 也有潜在不足,即可能在未采取超声心动图(ECG)门控的时候产生伪影,且可能类似于主动脉夹层瓣。因此,推荐尽量采用 ECG 门控 CT 扫描。CT 的优点包括大多数医院都有条件实施(即使是急诊科),并且能够识别管腔内血栓和心包积液。标准 CT 有两个缺点:一是仅能在不到 75% 的患者中观察到内膜瓣,二是很少能找到初始撕裂口位置。此外,该检查需要使用可能存在肾毒性的碘造影剂,且无法评估有无主动脉瓣关闭不全。如果 CT 结果不能确诊,或者需要进一步了解夹层情况,那就需要 MRA 或 TEE。

CT 诊断主动脉夹层需要明确识别出两个血管腔;其不一定能发现内膜瓣。在大多数情况下,可以通过与无夹层的近端或远端主动脉节段相接续来确定真腔位置。腔内血栓是明显的假腔标志,但伴有退行性动脉瘤时,真腔中也可能存在血栓。大多数患者的假腔比真腔更大。真腔受压迫是关键的影像学表现,此时应高度警惕肾脏或内脏或下肢不良灌注综合征。63% 的急性 B 型夹层中可见夹层瓣向真腔弯曲,但只有 25% 的慢性夹层患者有此表现。如果临床征象和(或)实验室检查结果提示需要紧急血运重建(如有肠缺血或血管破裂证据),而且选择了开放性血运重建,那就可以在仅行 CT 的情况下直接实施手术。

血流动力学稳定的患者可在有条件时用 MRA 替代 CTA。虽然 MRA 不太常用,但可以非常准确地诊断主动脉夹层。钆增强 MRA 诊断主动脉夹层的总体敏感性和特异性为 95%～100%。在一项纳入 110 例患者的前瞻性试验中,MRA 识别初始撕裂口位置的敏感性为85%。MRA 还可以显示出真腔与假腔之间的血流差异。其他重要表现包括主动脉增宽、血管壁增厚,以及假腔血栓形成。MRA 的主要优点是可避免过多辐射,并可在 B 型夹层患者的标准监测中用作长期连续性检查。主动脉夹层患者可在充分监测下安全接受 MRA,且 MR 造影剂的安全性也高于碘造影剂,也可使用无增强 MRA。MRA 的其他优点包括能够评估分支血管(敏感性可能不如螺旋 CT),以及有无主动脉瓣关闭不全。其主要缺点是检查不方便(患者需要在与外界相对隔绝的情况下保持静止 30 分钟以上),以及适用范围有限(不能用于幽闭恐怖症患者、植入心脏起搏器的患者,以及使用了某类动脉瘤夹或眼或耳金属移植物的患者)。许多医疗机构的急诊科也没有 MRA 设备,并且在长时间扫描中还存在难以监测问题以及较难接近患者的问题。中至重度肾病患者(特别是透析患者)不应使用钆对比剂来进行对比增强 MRI。无增强 MRA 诊断主动脉夹层的准确性尚不十分明确。

11.主动脉造影的作用

主动脉造影曾经是诊断主动脉夹层的金标准,但在初步诊断中已基本上被 CTA 所取代。在夹层的血管内治疗中,该法主要是用于介入治疗。然而,如果高度怀疑升主动脉夹层,但没有条件进行无创影像学检查或检查结果不明确,那就应进行数字减影主动脉造影。主动脉造影需要向主动脉腔注射碘造影剂,以便识别夹层部位、夹层与主动脉主要分支的关系,以及真腔与假腔之间的交通部位。

支持主动脉夹层的主动脉造影表现包括:正常造影剂柱扭曲,血液倒流或停滞在假腔中,主要分支无法充盈,以及主动脉瓣膜反流。现在的大多数诊断流程都不再依赖主动脉造影,特别是灌注不良综合征的评估。此外,在有主动脉夹层时,向真腔或假腔加压注射对比剂都会干扰灌注不良综合征的诊断,因为液压注射会改变真腔与假腔之间的血流动力学压力梯度,而这正是引起灌注不良的原因。如果患者需要评估有无主动脉瓣关闭不全和进行冠状动脉造影(指征包括疑似升主动脉瘤且有心绞痛或心肌梗死既往史、年龄＞60岁、有多个冠状动脉疾病危险因素),则也可以在造影中同时进行。

主动脉造影诊断胸主动脉夹层的敏感性仅为中等水平。在一项纳入164例患者(82例有动脉夹层)的回顾性研究中,主动脉造影的敏感性为88%,特异性为94%,阳性和阴性预测值分别为96%和84%。其他报告中的敏感性(77%)和准确性(87%)更低。不过有时也可能得到假阴性结果,例如真假腔都不透射线,无法观察到内膜瓣;假腔中血栓形成,对比剂无法显影;有壁间血肿,无夹层交通。而无创性影像学检查可能无法观察到夹层动脉壁中仅有少量出血的内膜撕裂。一项研究纳入了181例接受升主动脉或主动脉弓修复的患者,尽管使用了至少3种成像技术,也仍有9例(5%)的微小主动脉夹层未得到术前诊断。

三、诊断及鉴别诊断

(一)诊断

急起剧烈胸痛、血压高、突发主动脉瓣关闭不全、两侧脉搏不等或触及搏动性肿块应考虑本病。胸痛常被考虑为急性心肌梗死,但心肌梗死时胸痛开始不甚剧烈,逐渐加重,或减轻后再加剧,不向胸部以下放射,伴心电图特征性变化,若有休克外貌则血压常低,也不引起两侧脉搏不等,以上各点可鉴别。

超声心动图、CT、MRI等检查对确立主动脉夹层分离的诊断有很大帮助,对拟做手术治疗者可考虑主动脉造影或IVUS检查。

(二)鉴别诊断

急性主动脉夹层的鉴别诊断是其他可引起急性胸痛或背痛、脉搏微弱或消失和神经功能障碍的疾病,包括非血管病变和血管病变。非血管病变包括急性冠脉综合征、肺栓塞、自发性气胸、无夹层的主动脉瓣关闭不全、食管破裂、心包炎和胸膜炎等。超声心动图可能会出现形似夹层瓣的伪影。

血管病变包括其他急性主动脉病变,如无夹层的主动脉壁间血肿、主动脉瘤、无夹层的主动脉损伤、外周动脉疾病和慢性主动脉夹层。危险因素和患者病史可以提示此类疾病,但需要心血管影像学检查来区分它们与主动脉夹层。慢性夹层患者出现新症状时,应详细比较现有的与先前的影像学资料,以判断症状是来自夹层蔓延还是其他病因。

患者也可能在没有典型胸痛或背痛的情况下发生下肢缺血,导致漏诊或诊断延迟。

四、治疗

主动脉夹层的病因、分型、分类和分期是决定治疗策略的重要依据。通常主动脉夹层的治疗原则首先是降低患者的心率和血压，以减少夹层的进一步发展。然后根据影像学上的夹层的分型及累及范围以确定进一步治疗方案。主动脉夹层外渗所导致的心包积液是急性主动脉夹层最主要的死亡原因之一。

（一）药物治疗

1.控制血压

将血压控制在 120/70 mmHg，或者平均动脉压控制在 60～75 mmHg。药物首选静脉持续微量泵入硝普钠，其次的选择包括钙离子拮抗药或 α 受体抑制药。通常，单用硝普钠可能增加左心室收缩力，所以最好是和 β 受体抑制药合用。

2.降低心率

首选静脉用的 β 受体抑制药，该药可以减弱左心室收缩力、降低心率，减轻血流对动脉壁的冲击。

3.其他

对于胸背部疼痛剧烈的患者可以应用吗啡类药物镇痛及镇静。

（二）手术治疗

（1）多用于斯坦福（Stanford）A 型夹层，一般需要心脏外科医生进行。A 型夹层一般都需要尽快完成手术治疗以降低死亡率。

（2）通常急性期行升主动脉置换术，"孙氏"手术仍是当前 A 型主动脉夹层的主要治疗方法。

（3）对于裂口位于升主动脉的 Stanford A 型主动脉夹层，有学者在升主动脉放置覆膜支架来隔绝近端夹层破口，但这一术式需要特定的解剖条件限定，目前尚未得到广泛的开展。

（三）腔内治疗

此种治疗方式已经逐渐成为 Stanford B 型夹层的首选治疗方式。而对于主动脉夹层真假腔的鉴别是腔内修复术治疗成功的关键。

传统的主动脉夹层微创腔内修复术在技术上要求主动脉上至少有 1.5 cm 的锚定区，以防止近端封堵不完全，出现内漏。但是，随着腔内修复器材的改进和腔内修复技术的进步，随着指征的逐渐扩大，可以通过主动脉腔内修复联合旁路术的杂交手术或各种腔内修复技巧，如烟囱、开窗以及分支支架来治疗第一破口距左锁骨下动脉开口 1.5 cm 以内的 Stanford B 型主动脉夹层。总之，对于第一破口距离左锁骨下动脉＜1.5 cm 的 B 型主动脉夹层，目前已经不是腔内修复术的禁忌证。

1.急诊行腔内治疗的指征

（1）有破裂风险或已经破裂的主动脉夹层。

（2）难以控制血压的主动脉夹层。

（3）累及内脏动脉和（或）伴有相应脏器缺血症状时，包括肠道缺血、肾缺血、下肢缺血及脊髓缺血等表现。

（4）虽经积极控制血压和心率，仍有持续的疼痛，或夹层在进行性发展致主动脉直径快速增大。

2.慢性主动脉夹层腔内治疗的指征

（1）无急诊手术必要的急性夹层可以考虑在发病后1～2周行手术。

（2）慢性主动脉夹层逐渐发展为主动脉夹层动脉瘤，主动脉管径＞5～6 cm，应积极考虑治疗。

（3）夹层破裂出血。

（4）夹层主动脉直径快速增大（＞10 mm/年）。

（5）主动脉重要分支严重缺血。

（李学礼）

第五节　颈动脉狭窄症

颈动脉是血液由心脏通向脑和头颅其他部位的主要血管。颈动脉狭窄（CAS）多是由于颈动脉的粥样斑块导致的颈动脉管腔的狭窄，有些狭窄性病变甚至可能逐渐发展至完全闭塞性病变。颈动脉狭窄性病变和脑缺血性卒中的关系非常密切。脑卒中目前已经成为继心肌梗死和恶性肿瘤的第三大致死性疾病。在缺血性脑卒中患者中，近1/3的发生与颅外颈动脉病变尤其是颈动脉狭窄有关。研究证实，在颈动脉狭窄程度＞75％的患者中，1年内发生脑卒中的可能性为10.5％，5年发生的可能为30％～37％；颈动脉狭窄造成的脑卒中包括以下几个方面：一是严重的狭窄造成的直接脑灌注减少；二是颈动脉粥样斑块脱落或斑块破裂形成的微血栓脱落。

一、病因

（1）颈动脉狭窄的病因主要有动脉粥样硬化、大动脉炎及纤维肌性发育不良等，其他病因如外伤、动脉纤曲、先天性动脉闭锁、肿瘤、夹层、动脉炎、放疗后纤维化等较少见。

（2）在西方，约90％的颈动脉狭窄性病变是由动脉粥样硬化所致。在我国，除动脉粥样硬化外，大动脉炎也是颅外颈动脉狭窄的常见病因。

（3）动脉粥样硬化所致的颅外颈动脉狭窄多见于中、老年人，常伴存着多种心血管危险因素。

（4）动脉粥样硬化性狭窄在颈动脉系统最好发的部位为颈总动脉分叉处，其次为颈总动脉起始段，此外还有颈内动脉虹吸部、大脑中动脉及大脑前动脉等部位。

（5）头臂型大动脉炎造成的颅外颈动脉狭窄多见于青少年，尤其是青年女性。

（6）损伤或放射引起的颅外动脉狭窄，发病前有相应的损伤或接受放射照射的病史。

二、临床表现

(一)临床特征

(1)颈动脉狭窄引起脑部缺血,可表现为单眼失明或黑蒙,单侧肢体或偏侧肢体无力、麻木,语言障碍,偏盲,霍纳综合征等。

(2)临床最为常见的体征是颈动脉区域的血管杂音。

(3)一般认为,根据症状持续的时间把颈动脉狭窄引起的脑缺血分成4种类型。

①短暂脑缺血发作(TIA):指突然发生的局灶神经功能障碍,症状持续时间小于24小时,不遗留神经系统症状和体征。

②可逆性神经功能缺损(RIND):类似卒中的神经功能障碍较轻,往往在3周内完全恢复。

③进展性卒中(SIE):卒中症状逐渐发展、恶化。

④完全性卒中(CS):突然出现卒中症状,快速进展恶化,之后症状持续存在,症状时轻时重。

前两型均为可逆性,经积极及时的治疗预后较好;后两型则为不可逆性脑梗死,预后较差。

(4)短暂性脑缺血发作(TIA)是脑暂时性的血液供应不足。

①表现为突然发生的,持续几分钟至几小时的某一区域脑功能的障碍,可在24小时内完全恢复正常。如:一侧上、下肢瘫痪、无力,轻度感觉减退或异常,失语,有时因眼动脉缺血而出现一侧视力障碍、眼痛。

②发作频率因人而异,可24小时发作数十次,也可几个月发作1次,每次发作的临床表现大多相似。

③可能是由于同一脑动脉供应区的反复缺血所致,缺血的原因大多认为和脑小动脉的微栓塞、血管痉挛有关,栓子破碎溶解后,缺血症状即得到改善。

④未经治疗的短暂性脑缺血发作患者部分可以发展成为脑梗死,导致严重的功能障碍。短暂性脑缺血发作短期内多次发作,是发生严重脑梗死的警报。因此,及时诊断和治疗短暂性脑缺血发作是预防脑梗死的重要手段。

(5)亚临床卒中,从英文名字中我们可以看到对这一类型卒中的定义有一个认知的过程。最早定义为静止性卒中,往往指临床上无症状,只是在其他检查中发现有脑梗死迹象,如"腔隙性脑梗死"。然而,实际上静止性卒中并不是不带来任何临床症状,它可以直接影响到人们的思维、情绪和性格或称之为血管性认知能力障碍。

(二)辅助检查

1.多普勒超声检查

多普勒超声检查是目前首选的无创性颈动脉检查手段,不仅可显示颈动脉的解剖图像,进行斑块形态学检查,如区分斑块内出血和斑块溃疡,而且还可显示动脉血流量、流速、血流方向及动脉内血栓等。诊断颈动脉狭窄程度的准确性在95%以上,是重要的筛查手段和干预后随诊评估手段。

2.经颅多普勒超声检查(TCD)

这是另一项无创检查手段,可以检测颅内外动脉的病变,观察血流动力学的改变,临床符合率在 90% 以上。

3.磁共振血管造影（MRA）

这是一种无创性的血管成像技术，能清晰地显示颈动脉及其分支的三维形态和结构，并且能够重建颅内动脉影像，对诊断和确定方案极有帮助。MRA 突出缺点是缓慢的血流或复杂的血流常会造成信号缺失，夸大狭窄度。

4.CT 血管造影（CTA）

方法是经血管注射对比剂，当循环血中或靶血管内对比剂浓度达到最高峰期间进行容积扫描，然后再行处理，获得数字化的立体影像。CTA 已广泛应用于诊断颈动脉狭窄，可以作为术前诊断和制定治疗方案的重要依据。在某种程度上已有取代血管造影的趋势。

5.数字减影血管造影（DSA）

尽管无创伤性影像学检查手段已越来越广泛地应用于颈动脉病变的诊断，但 DSA 仍被认为是诊断颈动脉狭窄的"金标准"。颈动脉狭窄的 DSA 检查应包括主动脉弓造影、双侧颈总动脉选择性正侧位造影、颅内段颈动脉选择性正侧位造影。DSA 可以详细地评价病变的部位、范围、程度以及侧支形成情况。

（三）颈动脉狭窄的筛查

（1）合并颈动脉狭窄的高危因素人群：年龄（＞40 岁）、长期吸烟、肥胖、高血压、糖尿病和高脂血症等，是心脑血管疾病的危险因素，这样的人群，应该进行颈动脉狭窄的筛选。

（2）高危人群：包括 TIA 和缺血性卒中患者、冠心病和下肢动脉硬化闭塞症的患者、体检中发现颈动脉血管杂音者，均应进行颈动脉狭窄的筛查。

（3）出现 TIA、RIND 或脑卒中症状患者，应立即行颈动脉系统的筛查。

三、诊断

通过临床表现和辅助检查，多可诊断颈动脉狭窄，并可以初步完成诊断。以往认为动脉造影是必不可少的确诊和制订治疗方案的依据，目前颈动脉 CTA 检查多可以替代动脉造影。明确的病因学诊断也需病理诊断。颈动脉狭窄程度的测量：目前评价颈动脉狭窄程度的方法为欧洲颈动脉外科试验法（RCST）和北美症状性颈动脉内膜切除试验法（NASCRT）两种。两种方法狭窄度的分级相同，但测量方法略有差异。

NASCRT 采用颈动脉膨大部远侧正常管径内径为基础内径（A），而 RCST 则采用颈动脉膨大部模拟内径为基础内径（C），两者均以颈动脉最狭窄处（B）为测量基准。狭窄率＝［1－B/（A 或 C）］×100%。

根据影像学检查颈动脉内径缩小程度，将颈动脉狭窄程度分为 4 级：①轻度狭窄：狭窄度＜30%。②中度狭窄：30%～69%。③重度狭窄：70%～99%。④完全闭塞：闭塞前状态，测量狭窄度＞99%。

四、治疗

颈动脉狭窄的治疗目的在于改善脑供血，纠正或缓解脑缺血的症状；防止脑卒中的发生。

治疗方法有保守治疗和外科治疗。颈动脉狭窄的外科治疗包括颈动脉内膜切除术(CEA)和颈动脉支架成形术(CAS)。无论采用何种方式治疗,应根据患者自身情况和循证医学证据,做出决策。

(一)保守治疗

对于颈动脉狭窄性病变,严格的抗血小板和他汀类药物治疗是目前公认的有效的治疗方法。其可以延缓病变的进展,降低脑卒中的发生率。

对没有禁忌证的患者,无论手术与否都应给予抗血小板药物治疗。目前常用的抗血小板聚集药物包括阿司匹林和氯吡格雷。与单用阿司匹林相比,阿司匹林联合氯吡格雷虽能更有效地抗血小板聚集,但有增加出血的风险,是否需要双抗治疗需要严格评估。推荐用法用量:阿司匹林 $75 \sim 325$ mg/d;氯吡格雷 75 mg/d。

他汀类药物可起到降低血脂水平、恢复内皮功能和稳定斑块的作用。对于具有卒中高危的颈动脉狭窄患者,应控制低密度脂蛋白水平在 70 mg/dL 以下或者基础值下降 50%。无禁忌证患者应常规给予他汀类药物,注意同时进行肝功能的监测。

同时注意高血压、糖尿病、高脂血症、吸烟、酗酒、肥胖等危险因素的控制,每天应该进行中等强度的体育锻炼。

对于大动脉炎活动期患者,应用皮质激素或免疫抑制剂等药物控制病情发展。更重要的是,保守治疗是手术和介入治疗颈动脉狭窄不可缺少的辅助手段,通过保守治疗,患者脑缺血的症状均可以得到不同程度的缓解,使其能够耐受手术的打击,提高手术或介入治疗的安全性,使重症患者获得进一步治疗的机会。少数患者临床症状基本消失,不需要手术治疗,但对这样的病例要严密随访。药物治疗也是术后巩固疗效,防止复发的主要方法。

(二)手术治疗

1.手术指征

(1)绝对指征:有症状颈动脉狭窄,且无创检查颈动脉狭窄度≥70%或血管造影发现颈动脉狭窄度≥50%。

(2)相对指征:①无症状性颈动脉狭窄,且无创检查颈动脉狭窄度≥70%或血管造影发现颈动脉狭窄度≥60%。②无症状性颈动脉狭窄,且无创检查颈动脉狭窄度<70%,但血管造影或其他检查提示狭窄病变处于不稳定状态。③有症状性颈动脉狭窄无创检查狭窄度范围是 $50\%\sim69\%$。同时要求术者的有症状患者围手术期总卒中发生率和死亡率<6%;无症状患者围手术期总卒中发生率和死亡率<3%;患者预期寿命>5 年。④对于高龄患者(如 70 岁或以上),与 CAS 相比,采用 CEA 可能有较好的预后,尤其当动脉解剖不利于血管腔内治疗时。对于较年轻患者,在围手术期并发症风险(如卒中、心肌梗死或死亡)和同侧发生卒中风险上,CAS 与 CEA 相当。⑤有手术指征的患者术前相关检查和综合评估为不稳定斑块者倾向 CEA 治疗,稳定性斑块者则 CEA 与 CAS 均可选择。⑥对于符合治疗指征的有症状颈动脉狭窄患者,多数国际指南推荐首选 CEA 手术,因为有充足证据证明 CEA 手术能更好控制围手术期乃至远期卒中及死亡率;对于符合治疗指征的无症状颈动脉狭窄患者,多数也是建议 CEA 手术,将 CAS 作为备选手术。

2.手术禁忌证

(1)12 个月内颅内自发性出血。

(2)30 天内曾发生大面积脑卒中或心肌梗死。

(3)3 个月内有进展性脑卒中。

(4)伴有较大颅内动脉瘤,不能提前或同时处理者。

(5)内动脉颅外段慢性完全闭塞无明显脑缺血症状者。

(6)凝血功能障碍,有使用肝素及抗血小板药物禁忌者。

(7)无法耐受麻醉者。

(8)重要脏器如心、肺、肝和肾等严重功能不全者。

(9)严重痴呆。

3.手术时机选择

(1)急性脑梗死多建议在发病 6 周后手术较为安全,但是对于近期出现症状发作,影像学检查提示为不稳定斑块时,可推荐选择于 2 周内手术。

(2)对于 TIA 或轻微卒中者,如果没有血管重建禁忌证,可以在事件发生 2 周内干预。

(3)如为双侧病变,多建议两侧手术间隔至少 2 周,狭窄严重和(或)有症状侧优先手术。

4.麻醉方式选择及围手术期用药

麻醉包括局部麻醉和全身麻醉。局部麻醉的优势在于可以术中评估脑缺血耐受情况,辅助判断是否应用转流管,以减少不必要转流管使用。全身麻醉使用则可更好地控制呼吸系统,和循环系统等。吸入麻醉药可以增加脑血流,降低脑氧耗。近年研究,无论选择何种麻醉,CEA 手术后,预后无明显差异。

术前应使用抗血小板药物,以降低术后血栓形成。术前使用阿司匹林(100 mg/d)或氯吡格雷(75 mg/d),至少 3 天以上;术中阻断颈动脉前,静脉注射肝素,尽快达到全身肝素化,即 APTT 延长 1.5 倍;术后至少使用抗血小板药物 1 个月。

5.手术方法

(1)颈动脉内膜剥脱术(CEA):手术适用于病因为动脉硬化闭塞症的患者,且病变范围为颈总动脉分叉部和(或)颈内动脉起始段,颈总动脉通畅、远端颈内动脉通畅者。

手术时患者取仰卧位,肩下垫高,头偏向对侧。全身麻醉、颈丛阻滞或局部麻醉,头枕冰帽。有文献报道局部麻醉下行颈动脉内膜剥脱术,可以在术中持续监测患者神经系统的功能;可能会降低内转流管的使用率;在保持血压稳定的同时,减少抗高血压药物的应用;减少手术时间和缩短住院时间。其主要缺点是患者痛苦较大,并且尤其要考虑到患者情绪紧张的因素。目前临床上多采取全身麻醉。

多取胸锁乳突肌前缘斜切口;少有采用下颌骨下两横指环绕下颌角切口。游离、显露并控制颈总动脉、颈内动脉、颈外动脉,注意保护舌下、迷走神经和颈袢等。经静脉全身肝素化(肝素 0.5~1 mg/kg)后,ACT 保持 200 秒以上。分别阻断上述动脉,沿颈总动脉做纵行切口,延至颈内动脉病变部位以远,完全显露斑块。以剥离子于动脉中膜和内膜间,完整剥除血栓内膜。肝素盐水确切冲净碎屑,远端的内膜以 Prolene 线固定,6-0 Prolene 线连续外翻缝合动脉切口,注意确切排气。切口放置引流,关闭切口。

术中注意事项：

①分离颈动脉时手法要轻柔，以免斑块脱落导致脑梗死。

②阻断颈动脉前要确保全身肝素化，并适当提高血压。

③术中酌情应用颈动脉内转流管，保证颅内供血。

术中颈动脉内转流管的应用，可能会增加栓塞、术后颈动脉血栓形成和再狭窄的发生率，也有文献报道其远期神经系统并发症的发生率可能较高。因此不主张常规应用内转流管。术中测量颈内动脉反流压力，文献报道多建议反流压力小于 50 mmHg 者应用内转流管；有报道反流压力低于 40 mmHg 者建议应用内转流管；也有报道反流压力大于 30 mmHg 者，不应用内转流管手术的成功经验。按照中华医学会血管外科学组指南建议，在下列情况建议放置转流管：对侧颈内动脉完全闭塞；颈动脉反流压<50 mmHg；术中不能耐受颈动脉阻断试验者；术中经颅 TCD 检查大脑中动脉血流减少者；术中脑电图或体感诱发脑电监测出现脑缺血者；颅内 wiUis 环代偿不全者；既往有过大卒中，行 CEA 者。

④动脉远端内膜要确切固定，以避免其翻转或形成夹层。

⑤如估计颈动脉切口缝合后会有明显狭窄，则需要补片成形。

术中补片的应用，可以扩大局部颈动脉管径，明显降低局部再狭窄的发生率；但其会延长颈动脉阻断时间，有少数报道其增加了局部血栓形成甚至颅内缺血的风险。

荟萃分析和大型临床研究数据表明，CEA 手术时，应用补片可以明显降低再狭窄率。

⑥颈动脉开放前要确切排气。颈动脉开放顺序，先松颈内动脉后再阻断，松开颈外动脉，然后开放颈总动脉，最后松开颈内动脉、恢复颈内动脉血流。

⑦颈动脉开放前应用皮质激素、甘露醇等脱水药物，开放后适当降低血压是预防或降低脑水肿的有效措施。术后应酌情应用甘露醇和控制血压。

⑧切口引流必不可少，可以避免术后血肿压迫动脉或气管。

(2)外翻式颈动脉内膜切除术(EEA)：此术式于 1959 年由 DeBakey 等首先报道。

于颈动脉分叉处斜行切断颈内动脉，用剥离子将增厚的内膜与动脉外膜及中层分离，助手夹住增厚的内膜，术者用无损伤镊夹住动脉外、中膜向上翻起至内膜薄弱处，将增生的内膜切除，同样剥离颈总动脉及颈外动脉增厚的内膜，仔细修整切除边缘及剥离面，冲洗残留碎屑，6-0Prolene 线连续缝合吻合原切口，依次开放颈总动脉、颈外动脉及其分支，最后开放颈内动脉排气。

EEA 的优点：内膜剥脱操作方便，因仅需环形吻合血管切口，故缩短了颈动脉阻断时间；吻合口位于颈动脉分叉膨大处，且为端-端吻合，不易产生狭窄；可同时处理迂曲延长的颈内动脉；有文献报道其具有较低的颅内微栓发生率。

EEA 的缺点：对于斑块狭窄范围较大或斑块距切口较远者，采用 EEA 处理颈总动脉和颈外动脉狭窄斑块操作不便。也有报道行 EEA 环行切断颈动脉分叉处，破坏了颈动脉体对血压的调节功能，可能引起术后高血压。

(3)颈动脉内膜切除术并发症

①卒中与死亡：卒中与颈动脉阻断与斑块脱落有关。卒中的类型有出血性脑卒中与缺血性脑卒中。因此术中应严格进行个体化血压管理，有条件时使用 TCD 监测，仔细轻柔手术操

作,选择性使用转流管,规范化使用抗凝、抗血小板药物,均有利于减少血栓栓塞风险。颈动脉内膜切除术后死亡率较低,据报道为1‰,其中一半为心肌梗死。因此术前应重视心功能与冠状动脉评估。

②脑神经损伤:最常见舌下神经、迷走神经、副神经等损伤。多为暂时性,且多与手术牵拉水肿有关,一般术1～2周好转,个别患者症状延续到6个月,永久性损伤少见。

③脑过度灌注综合征(CHS):是一种发生在颈动脉内膜剥脱术后的并发症,临床表现严重,局限性头痛包括额颞部、眼眶周围的搏动性头痛(有时头痛可呈弥散性);眼面部的疼痛;恶心、呕吐、意识障碍、脑水肿和视力损害;癫痫;神经功能损害;颅内或者蛛网膜下腔出血等。为了预防脑过度灌注综合征发生,术中恢复颈动脉血流之后,应预防性使用降压药、脱水药、皮质激素等。

④颈部血肿与喉头水肿:颈部血肿与术中止血不彻底、动脉缝合不严密有关;而喉头水肿与麻醉气管插管有关。颈部血肿与喉头水肿发生后应密切注意和预防窒息发生。

⑤血栓形成与再狭窄:血栓形成与术中处理不当、术后药物治疗不充分有关,要注意是否存在肝素抵抗情况。术后平滑肌和内膜过度增生造成的再狭窄,优选CAS治疗。

(4)其他手术方法

①锁骨下动脉-颈动脉转流术:适用于颈总动脉起始段闭塞,远端颅外段颈内动脉及以远动脉通畅者,血流经锁骨下动脉-人工血管,再灌注到颈动脉。

体位为仰卧位,头偏向对侧。选择全身麻醉,头部置冰帽。转流血管可采用自体大隐静脉或直径为8mm的带支撑环人工血管。

手术取锁骨上横切口。于胸锁乳突肌锁骨头在锁骨的附着处切断,向上翻起。分离脂肪组织,显露前斜角肌和膈神经。酌情切断前斜角肌,牵开膈神经,多不需要切断中斜角肌,显露并游离锁骨下动脉,套带控制。将颈内静脉牵开,显露并控制颈总动脉。全身肝素化后,Satinsky钳阻断颈总动脉,取转流血管与其行端侧吻合,确切排气后将阻断钳移到转流血管上,松颈总动脉阻断。完全阻断锁骨下动脉,取转流血管另一端与其行端侧吻合。切口放置引流。

术中酌情应用颈动脉内转流管来保证颅内动脉供血。阻断颈动脉前需要全身肝素化,并适当提高血压。手术过程中手法要仔细、轻柔,以避免颈动脉硬化斑块脱落造成脑梗死。术中要注意避免出血和损伤胸导管、膈神经或导致气胸。

同类手术还包括左侧颈总动脉-锁骨下动脉侧侧吻合术、颈总动脉-颈总动脉转流术、锁骨下动脉-对侧颈动脉转流术。

②主动脉-颈动脉(无名动脉)转流术:此术式适用于单侧或双侧颈总动脉完全闭塞或长段重度狭窄的病变,且远端颈内动脉流出道通畅者;能够耐受开胸手术的患者,可同时行至单、双侧锁骨下动脉转流术。此术式多用于头臂型多发性大动脉炎的病例。

体位为仰卧位,头偏向健侧。选择全身麻醉,头部置冰帽。转流血管可采用直径为6mm或8mm的直形带支撑环人工血管。

手术取正中劈开胸骨的方法显露升主动脉,再根据情况向上延至颈部或在颈部另做切口。人工血管走行于胸骨后前纵隔,牵开胸骨,切开心包,充分显露升主动脉。少有采用右侧第4

肋间开胸的方法显露升主动脉,人工血管从第 1 肋间出胸,经皮下、锁骨前进入颈部。用 3-0 或 4-0 无创线将人工血管与升主动脉行端侧吻合术,人工血管另一端与头臂动脉行端侧吻合。术中升主动脉采用无创阻断钳侧壁钳夹部分阻断法。

如用口径较细的 6 mm、8 mm 直形人工血管,应选择正中劈开胸骨的方法,行人工血管与升主动脉吻合较易,且人工血管的走行更符合血流动力学的要求。如径较粗的"Y"形人工血管可以选择右侧第 4 肋间开胸的方法,以避免胸骨柄的压迫。直径 6～8 mm 的人工血管均可与颈动脉相吻合,从临床症状改善情况比较,二者无明显差异,但是应用 6 mm 直形人工血管,临床观察可以明显减少或避免术中、术后脑水肿的发生。对于有严重脑缺血的患者,只改善一侧颈动脉供血(用直径 6 mm 人工血管)就足以改善脑缺血症状,并能较好地避免或减少脑水肿的发生。

③升主动脉-双颈动脉转流术:双侧颈动脉病变可以行此术式。手术采用直径 16 mm×8 mm 及 14 mm×7 mm"Y"形人工血管。多采用右侧第 4 肋间开胸的方法显露升主动脉,人工血管从第 1 肋间出胸,经皮下、锁骨前进入颈部。手术方法和注意事项同上述。此种术式术后容易出现严重的脑水肿,而导致患者死亡。临床上发现双侧颈动脉病变的患者,多只行升主动脉-单侧颈动脉转流术,就可以取得满意的疗效。因此许多外科医师已经放弃了升主动脉-双颈动脉转流术术式。

(三)腔内治疗

近年来国内外腔内治疗(CAS)已广泛地应用于治疗颈动脉狭窄。颈动脉支架成形术是应用血管腔内治疗技术开展的方法,多通过股动脉穿刺、置入导管导鞘,使用球囊扩张导管、扩张颈动脉狭窄段,最后植入血管支架,维持颈动脉通路。其具有微创及可多次反复应用的特点。有不少学者将 CAS 列为首选的治疗方法。

1.CAS 适应证

尽管许多循证医学证据支持首选 CEA,近年来在有经验的中心,CAS 的疗效与术后并发症与 CEA 类似,且 CAS 更适合于颈部曾经外科手术、颈部接受过放射治疗、颈动脉分叉过高或过低、全身情况不适合外科手术。对于病变累及双侧颈动脉甚至椎动脉和(或)颅内动脉者,患者可能难以耐受外科手术时的颅内缺血(即使是术中内转流管的情况下),CAS 较 CEA 可能更具有优势。

头臂型大动脉炎的病例多为长段的动脉狭窄或闭塞,不适于腔内治疗;且其再狭窄率远较动脉硬化高。因此 CAS 多建议应用于病因为动脉硬化者。

2.CAS 禁忌证

(1)颈动脉严重钙化性病变,扩张困难者。

(2)腔内方法无法到达的病变(主动脉弓分支严重扭曲、无合适导入动脉、主动脉弓解剖特殊,病变段颈动脉严重的狭窄)。

(3)血管造影禁忌证(严重的造影剂反应、慢性肾衰竭)。

(4)CEA 禁忌证也适合于 CAS。

3.手术入路

如何从穿刺点入路,经过超选主动脉弓并成功进入颈动脉是 CAS 成功的前提。绝大多数情况下,经股动脉入路,使用西蒙(Simon)导管可方便进入颈动脉。特殊情况下,特别是主动脉Ⅲ型弓或牛角弓需更换导管或调节X线球管角度增加成功率。对于主动脉Ⅲ型弓或牛角弓、主动脉严重扭曲成角、主髂动脉闭塞情况下,选择肱动脉入路是适宜的选择。如反复超选颈动脉未成功,时间超过1小时者,最好改变手术方式为CEA,否则手术风险明显增加。

4.术中脑保护

腔内治疗过程中栓子的脱落是限制其广泛应用于治疗颈动脉狭窄的主要原因,无保护的腔内治疗围手术期神经系统并发症高达5%~10%。因此,对于腔内治疗术中的脑保护是十分必要的。

脑保护的措施包括术前应用抗血小板药物,术中有效的预扩张,以及更为重要的术中血管腔内脑保护装置的应用。较多研究证实使用颈动脉保护装置可以减少CAS围手术期脑卒中发生。

目前临床上应用的血管腔内脑保护方式有两种:病变近端脑保护和病变远端脑保护。

(1)远端脑保护系统:是基于导丝的一种滤器保护系统,远端为自膨镍钛伞臂支撑的伞形结构,外被带微孔的伞膜作为滤网。在行脑保护同时能够保持颈动脉的正向血流灌注。交换导丝用于引导球囊扩张导管及支架释放。闭合的滤器是置于一释放鞘内,用于通过病灶。在病灶远端颈内动脉内后撤外鞘即可打开保护伞。注意在选择保护伞时应选用外径大于血管内径的保护伞,保证保护伞充分贴合于动脉壁,以确保滤过效果。手术完毕后沿导丝送入回收鞘管,将保护伞及其内的栓子一起拉出体外。

(2)近端脑保护系统:是在颈总动脉(病变近端)以球囊阻断颈动脉正向血流,从而造成颈内动脉血流反流,以防止颈动脉栓子进入颈内动脉。临床上以摩玛(MoMa)系统多用:将MoMa脑保护装置引入体内,将颈外动脉球囊置于颈外动脉起始段,并缓慢打起颈外动脉球囊,推注造影剂证实颈外动脉及其起始段的分支动脉(甲状颈干)已被完全阻断;缓慢打起颈总动脉球囊,推注造影剂证实颈总动脉血流已被阻断。此时,颈内动脉血流方向为逆向。此时从MoMa脑保护装置工作通道行颈动脉球囊扩张和支架置入术。操作完成后,充分抽吸潴留于颈总动脉阻断球囊以远动脉内的血液,以排除可能存在的碎屑。撤除颈外动脉阻断球囊及颈总动脉阻断球囊,造影后,撤出脑保护装置系统。

目前以远端脑保护最常用,具有不中断血流特点。如果狭窄远端动脉扭曲、无法释放保护伞或者非常严重颈动脉狭窄保护伞无法通过病变部位或者颈动脉病变为不稳定斑块有可能在输送保护伞时造成斑块脱落时,可选择近端脑保护系统。但近端脑保护应用时需完全阻断颈动脉血流,不能应用于所有类型颈动脉狭窄。

MRI-DWI成像证实与应用远端脑保护比较,近端球囊阻断可有效减少新发脑缺血损伤(45.2% vs 87.1%),并且缺血灶数量减少及面积减小。但有限的经验发现,在局部麻醉下行腔内治疗,国人对于近端阻断球囊导致的颅内缺血,耐受情况较差。

5.支架选择

支架选择取决于操学者对支架的熟悉程度与喜好。目前临床上应用的颈动脉支架多为激光切割的自膨式支架,具有良好的支撑力和顺应性。支架的设计多为开环式,以增加支架的顺应性,以及支架的贴壁性;也有闭环式支架,多适用于病变局部化较重者,此外,闭环支架网孔更小,血管壁覆盖率更高,使得远端栓塞率更低。为了适应颈总动脉与颈内动脉不同口径,也有锥形支架可供选择。

腔内治疗过程中,应给予足够的预扩张;放置支架后扩张酌情施行。每次扩张持续时间均尽量缩短,扩张间隔适当延长,以保障颅内的血供;由于颈动脉球囊扩张时,对颈动脉窦压力感受器有明显影响,行球囊扩张时应严密监测患者的心率、血压,如有降低,应立刻停止扩张并迅速给予升压药物和阿托品。在进行腔内治疗时可酌情应用小剂量硝酸甘油或尼莫地平等血管扩张药物,以缓解手术操作造成的脑血管痉挛。

(四)CAS 术后并发症与预防

1.缺血性卒中

CAS 相关的 TIA 与缺血性脑卒中多由栓子脱落栓塞所致,也可由血栓形成等引起。不是所有的脑梗死都发生在手术部位,CAS 会导致后循环、对侧或多部位脑缺血,可能原因为导管引起主动脉弓斑块脱落;术后轻微脑梗死出现较早,尤其是术后当天,均可以在术后当天或第 1 天通过仔细的查体发现。术后严重脑梗死多于术后数天出现,尽管机制不明,但是给了相对的机会去预防这类并发症的发生。预防措施包括常规使用脑保护装置,术中从小直径球囊逐级、充分预扩张,根据病变合理选择不同类型球囊与支架,谨慎使用后扩张,必要时中转 CEA 手术等措施来预防脑梗死发生。

2.术后脑出血

多由于脑过度灌注综合征、支架植入后的抗凝与抗血小板药物使用、高血压脑出血(主要位于基底节部位),以及脑梗死后出血转化、合并颅内出血性疾病所致。依据出血发生的时间来看,其主要原因是脑过度灌注综合征引起,因此术后密切监控血压、应用脱水药物减轻脑水肿等措施进行预防尤为重要。

3.心血管并发症

最主要原因是颈动脉窦压力反射所致的心动过缓与低血压,在围手术期多为一过性,不需处理。预防措施是术前确保足够水化,术前降压药的细致调整。如果出现术后持续性低血压,可于静脉内使用多巴胺持续点滴缓解。对于合并有冠状动脉粥样硬化性心脏病(冠心病)者,围手术期可能出现心肌梗死和心力衰竭。术前应高度重视心脏功能的评估,并给予相应处理。

4.支架内再狭窄

对于术后颈动脉再狭窄或闭塞的处理,CREST 临床试验将 1086 例 CAS 与 1105 例 CEA 进行对比,术后 2 年,CAS 支架再狭窄或闭塞发生率为 6.0%,CEA 再狭窄或闭塞发生率为 6.3%,而术后 4 年再狭窄或闭塞发生率分别为 6.7% 和 6.2%(病例脱落),并认为导致术后颈动脉再狭窄或闭塞的共同危险因素包括女性、糖尿病和高脂血症;而吸烟为 CEA 术后再狭窄或闭塞的单独危险因素。目前,共入组 263 例,其中 CAS 术后 5 年再狭窄或闭塞发生率为 16.6%,CEA 术后 5 年再狭窄或闭塞发生率为 10.5%。因此,术后需密切随访颈动脉内支架再狭窄,控制再狭窄发生的危险因素,包括抗血小板药物、降血脂药物、降血糖药物的合理选择和应用,吸烟者应完全戒烟。

CAS 支架内再狭窄后可行二次手术。CAS 再狭窄以腔内治疗为主,包括球囊成型或切割球囊、支架,成功率颇高,但均为小宗病例报道,需要更多的研究来建立标准的治疗措施。对于钙化严重及次全闭病变不适于行二次腔内治疗者、支架内血栓形成等情况,可考虑行外科手术治疗。

5.其他并发症

血管痉挛、动脉夹层、血栓形成、支架释放失败、支架变形和释放后移位、保护伞嵌顿不能回收或断裂等。术中出现血管痉挛时可局部使用硝酸甘油或罂粟碱等解痉药。造影剂肾病也是 CAS 术后并发症之一,可以通过围手术期水化、尽量减少造影剂用量来降低发生率。

(李学礼)

第六节　颈动脉体瘤

颈动脉体瘤是一种临床少见的化学感受器肿瘤,发源于颈总动脉分叉部位的颈动脉体,属血管球瘤的一种,富于血供。男性患者多,男女比例为 3∶1,20～80 岁均可发病,多数患者在50 岁时明显。5%的颈动脉体瘤有内分泌功能,是多发性内分泌肿瘤 MEN Ⅰ 型和Ⅱ型的组成部分。

一、病因

病因不明,可能与机体缺氧状态有关,高原地区人群发病率相对较高。

家族性病例约占总病例数的 6.5%,多为双侧发病;散发病例多为单侧发病。

病理及分型:

(1)大多数为良性肿瘤,生长缓慢,少数可恶变,恶变比率为 5%～9%。

(2)病理上肿瘤性质较难判断,与瘤体的浸润程度有关,单纯组织学检查难于鉴别良、恶性。一般诊断恶性颈动脉体瘤的依据为区域淋巴结内找到上皮样多角形细胞、远处转移和复发。

(3)颈动脉体瘤并无真正的包膜,常把颈动脉包绕、波及。有学者按解剖将颈动脉体瘤分为 3 型。

①Group Ⅰ,相对小肿物,附着血管少,手术无困难。

②Group Ⅱ,肿瘤较大,附着血管中等,能手术切除,需行颈动脉转流。

③Group Ⅲ,肿瘤甚大,包绕颈动脉,需要行颈动脉切除和重建。

二、临床表现

(一)临床特征

(1)患者往往是无意中或查体时发现颈部无痛性肿块;肿块生长缓慢,发生恶变或瘤体内变性者,短期肿块可迅速增大明显。

(2)肿块较小时可无特殊症状。随着肿块的增大,可出现局部压迫症状,如压迫喉返神经出现声嘶,压迫舌下神经出现伸舌偏斜,压迫交感神经出现交感神经麻痹综合征(Horner 综合征)、压迫气管出现呼吸困难等。

(3)最典型的体征是 Fontaine 征:下颌角下的颈部肿块附着于颈总动脉分叉部位,肿块可水平方向移动少许,但不沿颈动脉方向移动。

(4)家族性患者可有明确的家族史。

(二)辅助检查

(1)选择性颈总动脉造影:为诊断颈动脉体瘤的确切方法,典型征象表现为颈内、颈外动脉起始部杯样增宽;颈内、颈外动脉间密度增高的软组织影,呈多血管病变;滋养血管来自颈外动脉分支;颈动脉分叉处狭窄等。

(2)血管超声、CTA、MRA 以及核素显像:可作为诊断辅助手段,前三者可显示肿块范围、部位,以及与颈动脉、静脉之间的关系,为手术提供重要的参考依据。

(3)术前活组织检查可以明确诊断,但常因出血多而无充分时间切取组织,而且常对根治手术造成困难,应当尽量少用。

三、诊断及鉴别诊断

(一)诊断

(1)病史长短,肿块的变化情况,有无压迫症状等;颈部查体发现颈部肿物,尤其是 Fontaine 征。

(2)影像学检查(CTA、血管造影等)证实为颈总动脉分叉部位的多血供病变,颈内、颈外动脉起始部呈杯样增宽。

(3)注意有无区域淋巴结和远隔部位转移的征象。

(二)鉴别诊断

(1)颈动脉体瘤的误诊率较高,临床诊断需要与颈部肿大淋巴结、动脉瘤、腮源性囊肿、神经纤维瘤、淋巴瘤等鉴别。

四、治疗

(一)治疗原则

颈动脉体瘤有 5% 以上的恶变率,即使不发生恶变,逐渐增大的瘤体包绕颈动脉及其分支,使手术的难度和危险性明显增加。因此治疗原则是一经诊断明确,立即完整切除瘤体。早期颈动脉体瘤体积较小并且无明显症状,尽早手术切除,可减少术中脑神经和颈动脉损伤。但遗憾的是,多数颈动脉体瘤被发现时已经达到颈动脉体瘤剥离术分级(Shamblin 分级)Ⅱ级或Ⅲ级。颈动脉体瘤切除术中,对动脉造影术和现代外科技术的灵活运用,使术后脑卒中的发生率从约 30% 降至 5%。但是脑神经损伤的发生率仍然高达 20%～40%。由于脑神经损伤风险太大,而多数颈动脉体瘤的体积小,生长缓慢,因此,有学者对颈动脉体瘤的外科治疗的合理性提出质疑。然而,当瘤体体积较小时,外科手术的危险性相对较小,因此,应尽快手术切除以减少脑神经损伤。双侧颈动脉体瘤切除术后,常出现血压反射功能衰竭综合征。患者可出现间歇性高血压和血压剧烈波动,并伴随头痛、头昏、心动过速、出汗和面色潮红。当患者处于安静状态时,又会出现低血压和慢心率。因此,临床上应尽量避免双侧颈动脉体瘤切除。放射性核素治疗仅对残余病灶和防止术后复发有一定疗效,而不能单独用于颈动脉体的治疗,且术前放射治疗会增加手术的难度,化学治疗对颈动脉体瘤无效。

(二)手术方法

虽然颈动脉体瘤切除术的技术不断发展和完善,但是,术后神经损伤的发病率并无明显下降。因此,术前应仔细评估脑神经功能。对于可能有内分泌活性的颈动脉体瘤或者临床表现未显示有内分泌活性的双侧颈动脉体瘤,都应进行儿茶酚胺筛选检查,检查结果为阳性者,术前给予 α 和 β 受体阻滞剂治疗,术中密切监测各项生命体征,轻柔操作、避免过度刺激瘤体可降低并发症的发生。

颈动脉体瘤切除术前是否要行动脉栓塞术尚有争议。一些学者认为,行动脉栓塞术可以减少颈动脉体瘤的血供,减少术中失血量,降低手术难度,从而使手术切除更安全。但几项回顾性研究显示,栓塞组和未栓塞组的失血量或围手术期死亡率并无差异,而一项 Meta 分析发现,对于 Shamblin Ⅱ级或Ⅲ级的患者术前进行动脉栓塞,可有效减少术中失血量和降低脑神经损伤发生率。目前,尚没有前瞻性的研究来验证术前颈动脉体瘤栓塞在减少失血和术后并发症中的效果。另外,进行颈动脉体瘤栓塞有导致脑动脉栓塞的风险。两项研究报告显示,接受栓塞治疗的颈动脉体瘤患者脑卒中发生率分别为 16.7%(1/6)、9.1%(1/11),因此经皮动脉栓塞术导致颈内动脉或脑动脉栓塞的风险不容忽视。此外,在术前栓塞后,应尽快进行手术切除颈动脉体瘤,最好在 24 小时内,最迟不超过 48 小时,以避免术后炎症反应带来额外的手术风险。

术中出血量较大,可考虑使用自体血回输装置以减少库存血的用量。有些学者认为,术中监测患者的脑电图可以早期发现脑组织缺血现象,及时采取补救措施,从而使手术更安全。为避免脑神经损伤,除仔细解剖瘤体周围结构之外,还可使用双极电凝器以减少热传导灼伤神经的可能性。有学者建议,把瘤体与颅骨之间的距离作为颈动脉体瘤术后出现并发症的危险因素,瘤体与颅骨的距离越小,术中出血量和脑神经损伤的可能性会越大,因此,对于瘤体与颅骨距离较近的患者,术前充分备血,与神经外科医师协作手术可能使患者更加受益。

颈动脉体瘤的位置较高时,远端颈内动脉和近颅底部位的显露较困难。有学者应用简易临时下颌骨半脱位术成功地解决了这一难题。简易临时下颌骨半脱位术具有简单易行、省时、损伤小、并发症少等优点。但是,下颌骨半脱位术必须在术前完成,因此需要事先对下颌骨半脱位术的必要性做出准确的评估。颈动脉体瘤切除术一般选择气管插管下全身麻醉。如需要行颞下颌关节脱位术,则应经鼻气管插管。患者仰卧位,头部向对侧倾斜 45°,颈后垫薄枕。术中沿胸锁乳突肌前缘耳后做纵切口,可使手术视野清晰可辨。如果颈动脉体瘤巨大,做改良"T"形颈部切口更便于切除瘤体。切口做于耳前,将腮腺移开并保留面神经,这样便于显露远端颈内动脉。

完整的手术切除是治疗颈动脉体瘤的首选,而手术切除的两大挑战是避免损伤邻近脑神经和保持颈动脉的完整性。术中应针对不同 Shamblin 分级的颈动脉体瘤,采用不同的手术方法。当颈动脉体瘤体积较小，与颈动脉粘连极少，Shamblin 分级法为Ⅰ级时，应行颈动脉体瘤切除术。切除颈动脉体瘤应从下端开始，逐渐向头端解剖。解剖较为困难的两个部位是颈动脉分叉和颈动脉体瘤后侧，瘤体后侧常将喉上神经包绕其中。当颈动脉体瘤位置甚高时，应在二腹肌的后腹进入乳突沟处将其分离。当解剖远端颈内动脉时，应分离二腹肌以便于显露并切除茎突下颌韧带。术中应仔细辨认并保护舌下神经和迷走神经。瘤体切除不可沿动脉中层而应沿动脉外膜、白线处进行，否则可能引起术中出血或术后颈动脉破裂。但是，由于颈动脉体瘤没有真正的包膜，通常难以辨认"白线"，要完整剥离瘤体而不损伤动脉壁并非易事。如果发生颈动脉撕裂，可用人造血管补片做修补。需要指出的是，不能因为避免损伤动脉壁而残留颈动脉体瘤组织，否则术后极易复发。

当颈动脉体瘤体积较大，与颈动脉粘连较多，Shamblin 分级法为Ⅱ级时，应行颈动脉体瘤切除，备颈动脉内转流术。手术步骤：游离并用塑料带控制颈总动脉和颈内、外动脉。静脉注射肝素，使全身肝素化。切开颈总动脉，插入充满肝素溶液的塑料管直至颈内动脉。然后，以塑料管为支撑，收紧控制颈总动脉和颈内动脉的塑料带。颈动脉体瘤切除后，拔除塑料管，缝合颈总动脉切口。术中应用转流管既可以避免因损伤动脉壁而发生大出血，又可以保持颈内动脉血流通畅而避免脑组织缺血。但是，颈动脉内转流术有引起颈动脉内膜损伤和颈内动脉、脑动脉血栓栓塞的危险。

当颈动脉体瘤体积巨大，瘤体将颈动脉分叉完全包裹或者恶变可能较大，Shamblin 分级法为Ⅲ级时，可行颈动脉体瘤切除，备血管移植术。由于颈内动脉直径较小，使用人造血管移植，其远期通畅率较低。因此，提倡使用自体大隐静脉作为移植血管。术中大隐静脉近端与阻断颈总动脉部分做端侧吻合，建议部分阻断颈总动脉以缩短脑缺血时间，然后将颈内动脉远端与大隐静脉远端做端-端吻合，这种吻合方法可以最大限度地缩短颈内动脉缺血时间。最后，切断并结扎颈总动脉、颈外动脉，同时将颈动脉体瘤一并切除。在某些情况下，较早地游离并结扎颈外动脉有利于减少出血，同时也便于切除颈动脉体瘤。术中无须重建颈外动脉，可将其残端缝扎。行血管移植术时，也可应用内转流技术，以避免颈内动脉完全阻断而引起的脑组织缺血。当较大的颈动脉体瘤切除后，颈动脉的缺损不大或颈内动脉有迂曲伸长时，可考虑行颈总动脉、颈内动脉吻合术，但其前提是动脉吻合后不能有张力。

当颈动脉体瘤体积极其巨大时，即使下颌骨半脱位术也无法显露或重建远端颈内动脉，必须结扎颈内动脉。但是结扎颈内动脉可能导致脑卒中，脑卒中发病率为 23%～50%，死亡率为 14%～64%。如术前考虑到有结扎颈内动脉可能，则应行全脑血管造影检查评估大脑侧支循环，造影时用球囊导管阻断颈动脉评估患者耐受程度。此外，也可于术中直接穿刺颈内动脉测定颈内动脉逆流压，从而判断患者耐受颈内动脉闭塞程度。当颈内动脉逆流压低于 50 mmHg 时，结扎颈内动脉可能威胁生命。

多数患者在治疗性颈动脉体瘤切除术后恢复良好，仅有不到 2%的颈动脉体瘤发生转移，而颈动脉体瘤完整切除后，其复发率不到 6%。术后最常见的并发症是脑神经损伤，部分损伤可以自愈，有些成为永久性损伤，两大样本研究报告术后永久性神经损伤发生率分别为 3%和 9%，造成永久性损伤的主要原因是部分颈动脉体瘤包裹迷走神经或其他脑神经，在切除瘤体时需要把包含在内的神经一并切除。另外，对于行双侧颈动脉体瘤切除术的患者，术后血管反射功能衰竭综合征的发生率较高,这可能是因为切除颈动脉体瘤时损伤舌咽神经、舌下神经或舌咽神经颈动脉窦支,破坏了颈动脉窦神经通路,中断血压反射弓。患者除了表现血压剧烈波动,还会因循环状态改变而影响大脑功能,出现不同程度的情绪波动。此外,假性动脉瘤也是比较常见的术后并发症。术后应对颈动脉体瘤患者定期随访,检查是否复发或有多中心病变。接受血管移植的患者应定期行多普勒超声检查,监测移植血管通畅情况。最后,如怀疑有家族性颈动脉体瘤可能者,建议筛查患者亲属。

1962—1998年,复旦大学附属中山医院血管外科共收治68例颈动脉体瘤患者。手术麻醉方法:1991年前均采用低温全身麻醉;1991—1993年采用全身麻醉;1993年至今则单纯用颈丛麻醉或先颈丛麻醉,待显露颈总动脉并阻断10分钟,患者无肢体运动障碍或神志异常后改全身麻醉。手术径路采用胸锁乳突肌前缘切口。68例手术患者中,34例(50%)行单纯颈动脉体瘤切除术,13例(19.1%)将瘤体连同包绕颈外动脉一并切除,其余21例(30.9%)将瘤体及包裹颈内动脉、颈总动脉分叉切除。在这21例中颈内动脉重建的有18例,因瘤体过大直达颅底,颈内动脉残端太短无法重建,而将颈总动脉或颈内动脉结扎的有3例。重建方法有3种:15例在颈总动脉和颈内动脉之间植入大隐静脉,1例切取同侧颈外静脉做移植血管,2例将颈外动脉与颈内动脉残端直接吻合。

围手术期死亡2例,死亡率1.9%,均死于术后脑梗死。术后脑梗死共5例,术中均曾阻断颈总动脉,其中2例重建动脉,这2例中置转流管1例,其余2例行单纯瘤体切除术,1例瘤体直达颅底无法重建颈内动脉,最终结扎颈内动脉。术后神经麻痹患者包括舌下神经27例,迷走神经主干10例,迷走神经分支如咽支、喉上神经等14例,面神经下颌支2例,交感神经14例。

目前本院多采用全身麻醉。以前为降低脑组织代谢率、延长缺血缺氧耐受时间,强调低温全身麻醉的观点已被摒弃。低温麻醉操作复杂,降温复温耗时长,体温过低可能发生心律失常、凝血功能障碍,且观察术后脑梗死发生率也无明显优越性。全身麻醉术后需要密切观察患者意识及神志改变,一旦发现脑缺血表现可立即采取措施。

关于移植血管术采用何种材料,本院经验表明:颈内动脉口径较细,为保证移植血管长期通畅,不宜采用人造血管。最理想的移植血管是颈外动脉,如瘤体不包绕颈外动脉而仅包绕颈内动脉,可将瘤体连同受累颈内动脉一并切除,颈外动脉切断后,其近端与颈内动脉残端吻合。由于只需做一个吻合口,颈内动脉阻断时间较短。然而符合这种条件的颈动脉体瘤很少,本院80例中仅有4例(5.0%)。自体大隐静脉是最常用的移植血管,远期通畅率较高。颈外静脉可在同一切口内取材,但颈外静脉壁薄,易发生瘤样扩张,故不宜采用。

由于术中常需阻断颈总动脉和颈内动脉,使同侧脑组织缺血,如颅内Willis环部分缺损,脑缺血无法从对侧代偿,就可能发生脑梗死。颈动脉血栓脱落是引起脑梗死的另一重要原因。预防脑梗死的措施应包括:①术前压迫阻断患侧颈总动脉,促进Willis环开放,即Matas试验。②术中避免低血压,保证一定脑灌注压。③采用全身麻醉降低脑组织代谢率,提高缺氧耐受能力。④阻断颈总动脉前,静脉注射20~30 mg肝素,预防血栓形成。

神经麻痹是颈动脉体瘤手术最常见的并发症,本院神经麻痹发生率达43.4%,受累神经有舌下神经、迷走神经主干、迷走神经分支(如咽支)、喉上神经、面神经下颌缘支及交感神经等。

神经麻痹的原因包括术中牵拉切割、术后局部水肿或瘢痕粘连压迫等。舌下神经多横跨瘤体表面,剥离瘤体时如创面渗血较多,易损伤此神经,术后表现为伸舌偏斜、舌搅拌功能障碍等。迷走神经多位于瘤体后方,可被部分瘤体包绕,损伤后表现为声音嘶哑、心律增快等。咽支及喉上神经位于瘤体内侧,损伤后出现吞咽困难、呛咳、音调降低及发声费力。面神经下颌支沿下颌骨走行,偶可行走于下颌骨下方,瘤体较大直达颅底时,分离上极时可损伤此神经,表现为患侧鼻唇沟变浅、鼓腮漏气等。交感神经位于迷走神经内侧,损伤或压迫后出现霍纳综合征。减少神经损伤的关键在于手术视野的良好显露,避免钳夹牵拉过度,减少手术创面的渗血,熟悉颈部神经走行,术中注意识别和保护。

（李学礼）

第六章

骨外科疾病

第一节 肩关节脱位

在关节脱位中,肩关节脱位最常见,约占全身关节脱位的50％。这与肩关节的解剖生理特点有关,如肱骨头大,关节盂浅而小,关节囊松弛,其前下方组织薄弱,关节活动范围大,遭受外力的机会多等,肩关节脱位多发生在青壮年,男性较多。

肩关节脱位按肱骨头的位置分为前脱位和后脱位。肩关节前脱位者多见,常因间接暴力所致,如跌倒时上肢外展外旋,手掌或肘部着地,外力沿肱骨纵轴向上冲击,肱骨头自肩胛下肌和大圆肌之间薄弱部撕脱关节囊,向前下脱出,形成前脱位。肱骨头被推至肩胛骨喙突下,形成喙突下脱位,如暴力较大,肱骨头再向前移至锁骨下,形成锁骨下脱位。后脱位很少见,多由于肩关节受到由前向后的暴力作用或在肩关节内旋位跌倒时手部着地引起。肩关节脱位如在初期治疗不当,可发生习惯性脱位。

一、创伤性肩关节前脱位

(一)病因

创伤性肩关节前脱位主要由于以下3种暴力作用:

1.间接暴力

患者跌倒时手掌或肘部着地,上肢明显外展及外旋,肩关节囊的前下方处于紧张状态。如暴力继续下去,则该处囊壁破裂,而使肱骨头在关节囊的前下方脱出到喙突下。此外,当肩关节极度外展外旋位,并突然出现后伸外力作用时,由于肌肉附着点处的牵拉,形成杠杆作用以致出现肩关节盂下型脱位。脱位后如上肢仍处于外展位,并继续有外力作用,则可使肱骨头抵达锁骨下部,甚至穿至胸腔,该现象多见于恶性交通事故中。

2.直接暴力

外力直接从肩关节后方撞击肱骨头处或肩部外后方着地跌倒等,均可引起肩关节前脱位,但较少见。

3.肌肉拉力

偶可见于破伤风或癫痫发作等情况下。

（二）临床表现

凡已形成脱位者,均具有以下特点。

1.一般症状

包括肢体的被迫体位、关节功能障碍、弹性固定及关节内空虚感等,均易于发现。

2.方肩

与健侧对比可发现患侧肩部呈方肩畸形,此有助于与肱骨外科颈骨折进行鉴别。

3.直尺试验

即用直尺测量肩峰、三角肌顶点及肱骨外上髁三点,如三者在一条直线上,则为直尺试验阳性,是肩关节脱位所特有的体征。

4.搭肩试验（Dugas 征）

即患者手掌无法触摸到健侧的肩部者为阳性,也是肩关节脱位的特点。

5.触及肱骨头

大多数病例均可在肩关节前方、腋下或锁骨下处触及脱位的肱骨头。

（三）诊断

创伤性肩关节前脱位的诊断一般多无困难,除依据外伤史、临床症状与体征外,常规拍摄正侧位 X 线片,既可明确诊断,又可证明是否伴发骨折或其他损伤。此外还应注意检查有无血管、神经（大多为腋神经）损伤。

（四）治疗

按脱位的治疗原则,在无痛前提下及早予以复位。根据病例的不同情况分述如下:

1.一般单纯性急诊病例的复位手法

多选用以下几种手法之一。

（1）足蹬（Hippocratic）法:由 1 人操作。患者麻醉后,术者先用双手持住患者手腕部,顺着上肢弹性固定的方向,利用身体后仰的重量逐渐向远侧端牵引,此时肱骨头滑至腋下处。与此同时,术者将足跟置于腋下,并抵住肱骨头内下方处,在牵引同时让上肢缓慢内收的情况下,使足跟将肱骨头托入盂内。在还纳过程中,术者可通过手感发现肱骨头滑入关节内的"振动感"。

该方法适用于青壮年单纯性脱位。合并有大结节撕脱及年迈者不宜选用,以免引起肱骨颈骨折。操作时必须小心,不可用力过猛,足跟一定要蹬在肱骨头内下方,如误将蹬力集中于肱骨颈处,则很容易导致骨折,此情况在临床上并非少见,可能引起医疗纠纷,必须注意。

（2）科氏（Kocher）法:该方法也适用于青壮年。操作手法貌似轻柔,实际上由于杠杆力学原理使传递至肱骨头颈部的作用力集中,易使有潜在骨折因素的病例引起肱骨颈骨折,因此对有骨质疏松、大结节撕脱等患者不宜选用。操作要领如下。

①屈肘牵引:患者仰卧于手术台上,术者一手持住肘部,并将其置于 90°屈曲位状态下持续向上臂远端牵引（另一手固定腕部）,约数分钟后肱骨头即被牵至盂下部。

②外展外旋:在持续牵引的同时,术者缓慢地将患肢外旋,并同时外展,以使脱出的肱骨头向关节囊裂口处靠近。

③内收:逐渐使上肢在牵引下内收（仍处于外旋位）,此时肱骨头的位置同前。

④内旋还纳：在前者内收位及牵引状态下，术者通过握持手腕部的手，使患肢逐渐内旋，并使患者的手指达对侧肩部。在此过程中术者可有肱骨头滑入落空感，表明其已复位。同时 Dugas 征及直尺试验变为阴性。

该法的优点是简便易行，仅需 1 人操作。但切忌用力过猛、速度过快的粗暴手法，以免引起肱骨颈骨折。

（3）双手托升法：该方法简便易行，且十分安全，适合于老年及有骨折倾向的病例。但操作需 2 人合作进行，步骤如下：

①牵引：助手将患肢轻轻向下方牵引，一般勿需用力，如患者全身情况不佳，也可不用麻醉。

②复位：术者立于健侧，双手放到患侧腋下，分别用左右手中指置于肱骨头内下方，并将其轻轻向上方托起；此时助手将患肢稍许内收内旋（仍在牵引下），肱骨头则立即还纳原位。

有学者多年应用该方法，发现其十分安全、有效，最适用于年迈及全身情况不佳的患者。

2.其他复位法

除上述 3 种方法外，还有其他多种方法，如宽兜带复位法、梯子复位法、桌缘下垂复位法等，大多相类似。

复位后患肩均需制动，以有利于关节囊的愈合，预防骨化性肌炎及习惯性肩关节脱位的发生。制动方式可根据患者具体情况而定，老年及体弱者，可选用对肩位绷带或胶布固定法；青壮年，尤其是活动量较大者，则以外展架为佳，石膏塑形时应在关节囊前方加压。有胸肺并发症或心肺疾病者用一般吊带（三角巾）将患肢悬吊也可。制动时间一般为 3 周。

3.合并大结节撕脱的脱位复位法

此种病例更易引起肱骨外科颈骨折或已经伴有不全性外科颈骨折，在进行复位时不宜选用剪切力较大的足蹬法及 Kocher 法，而以双手托升法最为安全、有效。复位完成后，患肩以外展架制动较为有利，但应注意对关节囊前方的加压塑形，以防肱骨头再滑出。

4.合并肱骨外科颈骨折的处理

除非有手术禁忌证，一般多需开放复位和内固定术。术中除将脱出之肱骨头还纳及对关节囊壁修复缝合外，可根据患者具体情况选用钢板螺钉、骨钉、克氏针等内固定物。对年迈病例或伴有粉碎性骨折者，也可用人工肱骨头替代。

5.合并其他骨折的复位法

在肩关节脱位时，各邻近部位骨骼均可同时出现骨折，其中包括肱骨小结节撕脱骨折、锁骨骨折、肱骨干骨折、喙突骨折、肩峰骨折、肩盂骨折、肱骨头骨折及肋骨骨折等。遇有此种情况，除开放性骨折患者外，仍应按脱位的一般治疗原则，采取闭合手法复位。在肩关节复位的同时力求兼顾骨折一并复位，至少不应加重骨折的移位程度。在完成肩关节复位后，应再次拍片以判定骨折是否同时达到功能复位标准，如骨折已经复位，则在将肩关节固定时，应兼顾骨折的制动。例如合并肱骨头骨折的，则应选用外展架制动，并注意对上臂石膏的塑形。合并锁骨骨折者则加用"8"字石膏绷带固定。如脱位已还纳而骨折复位不满意时，应针对骨折再行手法复位 1～2 次；仍未达功能对位者，则需手术切开复位，并酌情选择相适应的内固定物。对于肱骨头骨折合并关节内骨块脱落形成嵌顿时，则勿需再施以手法复位，应及早手术摘除或复位后行螺钉内固定术,注意钉尾应埋在软骨下方。

6.陈旧性脱位的复位法

创伤性脱位超过 3 周的为陈旧性脱位。此时由于原关节盂内已被血肿机化的纤维组织充填,周围肌肉的渗出物继发粘连或瘢痕形成等,导致复位困难。对其复位也应采取相应的措施。具体原则及处理方法如下:

(1)不超过 6 周者:仍应先试以手法复位还纳,失败时才考虑施行开放复位。在操作时应按以下顺序:

①松弛周围软组织:利用热敷、按摩,然后采用推拿手法等,将肩部周围软组织(主要是肌肉组织)放松。

②松解肩关节粘连:在麻醉下,利用缓慢牵引,并从小范围开始,使患侧上肢逐渐前屈、后伸、外展、外旋、内收及内旋等向各个方向活动。如此则有利于将已粘连,但还未瘢痕化的细小束带松解。在不会引起骨折的情况下,循序渐进地增大活动范围,以求尽可能多地使肱骨头周围的粘连解脱,一般 20～30 分钟完成。

③缓慢复位:在前者基础上,第一助手双手持住患者腕部缓慢地、轻轻地向下牵引;第二助手用中单折叠成 10 cm 宽的兜带,置于腋下肱骨头内下方,并轻轻向对侧牵引。然后第一助手轻轻摇动上肢,术者用双手拇指于肱骨头前方,将其朝关节盂方向推挤,与此同时将患肢稍许内收及内旋,此时多可发现肱骨头向盂内滑动的弹跳感,表示脱位的肱骨头已还纳。检查 Dugas 征阴性后,固定 3 周。如一次未获成功,可再重复一次,但切勿勉强,以防引起骨折或损伤周围血管神经而产生不良后果。

④复位失败者:改用开放复位。

(2)6 周以上者:因局部多已广泛粘连及瘢痕化,应考虑切开复位。肩关节较浅者,按常用的 Kocher 切口,翻开三角肌锁骨附着部,即显露肱骨头及关节囊前壁。清除周围粘连及瘢痕组织后,较易找见裂口,并将肱骨头放至盂内,加强缝合关节囊前壁,以防再滑出。

7.合并神经血管损伤

对于合并神经血管损伤的患者,除非已明确有神经血管断裂或严重撕裂伤需立即行探查术外,一般均应先行闭合手法复位,然后观察症状变化,再对周围神经损伤和(或)重要血管损伤做进一步处理。

二、复发性(习惯性)肩关节前脱位

首次脱位复位后再次发生的,为复发性肩关节脱位。多次脱位后,甚至可在无明显外力下脱位,为习惯性肩关节脱位。

(一)病因

造成复发性脱位的主要因素有以下 4 个方面:

1.复位后未固定

肩关节脱位复位后,如关节未被固定或固定时间较短,由于受损的囊壁,尤其是破裂处未能获得一期愈合而成为薄弱环节,容易因一般外伤或肩关节活动过度而再次被撕裂,并出现脱位。破裂处甚至易变得松弛或愈合不良,从而构成习惯性脱位的病理解剖学基础。

2.盂唇损伤

又名 Bankart 损伤,即肩关节在脱位时将关节盂唇边缘骨质撕脱是肩关节前脱位关节内最常见的病理改变。

3.肱骨头缺损

可因外伤当时或脱位后肱骨头的外后方与肩盂前方骨质嵌压受损所致。后者也被称为 Hill-Sachs 损伤。

4.重复暴力

因某些职业特点或患者有癫痫疾病等,以致每次复位后,可再次出现同样暴力,从而造成关节囊难以痊愈的病理因素。

(二)临床表现

1.体征

肩关节前方可有轻度压痛,患者惧怕外展外旋动作。

2.X 线片

常规正位、侧位及外展内旋(60°)位拍片,如发现有骨质异常,则可提供相应的诊断依据。

(三)治疗

再次脱位者可施以非手术疗法,并强调复位后制动 4 周以上。多次发作者,则应酌情考虑手术疗法。有切开手术和关节镜下手术两种方法。

1.切开手术适应证

(1)以肩关节稳定性为最优选择者。

(2)接触对抗性强的运动员。

(3)大的 Hill-Sachs 损伤。

(4)骨性 Bankart 损伤。

(5)广泛的韧带松弛。

2.术式

有关手术方法较多,其中以 Bankart 及人工韧带悬吊术(Nicola)两种术式较佳。根据学者多年经验,这两种术式术后少有再发。单纯的关节囊重叠缝合术仅适用于年龄较大及活动量不多的女性患者,现将有关术式介绍如下:

(1)Bankart 式:该术式疗效佳,再发率低,但操作困难。实际上若能掌握要领,并不难完成。其手术操作步骤如下:

①切口:以 Kocher 切口为佳。

②暴露肩关节囊:将三角肌自锁骨附着处切断,并向外翻开;再切断喙肱肌及其下方的肩胛下肌,即达关节囊前壁。肱二头肌短头肌腱如妨碍操作也可将其切断(术毕再缝合)。

③切开关节囊,暴露关节盂及肱骨头:在距盂唇 0.8 cm 处纵形切开关节囊,即显露关节盂及肱骨头。若有纤维粘连物等可一并切断。

④唇缘钻孔:可用手巾钳(用头尖、钩粗的小型号最为理想),在盂唇边缘 3～4 mm 处钻

3～4 个小孔。操作时切勿急躁,钳头对夹时不宜用力过猛,应逐渐加压使钻孔顺利进行;之后可用小蚊式弯钳或短粗针贯穿,重复数次以扩大孔眼内径。

⑤重叠缝合:用短粗针、10 号线,于内侧囊壁深部将内侧关节壁切开后,缝合固定至盂唇缘的骨孔上(先不打结,待全部缝完后再一并结扎)。之后再将关节囊内侧缘切开重叠缝合至外侧关节囊囊壁上,使关节囊前壁获得双重加强。再将切开诸层肌组依序缝归原位,闭合切口。

⑥术后:按常规处理,并辅以外固定制动 4～5 周。

(2)Nicola 术式:该术式较为简便,易于操作,如能熟练掌握,疗效较好,少有再发。但如果术者经验不足,则可能影响后果。其操作步骤及要点如下:

①切口及显露关节囊:同前。

②定位及切断肱二头肌长头:先根据肱骨头外下方大小结节确定结节间沟,再确认肱二头肌肌腱长头,于间沟下缘 2～3 cm 处切断,并用黑细线标记备用。

③建立隧道:自关节囊下方切开沿肌腱走行的肩关节前壁显露肱骨头后,于肱骨头外前方至结节间沟下缘,钻 1 个直径 0.5 cm 左右的骨性隧道,并使其周壁光滑。

④导入二头肌腱缝合:将二头肌腱近侧端以粗丝线或钢丝引导器引导穿过隧道,而后与远侧断端重叠 0.5～0.8 cm,以"8"字形缝合。

⑤缝合关节囊:对切开的关节囊重叠 0.5～1.0 cm 进行缝合,再依序缝合切开诸层。

⑥术后:同前。

(3)肩胛下肌止点移位及关节囊重叠缝合固定术:又名 Putti-Platt 手术,原理是对关节囊做重叠紧缩的同时,利用肩胛下肌加强肩关节前壁其要点如下:

①切口及显露关节囊:同前。

②游离并切断肩胛下肌:首先将肩胛下肌附着部进行游离,之后在其肩部止点 2.5 cm 处横形切断,同时显露关节囊破裂处。

③加强前壁:将肩胛下肌外侧头重叠缝合、固定于肩胛颈前方的深部关节囊壁上,使其紧缩及加强,之后再将肩胛下肌内侧头重叠缝合至肱骨小结节处,以达双重加强前壁的目的。

④闭合切口:依序缝合切开诸层。

⑤术后:以将患肢置于内旋位制动为佳。

该手术简便易行,但术后肩关节外旋功能受限较明显,目前较少应用,仅对一般女性及活动量不大的患者较为合适。

(4)其他术式:根据各医院医师习惯及患者病情不同,肩关节修补性手术还有多种,包括关节盂骨阻挡术、喙突延长术、关节镜下"嵌入式"喙突移位手术(Bristow 术)及其他各种设计。前 3 种术式疗效最为稳定可靠。

(5)关节镜治疗:用关节镜技术修复肩关节复发性前脱位所致的 Bankart 损伤已较为成熟,适用于不愿意行切开手术和希望最大限度保留外旋功能的患者。关节镜技术最佳适应证为从事非接触性运动并伴 Bankart 损伤,盂唇无变性,盂肱中、下韧带质量较好者。手术步骤为:

①清理 Bankart 损伤区域。

②松解前下方关节囊-盂肱韧带-盂唇复合体。

③对肩胛颈盂唇附着区做新鲜化处理。

④选择肩胛颈盂唇附着区固定点并钻孔。

⑤上移及内移前下方关节囊-盂肱韧带-盂唇复合体。

⑥缝合前下方关节囊-盂肱韧带-盂唇复合体。

⑦固定。缝合锚技术是目前最为常用、理想的固定方法,缝合锚可为金属或可吸收材料所制成。

（宴　葵）

第二节　肱骨干骨折

肱骨干骨折约占所有骨折的 3%。治疗方法包括手术治疗和非手术治疗。由于肱骨有其内在的软组织夹板效应及生物学的潜在优势,大多数的肱骨干骨折通过非手术治疗可以取得很好的疗效,尤其是低能量损伤的肱骨干骨折。但高能量损伤的肱骨干骨折多为粉碎性,常合并软组织损伤,常需手术治疗。

一、病因

直接暴力、间接暴力、旋转暴力均可致该骨骨折。

（一）直接暴力

如打击伤、挤压伤或火器伤等,多发生于中 1/3 处,多为横形骨折、粉碎骨折或开放性骨折,有时可发生多段骨折。

（二）间接暴力

如跌倒时手或肘着地,地面反向暴力向上传导,与跌倒时体重下压暴力相交于肱骨干某部即发生斜形骨折或螺旋形骨折,多见于肱骨中下 1/3 处,此种骨折尖端易刺插于肌肉,影响手法复位。

（三）旋转暴力

如投掷手榴弹、标枪或翻腕赛扭转前臂时,多可引起肱骨中下 1/3 交界处骨折,所引起的肱骨干骨折多为典型螺旋形骨折。

肱骨干骨折后,由于骨折部位肌肉附着点不同,暴力作用方向及上肢体位的关系,肱骨干骨折可有不同的移位情况。如骨折于三角肌止点以上者,近侧骨折端受到胸大肌、大圆肌和背阔肌的牵拉作用向内侧移位;远侧骨折端因三角肌的牵拉作用而向外上移位。如骨折于三角肌止点以下者,近侧骨折端因受三角肌和喙肱肌的牵拉作用而向外向前移位;远侧骨折端受到肱二头肌和肱三头肌的牵拉作用而发生向上重叠移位。如骨折于下 1/3 部,由于伤员常将前臂悬吊胸前,引起远侧骨折端内旋移位,因此手法整复时均要注意纠正。

— 233 —

二、临床表现

（一）临床特征

同其他骨折类型一样，大部分肱骨干骨折患者的症状和体征表现为肿胀、疼痛、畸形及骨擦音。车祸、直接暴力打击以及由于手部着地或肘部着地所产生的间接暴力是肱骨干骨折的常见受伤机制。有时因为投掷运动或"掰手腕"也可导致肱骨干骨折，此骨折多为中下 1/3 的斜形骨折或螺旋形骨折。在关注肱骨情况时，全身系统的体格检查也是必需的，以防止遗漏其他部位的损伤。

完整的神经血管系统检查也是不可或缺的，在行闭合复位或手术治疗前，应检查桡神经是否受损。此外，肱骨近、远端的肩关节和肘关节以及腕关节也需仔细检查以排除其他损伤。皮肤的损伤也应引起重视，皮肤损伤可分为擦伤、挫伤以及软组织的复合伤，同时，要警惕前臂和上臂骨筋膜隔室综合征的发生。

（二）影像学检查

完整的肱骨正侧位 X 线检查不仅可以看到整个肱骨干，还应包括肘关节和盂肱关节。在摄 X 线片时应由技师来挪动 X 线机的位置以获取标准的正侧位 X 线片，而不是通过变换患者的肢体。因为哪怕肢体细微地旋转，也难以获取肱骨近端的正交视图，从而得到一个不完整的影像学检查结果。对于病理性肱骨干骨折，在决定治疗方式前，还需其他的检查，如用 CT 或核磁（MRI）等来评估，以排外肿瘤及隐匿性的病变。

骨折分型：肱骨干骨折有多种分型方法。大部分分型是基于 X 线片的表现或肱骨的几何形态。在临床上，肱骨干骨折的治疗不仅依靠分型，还要综合考虑其他因素，如骨质强度、局部软组织条件，神经血管的损伤及身体其他合并伤。简单的骨折可分为横形骨折、斜形骨折、螺旋形骨折。更复杂的骨折类型包括多段骨折、严重粉碎性骨折、开放性骨折以及合并肘关节或肩关节脱位的肱骨干骨折。荷尔斯泰因-刘易斯（Holstein-Lewis）骨折是肱骨干骨折的一种特殊类型，主要是指肱骨远端中下 1/3 的螺旋形骨折，典型的表现是骨折远端骨块有个长斜形尖端，容易引起桡神经的损伤。此外，由骨质疏松、原发瘤或转移瘤以及其他的一些情况导致的病理性骨折，对于骨折分类的描述也很重要。

三、诊断

外伤史，局部肿胀，疼痛及传导叩痛，异常活动及成角、短缩畸形。正侧位 X 线能确诊骨折部位及移位情况。

四、治疗

根据骨折部位、类型及患者全身具体情况等不同，可酌情灵活掌握。

（一）青枝骨折及不完全骨折

用上肢石膏托、中医夹板＋三角巾或充气性夹板固定均可。

（二）一般移位的骨折

指小于30°成角移位,不超过横断面1/3的侧向移位以及斜形或螺旋形骨折、短缩移位在2 cm以内者,可按以下程序处理。

1.复位

局麻或臂丛麻醉下,采取徒手操作即可,无须特殊设备或骨牵引。

2.固定

上肢悬垂石膏固定方便、易行。固定5天左右,当石膏松动时可更换石膏,而后持续4～6周后酌情拆除。

3.功能锻炼

在石膏固定期间即开始做肩及手部的功能活动,拆除石膏后应加强肘部的功能锻炼,以防僵硬。

（三）明显移位的骨折

指骨折端移位程度超过一般移位,骨折大多发生在肱骨中上1/3处,可酌情选择以下疗法。

1.尺骨鹰嘴牵引＋外固定

对移位明显的年迈者,可通过尺骨鹰嘴克氏针,对患肢0°外展位持续骨牵引,使骨折端达到复位。持续2～3周,局部较为稳定后再更换上肢悬吊石膏固定,并开始肩、手部早期功能活动。

2.手技复位＋外展架固定

对青壮年,尤其是骨折线位于三角肌附着点以下的,可利用上肢螺旋牵引架及尺骨鹰嘴施以手法复位,并以上肢石膏加压塑形,经X线片检查对位满意后行上肢外展架固定。4～5周后酌情拆除上肢石膏,先在外展架上活动,1～2周后再拆除外展架。复位失败者,可行开放复位＋内固定术,术后也可在外展架上持续牵引。

3.骨外固定架复位及固定

多用于开放性骨折伴有明显移位者,可于清创术后采用Hoffmann外固定支架或其他形式的外固定架进行复位及固定。在穿针时应避开神经及血管,一般多在上臂的前外侧处进针,以免误伤。

4.开放复位＋内固定

对闭合复位失败的,原则上均应考虑开放复位及内固定术,尤其是年龄较小及伴有桡神经受压症状需做神经探查术者。复位后可根据骨折端的形态、部位及术者的习惯等来选用相应的内固定物。目前以交锁髓内钉最为常用,"V"形钉及Ender钉等髓内固定方式已较少使用（术式见后）;也可用钢板固定,但有骨折愈合不良,术中有时需显露桡神经,二次手术取出内固定时易损伤桡神经。

（1）手术适应证

①绝对适应证:包括开放性骨折、漂浮肩或漂浮肘、血管损伤、双侧肱骨干骨折及继发性桡神经损伤。

②相对适应证:包括节段骨折、保守治疗失败、横形骨折、肥胖、病理性骨折、骨折不愈合、神经系统功能障碍、臂丛损伤及原发性桡神经损伤。

(2)内固定选择

①髓内钉:肱骨干骨折一般首选髓内钉固定,包括交锁髓内钉和普通髓内钉。交锁髓内钉目前应用最为广泛,有助于避免术后继发骨折端旋转移位;普通髓内钉临床应用逐渐减少,如"V"形钉、Ender钉和膨胀钉。

a.术前准备:除常规准备外,主要是根据肱骨髓腔的粗细,选择及准备相应规格的髓内钉或其他内固定物。根据患者健侧肱骨正侧位摄片,选择相应直径和长度的髓内钉。

b.麻醉:臂丛较为多见,也可选用全麻。

c.体位:仰卧位,将患肢置于胸前即可。

d.肩部切口:将上臂内收内旋、在肩峰下缘肱骨大结节部的皮肤上做一个纵形小切口,分开三角肌,显露大结节,并在大结节部凿1个小骨孔。

e.复位:复位技术包括闭合复位和切开复位,闭合复位优势在于保护骨折端血运,应优先予以考虑。但当骨折复位不充分,尤其对于斜形或螺旋形骨折而言,髓内钉固定可能导致骨折端接触减少或骨缺损,增加骨不连风险。一般以骨折部位为中心做上臂前外侧切口,长度6~8 cm。沿肱二头肌与肱三头肌间隙纵形分开即显露骨折断端,保护桡神经干,清除局部凝血块及嵌压坏死的软组织,将骨折复位(或试复位)。

f.顺行髓内钉内固定术:酌情选用相应的内固定物。

i.一般髓内钉:多选用"V"形钉或Ender钉,其操作步骤如下。ⓐ肩部切口,将上臂内收内旋,在肩峰下缘肱骨大结节部的皮肤上做一个纵形小切口,分开三角肌,显露大结节,并在大结节部凿一个小骨孔。ⓑ打入髓内钉,将选好的髓内钉沿肱骨干的纵轴方向,从骨孔打入近侧骨折端,使露出骨折端外的钉尖不超过0.5 cm,以利于复位。ⓒ将髓内钉穿过骨折端、固定,在前者基础上,用手法或用持骨器使骨折端准确对位,继续将髓内钉逐渐打入远侧骨折端内,直到仅有钉眼部分露在骨孔外为止。髓内钉固定后必须使骨折端紧密接触,以利于愈合。

ii.交锁髓内钉:可按前法进行相似操作。但闭合操作要求在C形臂X线机透视下,直接从肩峰切口,通过大结节插入。目前所用为RT型肱骨髓内钉,其直径分为7 mm、8 mm和9 mm,近端直径为9 mm;其中7 mm直径的为实心髓内钉,另两种为空心髓内钉。髓内钉的近端和远端均使用4 mm全螺纹自攻型螺钉交锁;要求螺钉穿透对侧皮质,以防止髓内钉旋转。此外,RT肱骨交锁髓内钉配有一独特的近端交锁螺钉导向器(近端瞄准器及引导器),使得近端交锁螺钉能够准确锁定髓内钉。由于具备以上设计特点,RT肱骨髓内钉可适用于肱骨干横形或粉碎性骨折、骨不连及病理性骨折。操作步骤包括:ⓐ插入髓内钉,以大结节顶部内侧为髓内钉插入口,将曲柄锥准确插入至肱骨外科颈内,并经透视根据定位证实。ⓑ导针的插入,拔出曲柄锥,插入直径2.0 mm球型髓腔锉导针,使导针通过骨折近、远端髓腔直至鹰嘴窝上1~2 cm处,经透视证实导针位于肱骨髓腔内。ⓒ扩髓,沿导针插入球型髓腔锉,其直径为6~11 mm。首先采用直径6.0 mm球型髓腔锉开始扩髓,直径每次递增0.5 mm,扩髓至理想直径,即大于所选髓内钉直径0.5~1.0 mm,切忌将大于髓腔锉直径的髓内钉插入髓腔内。ⓓ髓内钉插入,将近端瞄准器及引导器连接于髓内钉近端,在引导器近端套入髓内钉敲打器。

沿导针缓慢插入直径 8 mm 或 9 mm 的髓内钉(直径 7 mm 髓内钉系实心髓内钉,需拔出导针后方可插入)。术中应注意保持髓内钉近端弧朝向外侧,髓内钉远端位于鹰嘴窝上方 1.5～2 cm 处,髓内钉近端置于大结节皮质下 0.5 mm 处。ⓔ近端交锁,髓内钉近端椭圆形槽孔呈内外方向,通常使用直径 4.0 mm 自攻型交锁螺钉,2.7 mm 钻头,8.0 mm 钻头套筒,钻头经近端瞄准器及椭圆形槽孔穿透至对侧皮质,可在 20°范围内调整钻头方向,沿钻孔攻入交锁螺钉。ⓕ远端交锁,髓内钉远端椭圆形槽孔呈前后方向,需在透视下寻找髓内钉远端椭圆形槽孔,使用 2.7 mm 钻头经远端椭圆形槽孔穿透至对侧皮质,沿钻孔攻入交锁螺钉。

g.逆行交锁髓内钉固定术:采用逆行交锁髓内钉固定时,患者取俯卧位,在肱骨远端背侧自鹰嘴尖起向上做 1 个长约 8 cm 的切口,肱骨髁上区域的背侧皮质可以通过劈肱三头肌入路显露。进针点位于鹰嘴窝附近,并依次使用 3.2 cm 与 4.5 cm 的钻头进行开孔,然后用逐渐加粗的扩髓钻进行扩髓,避免发生髁上骨折。应轻柔插入髓内钉,并保证钉头少许插入肱骨头。

②钛板:应用钢板对医师的技术及经验要求较高。使用钢板可以降低肩、肘关节僵硬的发病率。钢板仍是肱骨干骨折畸形矫正及骨折不愈合治疗的理想方法。

a.钢板种类:目前多应用各型 AO 钢板。限制接触型动力加压钢板多用于中段骨折。重建钢板可以塑形,应用于肱骨远侧 1/3 骨折。锁定加压钢板因有独特锁钉设计和良好的稳定性,适用于粉碎性骨折及骨质疏松骨折。

b.手术入路:ⅰ.前外侧入路,可显露肱骨全长,显露中 1/3 骨折时劈开肱肌以保护桡神经,延伸到下段时必须于肱肌和肱桡肌间显露桡神经,钢板置于前方或外侧。ⅱ.后侧入路,多用于肱骨远端 1/3 骨折显露,切口起自鹰嘴,沿后正中线向近端延伸,在肱三头肌外侧头和长头分离显露骨折和桡神经,钢板置于肱骨背侧面。

c.手术需注意的问题:骨折两端必须各用 3～4 枚螺钉固定,确实加压固定骨折端,尽量不剥离骨膜;最重要的是保护桡神经,使其不被损伤或被压于钢板下。

d.微创经皮内固定技术(MIPO):锁定加压钛板经肱骨前侧入路 MIPO 技术,经皮肌肉隧道插入锁定加压钢板,通过间接复位并对骨折端进行桥接固定,适用于粉碎性、多段或骨质较差的骨折,可保护骨折端血运,骨折断端稳定性好,可提高骨折愈合率。但应注意肱骨中下段处桡神经卡压风险。

(宴 葵)

第七章

临床外科危重症救治

第一节　休克

一、低血容量性休克

低血容量性休克是指各种原因致机体大量血液迅速流失于血管之外,引起循环血量减少而导致的有效循环血量与心排血量减少、组织灌注不足、细胞代谢紊乱和功能受损的病理生理过程。

(一)病因

低血容量性休克常见于严重外伤、大手术、消化性溃疡、食管曲张静脉破裂、妇产科疾病等所引起的出血。严重的体液丢失,如大面积烧伤、肠梗阻、剧烈吐泻等引起大量血浆或体液的丢失,导致有效循环血量的急剧减少,亦可引发休克。

失血后是否发生休克不仅取决于失血量,还取决于失血速度。低血容量性休克往往发生于快速、大量(超过总血量的 20％)失血而又得不到及时补充的情况下。容量不足超越代偿功能,就会呈现休克综合征。心排血量减少,尽管周围血管收缩,血压依然下降。组织灌注减少,促使发生无氧代谢,形成乳酸增高和代谢性酸中毒。血流再分布,使脑和心供血得到维持,但血管进一步收缩,导致细胞损害。血管内皮细胞的损害致使体液和蛋白丢失,加重低血容量。最终将会发生多器官功能衰竭。

(二)临床表现

1.临床特征

(1)低血容量性休克的表现随患者年龄、既往病史、失血量和失血速度的不同而不同。值得注意的是,心率、血压并不总是判断失血量多少的可靠指标。较年轻的患者可以很容易地通过血管收缩来代偿中等量的失血,仅表现为轻度心率增快。严重的低血容量在终末期可以表现为心跳过缓。动态血压监测非常有帮助。患者从仰卧位变为坐位时血压下降超过 10 mmHg,并在数分钟内不能恢复正常。仰卧位血压正常的老年患者转为直立位时常常出现低血压。对可能存在不稳定型脊椎损伤的患者,体位改变试验应慎重。

(2)低灌注可导致毛细血管再灌注下降、皮肤温度下降、皮肤苍白、皮下静脉塌陷,其严重程度取决于休克的严重程度。这些症状并不是低血容量性休克的特异性症状,也可能是心源性休克或心脏压塞或张力性气胸所致的休克表现。低血容量性休克常出现颈静脉塌陷,但也可能是液体复苏尚未充分患者循环抑制的表现。检查颈静脉时,最好将患者头部抬高30°。正常情况下,右心房的压力可使胸骨柄上方近4 cm的颈静脉扩张充盈。

(3)低血容量性休克患者常出现明显的尿量减少<0.5 mL/(kg·h)。当临床上出现休克但无少尿时,要考虑是否存在高血糖或造影剂等有渗透活性的物质造成的渗透性利尿,并进行相应检查。

2.辅助检查

(1)实验室检查:对查找低血压原因可能很有帮助。必须强调的是,在抢救休克患者时,不要因等待化验结果而中断抢救进程。

①血细胞比容:根据休克原因和进程的不同,低血容量性休克患者的血细胞比容可以是低、正常或较高。失血时,由于组织液对前毛细血管的再灌注,导致血细胞比容处于正常范围。反之,如果缓慢失血,延迟发现或已开始液体复苏的情况下,血细胞比容则降低。当丢失非血性体液(呕吐、腹泻、瘘)而导致低血容量性休克时,血细胞比容通常较高。

②动脉血乳酸监测:当严重休克导致无氧代谢发生时,乳酸可在患者体内堆积,造成严重的代谢性酸中毒。其他非特异性检查包括血气分析和血常规、生化常规检查。

(2)血流动力学监测

①中心静脉压(CVP)监测:有助于了解是否存在低血容量,指导液体复苏;可指导已知存在或怀疑存在充血性心力衰竭的老年患者的治疗,因为对于这类患者,过多输液可迅速导致肺水肿。必要时还可以应用肺动脉漂浮导管(Swan-Ganz导管)来指导液体复苏。但要注意低血容量常导致静脉塌陷,这时进行中心静脉插管不易成功。当进行液体复苏后患者血压和神志未见好转时,需要考虑是否存在持续性出血或警惕是否已经诱发了弥散性血管内凝血(DIC)。

②二氧化碳监测:常显示呼气末CO_2分压下降,这是由于通过肺的血流减少所致。与动脉血气比较,可发现动脉和呼气末CO_2梯度明显增大。如果肺功能正常,血氧饱和度只发生轻度改变。因此,脉搏氧饱和度的监测可为正常。

(三)诊断及鉴别诊断

1.诊断

(1)心动过速和低血压。

(2)体温低及四肢末梢发绀。

(3)颈静脉塌陷。

(4)少尿和无尿。

(5)静脉输液后上述体征可很快被纠正。

2.鉴别诊断

低血容量性休克需要与其他原因引起的休克相鉴别。

(1)心源性休克:常表现为颈静脉扩张,除此以外,其他体征与低血容量性休克类似。当液体治疗不充分时也可不存在这种扩张。CVP监测有助于鉴别诊断。

(2)创伤或脊髓损伤所致休克:创伤或脊髓损伤可导致外周血管扩张而休克,对液体治疗相对不敏感。低血容量是创伤后休克的首要因素,在液体治疗尚未充分时,不考虑其他因素。

(3)乙醇中毒:常使低血容量难以诊断。血中乙醇浓度升高使表浅血管扩张,导致皮肤温暖、潮红、干燥,患者尿液比重低。仰卧位可以发生低血压,但直立性低血压变化更为明显。

(4)低血糖性休克:对于急重症患者,常常因为需要控制应激性高血糖而静脉应用胰岛素。注意:如果胰岛素输注过多过快,将可能出现低血糖性休克,患者出现心慌、心悸、多汗、皮肤苍白湿冷等症状,甚至出现脑功能障碍,应与低血容量性休克鉴别。检测血糖并明确诊断后,静脉注射50%葡萄糖溶液或停用胰岛素可迅速改善症状。

(四)治疗

1.一般原则

(1)在任何紧急情况下,都要首先考虑按顺序进行,即建立有效人工循环、畅通呼吸道、建立人工呼吸。尽管有很多患者并不存在呼吸道问题或已控制了呼吸道问题,但仍要首先考虑这些问题。

(2)建立至少两条较粗的静脉通路(首先考虑16号套管针)是很有必要的。对低血容量性休克患者进行紧急复苏时,不要首先考虑中心静脉穿刺插管。肺动脉导管端口和三腔导管的端口相对较小,并不能满足快速输液的需要,只在用较大套管针建立静脉通路前应用。

(3)应该迅速寻找丢失血液或体液的原因,并进行有针对性的病因学治疗。存在外出血时,应该持续压迫出血部位直到通过外科手术控制出血。使用止血钳对出血部位进行盲目探查,不但不能控制出血,还可能造成进一步损伤。潜在出血原因包括胃肠道出血、通过瘘丢失液体过多、输液通路脱落伴回血以及血管缝合线的脱落。对于闭合性胸腹部外伤,要努力探明是否有实质脏器(如肝、脾)破裂,胸腹腔内血管撕裂等情况。

2.液体复苏

低血容量性休克的常规疗法是迅速恢复血容量,即对患者进行快速液体复苏,要求输液速度应快到足以迅速补充丢失液体。有研究认为,在出血未控制之前这样抢救可能会增加出血,使预后更差。尽管有人对此提出批评,但在止血之前限制补液(仅补到休克逆转时)的观点已得到很大程度认同。对于老年或既往有心脏病史的患者,为避免高血容量带来的并发症,一旦发生相应的反应,则应减慢输液速度。低血容量性休克所用输液种类依其所含物质的最大分子量一般分为晶体溶液和胶体溶液,目前尚未有确切的循证医学证据证实使用哪一种溶液更具有优势。

(1)晶体溶液:常用晶体溶液主要包括生理盐水、乳酸林格液、高渗盐溶液。晶体溶液所含溶质相对分子量均<6 000,黏滞度低,可以通过外周静脉快速输注,用于低血容量性休克液体复苏治疗时是十分安全和有效的。因为等渗晶体溶液与体液的渗透压相同,所以细胞内外间隙不产生渗透压变化,不会使液体发生迁移。因此,电解质和水分会按照人体体液成分进行分布:75%位于血管外,25%位于血管内。当使用等渗晶体溶液进行液体复苏时,因其存在血管内外的再分布,所以使用量为失血量的3~4倍。液体再分布通常在开始输液30分钟后发生。2小时后,输入的晶体溶液仍维持在血管中的容量仅不到20%。过量输入晶体溶液可导致全身水肿。大量输液导致流体静力压上升到很高水平(一般>25~30 mmHg),将会发生肺水肿。严重的皮下水肿将限制患者活动,增加发生压疮的可能性,并潜在限制呼吸动度。

选择哪种晶体溶液大部分取决于医师的个人习惯。生理盐水的优点在于它是广泛适用的,而且是唯一的可以和血制品混合的晶体溶液。但是,因为其所含氯离子浓度高于血液,所以应用生理盐水进行复苏治疗的患者还可能发生高氯性代谢性酸中毒,这可通过肾脏排泄氯化物来纠正。乳酸林格液的优点在于其电解质组分更接近生理情况,除非极危重的患者,其所含有的乳酸在肝脏能轻易地转变为碳酸氢盐。高渗盐溶液通过产生的渗透压效应使水分从细胞内转移到细胞外,从而可以用有限的液体量扩充细胞外容量,减轻脑水肿和降低颅内压。

(2)胶体溶液:胶体溶液是依靠其分子量溶质产生渗透压效应的一组溶液。因为血管壁这一血管内外间隙的屏障对这些分子仅有部分通透性,所以胶体溶液在血管内存留的时间比晶体溶液长,因此仅需要较少量的胶体溶液就能维持循环血容量。由于胶体溶液有一定的渗透压,所以它可使水分从血管外进入血管内。尽管所需胶体溶液的容量少于晶体溶液,但其价格却昂贵得多。目前临床应用的胶体液有白蛋白、羟乙基淀粉、右旋糖酐、尿联明胶、改良液体明胶(MFG)等。

①白蛋白(正常人血白蛋白):是最常用的胶体溶液,分子量在 66 000～69 000 ku,常用浓度为 5% 和 25%。正常人血白蛋白大约含 96% 的白蛋白,而血浆蛋白中白蛋白比例为 83%。每克白蛋白在血管内可与 18 mL 液体结合。尽管输入 2 小时后只有不到 10% 移到血管外,但外源性人血白蛋白的半衰期仅不到 8 小时。当输入 25% 的白蛋白时,将导致血管内容量增加到输入量的 5 倍程度。

②羟乙基淀粉:是一种人工合成的物质,以 6% 的浓度溶解于生理盐水中,平均分子量为 69 000 ku。输入后,其 46% 在 2 天内通过肾脏排出,54% 在 8 天内消除完毕,42 天后仍可检测到淀粉浓度。羟乙基淀粉是一种有效的扩容剂,其扩容效果可维持 3～24 小时。血管内增加的容量大于实际输入的剂量。多数患者使用 500～1 000 ku 的羟乙基淀粉即可产生疗效。当输入剂量超过 20 mL/(kg·d) 时,可能发生肾、肝和肺部并发症。由于存在抗Ⅷ因子作用,羟乙基淀粉会引起血小板计数下降和部分凝血酶时间延长。过敏较少见。

③喷他淀粉:是一种改良的中分子羟乙基淀粉溶液,它去除了分子量 10～1 000 ku 以外的分子,是均质和不良反应小的溶液。另有一种改良的羟乙基淀粉溶液(HES)(贺斯 20%),剂量为 20～36 mg/kg 时,不但无不良反应,还可减轻毛细血管渗漏,减少血管活性物质释放,降低血液浓度,维持血容量和改善微循环,使患者心脏指数、氧供/氧耗比显著提高。

④右旋糖酐:应用右旋糖酐扩容的程度和时程取决于输入右旋糖酐的种类、输入量、输液速度以及其血浆清除率。通常用的右旋糖酐有右旋糖酐-70(90% 的分子量在 25 000～125 000 ku)和右旋糖酐-40(90% 的分子量在 10 000～80 000 ku)两种。分子量较小的分子可通过肾脏滤过并产生利尿作用;分子量较大的右旋糖酐代谢为 CO_2 和 H_2O,在血管内存留时间更长。右旋糖酐-70 更适于扩容,其半衰期可长达几天。

右旋糖酐相关并发症包括肾衰竭、过敏和出血。右旋糖酐-40 通过肾脏滤过,可产生渗透性利尿,因此实际上可减少血容量。在已知肾功能不全的患者应避免使用。右旋糖酐-70 与肾衰竭关系不大。过敏反应可见于糖酐抗体滴度较高的患者,其发生率在 0.03%～5%。两种右旋糖酐都可通过已知ⅧR(Ag 的活性)来抑制血小板黏附和聚集。右旋糖酐-70 的影响更为显著。两种制剂均可影响交叉配血反应和血糖检测。

二、分布性休克

（一）脓毒性休克

脓毒性休克又称为感染性休克，是指因病原微生物进入机体后，由微生物（包括细菌、病毒，立克次体、原虫与真菌等），特别是革兰阴性细菌的感染及其毒素等产物（包括内毒素、外毒素、抗原抗体复合物）所引起的全身炎症反应综合征、低血压及组织低灌注为特征的临床症候群。

1.病因

脓毒性休克的病因主要包含以下 3 种因素：病原因素、宿主因素和外科常见病因素。

（1）病原因素：革兰阴性菌为常见致病菌，如肠杆菌科细菌（大肠埃希菌、克雷伯菌、肠杆菌等）、不发酵杆菌（假单胞菌属、不动杆菌属等）、脑膜炎球菌、类杆菌等；占脓毒性休克病因的 $70\%\sim80\%$。革兰阳性菌如葡萄球菌、链球菌、肺炎链球菌、梭状芽孢杆菌等也可引起休克。某些病毒性疾病，如流行性出血热，其病程中也易发生休克。另外，还有真菌引起的严重感染。

（2）宿主因素：老年人、婴幼儿、分娩妇女、大手术后体力恢复较差者或伴有慢性基础疾病如肝硬化、糖尿病、恶性肿瘤、烧伤、器官移植以及长期接受肾上腺皮质激素等免疫抑制药、长期留置导尿管或中心静脉导管者为易患人群。

（3）外科常见病因素：急性腹膜炎、胆道感染、绞窄性肠梗阻、重症胰腺炎以及泌尿系统感染等。

有关脓毒性休克的发生机制尚未明确，由感染细菌产生的细菌毒素可促发复杂的免疫反应，除内毒素（革兰阴性肠杆菌细胞壁释放的脂多糖中的类脂组分）外，还有大量介质，包括肿瘤坏死因子、白三烯、脂氧合酶、组胺、缓激肽、5-羟色胺和白细胞介素-2 等。

最初的变化为动脉和小动脉扩张，周围动脉阻力下降，心排血量正常或增加。当心率加快时，射血分数可能下降。尽管心排血量增加，但血液流入毛细血管进行交换的功能受损，氧的供应和二氧化碳及废物的清除减少，这种灌注的下降使肾及脑特别受到影响，进而引起一个或多个脏器衰竭。最后导致心排血量减少而出现典型的休克特征。

2.临床表现

（1）临床特征：脓毒性休克的临床表现主要跟以下几项有关，体温、意识和精神状态、呼吸频率和幅度、皮肤色泽、温度和湿度、颈静脉和外周静脉充盈情况、尿量、甲皱微循环检查、眼底检查。

①体温：患者大多表现为发热，体温可超过 40℃。$5\%\sim10\%$ 的患者可伴有寒战。少部分患者可表现为严重低体温，体温低于 36℃。

②意识和精神状态：经初期的躁动后转为抑郁淡漠，甚至昏迷，表明神经细胞的反应性由兴奋转为抑制，病情由轻转重。原有脑动脉硬化或高血压患者，血压降至 80/50 mmHg 左右时反应即可迟钝；而原体质良好者对缺氧的耐受性较高，但持续时间极短暂。

③呼吸频率和幅度：见表 7-1。

表 7-1 脓毒性休克的呼吸频率和幅度表现

阶段	呼吸频率和幅度表现
休克初期	由于细菌毒素对呼吸中枢的直接刺激或有效循环血量降低的反射性刺激而引起呼吸增快、换气过度,导致呼吸性碱中毒
休克中期	因脏器氧和血液灌注不足、生物氧化过程发生障碍、三羧酸循环抑制、三磷酸腺苷生成减少、乳酸形成增多,导致代谢性酸中毒,呼吸深大且快
休克晚期	因中枢神经系统或肺功能损害而导致混合性酸中毒,可出现呼吸节律或幅度的改变

④皮肤色泽:皮肤苍白、发绀或花斑样改变、微循环灌注不足。前胸或腹壁出现瘀点或瘀斑,提示有 DIC 可能。

⑤颈静脉和外周静脉充盈情况:静脉萎陷提示血容量不足,充盈过度提示心功能不全或输液过多。

⑥尿量:尿量减少,甚至无尿。

⑦甲皱微循环检查:休克时可见甲皱毛细血管襻数减少,管径细而缩短,呈断线状,充盈不良,血液颜色变紫,血流迟缓失去均匀性,严重者有凝血。

⑧眼底情况:可见小动脉痉挛、小静脉淤张,动静脉比例可由正常的 2∶3 变为 1∶2 或 1∶3,严重者有视网膜水肿。颅内压增高者可有视盘水肿。

(2)辅助检查

①血象:白细胞计数大多增高,为 $(15\sim30)\times10^9/L$,中性粒细胞增多伴核左移,中性粒细胞的胞质内可以出现中毒颗粒。

感染严重,机体免疫力明显下降时,其白细胞总数可降低,血细胞比容和血红蛋白增高,提示血液浓缩。

并发 DIC 时,血小板进行性下降,各项凝血指标异常。

②病原学检查:在抗菌药物治疗前进行血(或其他体液、渗出物)和脓液培养(包括厌氧菌培养)。得到致病菌后做药敏试验,内毒素和降钙素原(PCT)的检测有助于感染的诊断。

③酸碱平衡的血液生化检查:二氧化碳结合力(CO_2CP)为临床常测参数,但在呼吸衰竭和混合性酸中毒时,必须同时做血气分析,测定血酸碱值(pH),$PaCO_2$,标准 HCO_3^- 和实际 HCO_3^-、缓冲碱与碱剩余等。尿 pH 测定简单易行,血乳酸含量测定对判断预后有意义。

④尿常规和肾功能检查:发生肾衰竭时,尿比重由初期偏高转为低而固定(1.010 左右),血肌酐和尿素氮升高,尿与血的肌酐浓度之比<1∶5,尿渗透压降低,尿与血浆渗透压的比值<1.5,尿钠排出量>40 mmol/L。

⑤血清电解质测定:休克时血钠和氯多偏低,血钾视肾功能和血酸碱情况高低不一。少尿和酸中毒时血钾可升高,反之降低。

⑥血清酶的测定:血清丙氨酸转氨酶(ALT)、肌酸激酶(CPK)、乳酸脱氢酶(LDH)同工酶的测量可反映肝、心等脏器的损害情况。

3.诊断及鉴别诊断

(1)意识变化:随血压变化出现烦躁转入昏迷,情况因人而异。老年患者有动脉硬化,即使血压下降不明显,也可出现明显意识障碍。体质好的人,脑对缺氧耐受性强,虽然血压测不到,其神志仍可清醒。

(2)血压:血压是诊断休克的一项重要指标,但在休克早期,因交感神经兴奋,儿茶酚胺释放过多,可造成血压升高。此时,如使用降压药,将会引起严重后果。

(3)尿量:尿量既反映肾微循环血流灌注量,也可间接反映重要脏器血流灌注情况,当血压维持在 80 mmHg,尿量>30 mL/h 时,表示肾灌注良好。冷休克时,袖带法测压虽听不清,而尿量尚可,皮肤温暖,氧饱和度正常,表示此血压尚能维持肾灌注。使用血管收缩药,血压虽在 90 mmHg 以上,但四肢皮肤湿冷、无尿或少尿,同样提示肾和其他脏器灌注不良,预后差。

(4)肾功能判断:不仅要关注尿量,而且应对尿比重和 pH 以及血肌酐和尿素氮水平进行综合分析,不要单纯被尿量所迷惑。注意对非少尿性急性肾衰竭的鉴别,此时每天尿量虽可超过 1 000 mL,但尿比重低且固定,尿 pH 上升,提示肾小管浓缩和酸化功能差。结合血清肌酐和尿素氮升高,表示肾脏功能不良。

(5)对低氧血症和 ALI,急性呼吸窘迫综合征(ARDS)诊断应有足够认识:由于未能找出诱发低氧血症的原因,加之救治措施不力,可产生一系列代谢紊乱,结果出现不可逆休克。在抗休克时尽早行机械辅助通气、纠正低血氧,非常重要。

(6)血糖:因感染性休克时交感神经兴奋,升糖激素释放,肝功受损,胰岛功能减退,外源性糖皮质激素和葡萄糖补充等影响,造成继发性高血糖,为细菌、真菌生长创造了良好条件。高血糖又带来血液高渗。对中枢神经和各重要脏器的损害使血管反应性进一步下降,休克加剧。

(7)心率:正常心率 60~100 次/min,感染性休克时机体处于高代谢状态,同时细菌毒素、炎性介质和代谢产物对心脏产生作用,故心率代偿性增快在 100 次/min 以上,一旦下降至 60~70 次/min 常预示心脏失代偿而即将停止跳动,并非心功能改善。

(8)血清电解质变化需要准确分析判断:由于感染性休克代谢性酸中毒,细胞释放钾离子(K^+),故血清钾有时很高且难以下降。受大剂量利尿药、脱水药和胃肠减压等影响,血清钾均可下降。由于体液丧失,血液浓缩,使血清钾相对升高,此时,细胞内可以存在严重低钾,故应结合血生化、心电图和临床综合分析判断。感染性休克时常存在镁、锌、铁、铜等降低,尤其镁的补充对休克和多器官功能障碍综合征(MODS)的防治有帮助。

(9)注意酸碱失衡鉴别:感染性休克的组织缺血、缺氧,代谢性酸中毒是酸碱失衡的基础,但由于呼吸深快的代偿作用,可出现代谢性酸中毒和呼吸性碱中毒并存,血 pH 可以在正常范围。一旦呼吸抑制呼吸性酸中毒,病情加重。当同时合并低氯、低钾又产生代谢性碱中毒时,血气分析判断更为复杂。对于三重性酸碱失衡不但注意血气分析、阴离子间隙(AG)测定,同时应结合临床进行鉴别。

(10)其他:鉴于抗生素使用广泛,且剂量大,常可掩盖局部严重感染征象。

各种感染性疾病如肺炎、败血症、腹膜炎、化脓性胆管炎、菌痢、脑膜炎、尿路感染、坏死性胰腺炎和各类脓肿等,均可导致感染性休克。

4.治疗

积极控制感染,治疗原发病,早期发现和预防,尽快纠正休克的低血压状态和改善微循环,缩短休克期是关键所在。

(1)控制感染:控制感染是救治感染性休克的主要环节。

未明确病原菌前,一般应以控制革兰阴性杆菌为主,兼顾革兰阳性球菌和厌氧菌,宜选用杀菌剂,避用抑菌药。

给药方式宜用静脉滴注或静脉注射,一般不采用肌内注射或口服。因此时循环不良、呼吸困难,起效较慢。

休克时肝肾等器官常受损,应该注意选择抗生素的种类、剂量和给药方法。一般主张肾功能轻度损害者给予原量的1/2,中度者为1/5~1/2,重度者为1/10~1/5。感染性休克的发生常来势凶猛,病情危急,且细菌耐药性不断增加,给治疗带来困难。故应按临床实情选用较强抗生素,否则会失去抢救时机。可选用头孢曲松、环丙沙星、头孢他啶、亚胺培南-西司他丁等。

(2)扩容治疗:相对或有效循环血量的不足是感染性休克的危险因素,故扩容治疗是抗休克的基本手段。扩容所用液体应包括胶体和晶体,各种液体的合理组合才能维持机体内环境的恒定。胶体溶液有低分子右旋糖酐、血浆、清蛋白和全血等;晶体溶液中以生理盐水、复方氯化钠注射液较好。

①胶体溶液:胶体溶液有低分子右旋糖酐、血浆、清蛋白和全血等。

a.低分子右旋糖酐:右旋糖酐又称葡聚糖,是多相分散的糖聚合物。输注后可提高血浆渗透压、拮抗血浆外渗,从而补充血容量,稀释血液,降低血液黏度、疏通微循环,防止发生DIC。在肾小管内发挥渗透性利尿作用。静脉滴注后2~3小时其作用达高峰,4小时后渐消失,故滴速宜较快。

有严重肾功能减退、充血性心力衰竭和出血倾向者最好勿用。右旋糖酐可明显减少血管性血友病因子,损害血小板功能,并有促进纤溶作用,引起凝血功能紊乱。它的过敏反应发生率高、程度重,因此,右旋糖酐已有逐渐退出临床使用的趋势。

b.血浆、白蛋白和全血:适用于肝硬化或慢性肾炎伴低蛋白血症、急性胰腺炎等病例。血细胞比容以维持在0.35~0.40较合适。无贫血者不必输血,已发生DIC者输血亦应慎重。

c.羟乙基淀粉:能提高胶体渗透压、增加血容量,不良反应少、无抗原性,很少引起过敏反应。

②晶体溶液:晶体溶液可分为生理盐水和乳酸钠林格液等平衡盐液。

晶体液所含各种离子浓度较接近血浆水平,可提高功能性细胞外液容量,并可部分纠正酸中毒。但需要注意的是,对肝功能明显损害者以用碳酸氢钠林格液为宜。

(3)纠正酸中毒:纠正酸中毒的根本措施在于改善组织的低灌注状态。缓冲碱主要起治标作用,且血容量不足时,缓冲碱的效能亦难以充分发挥。

纠正酸中毒可增强心肌收缩力、恢复血管对血管活性药物的反应性,并防止DIC的发生。

在pH<7.20时首选的缓冲碱为5%碳酸氢钠,其次为11.2%乳酸钠(肝功能损害者不宜用)。三羟甲基氨基甲烷适用于需限钠患者,因其易透入细胞内,有利于细胞内酸中毒的纠正。

滴注过程中溢出静脉外时可致局部组织坏死,静脉滴注速度过快可抑制呼吸,甚至呼吸停止;此外,可引起高钾血症、低血糖、胃肠道反应等。

(4)血管活性药物的应用:血管活性药物的应用旨在调整血管舒缩功能、疏通微循环淤滞,以利休克的逆转。

①扩血管药物:扩血管药物必须在充分扩容的基础上使用,适用于低排高阻型休克。常用

的药物如下。

a.α 受体阻滞药：可解除内源性去甲肾上腺素所引起的微血管痉挛和微循环淤滞。使肺循环内血液流向体循环而防治肺水肿。

b.β 受体激动药：典型代表为异丙肾上腺素，成年人 $2\sim4$ $\mu g/(kg \cdot min)$，儿童 $0.05\sim0.2$ $\mu g/(kg \cdot min)$。心率不超过 120/min(儿童 140/min)。多巴胺为合成去甲肾上腺素和肾上腺素的前体。最初滴速为 $2\sim5$ $\mu g/(kg \cdot min)$，然后按需要调节滴速。多巴胺为目前应用较多的抗休克药，对伴有心肌收缩力减弱、尿量减少而血容量已补足的休克患者疗效较好(表 7-2)。

表 7-2　多巴胺剂量与作用

剂量	作用
$2\sim5$ $\mu g/(kg \cdot min)$	主要兴奋多巴胺受体，使内脏血管扩张，以肾血流量增加、尿量增多较显著
$6\sim15$ $\mu g/(kg \cdot min)$	主要兴奋 β 受体，增强心肌收缩力，使心排血量增多，而对心率的影响较小，较少引起心律失常，对 β_2 受体的作用较弱
$>15\sim20$ $\mu g/(kg \cdot min)$	主要兴奋 α 受体，也可使肾血管收缩，应予以注意

c.抗胆碱能药物的分类与剂量、给药方式和注意事项。分类与剂量见表 7-3。

表 7-3　抗胆碱能药物的分类与剂量

分类	剂量	
阿托品	成年人每次 $1\sim2$ mg	儿童每次 $0.03\sim0.05$ mg/kg
东莨菪碱	成年人每次 $0.3\sim0.5$ mg	儿童每次 0.006 mg/kg
山莨菪碱	成年人每次 $10\sim20$ mg	

给药方式为静脉注射，每 $10\sim30$ 分钟注射 1 次，病情好转后逐渐延长给药间隔直到停药，如用药 10 次以上仍无效或出现明显中毒症状者，应立即停用，并改用其他药物。

注意事项：在有效血容量得到充分补充的前提下方可加用血管扩张药；剂量应逐步升与降，防止机体不适应和反跳现象；注意首剂综合征发生，有的患者对某种血管扩张药(如哌唑嗪等)特别敏感，首次应用后可发生严重低血压反应，故药物种类与剂量需因人而异。血管扩张药单一长期应用可发生"受体脱敏"现象，血管对药物产生不敏感性，故应予以更换。联合用药法，一般应用多巴胺和多巴酚丁胺加酚妥拉明或硝普钠。

②缩血管药物：常用的缩血管药物有去甲肾上腺素与间羟胺。

去甲肾上腺素的剂量为 $0.03\sim1.50$ $\mu g/(kg \cdot min)$，去甲肾上腺素具有兴奋 α 受体和 β 受体的双重效应。其兴奋 α 受体的作用较强，通过提升平均动脉压而改善组织灌注；对 β 受体的兴奋作用为中度，可以升高心率和增加心脏做功，但由于其增加静脉回流充盈和对右心压力感受器的作用，可以部分抵消心率和心肌收缩力的增加，从而相对减少心肌氧耗。因此亦被认为是治疗感染中毒性休克的一线血管活性药物。剂量超过 1.0 $\mu g/(kg \cdot min)$，可因对 β 受体的兴奋加强而增加心肌做功与氧耗。

(5)防治各种并发症：脓毒血症和感染性休克可导致各类脏器损害，如心功能不全、心律失常、肺水肿、消化道出血、DIC、急性肾衰竭、肝功能损害和 ALI、ARDS 等，尤其须警惕 MODS

的发生,并应做相应预防与救治处理。

①强心药物的应用:重症休克和休克后期病例常并发心功能不全,是由细菌毒素、心肌缺氧、酸中毒、电解质紊乱、心肌抑制因子、肺血管痉挛、肺动脉高压和肺水肿加重心脏负担以及输液不当等因素引起。老年人和幼儿尤易发生,可应用毒毛花苷 K 或毛花苷 C。

出现心功能不全征象时,应严重控制静脉输液量和滴速。除给予快速强心药外,还可给予血管解痉药,但必须与去甲肾上腺素或多巴胺合用以防血压骤降。大剂量糖皮质激素有增加心排血量和降低外周血管阻力,提高冠状动脉血流量的作用,可早期短程应用。同时给氧、纠正酸中毒和电解质紊乱,并给予能量合剂以纠正细胞代谢失衡状态。

②维持呼吸功能、防治急性呼吸窘迫综合征:肺为休克的主要靶器官之一,顽固性休克常并发肺功能衰竭。此外,脑缺氧、脑水肿等亦可导致呼吸衰竭。

休克患者均应给氧,经鼻导管(4~6 L/min)或面罩间歇加压输入,吸入氧浓度以 40％左右为宜,必须保持呼吸道通畅。

在血容量补足后,如患者神志欠清、痰液不易清除、气道有阻塞现象时,应及早考虑做气管插管或切开并行辅助呼吸(间歇正压),并清除呼吸道分泌物,注意防止继发感染。应及早给予呼气末正压呼吸(PEEP),可通过持续扩张气道和肺泡,增加功能性残气量,减少肺内分流,提高动脉血氧分压、改善肺的顺应性、增大肺活量。

除纠正低氧血症外,应及早给予血管解痉药以降低肺循环阻力,并应正确掌握输液量、控制入液量、尽量少用晶体液。

如血容量不低,为减轻肺间质水肿可给予白蛋白和大剂量呋塞米。

己酮可可碱对急性肺损伤有较好的保护作用,早期应用可减少中性粒细胞在肺内积聚,抑制肺毛细血管的渗出,防止肺水肿形成,具有阻断 ARDS 形成的作用;白细胞(IL-1)与肿瘤坏死因子介素-1(TNF)均为 ARDS 的重要损伤性介质,己酮可可碱能抑制两者对白细胞的激活作用,是治疗 ARDS 与多器官功能障碍综合征较好的药物。

③肾功能的维护:休克患者出现少尿、无尿、氮质血症时,应注意鉴别为肾前性或急性肾功能不全所致。维护肾功能,在有效心排血量和血压恢复之后,如患者仍持续少尿,静脉滴注呋塞米 20~40 mg。如患者排尿无明显增加,而心脏功能良好,则可重复 1 次。若患者仍无尿,提示可能已发生急性肾功能不全,应给予相应处理。

④脑水肿的防治:脑缺氧时易并发脑水肿,患者出现神志不清、一过性抽搐和颅内压增高症,甚至发生脑疝,应及早给予血管解痉药、抗胆碱类药物、渗透性脱水药(如甘露醇)、呋塞米,并给予大剂量糖皮质激素(地塞米松 10~20 mg)静脉滴注及给予能量合剂等。

⑤DIC 的治疗:见表 7-4。

表 7-4　DIC 治疗

阶段	剂量
DIC 确立	采用中等剂量肝素,每 4~6 小时 1 次,静脉滴注 1.0 mg/kg,使凝血时间控制在正常的 2 倍以内
DIC 控制后	停药,并用双嘧达莫,剂量可酌减

阶段	剂量
DIC 后期	继发性纤溶可加用抗纤溶药物

(二)过敏性休克

1.病因及发病机制

(1)病因

①药物:过敏性休克病因复杂,多数为药物所致,而药物中最常引起过敏性休克的为青霉素、部分合成和合成青霉素及头孢菌素。近年来发现,能引起过敏性休克的肿瘤化疗药物及中药也在逐渐增多,并且随着现代影像技术的发展,造影剂的广泛使用,碘造影剂所致的过敏性休克的发病患者数也在逐年增多。

②输注血制品:

a.供血者的特异性 IgE 与受血者正在接受治疗的药物(如青霉素 G)起反应。

b.选择性 IgA 缺乏者多次输注含 IgA 血制品后,可产生抗 IgA 的 IgG 类抗体。当再次注射含 IgA 的制品时,有可能发生 IgA-抗 IgA 抗体免疫复合物,发生Ⅲ型变态反应引起的过敏性休克。

c.用于静脉滴注的丙种球蛋白(丙球)制剂中含有高分子量的丙球聚合物,可激活补体,产生 C_{3a}、C_{4a}、C_{5a} 等过敏毒素;继而活化肥大的细胞,产生过敏性休克。

③类过敏性休克反应:有些药物如碘造影剂、阿片类药物、非甾体抗炎药(NSAID)等并不产生 IgE 抗体,亦会引起如过敏性休克同样的反应,称之为类过敏性休克反应。该反应涉及许多途径,包括补体介导的免疫反应、巨细胞的非免疫性激活和介质的产生。对 NSAID 的类过敏反应是特别危险的,因为 NSAID 是环氧化酶抑制药,它抑制环氧化酶途径,从而间接地促进花生四烯酸通过脂氧化酶途径生成炎症介质,包括 LTC4、LTD4、LTE4 和 LTB4。LT 和其中间代谢产物(5-HETE 和 5-HP$_{ET}$E)增强血管通透性,导致支气管痉挛。

(2)发病机制

过敏性休克累及机体的多个系统器官,其中心血管及呼吸系统的损伤常可危及生命。多数是敏感机体接触抗原物质所致以 IgE 介导的抗原抗体反应,属Ⅰ型变态反应,是真正的过敏反应。过敏原初次进入机体诱发机体产生抗体(IgE),结合到肥大细胞(结缔组织)和嗜碱性粒细胞(血液)表面后机体处于致敏状态,相应的过敏原再次进入机体,与被 IgE 致敏的肥大细胞和嗜碱性粒细胞结合,同时与靶细胞表面的 IgE 结合,激活的靶细胞、肥大细胞和嗜碱性粒细胞迅速脱颗粒释放大量的组胺和血小板活化因子至血液循环中。这些炎性介质导致血管舒张、支气管痉挛、皮肤瘙痒、支气管出血、血小板聚集和血管通透性增加。后者可导致喉头水肿甚至气道阻塞。青霉素过敏性休克就属于典型的Ⅰ型变态反应。

2.临床表现

(1)临床特征

机体经呼吸系统吸入,皮肤接触,消化系统摄入,以及注射等途径致过敏原进入体内 0.5 小时内出现的休克,为急发型过敏性休克,占 80%～90%;0.5～24 小时发作者为缓发型过敏

性休克,占 10%～20%。其三个重要临床标志:

①血压急剧下降到休克水平(80/50 mmHg 以下)。

②患者出现意识障碍。

③出现各种各样的过敏相关症状。

初发症状一般有瘙痒和压迫感,几秒钟或延迟至 1 小时后可进展至明显症状。患者感咽部异物感,逐渐进展至呼吸困难、发音困难、声音嘶哑和咳嗽。如果肺毛细血管通透性增加导致肺水肿,患者即有明显的呼吸困难和发绀。最初心血管系统表现为乏力,头晕,可能伴有心悸。随着休克的进展,发生心律失常、传导障碍和心肌缺血。皮肤症状由潮红和瘙痒,逐渐进展至荨麻疹、血管性水肿和出汗。患者可能感觉到恶心、腹痛或腹胀,甚至腹部绞痛。并可进展至出现呕吐、腹泻、间断呕血和便血。其他还有结膜充血、泪液过度分泌、鼻溢和鼻充血,甚至晕厥、癫痫发作等表现。

(2)辅助检查

血管通透性增加引起血液浓缩,通常导致血细胞比容增加。血清肥大细胞类胰蛋白酶通常增加。

3.诊断及鉴别诊断

(1)诊断

①诊断依据:根据食用或接触过敏原物质发生过敏性休克的。一般而言,当机体短暂接种某一致敏因素,迅速出现典型多系统器官损伤,尤其是皮肤,心血管及呼吸系统功能障碍的症状及体征,如皮肤瘙痒发红、荨麻疹、血管性水肿、低血压、急性上呼吸道阻塞、支气管痉挛等,应考虑诊断过敏性休克。

②诊断要点:

a.皮肤潮红,瘙痒。

b.腹胀、恶心、呕吐、腹泻。

c.喉头水肿所致气道阻塞。

d.支气管痉挛,支气管出血,肺水肿;心动过速,晕厥,低血压。

e.心血管萎陷。

(2)鉴别诊断

几个在 ICU 常见的疾病需要与过敏性休克和类过敏反应相鉴别:心律失常、心肌缺血或梗死、低血容量性休克、感染性休克、肺栓塞、误吸、支气管炎、COPD 急性发作、癫痫发作、低血糖和脑血管意外。结合病史或药物使用情况,一般并不难鉴别。

4.治疗

过敏性休克是突发的多系统器官损伤的严重过敏反应,若诊治不及时,相比较于其他类型的休克,患者可因心血管及呼吸系统功能的严重阻碍而迅速死亡。急救措施概括为下述四个方面。

(1)确定并消除致敏因素

立即停用可疑过敏原或过敏药物,由接触过敏原而引起休克的患者应立即离开现场;结扎注射或虫咬部位以上的肢体以减缓吸收,亦可在局部以 0.005% 肾上腺素 2～5 mL 封闭注射。

对消化道摄入的致敏原,可考虑放置胃管洗胃,以及灌注药用炭。

(2)基础生命支持

要对病情进行连续的评估,并稳定循环及呼吸功能。循环及呼吸功能的障碍是过敏性休克致死的主要因素。主要措施有给予肾上腺素,紧急气管插管、气管切开,以保持气道的通畅,充分供氧。建立静脉通道,快速扩充血容量等。

(3)特异性药物治疗

①肾上腺素:是救治初期的主要措施,当患者出现休克、气道水肿或有明确的呼吸困难,应及时给予肾上腺素 $0.3\sim0.5$ mL($1:1\,000$)皮下注射,按需要可以每 $5\sim10$ 分钟重复应用。如果患者对初始剂量无反应或存在严重的喉痉挛或症状明显的心功能衰竭,应该静脉注射 $5\sim10$ mL($1:10\,000$)。如果静脉通道没开通,可以肌内注射 0.5 mL 的 $1:1\,000$ 稀释液或气管插管内滴注 10 mL 的 $1:10\,000$ 稀释液。当静脉注射肾上腺素时,可能引起严重的心动过速、心肌缺血、血管痉挛和高血压。肾上腺素通过增加细胞内 cAMP 的浓度而减少部分 Ⅰ 型变态反应的炎性介质释放,而且能通过 β 受体效应使支气管痉挛快速舒张,通过 α 受体效应使外周小血管收缩,对抗许多过敏性反应介质的有害作用。因此肾上腺素是救治本症的首选药物,在病程中可重复应用数次。一般经过 $1\sim2$ 次肾上腺素注射,多数患者的休克症状在半小时内可逐渐恢复。

②糖皮质激素:若休克持续不见好转,应及早静脉注射地塞米松 $10\sim20$ mg 或琥珀酸氢化可的松 $200\sim400$ mg 或静脉滴注甲泼尼龙 $120\sim240$ mg,均为每 6 小时重复 1 次。

③抗过敏或抗组胺药:应该尽早应用组胺拮抗药。优先考虑应用盐酸苯海拉明(1 mg/kg,静脉注射)和雷尼替丁(50 mg,静脉注射,时间为 5 分钟)。也可氯苯那敏 10 mg 或异丙嗪 $25\sim50$ mg 肌内注射或静脉注射 10% 葡萄糖酸钙 $10\sim20$ mL。慎用西咪替丁,因其快速静脉注射可致低血压或心脏骤停。

④血管活性药物:如果重复应用肾上腺素和组胺拮抗药后仍存在低血压,需要积极地补充液体。如果血压仍低,可以选用多巴胺、去甲肾上腺素、间羟胺。患者应该尽早停用升压药。

⑤解除气道痉挛:可以考虑静脉应用氨茶碱或间羟异丙肾上腺素雾化吸入等。

(4)连续观察

初期救治成功后,对过敏性休克的连续观察时间不得少于 24 小时。对于病情不稳定的患者或仍需要持续注射升压药的患者,有条件应该放置肺动脉导管。动脉导管插管可以有效监测压力和获得血气标本来调整通气装置。

有高达 25% 的患者存在双相发作,即在初期成功的救治后经历一个最长达 8 小时的无症状间期后,再发危及生命的过敏症状。研究表明,临床给予糖皮质激素对过敏的双相发作有明显的控制作用。每 6 小时静脉注射氢化可的松 $100\sim250$ mg 有助于阻止双相过敏反应的迟发表现。糖皮质激素不用于急性过敏反应的紧急治疗。

过敏反应发生时使用了 β 受体拮抗药的患者,可能对肾上腺素的作用有抵抗性。阿托品和高血糖素可能有助于改善这些患者的心脏症状。

(三)神经源性休克

神经源性休克常发生于深度麻醉或强烈疼痛刺激后(由于血管运动中枢被抑制)或在脊髓

高位麻醉或损伤时(因交感神经传出径路被阻断)。其病理生理变化和发生机制比较简单,预后也较好,有时不经治疗即可自愈,有的则在应用缩血管药物后迅速好转。有学者认为这种情况只能算是低血压状态,而不能算是休克,因为从休克的概念来看,这种患者,微循环的灌流并无急剧的减少。

1.病因及发病机制

(1)病因:神经源性休克是动脉阻力调节功能严重障碍,血管张力丧失,引起血管扩张,导致周围血管阻力降低,有效血容量减少的休克。高发于严重创伤、剧烈的疼痛、胸腔、腹腔或心包穿刺等刺激、高位脊髓麻醉或损伤。

(2)发病机制:在正常情况下,血管运动中枢不断发放冲动,沿传出的交感缩血管纤维到达全身小血管,使其维持着一定的紧张性。神经源性休克是由脊髓损伤、区域阻滞麻醉或是应用自主神经阻滞药物所致的外周血管舒缩调节功能丧失导致的。当血管运动中枢发生抑制或传出的交感缩血管纤维被阻断时,小血管就将因紧张性的丧失而发生扩张,结果使外周血管阻力降低,大量血液淤积于外周,静脉回心血量减少,心排血量降低,血压下降,引起神经源性休克。如果脊髓损伤水平在中胸段以下,那么损伤水平之上存留的肾上腺素能使神经系统被激活,导致心率增快和心肌收缩力增强。如果心脏交感神经输出端受累,则出现心动过缓。因血液淤积于外周静脉池中,血压可降低到极低水平。所有脊髓外伤的患者在未确诊前,都应假设其存在损伤所致的低血容量性休克。

2.临床表现

(1)临床特征:如无头部损伤,患者可以意识清楚,反应正常,损伤平面之上四肢温暖,之下四肢厥冷。血压可能极低,伴心动过速。创伤后骨骼肌受累,外周静脉的"肌泵"作用丧失,进一步影响静脉回流,并出现脊髓损伤症状和体征及脊髓休克。

(2)辅助检查

①实验室检查:无助于诊断。因为毛细血管通透性正常,无血浆渗漏。在液体复苏之前,血细胞比容通常是正常的。

②影像学检查:颈椎、胸椎、腰椎的放射学检查对确定是否存在骨折是非常重要的,这些部位的骨折通常是不稳定型骨折。检查时应注意明确患者的搬动不会导致进一步的脊髓损伤。CT、MRI有助于确定脊髓内的碎片是否导致脊髓受压。如果受压存在,需进行神经外科解压手术。

3.诊断及鉴别诊断

(1)诊断

①创伤后或脊髓麻醉后。

②低血压伴心动过缓。

③无神经支配区域皮肤温暖及潮红。

④静脉淤血。

(2)鉴别诊断:外伤所致的脊髓损伤的患者拟转入ICU前,必须经过外科和神经外科的病情评价。必须排除并存的、未识别的腹部、胸部和四肢出血所致的低血容量性休克。单纯的头部损伤不会导致休克,相反,它可升高血压并降低心率。

4.治疗

(1)保持呼吸道畅通和建立静脉通道:当脊髓麻醉过程中因阻滞的水平太高而出现神经源性休克时,因为呼吸肌受累所以有必要行气管插管。对于外伤患者,如果需要气管插管,必须确定颈髓损伤的稳定性。条件允许,最好经纤维支气管镜引导气管插管。必须进行细致的查体,以明确创伤患者其他脏器的损伤。根据损伤的水平不同,患者可能出现膀胱功能障碍,应留置导尿。

(2)液体复苏:因外周静脉池淤血,有效循环血量减少,需进行液体复苏。某些患者仅给予液体复苏血压即可升高。

(3)升压药物支持:如果输液不能恢复血压,可给予血管活性药物维持血压。通常选用多巴胺或间羟胺,维持主要碱性蛋白在 $60\sim80$ mmHg 即可。

(4)外科治疗:如果存在完全性脊髓横断,外科治疗的作用仅仅是脊髓骨折部位的固定,以防止进一步的损伤。如果是外生物所导致,那么在脊髓完整的前提下摘除外生物可促进功能恢复。

(5)康复:急性期后,患者病情稳定,应制订长期康复计划。

三、心源性休克

心源性休克是指心排血量减少而致的周围循环衰竭。由于心脏排血能力急剧下降,使心室充盈突然受阻,引起心搏量减少,血压下降,造成生命器官血液灌注不足。以发展迅速为其临床特征。

(一)病因

绝大多数心源性休克既可以发生于心脏疾病进展恶化之后,也可以发生于急性心脏不良事件(如急性心肌梗死、心瓣膜或间隔破裂)之后。导致心源性休克的常见原因见表7-5。受累心肌的绝对数量是决定预后的重要因素。当左室心肌坏死超过 45% 时,心源性休克的临床表现会非常明显。

表 7-5　心源性休克的病因

非机械性原因	机械性原因
急性心肌梗死	间隔或游离壁破裂
低心排血量综合征	二尖瓣或主动脉瓣反流
右心室梗死	乳头肌断裂或功能不全
终末期心肌病	严重主动脉瓣狭窄

心动过缓和心律失常可导致心源性休克的发生。少于每分钟 50 次的心率不足以维持正常的心排血量。同理,心律失常可显著地改变心脏充盈方式及阻碍心脏正常的足量泵出。

(二)临床表现

心源性休克的典型表现发生在急性心肌梗死和重症心肌炎后,也可继发于其他各类心脏疾患的急性发病,其临床表现与其他休克相似,但值得注意的是原有高血压者,虽收缩压未低于 12.0 kPa(90 mmHg),但比原血压下降 5.3 kPa(40 mmHg)或＞30％以上,脉压差小,具有心功能下降指标,心脏指数(CI)＜2.2 L/(min・m²),肺动脉楔压(PAWP)＞2.39 kPa(18 mmHg)。伴高乳酸血症和重要脏器灌注不足临床表现,如皮肤湿冷、苍白或发绀,脉搏细弱,尿量减少(＜30 mL/h)。肺梗死所致心源性休克表现为起病急剧、剧烈胸痛、咳嗽、咯血、气急,可在 1 小时内死亡。心包压塞引起者病情发展快,有低血压、脉压小、奇脉、心音遥远微弱、心率过快、肝肿大、肝颈反流阳性、心电图有 ST-T 改变,但无 Q 波等。

(三)鉴别诊断

1.休克伴呼吸困难

在心源性休克并发左心衰竭、肺水肿时可出现严重气急,但需注意与急性呼吸窘迫综合征(ARDS)鉴别,后者常因创伤、休克、感染等引起肺泡表面活性物质被破坏,形成透明膜,肺顺应性下降,肺泡功能低下,气体弥散功能障碍,肺内通气与血流比率失调,肺分流增加,引起进行性低氧血症和极度呼吸困难,但能平卧,肺 X 线表现为肺门变化不大,周边明显,ARDS 晚期气管内有血浆样渗出物,PAWP 不高。

2.休克伴 DIC

心源性休克发展至晚期也可导致继发性 DIC,但通常 DIC 会出现在感染性休克或创伤性休克中。凝血机制障碍不会出现在心功能不全、心排量减少中,需注意鉴别。

3.休克伴昏迷

心源性休克引起脑灌注减少、脑缺氧、脑水肿、脑细胞功能受损,患者可出现烦躁不安,易激动,但很少发生昏迷。故昏迷出现较早者,应考虑颅内疾病(如脑膜炎、脑炎、脑血管意外、脑外伤等)或其他病因(如严重水、电解质失衡,血糖高或低,肝、肾功能衰竭,血浆渗透压异常改变等)。

4.休克伴心电改变

心源性休克最常见于急性心肌梗死(AMI),故有其特异性心电图改变,包括异常 Q 波、ST-T 演变和严重的心律失常,但值得注意的是,老年人 AMI 临床不典型表现和心电图无异常改变常可遇到,应注意鉴别。心肌炎、心肌病亦可有相应的 ST-T 心电改变,心包压塞或炎症有低电压、ST 抬高、T 波高耸或倒置。电解质失衡中常见的是低钾、低镁,其心电改变明显,如 U 波增高、交替电压、Qr(U)延长、室速、扭转型室速等。其他休克引起心电改变多为继发。

5.休克合并心功能改变

休克本身为严重循环障碍,但就其血流动力学改变而言,心源性休克始终存在心功能不全,处于低排血量,而外周血管呈现收缩状态,四肢厥冷,脉细。而感染性休克合并低血容量时,心排血量可不下降,心音不减弱,不遥远,无病理性第三、四心音和奔马律以及各种病理性杂音,较少发生急性肺水肿。心肌酶谱(CK-MB、AST、LDH 同工酶)、肌钙蛋白检查有利于鉴别。

6.休克伴有消化道出血

心源性休克时,由于胃肠缺血、缺氧,导致急性胃肠黏膜病变而出血,但量小。而消化道疾病的出血量＞800 mL 才会有休克表现,且伴有黑便或呕血症状,注意二者的鉴别。

(四)治疗

绝对卧床休息,给氧,严防输液量过多,速度过快。剧痛时在用罂粟碱、哌替啶、吗啡、曲马多等做一般治疗外,应同时采取如下措施。

1.病因治疗

急性心肌梗死可采用溶栓、冠脉置支架、活血化瘀等治疗。心包压塞者应及时行心包穿刺放液或切开引流,心脏肿瘤宜尽早切除。严重心律失常者应迅速予以控制。

2.血管活性药与血管扩张剂联合使用

前者(多巴胺、多巴酚丁胺、间羟胺等)提高血压,恢复生命器官的灌注;后者(硝酸盐、酚妥拉明、硝普钠等)扩张动、静脉,增大脉压,使黏附在微血管的白细胞脱落,改善微循环。降低体、肺动脉高压有利于减轻心脏前、后负荷,解除支气管痉挛,提高肺通气量,纠正低氧血症,防止肺水肿;此外酚妥拉明有增强心肌收缩力和治疗心律失常等作用,故联合使用,更为合理,但要注意两者的合适比率,使其既能维持血压又要改善微循环。方法上两者宜用微泵分别输入,根据血压、心率等可以不断调整速度。

3.控制补液量,注意输液速度

鉴于心功能不全、肺脏受损,故成人每日液体量应该控制在 2 000 mL 左右,当输胶体或盐水时速度宜慢,如中心静脉压(CVP)≤0.981 kPa(10 cmH$_2$O)或肺动脉楔压(PAWP)≤1.59 kPa(12 mmHg)时输液速度可略快,一旦 CVP 和 PAWP 明显上升则需严格控制输液速度,否则会出现心力衰竭、肺水肿。

4.强心药

关于该药对心源性休克的作用目前意见不一,在急性心肌梗死发病 24 小时以内原则上不主张使用,其理由是梗死心肌已无收缩作用,未梗死部分已处于极度代偿状态,应用强心苷不但未起到应有的作用,反而会增加心肌耗氧量,甚至发生心脏破裂的严重并发症。出现心力衰竭、肺水肿时亦主张小剂量、分次应用该药,否则易过量中毒。目前临床趋向于多用血管扩张剂和非洋地黄正性肌力药物。

5.肾上腺皮质激素

在急性心肌梗死中一般认为宜少用或不用激素,一旦出现心源性休克,仍需采用,剂量宜小,使用时间宜短,否则会影响梗死心肌的愈合,加重心功不全,易造成心脏破裂。

6.心肌保护药

能量合剂和极化液对心肌具有营养支持和防止严重快速心律失常的作用,而 1,6-二磷酸果糖纤维蛋白降解产物(FDP)在心源性休克中具有一定的外源性心肌保护作用。

7.机械辅助循环

急性心肌梗死心源性休克患者药物治疗无效时,应考虑使用机械辅助循环,以减轻左室负担及工作量,同时改善冠状动脉及其他重要器官的血液灌注,其方法有多种,包括部分心肺转流术、人工心脏、主动脉内气囊反搏术。

(苏 丹)

第二节　重症监测和复苏

一、危重症监测

（一）血流动力学监测技术

1.肺动脉漂浮导管的应用

1970 年 Swan-Ganz 才用于临床,1972 年用热稀释法测心输出量(CO),1975 年光学纤维导管可持续测 SVO_2,1981 年又使右室舒张末容积和右心射血分数变得可以监测。

Swan-Gamz 导管是通过右心插管了解左心功能,可测定复发性急性胰腺炎、心脏右心室内压(RVP)、肺动脉收缩压、肺动脉舒张压、肺动脉平均压、肺动脉嵌顿压,还可测 CO 以及混合静脉血的血气分析。

标准型 7 Fr 的 Swan-Ganz 导管可插入长度为 110 cm,是不透 X 线的导管。由导管顶端开始,每隔 10 cm 标有明确的标记。导管的顶端有一个可充入 1.5 mL 气体的气囊。充气后的气囊基本与导管的顶端平齐,但不阻挡导管顶端的开口。气囊的后方有一快速反应热敏电极,可以快速测量局部温度的变化。导管共有 4 个腔,包括顶端开口腔、近端开口腔、气囊腔和热敏电极导线腔。其中近端开口腔的开口位于距顶端 30 cm 的导管侧壁上。近年来,出现了一些改良型的 Swan-Ganz 导管,这些导管在原有的基础上增加了进行心脏起搏、计算心室容积、持续心输出量测量、上腔静脉氧饱和度测量或记录心内电图等功能。应用 Swan-Ganz 导管是进行血流动力学监测的重要方法。

(1)主要适应证与禁忌证

①适应证:一般来说,对任何原因引起的血流动力学不稳定及氧合功能改变或存有可能引起这些改变的危险因素的情况,都有指征应用 Swan-Ganz 导管。

由于 Swan-Ganz 导管是一种监测的手段,所以应用 Swan-Ganz 导管在更大程度上取决于临床医生对血流动力学相关理论的理解、对病情变化的把握程度和对治疗的反应能力。同一种疾病的不同阶段对血流动力学监测要求的水平不同,同一种疾病在不同医疗水平的单位治疗对 Swan-Ganz 导管的要求也不同。

②慎用指征:a.急性感染性疾病;b.细菌性心内膜炎或动脉内膜炎;c.心脏束支传导阻滞,尤其是完全性左束支传导阻滞;d.近期频发心律失常,尤其是室性心律失常;e.严重的肺动脉高压;f.活动性风湿病;g.各种原因所致的严重缺氧;h.严重出血倾向;i.心脏及大血管内有附壁血栓;j.疑有室壁瘤且不具备手术条件者。

③禁忌证:在导管经过的通道上有严重的解剖畸形,导管无法通过或导管本身即可使原发疾病加重,如右心室流出道梗阻、肺动脉瓣或三尖瓣狭窄、肺动脉严重畸形等。

相对禁忌证包括:出血性疾病(尤其严重血小板减少)、免疫抑制(或严重排异性受体)以及临终状态。

缺乏适当的设备及技术熟练人员的情况下,不应进行创伤性血流动力学监测。

（2）置管方法

①插管前准备：a.向患者或家属充分解释相关问题；b.患者应适当镇痛镇静；c.准备急救设备及药品，如除颤器、利多卡因、多巴胺、肾上腺素等；d.检查插管所需的器械是否齐全、配套；e.预先用 50 mg/L 的肝素生理盐水冲洗导管并排除导管内空气，检查气囊有无漏气，并分别封闭导管的各个接口；f.如果插管将在压力波形引导下进行，则应当将压力传感器与导管的远端接口相连接，并检查压力监测仪上的压力曲线是否显示良好。

②插管途径的选择：插入 Swan-Ganz 导管途径的选择应注意到达右心房的距离、导管是否容易通过、是否容易调整导管位置、操作者的熟练程度、患者的耐受程度、体表固定是否容易以及局部受污染的可能性。常用的插管部位有以下几种：a.颈内静脉；b.锁骨下静脉；c.颈外静脉；d.贵要静脉；e.股静脉。

静脉插管径路优缺点见表 7-6。

表 7-6　静脉插管径路优缺点

	优点	缺点
颈内静脉	穿刺胸膜和气膜的危险性小，有固定的解剖标志，容易穿刺，如出现出血，易发现和压迫止血，右颈内静脉直接进入右心。中心导管放置不当者极少，是胸部手术时静脉起搏极好途径（极易进入右心）	对低血容量患者插管困难，穿刺带有一定盲目性，限制患者颈部活动，患者活动头部使导管移动或扭结的危险性大大增加，有些患者不能取垂头仰卧位插管，有穿刺颈动脉的危险
锁骨下静脉	对明显循环衰竭者仍能极好使用，导管固定较好，对患者限制少，直接进入右心	易刺入胸膜腔，穿刺带盲目性，有穿刺锁骨下动脉危险，且不易压迫止血，导管移位者较多

③危险性

a.插管操作有危险。

b.导管放置好后监测过程中发生的危险占 0.2%，包括：心律失常、插管静脉血栓形成、肺动脉栓塞、感染；其他包括肺动脉破裂、心包填塞、导管打圈打结、气囊破裂出血、心内膜炎（少见）、三尖瓣或肺动脉瓣损伤等。

④导管的插入步骤

a.需要接受血流动力学监测的患者往往都是危重患者，不宜被搬动。插入 Swan-Ganz 导管的操作多是在床旁进行。所以，根据压力波形插入 Swan-Ganz 导管是最常用的方法。

应用 Seldinger 方法将外套管插入静脉内，然后把 Swan-Ganz 导管经外套管小心送至中心静脉内。

确认监测仪上显示导管远端开口处的压力变化波形，根据压力波形的变化判断导管顶端的位置。

逐渐送入导管，当导管顶端进入右心房后，压力显示则出现典型的心房压力波形，表现为 a、c、v 波，压力波动的幅度在 0~0.017 kPa（0~8 mmHg）。

将气囊充气 1 mL，继续向前送入导管。一部分患者，由于三尖瓣的病理性或生理性因素，可能会出现充气的气囊通过困难。这种情况下，可在导管顶端通过三尖瓣后再立即将气囊充气。

如出现压力波形突然出现明显改变:收缩压明显升高,可达 3.33 kPa(25 mmHg)左右,舒张压不变或略有下降,可达 0～0.067 kPa(0～5 mmHg),脉压差明显增大,压力曲线的上升支带有顿挫。这种波形提示导管的顶端已经进入右心室。

这时应在确保气囊充气的条件下,迅速而轻柔地送入导管,让导管在气囊的引导下随血流返折向上经过右心室流出道,到达肺动脉。

进入肺动脉后,压力波形的收缩压基本保持不变,舒张压明显升高,平均压升高,压力曲线的下降支出现顿挫。压力波动范围大约在 3.33/1.60 kPa(25/12 mmHg)。

继续向前缓慢送入导管,则可以发现压力波形再次发生改变,出现收缩压下降,舒张压下降,脉压差明显减小。压力波动范围在 0.80～1.06 kPa(6～8 mmHg),平均压力低于肺动脉平均压。如果无干扰波形,可分辨出 a、c、v 波形。这种波形为典型的肺动脉嵌顿压力波形。

停止继续移动导管,立即放开气囊。放开气囊后压力波形会马上变为肺动脉压力波形。再次将气囊充气 1 mL,之后排空气囊,压力波形重复出现由肺动脉嵌顿压力波形到肺动脉压力波形的转换,提示导管位置良好。

如果放开气囊后肺动脉嵌顿压力波形不能立即转变为肺动脉压力波形或气囊充气不到 0.6 mL 即出现肺动脉嵌顿压力波形,则提示导管位置过深。如气囊充气 1.2 mL 以上才出现肺动脉嵌顿压力波形,则提示导管位置过浅。可据此对导管的位置做适当调整。

固定导管,进行 X 线胸像检查。

b.插管困难的患者置管或条件允许的情况,也可以选择在 X 线透视引导下置入 Swan-Ganz 导管:患者仰卧在 X 线诊台上,应用 Seldinger 方法将外套管置入深静脉;用肝素生理盐水封闭 Swan-Ganz 导管的接口后,将 Swan-Ganz 导管由外套管送入中心静脉;根据 X 线监视屏幕指导送入,将导管顶端送至右心房的入口处;将气囊充气 1 mL,继续将导管送入右心房并通过三尖瓣;借助血流对气囊的漂浮作用,将导管顶端送入右心室流出道,并继续向前移动导管,跨过肺动脉瓣,进入右肺动脉。在此过程中应尽可能减少导管对心室壁的碰撞;继续送入导管,可见导管的顶端被突然推向肺动脉的远端,并固定不动,提示导管已经被嵌顿;立即放开气囊,导管的顶端应马上回到右肺动脉主干。监视屏幕上可显示,导管的顶端在纵隔右缘,随心脏的搏动而前后运动;固定导管。

(3)常见并发症与 Swan-Ganz 导管相关的并发症

常见并发症与 Swan-Ganz 导管相关的并发症可被分为三个方面:静脉穿刺并发症、送入导管时的并发症和保留导管期间的并发症。

①静脉穿刺并发症

a.空气栓塞。

b.动脉损伤。

c.颈交感神经麻痹综合征。

d.局部血肿。

e.神经损伤。

f.膈神经麻痹。

g.气胸。

②送入导管时的并发症

a.心律失常。

b.导管与心内结构打结。

c.肺动脉痉挛。

③保留导管时的并发症

a.气囊破裂导致异常波形。

b.用热稀释方法测量心输出量时发生心动过缓。

c.心脏瓣膜损伤。

d.深静脉血栓形成。

e.心内膜炎。

f.手术操作损坏导管或使导管移位。

g.肺动脉穿孔。

h.导管与心脏嵌顿。

（4）参数的测量

通过 Swan-Ganz 导管可获得的血流动力学参数主要包括三个方面：压力参数（包括右房压、肺动脉嵌顿压、肺动脉压）、流量参数（主要为心输出量）和氧代谢方面的参数（混合动脉血标本）。以这些参数为基础，结合临床常规检查，通过计算可以获得更多的相关参数。

①压力参数

a.右房压：导管置于正确的位置时，近侧开口正好位于右心房内，经此开口测得的压力即为右心房压力（右房压）。

b.肺动脉压：当导管顶端位于肺动脉内（气囊未充气）时，经远端开口测得的压力。肺动脉压力可分别以收缩压、舒张压和平均压力来表示。

c.肺动脉嵌顿压力：将气囊充气后，导管的远端嵌顿在肺动脉的分支时测量的气囊远端的压力。

②流量参数：心输出量（CO）。Swan-Ganz 导管通过热稀释方法快速测量心输出量，并且可在短时间内重复或持续监测心输出量。

③混合静脉血标本：混合静脉血是指从全身各部分组织回流并经过均匀混合后的静脉血。从肺动脉内取得的静脉血是最为理想的混合静脉血标本。

（5）注意事项

①导管顶端在右心室的这段时间是插管过程中最容易引起致命并发症的阶段，应立即将气囊充气，操作要轻柔、迅速，尽可能减少导管顶端在心室内停留的时间。

②导管顶端进入右侧肺动脉是较好的选择。进入左肺动脉同样可以进行正常的血流动力学指标的测量。但由于在导管的行程中出现再次反方向转折，导管的位置不易固定。尤其是在患者活动时，导管的顶端极易脱出。

③应注意校正压力监测系统的零点水平，对整个管路进行常规冲洗，保证压力传导通路通畅。

④应用压力指标反映心脏前负荷时,应注意心室顺应性、胸腔内压力改变等相关影响因素。

⑤抽取混合静脉血标本时应首先确定 Swan-Ganz 导管的顶端在肺动脉内,压力波形显示典型的肺动脉压力波形。气囊应予以排空,在气囊嵌顿状态下所抽取的血标本不是混合静脉血标本。

⑥确定肺动舒张末压和肺动肺嵌顿压之间的关系:心率(HR)和肺血管阻力正常者,肺动舒张末压常在肺动肺嵌顿压以内 0.133～0.399 kPa(1～3 mmHg)。如果二者存在这种密切关系,那么最好监测肺动舒张末压,而不必常规监测肺动肺嵌顿压。这可减少与记录肺动肺嵌顿压有关的危险,但在某些临床情况下(原发肺动脉高压、肺动脉栓塞、肺部疾病或严重低氧血症),肺动舒张末压和肺动肺嵌顿压相差很大,最好测定肺动肺嵌顿压反应左室舒张末压(LVEDP)。心率增快(>125 次/分)可使肺动舒张末压/肺动肺嵌顿压相差很大,必须测定肺动肺嵌顿压。

⑦用胸透或胸片检查导管尖的确切位置和走向,撤出导管多余部分,以免导管向前漂移或心室激惹。

⑧最长留置 3～4 天。

热稀释方法通常作为"金标准",但在技术上仍有很多"限制":

a.存在心脏分流时,用热稀释方法测定右室 CO 不等于左室 CO,三尖瓣反流(及肺动脉反流)通常导致低估 CO。

b.血流温度变化影响 CO 测定的准确性。

c.在呼吸周期,右室每搏输出量(SV)每次明显变化(达 50%),冷盐水注射时间可影响 CO 的测定。

d.后两个问题常使正确热稀释 CO 测定复杂化,临床医师必须知晓这种后果,采用一种更新方法测定可能更合适。

2.脉搏指示持续心输出量监测

有学者提出脉搏轮廓分析理论,即动脉脉搏轮廓与 SV 成比例,正因如此,脉搏轮廓分析能用于确定和监护 CO,这种系统需要指示剂稀释法进行定标。两种市售系统利用不同定标方法及不同测定点:PICCO Plusion Munich,Germany 和 Pulse CO/LiDCO,LiDCO LTD,London UK。Pulse CO 系统定标主要是用锂稀释法。这种方法首先是测定主动脉到股动脉通路的脉搏轮廓,然而市场有一些所售设备允许测定经腋动脉及外周动脉。理论上讲越小的外周动脉通路,确定 CO 潜在误差越大,但适当的定标,用指示剂稀释方法以及使用好的波形的约束将作为减小系统潜在误差的措施。

脉搏指示持续心输出量(PICCO)监测,用于监测和计算血流动力学参数。心输出量可以通过动脉脉搏轮廓分析法连续测量,也可以通过经肺热稀释技术间断测量。另外,PICCO 还监测心率、动脉收缩压、舒张压和平均压。分析热稀释曲线的平均传输时间和下降时间,用于计算血管内和血管外的液体容积,PICCO 可监测胸腔内血容量、血管外肺水含量及每搏排出量变异度等容量指标来反映机体容量状态,指导临床容量管理。大量研究证实,这些指标可以更为准确地反映心脏前负荷和肺水肿情况,优于传统的中心静脉压和肺动脉嵌顿压。

（1）适应证

任何原因引起的血流动力学不稳定或存在可能引起这些改变的危险因素，并且任何原因引起的血管外肺水增加或存在可能引起血管外肺水增加的危险因素，均为 PICCO 监测的适应证。PICCO 导管不经过心脏，尤其适用于肺动脉漂浮导管部分禁忌患者，如完全左束支传导阻滞、心脏附壁血栓、严重心律失常患者和血管外肺水增加的患者，如急性呼吸窘迫综合征、心力衰竭、水中毒、严重感染、重症胰腺炎、严重烧伤以及围术期大手术患者等。

（2）相对禁忌证

PICCO 血流动力学监测无绝对禁忌证，对于下列情况应谨慎使用：

①肝素过敏。

②穿刺局部疑有感染或已有感染。

③严重出血性疾病或溶栓和应用大剂量肝素抗凝。

④接受主动脉内球囊反搏（IABP）治疗患者，不能使用本设备的脉搏轮廓分析方式进行监测。

（3）操作步骤

①应用 Seldinger 法插入上腔静脉导管。

②应用 Seldinger 法于大动脉插入 PICCO 动脉导管。

③连接地线和电源线。

④温度探头与中心静脉导管连接。

⑤准备好压力传感器套装，并将其与 PICCO 机器连接。

⑥连接动脉压力电线。

⑦打开机器电源开关。

⑧输入患者参数。

⑨换能器压力"调零"，并将换能器参考点置于腋中线第四肋间心房水平。

⑩准备好合适的注射溶液，注射速度应快速、均匀，以 5 秒为佳，从中心静脉导管注射，PICCO 监测仪通过热稀释法测量心输出量（建议测量 3 次），取平均值。

⑪切换到脉搏轮廓测量法的显示页。

（4）注意事项

①PICCO 导管有 5F、4F、3F 三种型号可供选择，可置于股动脉、肱动脉或腋动脉，一般多选择股动脉，3F 导管用于儿科患者，置于股动脉。

②导管尖端不能进入主动脉。

③置管和留管过程中注意无菌操作。

④保持管路通畅。

⑤换能器压力"调零"，并将换能器参考点置于腋中线第四肋间心房水平，一般每 6～8 小时进行一次"调零"。

⑥每次动脉压修正后，都必须通过热稀释测量法对脉搏指示分析法进行重新校正。

⑦注意选择合适的注射液温度和容积，注射液体容量必须与心输出量血仪预设液体容积一致，注射时间在 5 秒以内。

⑧有主动脉瘤存在时,胸腔内血容量/全心舒张末期容积指数(GEDVI)数值不准确。

⑨动脉导管留置一般不超过10日,如出现导管相关性感染征象,应及时将导管拔出并且留取血标本进行培养。

⑩长时间动脉留管,注意肢体局部缺血和栓塞。

⑪接受主动脉内球囊反搏治疗的患者,脉搏指示分析法不能准确监测各项指标。

⑫该法不推荐在患有主动脉瓣反流、外周动脉疾病和外周动脉通路搏动衰减的患者。

3.NICO无创心输出量监测

NICO无创心输出量监测技术又称之为CO_2重复呼吸技术,其基本原理是依照间接Fick原理。与呼吸机管路相连的CO_2重复呼吸环为150 mL的无效腔,当呼吸环内的气体与肺泡及肺毛细血管达到一个平衡状态时,则可测出环路内的CO_2含量。假设在整个重复呼吸过程中混合静脉的CO_2浓度是无显著变化的,经过间接Fick公式:

$$CO(L/min) = \frac{VCO_2(mL/min)}{CvCO_2 - CaCO_2(mL/L)}$$

进而通过环路中CO_2含量计算出CO。该种方法能连续地监测CO(平均每4分钟)、VCO_2、$PaCO_2$、$ETCO_2$。

(1)适应证

①适用于气管插管或气管切开的有创机械通气患者。

②适用于ICU或手术室。

(2)禁忌证

不能应用于非插管或气管切开的患者。

(3)操作方法及程序

①准备:测定前需准确测量患者的身高和体重。

②测出有创或无创MBP。

③建立颈内或锁骨下静脉,采用Seldinger技术,连接压力传感器,校零后测出CVP。

④取动脉血查血气分析和血常规。

⑤将二氧化碳传感器及呼吸环按顺序与患者气管插管及呼吸机管路相连,氧合指套夹在患者示指上。

⑥打开电源,通过自检后,按下"DATA ENTRY"键,输入吸氧浓度、身高、体重、血气分析指标、血色素等数值,全部设定后按"EXIT"退出。

⑦按"STOP/CONTINUE REBREATHING"键开始测量,待CI、CO、SV值显示后,按"MENU"键,转动旋钮选择"SVR CALCULATION"项后确认,输入MBP和CVP值后自动显示SVR计算值。

⑧根据二氧化碳浓度监护仪提示延长或缩短呼吸环长度。

⑨机器自动进入下一次测量,共测量3~4次。第一次测量值弃去不用,记录后几次测量结果。

⑩拆除传感器,关闭电源,测量结束。

（4）注意事项

①呼气末二氧化碳分压过低时（$PCO_2 < 25$ mmHg 时）不能进行测量。

②根据二氧化碳浓度确定呼吸环长短。

③呼吸环为一次性耗材，不可反复使用，以免交叉感染。

④更换二氧化碳传感器或长期不用或对测量结果有疑问时需重新定标。

⑤定标可用专用测量窗，也可在空气中定标。

⑥勿只做一次测量，需取多次平均值，以减少误差。

⑦重复呼吸环增加无效腔，增加呼吸负荷，长时间测量将使 $PaCO_2$ 轻度升高。

4.阻抗法血流动力学监测

利用生物电阻抗技术检测人体器官活动与功能状态已成为近年来临床医学无创伤检测方法研究的重要方面。心阻抗图技术从提出到现在已有 40 余年的历史，从简单到复杂，经历了不断地发展与演变，而生物电阻抗技术在临床其他领域的应用，更为这一技术的发展与完善提供了广阔前景。

（1）胸腔阻抗法的原理

随着心脏收缩和舒张活动，主动脉内的容积随血流量而变化，故其阻抗也随血流量而变化。心脏射血时，左心室内的血液迅速流入主动脉，主动脉血容量增加，体积增大，阻抗减小；当心脏舒张时，主动脉弹性回缩血容量减少，体积减小，阻抗增大。胸腔阻抗随着心脏的收缩与舒张发生搏动性变化。无创血流动力学监测系统采用胸腔生物电阻抗法（TEB）在心阻抗血流图（ICG）仪上实施实时、连续监测血流动力学参数和对心功能进行评价，具有无创、操作简便、患者可接受等特点，适用范围广。

根据欧姆定律（电阻＝电压/电流），即电流与电压呈正比，与电阻成反比，人体组织也是导体，高频交流电通过人体时可产生阻抗，除了电阻性阻抗外，还有容抗和感抗，但在人体组织中可以忽略不计。因为低频电流仅在细胞表面产生阻抗，不进入细胞，而高频电流可进入深部组织，反映内脏血流的容积变化。胸腔阻抗法是采用生物电阻抗法，通过测量胸腔阻抗值的变化，来测定心脏血流动力学参数的。胸腔阻抗值的变化，主要是由平行于检测电流流动的方向的胸腔血管（主动脉和上、下腔静脉）中的血流产生的。由于血液是导体，当流量增加时，主动脉容积增大、阻抗减小；当流速增加时，使红细胞排列方向平行于主动脉，血流导电性就好，所以胸腔的阻抗也相应地产生大的脉动变化。主动脉的脉动变化是胸腔阻抗值的主要来源（98%），这是阻抗法的生理基础。

在胸腔体表加上低伏高频的恒定电流，因主动脉充满血流，导电性最好，是胸腔内电信号传导的最短路径，故电流沿着脊柱方向在主动脉内传导，根据安培定律：$I＝U/R$，即电流恒定不变，电阻与电压呈正比。监测胸腔电压信号 ΔU，可以直接得到胸腔阻抗信号 ΔZ，分离出胸腔阻抗信号的直流成分，得到不随时间变化的阻抗成分，即胸腔组织的基础阻抗 Z_0 和随时间变化的阻抗成分（呼吸和主动脉血流量变化引起），剔除阻抗变化信号中的呼吸成分，可以得到主动脉随心脏搏动血流量发生变化所引起的阻抗变化信号。因为在各心动周期血流量变化是主动脉阻抗变化的唯一因素，故测定各心动周期内主动脉的阻抗变化量，就可直接计算出心脏的"每搏输出量"（SV）。

胸部生物电阻抗(TEB)利用心动周期中胸部电阻抗的变化来测定左心室收缩时间和计算心搏量。其基本原理是欧姆定律(电阻＝电压/电流)。早在 1907 年 Gramer 发现心动周期中有电阻抗的变化,1940 年 Nyboer 首先采用四电阻法在人体胸部通过高频电流,记录到与心动周期一致的阻抗变化,同时计算出 CO。假定人的胸腔为一圆柱体,从颈根部到剑突的长度不变,则容积变化与阻抗变化密切相关。1966 年 Kubicek 采用直接式阻抗仪测定心阻抗变化,推导出著名的 Kubicek 公式,将每搏量与生物阻抗的测定值建立关联。

(2)适应证

①急、危重症患者的血流动力学状态监测评价。

②围手术期高危外科患者的血流动力学监护。

③患者心脏功能评价和动态监护,选择最佳的治疗方案。

(3)禁忌证

心阻抗血流图血流动力学监测系无创监测,无绝对禁忌证。

(4)操作方法及程序

①将心阻抗血流图仪主机放置好,接通电源,开主机。

②患者取仰卧位,用 75％酒精将患者双侧颈部及胸部贴电极片部位皮肤擦拭干净,并保证干燥。

③将电极片分别贴在患者的双侧颈部齐耳垂水平对称和双侧胸部腋中线平剑突处,按仪器说明分别将与心阻抗血流图仪连接的导线与相对应的电极连接,按下软键"开始监护"。

④输入患者信息(性别、身高、体重、年龄、血压、中心静脉压、肺动脉嵌顿压等),再次按下软键"开始监护",显示监测屏幕,开始持续监测。

⑤通过心阻抗血流图测得胸液成分(TFC)、心室加速指数(ACI)、预射血指数(PEP)、左心室射血时间(LVET)、心率(HR)、血压(BP),可用计算得出的心排量(CO)、搏出量(SV)、心排指数(CI)、体血管阻力(SVR)、左心室做功量(LCW)等血流动力学参数来评估患者的血流动力学状况和功能,观察患者状况趋势图,观察存储,回顾收集的数据和波形,打印注有相应的时间和日期的血流动力学参数报告。

⑥监测完毕,按下"停止监护"键结束监测。

(5)临床应用

①各类患者的血流动力学状态监测评价。

②为心脏手术提供重要信息。

③麻醉或手术过程中的血流动力学状态监测评价。

④高血压患者的指导治疗。

⑤评价药物滴定效果,指导药物治疗。

(6)临床意义

用一种无创的方法对心脏循环功能和血流动力学变化进行连续、实时的监测评价,为临床医生提供了患者全方位的生命信息参数,帮助早期诊断病情,制订治疗方案,观察药物疗效,以及经验的总结、学习等,特别是对危重患者的抢救起到重要的作用。操作简单,检查成本低廉。

（7）注意事项

①利用胸腔阻抗法测定的心阻抗血流图的适用范围为监测胸腔基础阻抗 $Z_0 > 15\ \Omega$ 的患者，即胸腔液体指数 TFI<2 的患者。当广泛的肺水肿、胸腔积液、血胸、胸壁水肿等晶体液浸渗情况严重，使 TFI>2 时，与心排量相关的 SV、CO、CI 等参数的监测值只可用于动态观察，其绝对值缺乏可靠性。

②二尖瓣关闭不全、扩张性心肌病等患者以及房颤、房早、室早、传导阻滞、心动过速、心动过缓、心律不齐等心律失常患者亦不适于用心阻抗血流图监测肺毛压（PCWP）和总外周阻力（TPR）。

③活动、焦虑不安、颤抖以及连续激烈的咳嗽和大幅摆动等会影响监测参数的准确性和稳定性，故被监测者需保持平静。

④其他影响因素：肥胖、放置胸腔引流管、机械通气、发热或低体温、血流动力学不稳定等因素均会导致监测结果准确性的下降。

（二）呼吸功能监测

1.氧合作用指标监测

（1）动脉血血气分析及相关指标

①动脉血气分析：尽管血气分析要从动脉中采血且在评估气体交换效率改变中既不灵敏，又系非特异性指标，但目前血气分析仍广泛应用于危重患者呼吸功能的评估。正确地理解 pH、$PaCO_2$、PaO_2 及与此相关指标的正常值范围和计算方法，对临床做出判断是非常有帮助的。正常人，年龄增高，$PaCO_2$ 仍是恒定的，但 PaO_2 则明显随年龄增高而波动，与年龄呈明显的负相关。计算 PaO_2 与年龄相关关系的回归方程如下。

$$PaO_2(mmHg) = 109 - 0.43(年龄) \pm 4.1(标准差)$$

PaO_2 随年龄增高而下降，而肺泡-动脉氧 PO_2 差和通气灌流比值失衡则增大。此外，对所测定值的正常差异要正确评估。例如，PaO_2 与 $PaCO_2$ 浓度平均差异系数分别为 5% 与 3%，因此，主要以 PaO_2 的动态改变而不是偶尔 1 次的测量结果来制订治疗方案。

②气体交换效率指标

a.功能性分流/心排出量（QV_A/Q_T）比值：QV_A/Q_T 是一项最具表明气体交换效率的综合性指标，是测定流经肺循环的混合静脉血中未进行氧合作用的比例。

生理性分流包括功能性分流与解剖分流，由于不能检测毛细血管末端氧含量，故从计算肺泡 PO_2 加以推导。一般 QV_A 增加是由于 V/Q 比值<0.8 所造成的肺内分流增加所致。吸纯氧（$FiO_2=1.0$）后可纠正因单纯通气/血流比值失衡对测定值的影响，而解剖分流（真性分流，由于解剖缺陷）吸氧后却不能纠正肺内分流，因此，计算 QV_A/Q_T 值，即可估测肺内分流量大小。

由于混合静脉血标本必须做肺动脉插管采血，因此，QV_A/Q_T 测定在临床并不普遍。

b.肺泡气-动脉血氧分压差：因肺部疾病引起的动脉血低氧水平，肺泡的 PO_2（PAO_2）不足以使 Hb 得到充分的氧饱和，即氧饱和度低。

吸空气时，健康青年人 P(A-a)O_2 通常低于 10 mmHg，随年龄而增高，60～80 岁时可达

25.5 mmHg。P(A-a)O_2 在正常范围,表明内在的肺功能是正常的,低氧血症是由于肺外的原因。

值得一提的是,低氧血症伴高碳酸血症的患者 P(A-a)O_2 值正常,表明患者低氧血症是肺泡通气不足所致。在 ICU 中常见的是原发性神经肌肉疾病、肌无力和吸毒者。凡 P(A-a)O_2 值正常而 $PaCO_2$ 值增高的患者,应细致、定时对精神状态不振、进行性乏力、气道分泌物排出无力的患者做出估计,特别要警觉肺泡通气不良的存在。

计算 P(A-a)O_2 值,可判断气体交换效率(换气功能),衡量分流量大小,了解肺部病变,可作脱机的指征之一。但是这一指标在 FiO_2 改变时,如果 PaO_2<20 kPa,则无法预计 P(A-a)O_2 值的变化,尤其是明显通气血流分布不均匀时,在实际应用上是主要限制。

c.PaO_2/PAO_2:FiO_2 改变时,PaO_2/PAO_2 比值仍较稳定,是了解气体交换率更可取的指标,但 $PaCO_2$ 值波动时较难校正。

d.PaO_2/FiO_2:由于 PaO_2/FiO_2 比值计算容易,与 PaO_2/PAO_2 不同,不需计算肺泡气方程式,因而提倡用于危重患者的监测。一般 FiO_2=1.0 时,15 分钟后,PaO_2<100 mmHg 时,表示肺内分流量明显增加。

e.Q_S/Q_T(肺内分流量/心排血量):是指流经肺毛细血管的混合静脉血未从肺泡摄取氧而直接流入体循环,其所占心排血量之比值为 Q_S/Q_T。有绝对(真性)分流(解剖分流和毛细血管分流)和相对分流(效应分流)之别。绝对气-动脉分流,在正常情况下,主要指解剖分流,病理情况下如肺萎陷、肺不张、肺泡内无气,静脉血流经肺泡时不能动脉化。相对分流是指通气不良,血流量较通气量相对增加时,V/Q 降低,动脉血中掺杂静脉血,一般均为病理性的。

健康人肺内分流量(Q_S/Q_T)一般为 3.65%±1.69%。

f.VD/VT(无效腔通气占分钟通气百分比):生理无效腔包括肺泡无效腔和解剖无效腔。健康青年人平静呼吸时 VD/VT 为 33%~45%,随年龄增大,VD/VT 增加,老年人的上限是40%。V/Q>0.8 的患者,VD/VT 的增加,主要反映有肺泡无效腔量增大,影响换气功能。

正常值一般为 VD/VT=29.67%±7.11%。

③二氧化碳的监测

a.$PaCO_2$($PACO_2$)是肺泡通气量的指标:吸入空气中基本上不含 CO_2,$PaCO_2$($PACO_2$)主要取决于 CO_2 排出量(VCO_2,mL/min)及肺通气量(VA,L/min),通气量增加,PaO_2 值上升,$PaCO_2$ 值下降;通气量不足,PaO_2 与 $PaCO_2$ 值则反之。

b.呼出气二氧化碳分压:二氧化碳描记法目前采用两种物理方法,质谱测定法和红外吸吐光谱。对呼出气 CO_2 测定是对肺饱和动脉血 $PaCO_2$ 的无创性监测手段,可以显示逐次呼出的 CO_2 浓度值和 CO_2 波形。收集 2~3 分钟以上的呼出气于道格拉斯氏(Douglas)袋中,测其中的 CO_2 分压即为 $PECO_2$,同时抽取动脉血标本,根据尼·玻尔(Bohr)方程式计算 VD/VT比值,正常值在 0.33~0.45,若 VD/VT 值增至 0.6 以上,常常预示脱机尝试不会成功。

c.潮气末 CO_2 分压($P_{ET}CO_2$):测定 CO_2 曲线平段值时,测其呼出气 CO_2 分压值,即为$P_{ET}CO_2$,一般低于 $PaCO_2$。正常人 Pa-$P_{ET}CO_2$ 差(Pa-$P_{ET}CO_2$ gradient)<0.133 kPa,最高达0.66 kPa,可用于连续监测 $PaCO_2$,但通气分布不匀的肺疾病患者,则不再是 $PaCO_2$ 可靠的反映。Pa-$P_{ET}CO_2$ 与 VD/VT 有良好的相关关系。

$Pa-P_{ET}CO_2$ 在验证机械通气患者接受 PEEP 水平是否合宜是有价值的。$Pa-P_{ET}CO_2$ 最小,是与良好的动脉血氧合作用和最低肺内分流量时所取的 PEEP 水平相吻合的。

④血管内探测电极连续监测:一个理想的血气监护仪应提供连续血气测定,有程序化的报警范围,运算操作不受动脉管套影响。目前,光导纤维化学传感器(FOCS)是适合于血管内环境的理想系统。FOCS 系统经改进后可做连续性血管内血气监测。

(2)动脉血氧饱和度(SaO_2)和测氧仪

血气分析所测 PaO_2 值,结合 Hb 量、pH、PCO_2、体温、2,3 二磷酸甘油酸等因素,输入微机处理,按氯离曲线推算出 SaO_2 值。无创性测定 SaO_2 方法是根据氧合血红蛋白与脱氧血红蛋白不同的吸收光谱,通过局部光热作用,使其出现"动脉化"血液,因搏动的血流厚度不匀,测定两个不等波长光的透射比值,输入微机处理,计算得出 SaO_2。脉搏测氧仪由数字传感器和一个能固定在手指(或脚趾)上的探查电极组成,目前已普遍在 ICU 应用。各种测氧仪的精确度不相同。当 $SaO_2 > 0.65$ 时,其 95% 的可信度范围在 ±4%,但 SaO_2 值较低时,测氧仪所测值比实际值要低一些。

其他可影响的因素有黄疸、碳氧血红蛋白增加、血液含有染料、异常血红蛋白血症、人为的指甲磨光、直接强光照射、皮肤色素沉着、血液灌流障碍和 SaO_2 值过低,都可影响测氧仪读数。

(3)混合静脉血氧饱和度(SvO_2)

肺动脉插管抽血样或以专门研制可连续监测 SvO_2 的光导纤维(一根传导光至血液,一根接收反射光至电探测器)进行探测,再由微机处理,计算反射光与传导光之比,得 SvO_2 值。SvO_2 的主要影响因素是 VO_2,Q-T 和动脉血氧含量(CaO_2)。

健康成年人 SvO_2 平均值 0.78(0.73~0.85)。心肺功能不稳定者 SvO_2 值很少超过 0.60,发生无氧代谢时,SvO_2 常降至 0.50 以下。

SvO_2 是全身静脉血氧饱和度的加权平均值,能反映氧耗量与灌流比例高低。SvO_2 作为衡量组织氧合作用的指标,尚需结合其他监测数据(如血压、尿量、PaO_2 及心排血量等)综合分析。

(4)经皮血气测定($tcPO_2$)

$tcPO_2$ 与 PaO_2 有良好的相关关系。成年人的 $tcPO_2$ 值约为同时测定的 PaO_2 的 80%,随年龄增长,皮肤角质层增厚,皮下毛细血管密度减低。测定结膜氧分压虽可避免因电极加热使氧耗增加,但个体间结膜与动脉 PO_2 比值是有差异的。

$tcPCO_2$ 测定值常常较同时测定的 $PaCO_2$ 值高 0.67~2.66 kPa,而且测定需时 7 分钟,但 $tcPCO_2$ 和 $PaCO_2$ 的相关性较 $tcPO_2$ 与 PaO_2 的相关性更佳。因此,在成年人危重患者监测中,$tcPCO_2$ 的前景似优于 $tcPO_2$。

(5)组织氧合作用:为直接测定组织氧合作用,研制出平板式与探针式两种微电极。通过微电极测定单个组织或器官虽显示 PO_2 值的柱形图像,但单一组织或器官并不能代表全身组织器官血流量的多寡。目前临床观点,组织氧合作用的估测最好根据各个器官的功能。

2.通气功能指标监测

(1)呼吸中枢功能

呼吸中枢传递的信号减退时,可使呼吸通气泵功能受阻,进而致通气功能不足和高碳酸血症。随着科学技术的进步,呼吸中枢功能测定已有可能。

①$P_{0.1}$:指呼吸环路中,刚开始用力吸气0.1秒时,突然关闭吸气瓣叶所测定的气道压力值。测定时要让患者处于随意状态下,在数分钟内,每隔10~30秒,任意关闭单向瓣。

②平均吸气气流速率:可用吸气时间(T_i)除潮气量(V_T)。有呼吸力学紊乱时,$P_{0.1}$和V_T/T_i作为衡量呼吸驱动力可出现低估现象。有的研究者认为,呼吸中枢传递信号减退固然可使通气功能不足,但驱动力过高亦存在一些问题,如有时$P_{0.1}$增高但脱机却未能成功。因此,呼吸驱动力的监测对ICU患者的帮助尚待进一步研究。

（2）呼吸肌功能监测

①呼吸肌强度:最大气道压力包括最大呼气气道压力(P_{Emax})和最大吸气气道压力(P_{Imax})。前者于呼气至残气容积(RV)或功能残气量(FRC)再测定;后者于吸气至肺总量(TLC)再测定。一般来说,身体健康的男性成年人,P_{Imax}平均值(11.27 ± 2.6) kPa,P_{Emax}平均值(17.6 ± 3.9) kPa,女性比男性约低25%。最大气道压力下降见于神经肌肉疾病、肺疾病或患者合作欠佳。

P_{Imax}可作为预测脱机的标准测定之一。P_{Emax}值低于1.96 kPa常可脱机,但低于1.96 kPa时患者都不能维持自主呼吸。亦存在假阴性的结果。因此,脱机时,除P_{Imax}外,尚应考虑肺部顺应性。

②呼吸肌无力:有高频率无力与低频率无力两类。当考虑有呼吸肌无力危险性时,可监测膈肌张力-时间指数(TT-di),吸气时间/呼吸周期总时间比值(T_i/T_{tot}),每次呼吸经膈平均压/经膈最大静态压比值(Pdi/Pdi_{max})。

健康成年人休息时的TT-di为0.02,TT-di达到临界值0.15时,随之发生膈肌无力,但系表示检查瞬间的数据。在患者出现胸廓与腹部的反常运动时,则直接表明患者呼吸负荷增加,应视为呼吸肌无力的先兆。

（3）呼吸力学

①肺容量的测量:呼吸力学中常涉及的肺容积有潮气量(V_T)、肺活量(VC)、功能残气量(FRC)、残气容积(RV)和肺总量(TLC)。所测得值均需在生理条件状态校正。VC大致与身高成正比,与年龄成反比。常用测量FRC与RV的方法有两类:稀释法和体积描记法。

许多类型的呼吸疾病患者,肺活量均降低,例如阻塞和限制通气功能缺陷,包括呼吸肌在内的神经肌肉疾病以及无力呼吸的患者。通常肺活量在65~75 mL/kg,高于10 mL/kg是患者维持自主呼吸所必需的,故作为机械通气患者脱机的指标。深吸气量(IC)表示平静呼气后用力吸入的最大气量,在监测危重患者中可能亦是一项有用的指标。

②呼吸顺应性:肺是黏弹性器官,要使肺得到充分的通气,必须具有足够的肌力克服。a.气流通过气管、支气管树的摩擦阻力;b.肺组织与胸壁间移动时产生的摩擦阻力;c.肺与胸壁的黏弹性。呼吸顺应性是指变动1个单位压力值容积相应的变化值。机械通气治疗的患者,可将呼气钮调拨或暂时(一般为1~2秒)阻塞呼气口,使气道压力达到恒定值(即平段压力),以计算呼吸总顺应性。但如患者采用呼气末正压(PEEP)呼吸模式,则应先减去PEEP(包括自身或内在性PEEP),即呼吸总顺应性(静态)＝潮气容积/平段压力－PEEP。

一般至少重复3次再计算结果。顺应性低于2.45 mL/kPa的患者,很少能成功脱机。这项脱机指标很少与患者在脱机时的配合程度有依赖关系。

能代替手工操作连续监测呼吸顺应性的电子计算机联机系统已研制成功,但应用并不普遍。

③呼吸功:吸气肌的收缩能克服肺的黏弹性回缩力、气道阻力和组织黏滞力。在肺部,以经肺压(食管球囊导管系统检测食管内压和口腔内压差来代之)乘以进或出肺潮气容积表示。气道阻力增加或肺顺应性降低时经肺压增加,随之呼吸功增加。机械通气患者,呼吸肌放松,总呼吸功(肺与胸壁)可从记录 VT 值与经胸腔压差(气道开放与大气压力之差)加以估测,结果较为准确。自主呼吸期间,呼吸功测定复杂且容易发生比实际值低估的现象,例如呼吸不同步或矛盾呼吸的患者,它的附加内在呼吸功常常不能计量在内。

(4)呼吸形式

每分钟静息通气量约 6 L,低于 10 L/min,且碳酸血正常时,可考虑尝试脱机。

最大通气量(MVV)是一项简单的负荷试验,用以衡量肺脏弹性回缩力、气道阻力、胸廓弹性及呼吸肌的力量,正常值在 50～250 L/min。若静息通气不超过 10 L/min,但在做 MVV 调试时,若能使静息通气量增加 2 倍,常可预测成功脱机。但 MVV 测试是较剧烈的呼吸运动,严重心肺疾病、咯血者以及其他危重患者均应掌握指征。健康人,VT 约 400 mL,生理应激条件下容积略高。若 VT 低于 300 mL,常有浅快呼吸,同时有无效腔通气加大或通气血流失衡存在,脱机多不会成功。而重患者因常戴面罩,VT 增加,呼吸次数减少,出现呼吸形式虚假改变。采用磁强仪和阻抗性体积描记法记录胸廓与腹部的扩展与回缩,结合呼吸形式分析,可得到有关通气时间与容积、气道阻力、胸腹部扩展活动协调功能及功能残气量的信息。

我国已发表的"平静呼气末胸腔气的容积(V_{tg})",即功能残气量与年龄、身高、体重关系如下:

$$V_{tg}(L)=0.001\,72(年龄,岁)+0.023\,1(身高,cm)+[-0.023\,1(体重,kg)+(-1.225\,4)]$$

气道阻力(R_{aw})与年龄、身高、体重关系如下。

$$R_{aw}=0.026\,7(年龄,岁)+[-0.011\,1(身高,cm)1+0.002\,69(体重,kg)+2.744\,2]$$

以平均吸入潮气容积所需时间(VT/Ti)估测呼吸驱动力。粗略测定气道梗阻可用 T_i/T_{tot} 计算,在判断呼吸肌无力上,与 Pdi 的摆动幅度有同等重要性。

(三)肝功能监测

对肝功能的动态监测,有助于早期发现肝衰竭,并针对病情尽早施行有效的抢救,因此,掌握肝功能监测指标十分重要。

1.肝功能正常值(表 7-7)

表 7-7　肝功能正常值

检查项目	正常值	临床意义
谷丙转氨酶(ALT)	<40 U/L	高于正常值 1 倍以上
谷草转氨酶(AST)	<40 U/L	高于正常值 1 倍以上
γ-转肽酶	0～40 U	高于 100 U 有意义
碱性磷酸酶	40～110 U/L	高于正常值 1 倍以上
血氨	11～33 μmol/L	高于正常值 1 倍以上

检查项目	正常值	临床意义
总蛋白	$60\sim80$ g/L	低于 60 g/L 有意义
白蛋白(A)	$35\sim55$ g/L	
球蛋白(G)	$20\sim30$ g/L	
白球比(A/G)	$(1.5\sim2.5)$∶1	
免疫球蛋白 IgG	$6\sim16$ g/L	
免疫球蛋白 IgA	$760\sim3\,900$ mg/l.	
免疫球蛋白 IgM	$400\sim3\,450$ mg/L	
总胆红素	$1.7\sim17.10\ \mu mol/L$	
直接胆红素	$0\sim7.32\ \mu mol/L$	
间接胆红素	$0\sim13.68\ \mu mol/L$	

2.蛋白纸上电泳正常值及其临床意义(表7-8)

表 7-8　蛋白纸上电泳正常值及其临床意义

名称	单位	正常值	均值	急性肝炎
白蛋白(A)	%	$51.5\sim63.4$	57	43.4
α_1-球蛋白	%	$2.8\sim6.8$	4	4.4
α_2-球蛋白	%	$7.2\sim11.8$	9.3	8.5
β-球蛋白	%	$10.4\sim18.2$	14.7	16.3
γ-球蛋白	%	$10.6\sim21.0$	14.9	27.4

3.肝功衰竭的监测指标

(1)胆红素逐渐升高,而肝酶却先升高后逐渐下降,故出现"酶胆分离"现象

(2)肝功酶学指标增高 1 倍以上,AST 明显增高,AST/ALT>1 预后不良

(3)甲胎蛋白升高,但慢性肝炎、肝硬化、肝癌均可升高

(4)(异亮氨基酸＋亮氨酸＋缬氨酸)/(苯丙氨酸＋酪氨酸)＝1,示肝性脑病。若比值＝ $(3\sim3.5)$,则肝性脑病症状缓解

(5)芳香氨基酸(AAA)/支链氨基酸(BCAA)降低至 2.53 ± 0.15 时肝昏迷(正常 3.72 ± 0.22,神志清醒)

(6)凝血酶原时间明显延长,凝血酶原半衰期短,能尽早反映肝衰竭情况

(7)脑电图三相慢波特征(原发肝性脑病高于继发肝性脑病)

(四)肾功能监测

1.尿液监测

(1)尿量

正常肾每天需排出溶质 $30\sim40$ g,每 1 g 溶质最少要 15 mL 尿液,因此,每天尿量应在 $400\sim500$ mL 以上。尿量是肾衰竭重要指标之一。尿量低于 400 mL/d 为少尿,<100 mL/d

为无尿,但也有少尿型急性肾衰竭患者,其尿量超过 800 mL/d。急性肾小管坏死(ATN)常为少尿,而双肾皮质坏死、急进性肾炎、肾血管栓塞、肾后性梗阻可为无尿(<100 mL/d),甚至滴尿皆无或无尿与多尿交替。

(2)尿/血渗量

正常人每天从尿中排出的溶质渗量 500~800 mmol/L,肾最大浓缩尿的渗量可达到 1 200 mmol/L,肾受损时浓缩功能下降、尿渗量则下降、血渗量升高。正常时尿/血渗量比为(3~4.5)∶1。当<1.1∶1 提示肾浓缩功能不全。

(3)尿钠

肾小球滤液中的钠,约 99% 被肾小管重吸收,肾小管功能受损时,尿钠增高,因而尿钠是判断肾小管功能的重要指标。如尿少,同时尿钠高于 40 mmol/L,提示为急性肾小管损害。如尿钠低于 20 mmol/L,提示为肾前因素。

2.尿钠排泄分数(FE_{Na})及肾衰指数(RFI)

(1)FE_{Na}

此值是早期诊断及鉴别诊断急性肾衰竭的重要指标,计算公式如下:

FE_{Na}(%)=尿钠/血钠÷尿肌酐/血肌酐×100

正常值=1,肾前性肾衰竭<1,肾性肾衰竭>1,可靠性达 90% 以上。

(2)RFI

此值意义与 FE_{Na} 相同,计算公式如下:

RFI=尿钠÷尿肌酐/血肌酐

肾前性肾衰竭<1,肾性肾衰竭>2。

3.自由水清除率(CH_2O)

CH_2O 是判断肾髓质浓缩稀释功能的可靠指标。

CH_2O=尿量(mL/h)×(1-尿渗量/血渗量)

正常值:-25~-100 mL/h,正常人的正值代表肾的稀释功能,负值代表肾的浓缩功能,此值趋向于 0 或正值则提示有肾衰竭存在,对少尿患者意义更大。

4.高氮质血症

(1)血尿素氮(BUN)

血中非蛋白质的含氮化合物统称为非蛋白氮(NPN)。BUN 约占一半,作为肾功能的监测,BUN 比 NPN 更准确。尿素是蛋白质与氨基酸的终末代谢产物,每 3 g 蛋白质分解产生 1 g 尿素及 0.5 g BUN。在原尿中 40%~80% 的 BUN 在肾小管被重吸收。重吸收的量与原尿成反比关系,即原尿量越多,原尿在肾小管中停留时间越短,重吸收越少,原尿量少,BUN 重吸收增加,故肾前氮质血症系因血容量不足、原尿量减少,BUN 重吸收增加所致。BUN 水平还受多种肾外因素的干扰,如消化道出血、高分解代谢(甲状腺功能亢进、大面积烧伤、严重感染、低蛋白血症等)、高蛋白饮食摄入、糖皮质激素及利尿药使用均可致 BUN 升高;而肝功能受损时,利用尿素与必需氨基酸合成蛋白能力下降,也影响 BUN 水平。因此,作为肝肾功能衰竭的诊断指标 BUN 的敏感性和选择性均不理想,但可作为肾功能损害程度的动态监测指标。正常值 2.9~7.5 mmol/L。

（2）肌酐

肌酐是肌肉内磷酸肌酸代谢产物,其产生量与肌肉量与横纹肌运动量成正比。肌酐由肾小球滤出,但基本不被肾小管重吸收和排泄,也不受饮食及高分解代谢的影响,因此是判断肾衰竭的可靠指标。在无肌肉损伤情况下,若肾小球滤过停止,血肌酐每天升高一般不超过 $88\sim178~\mu mol/L$。如超过 $178~\mu mol/L$,提示存在横纹肌损伤严重。

①血尿素氮与肌酐比值(BUN/Scr):正常值为$(10\sim15):1$,肾前性肾衰竭者及 BUN 升高时患者比值可升高,有肌肉损伤时(如挤压综合征)比值可降低。

②尿肌酐/血肌酐(U_{cr}/Scr):正常情况下 Scr $80\sim132~\mu mol/L(0.9\sim1.5~mg/dL)$,$U_{cr}$ $7\sim8~mmol/24~h$ 尿($800\sim2~000~mg/24$ 小时尿)、U_{cr}/Scr>40 多为肾前性氮质血症,<20 则为肾性或肾后性肾衰竭。

（3）内生肌酐清除率(Ccr)

因肌酐仅由肾小球滤出,因此 Ccr 基本上可代表肾小球滤过率(GFR)。由于计算 Ccr 需同时测定尿肌酐浓度,故对无尿患者并不适用。Ccr 是指单位时间内通过肾排出的肌酐量相当于多少毫升血内肌酐被完全清除,反映了肾小球的滤过功能。

Ccr(mL/min)＝[尿肌酐/血肌酐×24 h 尿量]÷[1 440(即 24 h×60 mL/h)]

（五）脑功能监测

脑功能监测方法较多,常用的有脑电图、感觉诱发电位、脑电地形图及脑内压测定与脑神经病理反射。

1.脑电图监测

（1）注意事项

①检查的前一天和当天,禁止服用神经系统兴奋药和抑制药,并于检查的前一天晚上用洗发水把头皮洗净。

②为防止低血糖,不宜空腹检查,检查时必须携带病历及申请报告。

③若患者不合作,则应先给予适量的镇静药物,使其入睡后再检查。

（2）脑电图波幅标准

①高波幅$>100~\mu V(75\sim100)$。

②低波幅$<30~\mu V(10\sim30)$。

③中波幅 $50\sim75~\mu V(50\sim100)$。

（3）脑电图常见波形

①正弦波:圆顶平滑,向上为负波,向下为正波。

②棘波:每个波长时间 $20\sim60~ms$,呈双相、单相、中性、阴性。

③间波:$80\sim200~ms$,上升直至下降波。

④平顶波:顶平坦。

⑤棘慢综合波:每秒 3 周,多见于癫痫小发作。

⑥频发性棘慢波综合:两个棘波中间夹有一个慢波。

⑦三相波:负正负三相波,多见于肝昏迷。

⑧K 综合：于嗜睡中发生，每秒 12 周，继之出现每秒 12～14 周组成的波形。

⑨峰波：于睡眠中发生，顶区出现驼峰波。

⑩复形波：在大慢波上又有 α 波或其他波形。

（4）异常脑电图（表 7-9）

表 7-9　脑电波异常

病种	波形特点
癫痫大发作	阵发性高电位，每秒 20～30 周的多棘波
癫痫小发作	阵发性高电位，每秒 3～3.5 周的棘慢波组合
癫痫精神运动性发作	中至高电位，每秒 4～6 周的平顶波
颅内肿瘤、脓肿、血肿	局限性慢波，位相倒置现象
颅内感染性疾病	大脑各部位出现弥散性慢波，偶有局限性慢波
脑血管意外	可见类似占位性病变的改变
大脑半球动静脉畸形	急性期见弥散性波活动，局限性与阵发性慢波

2.感觉诱发电位监测

刺激感觉器官或感觉神经引起脑内电位的变化，称为感觉诱发电位。可分躯体感觉诱发电位、脑干听觉诱发电位与视觉诱发电位。

（1）躯体感觉诱发电位（SEP）

刺激周围神经，通过脊髓丘脑束与薄、楔束传导而出现的电位变化。周围神经、脊髓、脑干、丘脑与大脑等处病变，可影响 SEP 的波形、波幅与潜伏期。偏瘫患者的 SEP 有 80% 潜伏期延长，波幅降低甚至消失；吉兰-巴雷综合征、顶叶病变与大脑皮质层弥散性病变等，均可出现 SEP 异常。

（2）脑干听觉诱发电位（BAEP）

通过声音刺激在头顶处引导出的电位变化。它对听神经、脑干、丘脑与听觉皮质等病变有诊断意义。尤其对脑死亡可做出客观诊断，可对垂危患者是否继续进行治疗提供依据。

（3）视觉诱发电位（VEP）

以光或方格图案刺激视网膜，在头皮枕叶相应部位记录到的电位变化。对视觉通路中的视神经、脑干、丘脑与大脑皮质各部病变有诊断价值。

3.脑电地形图

将脑电信号通过电子计算机进行二次处理后，以图像的形式显示出大脑损伤部位的诊断技术。首先对不同频带脑波（α_1，α_2，β_1，β_2）通过计算机进行傅里叶转换成功率谱，然后将各频带的功率谱打印在大脑模式图上，以进行定位诊断。亦可将感觉诱发电位以地形图的方法显示出其电位变化。脑电地形图对脑血管病、精神病、癫痫、脑炎、脑肿瘤等具有定位诊断价值。

4.颅内压监测

（1）颅内压力正常值（表 7-10）

（2）颅内压增高和降低的临床意义

①颅内压增高（＞26.7 kPa）：多见于脑水肿，脑脊液循环通路梗阻，脑脊液分泌增多或吸

收障碍,硬脑膜内体积增加,脑瘤组织增加,颅内静脉淤血或静脉窦血栓,颅内循环血量增加,动脉压急剧增高,颅内外伤,颅内感染,静滴过量低渗液体,维生素 A 过多,慢性低血钙。

表 7-10　颅内压力正常值

压力来源	姿势	数值
腰穿压力	侧卧位	0.78~1.76 kPa
	端坐位	2.45~2.94 kPa
侧脑室压力	卧位	0.69~1.18 kPa
枕大池压力		0.78~1.37 kPa

②颅内压降低:多见于反复腰穿,持续脑室引流,脑脊液鼻漏,脊髓麻醉,低血压休克,脉络层分泌的反射性抑制,枕骨大孔下或脊髓腔梗阻,颅内手术后,严重脱水,过量的利尿,反复呕吐、腹泻,胰岛素休克。

5.脑神经病理反射(表 7-11)

表 7-11　脑神经病理反射

反射	具体表现
巴宾斯基征	用锤柄尖端轻划足掌面外侧,自跟部起向前划动。若阳性反应则踇趾背屈,其他足趾呈扇形散开。阳性者提示锥体束疾病。意识不清、深睡时可出现此反应
奥本海姆征	用指沿胫骨前自上而下推动而引出
戈登征	用手压迫腓肠肌引出
查多克征	用锐器刺激足背部引出
克尼格氏征	患者仰卧,一下肢在髋关节屈曲,使与躯干呈直角,使下肢膝关节伸直,若阳性反应则该下肢膝关节被动伸展时出现疼痛或伸展受限。提示脑膜受刺激、脑膜炎、蛛网膜下隙出血、脑压增高
布鲁津斯基征	患者仰卧,一下肢髋关节向腹部屈曲,若另一下肢也自动屈曲即为阳性反应。或患者仰卧,颈部屈曲,使下腭与胸部接近,若膝髋关节反射性屈曲即为阳性反应
霍夫曼征	检查时用左手托住患者一手,用右手示指和中指夹住患者的中指,并以拇指弹或以叩诊锤轻叩,若患者拇指及其余各指出现屈曲、内收动作即为阳性

二、心肺脑复苏

(一)心跳呼吸骤停的原因

猝死是指突然发生的、出乎意料的死亡。WHO 定义为:6 小时内发生的非创伤的、不能预期的突然死亡为猝死。由于猝死多发生在症状出现 1 小时之内,因此多主张发病 1 小时内死亡者为猝死。

心脏骤停指心脏突然丧失泵血功能,导致心排血量骤减或停止的紧急临床事件,若及时采取抢救措施,有可能逆转,但多数死亡。常见机制为无脉性室速/室颤、心搏骤停和无脉电活动。

心跳呼吸骤停的原因主要分两类。

1.心脏性原因

(1)冠状动脉异常:冠状动脉粥样硬化性心脏病是发生心跳呼吸骤停的主要原因,约占心源性猝死的 80%。如急性心肌梗死、心肌缺血、附壁血栓、室壁瘤破裂等,以及冠状动脉管壁的先天性/后天性病变。

(2)心肌病变:心肌病,如扩张型/梗阻型心肌病是心源性猝死的另一重要原因。此外,病毒性心肌炎、心肌淀粉样变等继发性心肌病亦可引起猝死。

(3)心内膜病变:心内膜病变包括感染性心内膜炎、二尖瓣脱垂等。

(4)心律失常:心律失常包括先天性 Q-T 延长综合征、各种窦房结病变以及心脏传导异常等。

(5)其他:其他原因包括主动脉夹层动脉瘤破裂、肺动脉栓塞、心包疾病引起的急性心包填塞以及心脏转移性肿瘤等。

2.心外性原因

(1)中毒:各种心律失常药物如洋地黄、奎尼丁、胺碘酮以及其他心脏毒性药物引起的中毒;严重的镇静药物中毒;农药,包括各种剧毒的有机磷农药、可引起严重肺纤维化的除草剂中毒等;能引起严重内脏出血的鼠药中毒;气体中毒,如一氧化碳中毒;各种化学毒物如亚硝酸盐中毒、重金属以及严重的食物中毒。

(2)严重创伤:包括车祸、刀及其他器械引起的创伤、电击、溺水、自缢以及严重烧伤等。

(3)严重水、电解质紊乱和酸碱失衡:如高/低钾血症、代谢性酸中毒等。

(4)某些医疗操作或手术:如心导管检查、气管内插管、支气管镜、胃镜、膀胱镜以及胸腔/心包穿刺、心脏手术以及麻醉意外等。

(5)其他:如重症胰腺炎、严重失血、喉头水肿、癫痫以及脑血管病变等。

(二)心跳呼吸骤停的发病机制、停搏后病理生理改变以及心肺复苏机制

1.心跳呼吸骤停的发病机制

导致心跳呼吸骤停的原因很多,发病机制不尽相同。其中心脏性猝死最为多见,这些患者中多有心脏结构异常,如具有两个以上的冠状动脉分支狭窄、存在左心室肥厚以及具有心肌梗死病史等。血管粥样硬化斑块发生破裂、局部血栓形成以及各种原因造成的急性冠脉痉挛等均可引起心肌缺血。缺血的心肌发生传导异常,易诱发心律失常,从而加重心肌缺血,导致恶性心律失常甚至室颤。肺栓塞也是一种常见的死亡率很高的心血管急症,这些患者多伴有基础疾病,如恶性肿瘤、充血性心衰、术后、妊娠、产褥期、长期卧床等,由于骨盆、下肢静脉血栓的脱落,流入肺动脉,造成急性肺循环障碍,若阻塞肺动脉的栓子较大、程度广泛、时间较长可造成猝死的发生。

其他常见的原因如脑血管意外,包括严重脑出血、大面积脑梗死等可引起脑水肿,颅内压升高,造成脑干受压,导致呼吸衰竭而死亡;急性重症坏死性胰腺炎亦是引起猝死的严重病症,由于胰蛋白酶原的激活,引起各种肽类血管活性物质、弹性蛋白酶原、磷脂酶原激活等级联反应,导致机体广泛的病生理变化,包括低血容量性休克,急性呼吸衰竭,心肌、肝、肾损害以及凝血机制障碍等。其他病因引起的猝死的机制不完全相同,在此不一一介绍。

2.心跳呼吸骤停后的病理生理改变

心跳呼吸骤停后由于完全缺氧,机体由有氧氧化迅速转化为无氧酵解,机体储存的少量ATP迅速耗竭,导致细胞膜上的 Na^+-K^+-ATP 酶的功能障碍,细胞膜对 Na^+、K^+ 通透性增加,大量 Na^+ 进入细胞内,引起细胞水肿,导致细胞功能障碍。同时,糖在无氧酵解时产生大量乳酸,造成细胞内的乳酸性酸中毒。由于缺氧、酸中毒以及能量代谢障碍,导致细胞内外离子转运障碍,发生电解质紊乱。

脑对缺氧非常敏感,一旦ATP耗竭,脑细胞将发生严重损伤,如缺血、缺氧超过5～6分钟则导致脑细胞死亡。在缺氧环境下,Ca^{2+} 大量进入脑血管平滑肌细胞内,使脑血管痉挛;同时脑细胞内 Ca^{2+} 浓度升高,激活磷脂酶 A_2,分解膜上的磷脂成分,不仅破坏了细胞膜,而且产生大量的游离脂肪酸,游离脂肪酸参与脑水肿的发生,连同脑微循环障碍加重脑损害。心脏是第二个对缺氧敏感的器官,由于缺氧进而导致冠状动脉的毛细血管内膜损伤,通透性增加,血液浓缩,进而导致微血栓形成;同时,缺氧可导致心脏传导系统损伤,诱发严重心律失常的发生。此外,肺脏、肾脏、血液系统以及机体的营养代谢等都发生相应的病生理变化。

近年来,心肺复苏(CPR)后多器官功能失常综合征(MODS)的发生机制引起了医护人员的重视。心跳呼吸骤停,CPR 后,机体启动了炎症反应系统,此时血管内皮细胞、中性粒细胞、巨噬细胞等活化后释放大量炎症因子,如肿瘤坏死因子(TNF)、白细胞介素(IL)(包括 IL-1、IL-2、IL-6、IL-8、IL-10 等)以及金属蛋白酶(MMP-9)、中性粒细胞弹性蛋白酶(NHE)、氧自由基、S100 蛋白等,这些免疫因子网络互相诱生、互相作用,呈瀑布样级联反应,包括炎症级联和凝血级联反应,炎症反应不断扩大,损伤肺、肾、肠道、心肌等器官的微循环,导致器官组织供血障碍;与此同时,机体为阻止炎症反应启动了代偿性抗炎反应(CARS),促炎反应和抗炎反应二者失衡,产生免疫抑制,全身炎症反应综合征(SIRS)进展为 MODS。

3.心肺复苏机制

(1)呼吸道通畅原理:现场心肺复苏术主要为徒手操作,在许多场合下是唯一实用、有效的办法。患者心跳呼吸停止后,全身肌肉松弛,口腔内的舌肌和会厌也松弛后坠,因此阻塞咽部。采取头后仰,抬举下颌或下颏,可使舌根部向上提起,从而使呼吸道畅通。

(2)口对口吹气给氧原理:患者呼吸停止后,首先应设法给患者肺内吹入新鲜空气,吹气中的氧浓度可达 16%。心跳呼吸停止后,患者的肺处于半萎陷状态,因此,首先要给患者缓慢吹两口气,以扩张肺组织,有利于气体交换。

(3)胸外按压产生血液循环的机制:主要包括胸泵机制和心泵机制。

①胸泵机制:胸外按压时胸膜腔内压增高,主动脉、左心室、大静脉及食管所受压力基本相同,主动脉收缩压明显升高,血液向胸腔外动脉流去。在胸腔入口处的大静脉被压陷(由于静脉壁比动脉壁薄),颈静脉瓣阻止血液反流。动脉对抗血管萎陷的抗力大于静脉,且动脉管腔相对较小,等量血液在动脉中可产生较大抗力,因而动脉管腔在胸外按压时保持开放。放松时,胸膜腔内压可降至零,因而静脉壁不受压,管腔开放,血液可从静脉返回心脏。当动脉血返回心脏时,由于受主动脉瓣阻挡,血液不能反流入左心室,部分可从冠状动脉开口流入冠状动脉。此外,胸外按压有利于肺内气体交换。

②心泵机制:胸外按压施加的压力,将心脏向后压于坚硬的脊柱上,使心内血液被排出,流

向动脉。按压松弛时，心脏恢复原状，静脉血被动吸回心脏。这些已在动物模型及临床观察中为B超及血流动力学监测所证实。在胸外按压时，二尖瓣和三尖瓣闭合，主动脉瓣开放。放松时则二尖瓣和三尖瓣开放，主动脉瓣闭合。

此外，有学者还提出了其他机制，如左房泵机制。学者认为胸外按压时不仅存在左房室瓣及主动脉瓣的向前回流，而且还有肺静脉反流，挤压胸廓时左房室瓣开放，左房内径明显变化，左心房压＞左心室压＞主动脉压，从而认为在按压早期左房是主要的血流动力源。当前普遍认可胸泵机制。

心跳停止后，全身血液循环立即停止，脑组织及许多重要脏器得不到氧气及血液的供应，4～6分钟后就会出现脑细胞坏死。因此必须迅速在口对口呼吸的同时进行胸外按压，以维持血液循环（即人工循环）。正常按压时，收缩压可达10.7～13.3 kPa(80～100 mmHg)，按压力量是维持收缩压的主要因素，而按压频率可能是维持舒张压的主要因素。胸外按压必须在患者肺内有新鲜空气进行气体交换的情况下进行，否则到达重要脏器组织的血液不含有足够氧气，组织仍将坏死。所以在大多数情况下，现场心肺复苏的顺序应为气道开放、人工通气和胸外按压维持循环，即在开放气道下人工呼吸吹入新鲜空气，再进行胸外按压，将带有氧气的血液运送到全身各部。

（三）心跳呼吸骤停的临床表现及诊断

心跳呼吸骤停一般分为四期。

1.前驱期

一般患者在心脏骤停前几天、数周或数月常出现前驱症状，如胸闷、气短、心前区疼痛、疲乏无力、头晕、晕厥等症，其中心前区疼痛和晕厥最常见，但缺乏特异性。

2.发病期

通常表现为持续而严重的心绞痛、呼吸困难，突然发生的心动过速、头晕及黑蒙等症，若心搏骤停瞬间发生而无前兆，多为心源性。症状发生至心搏骤停通常不超过1小时，心电图常表现为严重的缓慢型心律失常、多元或多发室性早搏/二联律/长间歇后舒张早期室早(R-on-T)等，持续或非持续性室性心动过速以及心室颤动等。

3.心搏骤停期

心搏骤停期指呼吸心跳突然停止。如不立即进行心肺复苏，数分钟内即进入生物学死亡期。

(1)心搏骤停的指征：

①突然的意识丧失和(或)短阵抽搐；格拉斯哥氏迷量表(GCS)评分在3分以下。

②大(颈)动脉搏动消失。

③呼吸断续，呈叹息样，随即停止。

④心音消失，血压测不出。

⑤瞳孔散大，多在停搏后30～60秒出现，一般出现较晚。因为影响因素较多，有些患者瞳孔不散大。

⑥可有大小便失禁。

（2）心搏骤停的心电图表现：

①心室纤颤，心室壁有快而不规则、不协调如蠕虫蠕动状颤动，成人最多见。

②电机械分离，心电图有心室波，但心搏无力。

③心室停顿，心电图上无心电波形，呈一直线。

4.生物学死亡期

心搏骤停期如不立即抢救，一般数分钟即可进入生物学死亡期，即不可逆的细胞死亡。快速有效的 CPR 和及时电除颤是预防生物学死亡的关键因素。有原发心脏疾患的心脏骤停患者，初期复苏成功率低，预后差。复苏后脑损伤的严重程度是影响复苏成功率的重要因素。因此只有重视复苏后针对心脏原发病的对症处理、积极保护脑功能才能提高复苏的成功率。

应提出的是，任何慢性疾患病人临终时多数表现为心脏停搏，部分表现为呼吸先停后心脏停搏，这属于生命自然终止，属于"生物学死亡"，是无法挽回的。

在诊断心跳呼吸骤停时，以上标准以突然意识丧失及大（颈）动脉搏动消失最为重要。

（四）现场心肺复苏术

脑组织在心搏、呼吸骤停 6 分钟后出现不可逆性改变，因此一旦患者出现心搏呼吸骤停，应立即给予基本生命支持，尽快恢复患者的心搏和呼吸。如未能在现场得到及时正确的抢救，患者将因全身严重缺氧而死亡。这种抢救患者生命的措施被称为心肺复苏术（CPR）。据统计，70％以上的猝死发生在院前，其中冠状动脉粥样硬化性心脏病和脑卒中占猝死的首位；婴幼儿常由呼吸道疾病及气管异物所引起；青年人的猝死以心肌疾病为主。心肺复苏术是抢救心搏、呼吸骤停患者全部过程，包括基本生命支持、高级生命支持和延长生命支持。

1.基本生命支持

基本生命支持是一连串的行动，这些行动在心搏呼吸骤停后的最初几分钟对存活是非常重要的，这些行动包括：人工循环、开放气道、人工呼吸和电除颤。

（1）适应证

①呼吸骤停：很多原因可造成呼吸骤停，包括溺水、卒中、气道异物阻塞、吸入烟雾、会厌炎、药物过量、电击伤、窒息、创伤以及各种原因引起的昏迷等。原发性呼吸停止后，心脏、大脑及其他脏器仍可以得到数分钟的血供，此时，尚未出现循环停止的征象。当呼吸骤停或自主呼吸不足时，保证气道通畅，进行人工通气非常重要，可防止心脏发生停搏。

②心搏骤停：心肌梗死、电击伤及其他原因各种导致心搏骤停时，血液循环停止，各重要脏器失去氧供。

（2）禁忌证：主要有胸壁开放性损伤、肋骨骨折、胸廓畸形、心脏压塞。凡已明确心、肺、脑等重要器官功能无法逆转者，可不必进行心肺复苏术，如晚期癌症等。

2.基本生命支持的步骤

基本生命支持步骤包括环境和病情判断、启动急救医疗服务系统（EMS）、心肺复苏术（CPR）和电除颤。

（1）环境和病情判断

患者呼吸心搏突然停止时的表现：①意识突然丧失。②面色苍白或发绀。③瞳孔散大。

④部分患者可有短暂抽搐,随后全身肌肉松软。当急救人员发现需要救助者时,首先应判定事发地是否安全,患者有无损伤迹象,并轻摇患者的肩部大声呼叫:"您怎么了。"如果患者有头颈部创伤或怀疑有颈部损伤,只有在绝对必要时才能移动患者,对有脊髓损伤的患者不适当地搬动可能造成其"截瘫"。

(2)启动急救医疗服务系统

选择适当时间及时拨打当地的急救电话120,启动 EMS。打电话时要保持平静,不要慌张,并准备回答下列问题:

①急救患者所处具体位置。

②便于救护人员联系的电话号码。

③发生什么事件(心脏病发作或交通事故等),所需被救治的人数以及患者目前的情况。

④已经给予患者何种急救措施(正在行 CPR 或正在包扎止血等)。

⑤回答其他任何被询问的信息,在 EMS 急救人员无任何疑问,并提出可以挂断电话时才能停止通话。

(3)心肺复苏术

急救人员首先将患者仰卧在坚固的平(地)面上,如果患者面朝下时,应将双上肢置于头上方,把患者整体翻转,即头、肩、躯干同时转动,避免躯干扭曲,头、颈部应与躯干始终保持在同一个轴面上。对有头颈部创伤或怀疑有颈部损伤者,翻转时应一手放在颈后方,另一手扶住肩部,防止颈部损伤进一步加重。翻转后将双上肢放置在身体两侧,如发现患者无呼吸或无正常呼吸(如仅有喘息样呼吸),非医疗专业人员可以即刻开始胸外按压,而专业人员应判断有无大动脉搏动,如无搏动,立即行心肺复苏术。判断时间不宜超过 10 秒。

3.现场心肺复苏方法

主要采取 A、B、C、D 复苏术,A、B、C、D 是四种复苏术英文术语的第 1 个字母。操作顺序是 C→A→B→D。2010 年 10 月以前的顺序是 A→B→C→D。

(1)人工循环

①判断检查:有无脉搏。通过触及大动脉来判断心脏是否骤停,颈动脉比股动脉更易触及且方便。方法是患者仰头后,急救人员一手按住前额,用另一手的示、中指找到喉结或气管,两指下滑到气管与胸锁乳突肌之间的沟内即可触及颈动脉。评价时间不要超过 10 秒,如果不能肯定是否有循环,则应立即开始胸外按压,避免反复检查而贻误抢救。非专业人员不要求判断有无心搏。

②胸外按压:胸外按压是在胸骨下 1/2 处提供一系列压力,这种压力通过增加胸膜腔内压或直接按压心脏产生血液流动,并辅以适当的呼吸,就可为脑和其他重要器官提供一定的血供和氧气。

a.按压要求:频率至少为每分钟 100 次,单人和双人 CPR 时,按压/通气比均为 30:2。按压深度为至少 5 cm。1~8 岁患儿在双人 CPR 时,按压/通气比采用 15:2,按压深度约为 5 cm。对婴儿的按压频率至少为每分钟 100 次,按压深度约为 4 cm。

b.按压方法:用手指按压在靠近急救者一侧患者的胸廓下缘;手指向中线滑动,找到肋骨与胸骨连接处;将手掌根部贴在患者胸骨的下半部(不要按压剑突),另一手掌重叠放在这只手背上,手指交叉,手掌根部长轴与胸骨长轴确保一致,可避免发生肋骨骨折;手不要离开胸壁。儿童用单手按压,部位同成人。婴幼儿用示、中指按压乳头连线下 2 cm 处的胸骨。

c.按压标准:肘关节伸直,垂直下压;按压幅度为至少 5 cm;每次按压后,放松使胸骨恢复到按压前的位置;手不要离开胸壁,一方面可以保持正确的按压位置,另一方面,减少直接对胸骨本身的冲击力,以免发生骨折;按压频率至少为每分钟 100 次;按压与放松时间比为 1:1。

d.单纯胸外按压的 CPR:为避免传染疾病,有人行 CPR 时,不愿对患者行口对口呼吸。因此,如给成人患者复苏时不愿或不能行口对口呼吸,则必须即行胸外按压,而不能什么都不做。

e.胸外心脏按压的并发症:包括肋骨骨折、血胸、腹腔内脏损伤、心脏压塞和肺误吸等。

(2)开放气道

患者无反应、无意识时,肌张力下降,舌体后坠造成呼吸道阻塞,因为舌附在下颌上,因此把下颏向上抬起,即可使舌离开咽喉部,使气道打开。即使有自主呼吸,由于吸气时气道内呈负压,也可将舌、会厌或两者同时吸附到咽后壁,产生气道阻塞。如无颈部创伤,可采用仰头抬颏法开放气道;对于怀疑有头、颈部创伤患者可用托颌法开放气道。同时注意清除患者口中的异物和呕吐物。开放气道后有助于患者自主呼吸,也便于 CPR 时人工呼吸。常用方法如下。

①仰头抬/举颏法:救助者一只手放在患者前额,用手掌尺侧把额头用力向后推,使头部向后仰,另一只手的中指和示指放在下颏骨处,将下颏向上抬动。

②仰头抬颈法:救助者一只手放在患者前额,用手掌尺侧把额头用力向后推,使头部向后仰,另一只手在颈后方,将颈部向上抬动。

③托颌法:把手放置患者头部两侧,肘部支撑在患者躺的平面上,握紧下颌角,用力向上托下颌,如患者紧闭双唇,可用拇指把口唇分开。

(3)人工呼吸:完成初始 30 次胸外按压后,开放气道,接着进行 2 次人工呼吸。人工呼吸方法如下。

①口对口呼吸:口对口人工呼吸时,要确保气道通畅,捏住患者的鼻孔,急救者用口唇把患者的口全罩住,呈密封状,缓慢吹气,每次吹气应持续 1 秒左右,确保呼吸时胸廓起伏。通气频率成人为每分钟 8～10 次,1～8 岁儿童为每分钟 12～20 次,每次吹入气量为 6～7 mL/kg。吹入气体量以达到使胸廓产生看得见的起伏,同时不产生过度的胃扩张为标准,避免过度通气。

②口对鼻呼吸:在对患者不能经口呼吸时,如牙关紧闭不能开口、口唇创伤等。应推荐采用口对鼻呼吸,方法是将一只手置于患者前额后推,另一只手抬下颏,使口唇紧闭。用嘴封罩住患者鼻子,深吹气后口离开鼻子,让气体自动排出。

③口对口鼻呼吸:适用于婴幼儿,方法类似口对口人工呼吸。

④口对面膜呼吸:面膜是一种目前正在普及的人工呼吸工具。可以防止疾病相互传播。

⑤口对面罩呼吸:为透明有单向阀门的面罩,通气时双手把面罩紧贴患者面部,封闭性好。

⑥口对气管套管呼吸:气管切开的患者需人工通气时可采用口对套管呼吸,对套管主动吹气,被动呼气,易于操作。

⑦球囊面罩通气:使用球囊面罩可提供正压通气,单人复苏时,一只手按住面罩,另一只手挤压皮囊。双人操作时,一人双手压紧面罩,一人挤压皮囊通气。

(4)评估：行按压/通气5周期后(约2分钟)，再检查循环体征，如仍无循环体征，重新行CPR。已有循环体征，检查有无呼吸；如有呼吸，将患者置于恢复体位，监护呼吸和循环状态；如仍无呼吸，但有循环体征，则继续以每分钟8～10次的频率行人工呼吸，每5个按压/通气周期评估1次。每次评估时间一般不要超过10秒。若无特殊情况，不得中断CPR。如果恢复充分的自主呼吸，循环体征也存在，则将患者置于恢复体位。

(5)终止现场心肺复苏指标

①呼吸和循环有效恢复。

②移交于专业人员进行心肺复苏。

③事故危及患者和救助者生命。

④恶性肿瘤等疾病终末期患者或判死刑的犯人。

⑤心肺复苏持续30分钟以上，仍无心搏和呼吸者。

(6)电除颤：成人突发心脏骤停的常见原因是心室颤动，对这些患者，除颤时间的早晚是决定能否存活的关键。室颤后每延迟电除颤1分钟，其病死率会增加7%～10%。随着自动电除颤的普及，急救网络的完善，使得院外患者能在心脏停搏3～5分钟内得到就地除颤变成可能。早期除颤仪为单相波，除颤能量根据能否达到除颤效果而逐级递增：一般从200 J(焦耳)开始，无效再用300 J，再无效改用360 J，目前建议直接用360 J。但是过大电量易导致皮肤电灼伤、心肌损伤。而双向波除颤仪，不但提高了除颤效果，也减少了因过大电量而带来的损伤。因此建议使用双相波除颤仪，能量用200 J。

操作方法：

①打开体外除颤仪电源。

②贴上电极片，根据电极片上的标示，一个贴在胸骨右缘第2或第3肋间，另一个贴在左腋中线第5肋间(相当于左侧乳头外缘)。如用传统除颤仪，则电极需涂导电糊，电极与皮肤之间安放浸有生理盐水的纱布。

③"离开"患者进行心电分析。

④如果提示室颤，"离开"患者充电并按下电击钮。

⑤除颤后立即继续心肺复苏，同时准备再次除颤。在无心电分析的情况下，可以盲目除颤。

4.气道异物梗阻

气道完全梗阻是由意识丧失和心肺骤停时发生的舌后坠和异物堵塞气道开口、气管或主支气管而导致的。气道完全梗阻的患者因缺氧而很快死亡，因此一旦发现，需立即给予急救。

(1)原因

①食物未完全切碎就吞咽而导致堵塞，尤其是使用义齿的患者。

②进食时大笑或交谈时不小心食物掉入气道。

③儿童口含食物或异物(如大理石子、珠子、果冻、花生和爆米花等)行走、跑或玩耍时，食物和异物堵塞气道口或落入气管。

④意识丧失者呕吐物、痰液、口腔及鼻咽部的出血形成的血块及义齿的脱落吸入气管内。

(2)确认：确认气道梗阻是抢救成功的关键，因此，应根据临床表现及时做出判断。异物可造成呼吸道部分或完全梗阻。

①气道部分梗阻：患者尚能有气体交换，如果气体交换良好，患者就能用力咳嗽，但在咳嗽停止时，呼吸时出现喘息声。只要气体交换良好，应鼓励患者继续咳嗽并自主呼吸。急救人员不宜干扰患者自行排出异物的努力，但应守护在患者身旁，并监护患者的情况，如果气道部分梗阻仍不能解除，必须马上治疗，立即启动 EMS。

②气道完全梗阻：患者不能讲话，不能呼吸或咳嗽，可能用双手指抓住颈部，表现气道异物阻塞的窘迫征象。由于气体交换消失，患者迅速出现呼吸困难、发绀。救助者必须对此能明确识别和判断，马上询问患者是否被异物噎住，如果患者点头，就询问其是否能说话，如果患者不能说话，说明存在气道完全梗阻，必须立即救治。气道完全梗阻时，由于气体不能进入肺内，血氧饱和度很快下降，如果不能很快解除梗阻，患者将丧失意识，甚至很快死亡。

（3）解除阻塞的方法

①腹部冲击法：当发现患者有气道完全梗阻时，除及时启动 EMS 外，立即采取急救。腹部冲击法可使膈肌抬高，气道压力骤然升高，促使气体从肺内排出，把异物从气管内冲击出来。虽腹部冲击法也可产生并发症，如腹部或胸腔内脏的破裂或撕裂，故除非必要时，一般不随便采用此法。具体操作：对有意识者，救助者站在患者身后，双臂环绕着患者腰部，一手握拳，握拳手的拇指侧紧抵患者腹部，位置处于剑突下与脐上之间腹中线部位，用另一手抓紧握拳的手，用力快速向内、向上冲击，用力将拳头压向腹部，反复冲击腹部，直到把异物从气道内排出来。如患者出现意识丧失，可进行卧位腹部冲击法。方法：骑跨在患者膝部，将一只手掌根部顶在患者腹部，位置在剑突下与脐上之间腹中线，另一只手压在前只手背上，双手快速用力向内、向上冲击。

②自行腹部冲击法：完全性气道异物阻塞者，可自行腹部冲击。患者可一手握拳，用拳头拇指侧抵住腹部剑突下与脐上之间腹中线部位，另一只手抓紧拳头，用力快速将拳头向上、向内冲击膈肌，如果不成功，患者还可将上腹部抵压在一块坚硬的平面上，如椅背、桌沿、走廊栏杆，然后用力冲击腹部，直到把气道内异物清除为止。

③有意识孕妇或肥胖者胸部冲击法：当患者是妊娠终末期或过度肥胖者时，可采用胸部冲击法代替腹部冲击法。操作：站在患者身后，把上肢放在患者腋下，将胸部环绕起来。一只拳的拇指侧放在胸骨中线，应注意避开剑突和肋骨下缘，另一只手抓住拳头，向后冲击。

④小儿急救法：对 1 岁以下婴儿，用左手前臂托住婴儿胸部，让婴儿面朝下，头部低于躯干，右手用力拍击患儿的背部。8 岁以下的儿童可采用三种方式解除气道异物阻塞：击打背部、胸部冲击法和腹部冲击法。腹部冲击法步骤：站在或跪在患儿的后面，手臂从患儿腋下穿过，环绕患儿的躯体；将拇指外侧对准患儿腹部中线剑突下，高于脐部；用另一只手抓住腕部，进行 5 次独立、有力快速向内向上推挤，直到异物排出。对无意识患儿可采取卧位腹部冲击法。注意操作时不要碰到剑突和肋下缘，避免损伤内脏。

（五）复苏后治疗

这一阶段的主要任务是稳定呼吸循环功能，保护全身重要器官，以脑复苏为核心进行抢救和医疗。

1.维持循环功能稳定

心搏恢复后,往往伴有血压不稳定或低血压状态,常见原因有:①有效循环血量不足。②心缩无力和心律失常。③酸碱失衡和电解质紊乱。④心肺复苏过程中的并发症未能纠正。为此,应加强监测心电图、血压、中心静脉压、血气和电解质。有条件时可监测肺毛细血管楔压、心排血量及胶体渗透压等。根据监测结果指导临床治疗。

2.维持呼吸功能稳定

心脏复搏后,无论自主呼吸是否出现,都要进行呼吸支持,直到呼吸功能恢复正常,以保证全身各脏器,尤其是脑的氧气供应。进行氧气治疗,充分保证患者氧气供应,使动脉血氧分压>13.33 kPa,二氧化碳分压保持在3.33~4.67 kPa,以减轻大脑酸中毒,降低颅内压。同时加强监测,防止呼吸系统的并发症,如肺水肿、呼吸窘迫综合征、肺炎、肺不张等。

3.防治肾衰竭

心搏骤停时缺氧,复苏时的低灌流、循环血量不足、肾血管痉挛及代谢性酸中毒等,均损害肾脏,继而发生肾功能不全。因此,应加强肾功能的监测与保护。其主要措施:保证肾脏有充足的血液灌注,可使用肾血管扩张药,如小剂量多巴胺<3 mg/(kg·min)静脉滴注。同时纠正酸中毒。及早使用渗透性利尿药,通常用20%甘露醇注射液。呋塞米是高效、速效利尿药,它可增加肾血流量和肾小球滤过率。

4.防治胃肠道出血

应激性溃疡出血是复苏后胃肠道的主要并发症,一旦发生,按消化道出血处理。常规应用抗酸药和保护胃黏膜制剂。

5.维持体液、电解质及酸碱平衡

长期不能进食者要进行静脉营养。

6.脑复苏

人脑的重量约占体重的2%,而脑血流占心排血量的15%~20%,其耗氧量占全身的20%~25%,同时大脑的氧和能量储备少。由于这些解剖生理上"低储备、高消耗"的特性,决定了它遭受缺血缺氧后较其他脏器更易受损。全脑缺血所致的损伤可分为缺血期和再灌注期两个阶段。缺血期发生的病理生理学变化以能量代谢障碍、细胞离子泵功能失常和酸中毒为主;在恢复循环,脑得到再灌注后,脑细胞的损伤还将继续,这就是所谓"再灌注损伤"。主要病理生理变化为脑水肿、脑血流及生化异常。了解其前后过程,设法予以预防或减轻,是脑复苏的关键所在。

脑复苏的基本原则:尽量缩短脑循环停止的绝对时间;降低颅内压、降低脑代谢和改善脑循环;采取特异性脑复苏措施阻止或打断病理生理进程,促进脑功能恢复。其主要措施如下。

(1)施行有效的CPR,缩短脑循环停止的绝对时间:开展CPR知识的普及教育,让全社会人员掌握CPR的基本操作技术,对提高脑复苏的成功率有重要意义。专业医务人员应不失时机地进行电除颤和开胸心脏按压,促使患者自主循环尽快恢复。

(2)低温疗法:低温可降低脑代谢,减轻脑水肿,稳定细胞膜,维持内环境稳定,抑制氧自由基的产生与脂质过氧化反应,减少兴奋性氨基酸的释放,抑制破坏性酶反应等,从多方面对脑缺血、缺氧起到保护作用。低温原则为:及早降温,在缺氧的最初10分钟内是降温的关键时间;全身低温以头部为主,在第 1 个 24 小时内将肛温降至 $30\sim32$℃,鼻咽温降至 28℃;持续降温,应坚持降温到大脑皮质功能恢复,其标志是听觉恢复。低温方法主要是在头部、大血管周围放置冰帽、冰袋配合体表物理降温。应用镇静药及全身麻醉药防止物理降温进程中的寒战反应。

(3)利尿脱水:利尿脱水是减轻脑水肿,改善脑循环的重要措施。常用药物有 20%甘露醇和呋塞米,但要注意避免过度脱水导致血液浓缩和血容量不足。

(4)促进脑内血流再流通:复苏早期维持血压正常或稍高,可促进脑供血、供氧。适当的血液稀释使血细胞比容降至 0.30 左右,以降低血液黏度。应用低分子右旋糖酐 $250\sim500$ mL/d,防止红细胞及血小板聚集。

(5)脑保护药物的应用:三磷酸腺苷(ATP)直接为脑细胞提供能量,促进细胞膜 Na^+-K^+-ATP 酶泵功能恢复,有助于消除脑水肿;精氨酸能增加钾离子内流,促进钠离子外流,ATP 与精氨酸配合使用更好。其他药物如辅酶 A、辅酶 Q_{10} 及细胞色素 C 等也可配合应用;葡萄糖虽可提供能量,但可引起脑内乳酸蓄积,加重脑水肿及神经细胞凋亡,尽量少用葡萄糖液。低血糖是有害的,应在血糖监测下输注葡萄糖液;钙离子通道阻滞药如尼莫地平、维拉帕米等对缺血再灌注的脑损伤有保护作用;甘露醇、维生素 E 及维生素 C 有氧自由基清除作用;川芎嗪、丹参和参麦注射液等都可抑制自由基触发的脂质过氧化过程,增强脑细胞的抗氧化能力,减轻再灌注后脑细胞的超微结构损伤。

(6)肾上腺皮质激素:可稳定细胞膜结构,改善血-脑屏障功能,减轻脑水肿。有长效药物地塞米松和短效的甲泼尼龙,一般应用 $3\sim4$ 天,应注意肾上腺皮质激素的不良反应。

(7)高压氧治疗:高压氧能显著提高脑组织的氧分压,增加组织的氧储备,增强氧弥散率和弥散范围,纠正脑缺氧,减轻脑水肿,降低颅内压,还具有促进缺血、缺氧神经组织的修复作用,有条件者应尽早常规应用。

(王迎鑫)

第三节 烧伤

一、热烧伤

(一)病因

火焰,热气体,灼热的液体、半固体和固体接触机体后都会造成热力烧伤。在平时烧伤患者中男性多于女性,年龄中以青壮年居多,小儿烧伤患者占 15%～20%。

根据烧伤的临床发展过程的不同阶段,大多将此过程分为体液渗出期、感染期、修复期、康复期 4 期。各期之间相互关联交错,烧伤越重关系越密切。

1.体液渗出期(休克期)

组织烧伤后的立即反应是体液渗出,一般要持续 $36\sim48$ 小时。小面积浅度烧伤,体液的渗出量有限,通过人体的代偿,不致影响全身的有效循环血量。烧伤面积大而深者,由于体液的大量渗出和其他血流动力学的变化,可发生急性休克。烧伤早期的休克基本属于低血容量性休克,与一般急性失血不同之处在于体液的渗出是逐步的。伤后 2～3 小时最为急剧,8 小时达高峰,随后逐渐减缓,至 48 小时渐趋恢复,渗出于组织间的水肿液开始回收,临床表现为血压趋向稳定,尿液开始增多。正是根据上述规律,烧伤早期的补液速度应掌握先快后慢的原则。

2.感染期

烧伤水肿回收期一开始,感染就上升为主要矛盾。浅度烧伤如早期创面处理不当,可出现创面周围炎症(如蜂窝织炎)。严重烧伤由于经历休克的打击,全身免疫功能处于低迷状态,对病原菌的易感性很高,早期暴发全身性感染的概率也高,且预后也严重。我国救治烧伤的一条重要经验,即及时纠正休克,就有抗感染的含义。感染的威胁将持续到创面愈合。烧伤的特点是广泛的生理屏障损害,又有广泛的坏死组织和渗出,是微生物良好的培养基。热力损伤组织,先是凝固性坏死,随之为组织溶解,伤后 2～3 周,是组织广泛溶解阶段,又是全身性感染的另一峰期。组织交界处的肉芽组织也逐渐形成,肉芽组织屏障多数在 2 周左右形成,坏死组织如能及时清除或引流,可限制病原菌的侵入。如处理不当,病原菌可侵入邻近的非烧伤组织。大面积的侵入性感染,每克痂下组织中菌量常超过 10^5,菌量继续增多,可形成烧伤创面脓毒症。创面表现晦暗、糟烂、凹陷,出现坏死斑,多采用早期切痂或削痂手术,及时进行皮肤移植以消灭创面。当创面基本修复后,并发症明显减少。

3.修复期

组织烧伤后,炎症反应的同时,组织修复也已开始。浅度烧伤多能自行修复。深Ⅱ度靠残存的上皮岛融合修复,但常见瘢痕增生,Ⅲ度因属全皮层烧伤,需靠皮肤移植修复。切除烧伤坏死组织和皮肤移植工作,目前多数在感染期进行。修复期只是对一些残余、零星小创面的补遗性的修复,并对一些关节、功能部位进行防挛缩畸形的措施与锻炼。大面积深度烧伤的康复需要很长的时间,有的还需要做整形手术。

4.康复期

深度创面(Ⅲ度烧伤与发生感染的深Ⅱ度烧伤)愈合后可形成瘢痕,严重影响烧伤部位的外观和局部功能,常需要锻炼、工疗、体疗和整形以期恢复。有的创面愈合后还会出现瘙痒和局部疼痛等症状,某些器官功能恢复正常需要一段时间,同时受伤者心理也需要一个恢复过程。深Ⅱ度和Ⅲ度创面愈合后,可反复出现水疱,甚至破溃,并发感染;严重大面积深度烧伤愈合后,由于大部分汗腺被毁,导致机体调节体温能力下降,在盛夏季节,这类患者多感全身不适,常需要 2～3 年调整适应过程。因此,康复期的长短视具体情况而定,在注重机体康复治疗的同时还应该重视心理康复。

(二)临床表现和诊断

不同部位和不同程度的烧伤对机体的影响不同,因此,正确处理烧伤,判断烧伤严重程度对于烧伤患者预后至关重要。

1.烧伤面积和深度估计

(1)面积的估计:面积的估计是指皮肤烧伤区域占全身体表面积的百分数。20 世纪 60 年代以前我国沿用 Wallace 九分法,20 世纪 60 年代以后创立适合我国的人体体表面积分类的中国九分法,国内常用的面积估计方法有两种,即九分法与手掌法。

①中国九分法:中国九分法是目前我国应用最多的一种方法。按解剖部位将人体以"九"为单位估计烧伤面积,即头颈 1 个"九",双上肢 2 个"九",躯干 3 个"九",双下肢(包括臀部)5 个"九"再加一。

②手掌法:无论年龄和性别差异,将五指并拢,其一掌面积为体表面积的 1%。若医务人员与患者的手大小相近,可用医务人员的手掌来估计。这种方法对于计算小面积烧伤很方便。但是对于计算大面积烧伤,此法同九分法相结合更为方便。

(2)深度的估计:深度的估计目前惯用三度四分法。

①Ⅰ度烧伤:Ⅰ度烧伤又称红斑性烧伤,仅伤及表皮浅层——角质层、透明层、颗粒层或棘状层,但生发层健在,增殖能力强。局部发红,微肿、灼痛、无水疱。在烧伤后 3～5 天局部由红色转淡褐色,表层上皮皱缩脱落愈合,可有短时间色素沉着,不留瘢痕。

②Ⅱ度烧伤:根据伤及皮肤的深浅分为 2 类。a.浅Ⅱ度烧伤伤及部分生发层或真皮乳头层。伤区红、肿、剧痛,出现水疱或表皮与真皮分离,内含血浆样黄色液体,水疱去除后创面鲜红、湿润、疼痛更剧、渗出多。如无感染 7～14 天愈合。其上皮再生依靠残留的生发层或毛囊上皮细胞,愈合后短期内可见痕迹或色素沉着,但不留瘢痕,皮肤功能良好。b.深Ⅱ度烧伤除表皮、全部真皮乳头层烧毁外,真皮网状层部分受累,位于真皮深层的毛囊及汗腺尚有活力。水疱皮破裂或去除腐皮后,创面呈白中透红,红白相间或可见细小栓塞的血管网,创面渗出多,水肿明显,痛觉迟钝,拔毛试验微痛。创面愈合需要经过坏死组织清除、脱落或痂皮下愈合的过程。由残存的毛囊,汗腺水上皮细胞逐步生长使创面上皮化,一般需要 21～28 天愈合。常有瘢痕增生。

③Ⅲ度烧伤:又称焦痂性烧伤。皮肤表皮及真皮全层被毁,深达皮下组织,甚至损伤肌肉、骨骼。创面上形成的一层坏死组织称为焦痂,呈苍白色、黄白色、焦黄或焦黑色,干燥坚硬的焦痂可呈皮革样,焦痂上可见到栓塞的皮下静脉网呈树枝状,创面镇痛,拔毛试验易拔出而不感疼痛。烫伤的Ⅲ度创面可呈苍白而潮湿状。在伤后 2～4 周焦痂溶解脱落、形成肉芽创面,面积较大的多需植皮方可愈合,且常遗留瘢痕、挛缩畸形。

2.烧伤严重程度

烧伤严重程度由烧伤的面积与深度决定,目前仍采用 1970 年全国烧伤会议拟定的分类标准,将烧伤分为以下几类。轻度烧伤指面积在 9% 以下的Ⅱ度烧伤,可在门诊治疗。中度烧伤指烧伤总面积在 10%～29% 的Ⅱ度烧伤或面积不足 10% 的Ⅲ度烧伤。重度烧伤指烧伤面积在 30%～49% 或Ⅲ度烧伤烧伤面积在 10%～19% 或烧伤面积不足 30%,但有下列情况之一者:①全身情况较重或已有休克。②较重的复合伤(严重创伤、冲击伤等)。③中、重度吸入性损伤(合并呼吸道烧伤)。特重烧伤指总面积在 50% 以上或Ⅲ度烧伤面积 20% 以上。

(三)治疗

1.现场急救

烧伤后现场急救的目标是尽快消除致伤原因、脱离现场和进行救治。

(1)迅速脱离热源:火焰烧伤者应尽快灭火,脱去燃烧衣物,就地翻滚或跳入水池熄灭火焰,互救者可就近用非易燃物品覆盖,隔离空气灭火,忌奔跑呼叫,以免风助火势,烧伤头面部和呼吸道,也要避免双手扑打火焰,造成双手烧伤。小面积烧伤立即用清水连续冲淋或浸泡,既可减痛,又可带走余热,减少渗出和水肿。

(2)保护受伤部位:在现场附近,创面只求不再污染、不再损伤,可用干净敷料或布类保护或行简单包扎后送医院处理,避免用有色药物涂抹,增加医生对深度判定的困难。

(3)维护呼吸道通畅:火焰烧伤常伴呼吸道损伤,特别应注意保持呼吸道通畅,必要时气管内插管,给予氧气,合并一氧化碳中毒者应移至通风处,吸入氧气。

2.转送

对于轻度烧伤的伤员,可以随时转送。中度烧伤的伤员,应该在静脉补充液体的同时,选用平稳的运输工具转送。烧伤面积 50% 以上,尤其是 70% 以上的伤员,如果不能在伤后 1~2 小时内送到附近医院,一般情况下应就地抗休克,有条件者应争取专业技术力量前往协助救治,在休克被控制后再转送。必须转送者应该建立静脉输液通道,途中继续输液,并保持呼吸道通畅。对于轻、中度烧伤患者来说,转送工具无严格要求;但对重伤者,则应选用速度快、颠簸少,途中能有治疗和紧急处理设备的转送工具。转送途中应携带必需的急救药品和器械,如气管切开包、各种急救药和氧气等。

3.入院后的初步处理

轻重有别:Ⅰ度烧伤创面一般只需保持清洁和防止再损伤;Ⅱ度以上烧伤需要做创面清创术;已并发休克者应首先抗休克治疗,待休克好转后方可施行。为缓解疼痛,清创前可注射镇痛或镇静药物。

(1)轻度烧伤:轻度烧伤主要进行创面处理,包括剃净创面周围毛发,清洁健康皮肤。创面可用 1:1 000 苯扎溴铵或 1:2 000 氯己定清洗,移除异物。浅Ⅱ度水疱皮应保留,水疱大者,可用消毒空针抽去水疱液。深度烧伤的水疱皮应清除。如果用包扎疗法,内层用油纱,外层用吸水敷料均匀包扎,包扎范围应超过创面 5 cm。面、颈与会阴部烧伤不适合包扎,予以暴露。一般不可用抗生素。

(2)中、重度烧伤:中、重度烧伤应按下列程序处理。①简要了解受伤史后,记录血压、脉搏、呼吸,注意有无呼吸道烧伤及其他合并伤,严重呼吸道烧伤需要及早行气管切开。②立即建立静脉输液通道,开始输液。③留置导尿管,观察每小时尿量、pH,并注意有无血红蛋白尿。④清创,估算烧伤面积和深度,特别应注意有无Ⅲ度环状焦痂的压迫,其在肢体部位可影响血液循环,在躯干部可影响呼吸,应切开焦痂减压。⑤按烧伤面积和深度制订第 1 个 24 小时的输液计划。⑥广泛大面积烧伤一般采用暴露疗法。

(3)创面污染重或深度烧伤:创面污染重或有深度烧伤者,均应该注射破伤风,并用抗生素治疗。

4.烧伤的早期处理

烧伤创面的愈合是治疗过程的关键,烧伤创面常常影响烧伤病情的变化,正确处理是保证治愈的重要环节。创面处理的目的是清洁创面、减少污染、加速愈合、减少瘢痕、恢复功能。

(1)浅度烧伤的早期处理:浅度烧伤是指Ⅰ度和浅Ⅱ度烧伤。Ⅰ度烧伤属于红斑性炎症反应,无须特殊处理,能自行消退或脱屑愈合,有烧灼感者,可薄涂面霜减痛。浅Ⅱ度烧伤只伤及皮肤表层,靠表皮的基底细胞和皮肤附件的上皮细胞的增殖和分化修复,因此,只要合理清创,善加保护,不再损伤,不继发感染,2周内多能自行愈合,不留瘢痕,也不会影响功能。值得注意的是对水疱的处理。如果水疱完整,应予以保留,只需用无菌空针抽出水疱液,水疱皮本身就是一种良好的生物敷料,有保护创面、减痛和促进愈合的作用。如水疱皮已经撕脱,裸露的创面一般用无菌油性敷料包扎即可,外用药并不重要,也不需要经常换药,以免损伤新生上皮,但如敷料浸湿,有异味或其他感染迹象,应勤换敷料,清除分泌物,以免因感染而加重伤情。浅Ⅱ度烧伤一般采用包扎疗法,但颜面部和会阴部烧伤应采取暴露疗法。

（2）深度烧伤的早期处理

①烧伤创面的处理:尽可能采取暴露疗法,如需包扎,一般不超过5天。大部分Ⅱ度烧伤需要手术治疗。对10%以下的小面积深度烧伤、全身情况稳定者,应争取早期1次性手术去痂,用自体皮全覆盖。中小面积烧伤无休克者,可在伤后立即切痂。积极去痂植皮可缩短病程,功能恢复较好,还可减少炎性介质的产生以减轻机体中毒反应,遏制全身性炎症反应,对防治烧伤后器官功能障碍有重要作用。烧伤面积30%以上者,一般应在伤后48小时,待血流动力学方面和全身情况趋于稳定时再行切痂。

a.切痂植皮:是将深度烧伤的皮肤连同皮下脂肪一起于伤后早期切除,并于切除创面上立即或延迟移植自体皮或自、异体皮或异种皮混植,以达到早期消灭创面的目的。大面积切痂的主要目的是缩小创面、抢救生命。从缩小创面的角度来看,不宜先选择那些面积不大而操作较复杂的部位进行。特别是早期初次切痂,伤员刚从休克打击中复苏过来,内环境尚未完全稳定,过多的手术干预可降低身体抵抗力,导致迅速发生全身感染的严重后果。去痂后的大面积创面,一般采用大张异体皮混植小量自体皮的方法,以节约自体皮。当然必须根据伤员具体情况选择。如果烧伤面积不太大或需要切（削）痂的面积不多,而伤员全身情况较好,自体皮源较充裕时,也可同时进行手、足的切痂,并用大张或网状自体皮移植。

b.削痂植皮:深Ⅱ度创面用滚轴取皮刀削痂,削除创面坏死真皮组织,尽可能保留具有活力的部分网状层、皮下血管网及浅筋膜,使创面新鲜、红润。静脉血管及出血点用双极电凝止血。因网状层含有弹力纤维及网状纤维,术后新植皮肤更具有弹性,会减轻瘢痕增生及皮片挛缩。残留网状层的保留对于植皮手术效果意义重大。在大腿前外侧取整张中厚皮片覆盖创面,边缘小针细线稀疏直接对位缝合,辅以输液、贴粘贴固定,剪小纱布块覆盖,纱布绷带包扎固定。依中厚皮创面大小取刃厚皮覆盖供皮区,外涂表皮生长因子,覆盖油纱条。植皮区和供皮区均用弹力绷带加压包扎,置抬高位,缓慢放松止血带。术后第7天打开植皮区首次更换外敷料,第10天拆线。供皮区首次3天换药,第10～14天可完全揭除油纱条。愈后植皮区和供皮区外用抗瘢痕增生药物。拆线后,植皮完全成活者逐渐开始康复训练。

c.植皮术:植皮在烧伤治疗中是常用的重要方法,多数深度烧伤创面均需采用游离皮片移植才能愈合。在自身健康皮肤处（供区）取下一部分皮肤,用于覆盖切除了瘢痕的区域（受区）。供区的皮肤需要在受区得到新的血管供血才能够成活。一般情况下,自体皮肤移植成功的概率很高,但也有植皮不成活的可能。此外所有的植皮,都会在供区留下瘢痕。

薄层皮片植皮（又称刃厚皮片植皮）。平均厚度约为0.3 mm（<12%时）,组织学上包含皮

肤的表皮层及少许真皮的乳头层。应用范围如下:大面积皮肤缺损,如创伤、皮肤撕脱或表浅肿瘤切除后所遗留的创面,常可用薄层皮片移植。有感染的肉芽创面:如广泛感染造成的皮肤坏死或Ⅲ度烧伤后的肉芽创面,薄层皮片移植可使创面早期愈合。口腔、鼻腔或眼窝黏膜缺损时,亦可用薄层皮片移植修补。

优点:容易生长,抵抗力较强,在条件较差或有轻度感染的肉芽创面也可以存活生长;供皮区恢复较快,取皮后7～10天即可完全愈合,无显著瘢痕遗留。必要时可以再次或多次切取,在头皮可以反复取皮多达10余次,个别病例达30余次。

缺点:形态上因皮片下瘢痕增生,愈合后皮片常有挛缩,有时可比原来缩小40%,皮片色素沉着较深;功能上常因皮片挛缩而不能达到恢复功能的目的,尤其在关节附近。由于皮片薄,经不起压力与摩擦而形成溃疡。

中厚自体皮移植:平均厚度为0.3～0.6 mm(12%～24%时),包含表皮及真皮的一部分(薄中厚度皮片)或达到皮肤全层厚度的3/4(厚中厚度皮片)。这种皮片因含有较多的弹性组织而具有全层皮的特点,收缩少、柔软、耐磨。供皮区又能自行愈合,所以临床应用广泛,应用范围如下:修复面部或关节处的皮肤缺损或切除瘢痕或肿瘤后所遗留的创面;修复功能部位的新鲜创面。但如有肌腱或骨面外露时,应先设法用附近的软组织将其覆盖后,再行植皮;健康的肉芽创面,要求功能与外观较高的部位。

全厚皮片植皮:包含表皮与真皮的全部,但不附有脂肪组织。其为植皮效果最好的一种,收缩小,柔软有弹性,耐压耐磨,色泽与正常皮肤近似,但生长较困难,有感染的创面不易成活。因供皮区不能自行愈合,必须直接拉拢缝合,故取皮量受到限制。一般常用于以下情况:面部器官,如眼睑外翻、鼻翼缺损等皮肤的缺损;修复手掌、足底等新鲜无菌创面。

含真皮下血管网皮片的临床应用:20世纪70年代后期,曾有学者将含真皮下血管网及部分脂肪皮片用于临床,并证实同样可以重建血液循环。但对受区创面条件要求更高,止血必须完善,制动固定要确实。若皮片完全成活,功能很好;若愈合不良则晚期功能不佳。在应用中必须注意。

②感染创面的处理:创面感染可来自自身皮肤或创面残留的毛囊内细菌,患者的口鼻及呼吸道,外界周围的环境。因而对床面要严格实施无菌操作,最大限度地降低污染程度,特别是在伤后的2周内。

加强创面无菌管理,定时翻身,避免长时间受压,改善局部血供,静脉给予有效抗生素,使创面细菌得到抑制。已经成痂的创面,应该保持完整和干燥。包扎创面有感染时,尤其是铜绿假单胞菌感染,包扎方式应改为暴露或半暴露。

感染创面及早充分引流,尽可能去除坏死组织,及时完整地予以覆盖,封闭创面。对于血供可达到的创面可考虑应用全身抗生素。

浅Ⅱ度创面感染时,应将感染的水疱全部去除,并采用淋洗、浸泡、湿敷的方法引流脓液,创面多能自行愈合。对于感染较重的创面可考虑局部用抗生素纱布行湿敷或半暴露。

创面的焦痂或痂皮自溶脱落后,应给予脱痂或削痂的处理方法,在条件允许的前提下,有计划地尽快去除痂皮或焦痂。脱痂后的创面,如残留坏死组织,可湿敷或浸泡,促其尽快脱落;或先用异体皮覆盖,每2～3天更换1次,待创面洁净后,再植自体皮。

创面的铜绿假单胞菌来自外界接触或交叉感染,对表浅的铜绿假单胞菌感染,可用消毒液或淋洗液浸泡,再用抗生素纱布行半暴露,保持创面干燥,大都可以控制。通常铜绿假单胞菌污染创面后并不一定迅速繁殖导致全身感染。对侵袭性铜绿假单胞菌感染除加强全身抗感染等措施外,局部采用10%磺胺米隆霜涂抹,并尽快切除焦痂或坏死肉芽组织、植皮封闭创面。铜绿假单胞菌感染的处理原则:加强早期的无菌管理,若发现创面有细菌生长,改为暴露,并加强翻身换药;创面出血坏死斑是危险因素,应该积极处理,肢体出现坏死斑应考虑截肢。

创面感染中以念珠菌居多,此外还有曲霉菌、毛霉菌。创面浅层的真菌感染或污染,表现为焦痂或半暴露纱布表面散在灰白、黄褐或绿色圆点,有的似钱币状,形成真菌集落或霉斑。若不处理,可扩大且相互融合,呈绒毛状,这种浅层感染如及时处理,通常不致引起严重后果。可用2.5%聚维酮碘或1%结晶紫涂抹焦痂表面,肉芽创面用碘甘油涂抹。如真菌已侵入痂下、软组织,表现为绿豆大小黄色颗粒或干酪样坏死。应加强全身支持,局部和全身使用抗真菌药物。如有可能,停用广谱抗生素和激素。若真菌感染仅限于皮肤、皮下组织,可广泛切除后植皮以尽快封闭创面。对于局限于自体创面深层的真菌感染,发生肌肉广泛坏死者,可考虑截肢。导致真菌感染的因素包括长期大剂量应用抗生素、肾上腺皮质激素。真菌侵入血管可产生软组织广泛缺血坏死,如侵入骨髓可导致骨髓炎。

5.全身感染的诊断及处理原则

(1)全身感染的诊断:持续高热或体温骤升、骤降,尤其是伴有寒战者。低温多见于革兰阴性菌感染。症状为呼吸增快,频率增加,血氧饱和度降低,甚至急性呼吸衰竭。伴有白细胞计数的骤升或骤降,白细胞计数减少亦多见于革兰阴性杆菌的感染。

精神症状如兴奋多语、凝视、嗜睡、淡漠,此时多考虑患者合并休克。

创面周围急性浸润,创面出血点增多或出现出血斑,创面加深、上皮停止生长,焦痂下出现焦腐败、恶臭。铜绿假单胞菌感染时,创面和正常皮肤均可出现出血样坏死,每克感染组织中细菌定量$>10^5$。

消化道出血相关症状为食欲减退、恶心等消化不良症状,较常见于革兰阴性杆菌感染。

如果合并严重感染性休克,血压下降,此时出现MODS,应强调器官功能支持。

动态进行血液细菌培养和测定血浆内毒素含量,有助于诊断。

(2)全身感染的处理原则

①全身支持治疗:全身支持治疗包括抗休克治疗,须补充足够热量,纠正贫血和低蛋白血症。首选肠内营养,可进行管饲肠内营养。在应激期可考虑辅以静脉营养。

②及时消除和杜绝感染源:创面是最重要的感染源,应尽早切除焦痂并将其全覆盖;积极防治休克,减轻肠道缺血缺氧损害,早期肠内营养,防治肠源性感染;防止化脓性静脉炎,呼吸道、泌尿道感染及输血、输液污染等。

③合理应用抗生素:小面积浅度烧伤原则上不适用抗生素,大面积深度烧伤可早期静脉应用高效广谱抗生素,但应该避免长时间连续使用,防止二重感染的发生。在应用抗生素的同时注意监测肝、肾功能,预防MODS。

④无菌隔离:加强医务人员无菌操作,限制人员进入,接触创面的辅料、被单物品等均需灭菌,工作人员接触创面前后应洗手或戴无菌手套,注意无菌操作和污物处理等。

⑤加强护理：使创面充分暴露，勿长期受压，以保持焦痂的干燥与完整；及时发现痂下或静脉导管局部感染；加强各种管道的管理，防止导管相关性感染。

6.常见并发症及其防治

(1)肺部并发症：严重烧伤并发急性呼吸衰竭，最重要的原因是吸入性损伤。但无吸入伤的烧伤患者，也可发生呼吸衰竭，最常见的是脏器功能衰竭，是当前烧伤的主要死亡原因之一。

①发病因素：烧伤后呼吸衰竭的发病因素复杂，常常是多因素的，除吸入性损伤外，还有以下重要发病因素。

a.休克：烧伤早期发生呼吸衰竭的主要原因，以往称之为"休克肺"，其发病机制较复杂，基本原因是微循环障碍。因为肺组织血灌流不足，损伤血管内皮细胞，致血管通透性增高，循环液体外渗，发生肺间质水肿和肺泡水肿。同时烧伤休克时，交感-肾上腺系统、肾素-血管紧张素系统亢进，肺泡巨噬细胞、血管内皮细胞、粒细胞等炎性细胞被激活，释放大量促进血管收缩的细胞因子，如内皮素、血栓素、血小板活化因子等，使肺血管收缩，肺循环阻力增加，压力增高，也有助于循环内液体外渗，加重肺水肿。

b.感染：烧伤后肺部感染或严重的全身性感染都可以并发呼吸衰竭。感染是烧伤休克期后并发呼吸衰竭的主要原因，即使因吸入性损伤或休克引起的肺功能衰竭也有感染因素参与。

c.误吸：烧伤并发呼吸衰竭的另一重要原因。这是因为严重烧伤多有面颈部烧伤，咽喉部水肿明显。特别是深度烧伤者，更有颈部焦痂压迫，致吞咽困难。而口鼻咽喉部积存大量的分泌物，容易发生误吸；严重患者，引发胃肠功能障碍，则更易使胃内容物反流；若患者昏迷或行气管切开，更易发生误吸。

d.补液得当：烧伤后肺毛细血管通透性增高，补充电解质溶液容易渗出。但是烧伤后体液大量丧失，输液又是烧伤治疗的重要措施。烧伤早期血容量严重不足，不予纠正，将并发"休克肺"，休克期补液及时，纠正休克，将减轻肺组织的缺血性损害，不致促使或加重肺水肿。

e.氧中毒：吸氧是治疗烧伤的常用措施，特别是吸入性损伤伴一氧化碳中毒或需用机械通气者，更需高浓度氧或较长时间吸氧。但高浓度氧可致肺损害，持续吸入氧分压400 mmHg以上的氧48小时，可发生肺间质和肺泡水肿；吸入72小时，则有2/3的肺泡被纤维蛋白、细胞碎屑等堵塞，形成肺泡透明膜，肺泡组织增生、肥大等，严重影响呼吸功能。

②临床表现：烧伤早期可无明显呼吸衰竭的征象，明显临床症状在伤后24～48小时才能出现，其特征更似ARDS，也可分为4期。

a.初期：第1期为初期。休克期后可出现呼吸增快低碳酸血症、呼吸性碱中毒。此时呼吸增快主要因肺间质水肿和肺组织间隙压增高，刺激了组织间隙的受体和C神经纤维，冲动经迷走神经传导至中枢，使呼吸增快。

b.呼吸窘迫期：第2期为呼吸窘迫期。病情加重，已发生明显肺泡水肿，出现呼吸窘迫，呼吸频率超过30次/分，低氧血症、PaO_2降至70～80 mmHg，$A-aDO_2$增加，肺分流量增至心排血量的10%～20%。呼吸音粗糙，出现散在干、湿啰音。

c.呼吸衰竭期：第3期为呼吸衰竭期。严重呼吸困难，呼吸快而浅，呼吸频率可超过40次/分。缺氧明显，PaO_2可降至70 mmHg以下，肺分流量可超过心输出量的20%，低氧血症难以用一般措施纠正，须用机械通气。

d.末期:第4期为末期。严重呼吸困难,极度缺氧,机械通气也难维持 PaO_2 在 70 mmHg 以上。脑缺氧严重,致意识不清,甚至昏迷,严重代谢性和呼吸性酸中毒、血 pH 可降至 7.10 以下。

③治疗

a.保持气道通畅:应加强呼吸道护理,鼓励深呼吸和咳嗽,及时清除口、鼻分泌物,翻身拍背以利痰液排出。

b.给氧:必要的治疗措施,维持 PaO_2 在 80 mmHg 左右。

c.机械通气:烧伤后肺功能衰竭的缺氧主要由通气/血流比例失衡所致,一般给氧,很难纠正低氧血症,须及时采用机械通气。

d.防治感染:烧伤后肺部感染常因误吸或呼吸道感染引起,也是创面感染导致的全身性感染的一部分。尽早切痂、清除坏死组织,封闭创面,能有效防止全身感染。一旦肺部出现感染征象,则应根据检出细菌敏感度应用有效抗生素。

e.药物治疗:烧伤后呼吸衰竭可出现多种症状,应根据不同的症状应用不同药物。如发生支气管痉挛,可用氨茶碱、地塞米松等扩张支气管药物;出现肺高压,可用东莨菪碱、山莨菪碱等胆碱阻滞药或苄胺唑啉类 α 受体阻滞药。

(2)肾功能不全

①发病原因:烧伤后肾功能障碍的发生主要由缺血和肾毒性物质引起。

a.缺血:烧伤后主要引起肾缺血的是休克。烧伤休克时,肾血液灌流急剧减少,导致肾前性肾功能障碍,如能及时恢复有效的肾血液灌注,肾功能大多能于短期内恢复,但若休克持续时间较长,肾实质将发生缺血、缺氧性损害。在肾血流量下降的早期,肾能够自然调节,促进肾小管再吸收水和钠,勉强维持肾小球滤过。此时若出现少尿,尿渗透压仍可正常;若损害肾实质,则出现低渗尿等。

b.感染:继休克期后,导致伤后肾功能不全的另一重要原因。感染所致肾实质损害,除了细菌及其毒素的直接损害外,主要还是缺血性损害。烧伤感染所致的脓毒症,尤其是革兰阴性杆菌内毒素,可使全身微血管(特别是微静脉)扩张,血液淤滞于静脉床,使有效循环血量减少,加以血管内皮细胞受损,毛细血管通透性增高,大量体液从血管内丧失,血容量进一步减少。另外,组织水肿可增加微血管阻力,加重组织缺血。

c.肾毒性物质:除某些化学烧伤(如磷、苯、铬等)引起有毒性物质直接损害肾实质外,烧伤后常见的肾毒性物质主要有两大类。

一类是烧伤本身产生的肾毒性物质。常见的大面积深度烧伤或电烧伤时,高温所致的大量溶血产生血浆游离血红蛋白和肌肉烧伤所产生的肌红蛋白。此外,在严重热压伤(即烧伤＋挤压伤)时,肌肉被挤压受损溶解;肢体被环形焦痂压迫,发生"筋膜腔综合征",肌肉缺血性坏死溶解。上述情况均可产生大量肌红蛋白。它们入血(肌红蛋白血症和血红蛋白血症)后,从肾排泄,产生肌红蛋白尿和血红蛋白尿。在正常情况下,两者的肾毒性并不大,烧伤后机体处于低血容量、肾缺血、酸性尿时,可引起肾损害。目前已知的肌(血)红蛋白尿导致急性肾功能不全(或衰竭)的机制有3种:肾小管管型形成;肾小管管型形成后,导致肾小管上皮细胞对肌(血)红蛋白摄取量增加,使肾上皮细胞受损;使肾小管收缩。

另一类是医源性的肾毒性物质。较常见的是肾毒性抗生素,如目前使用的第二、第三代头孢菌素,其肾毒性虽然已减少,但是若用量过大或与氨基糖苷类抗生素及呋塞米等利尿药合用时,也可损害肾实质。损害部位主要是近端肾小管上皮细胞,可抑制肾小管上皮细胞膜上的磷脂酶 A_2,使膜功能改变,细胞变性或坏死,细胞内溶酶体、磷脂及线粒体释放。同时通过免疫反应,导致一系列肾小管功能异常。其他药物导致肾损伤的有两性霉素 B 等抗真菌药物、治疗溃疡的西咪替丁及利尿酸钠类利尿药。

②临床类型:烧伤后肾功能不全,临床上可分为少尿型与非少尿型。少尿型急性肾功能不全大都发生于严重烧伤休克期。其临床过程分为少尿期、多尿期和恢复期。少尿期少尿、无尿、尿比重低而固定(1.010 左右)。由于尿量减少,机体的代谢产物不能从尿液中排出,出现氮质血症(尿素氮增高等)、血肌酐增高和肌酐清除率明显降低及电解质紊乱,如血清钾、镁增加、水潴留、血清钠低(主要由于水潴留所致稀释性低钠血症)、酸中毒等。应特别指出,由于大量体液从创面渗出,故临床上大面积烧伤患者不同于其他创伤所致的少尿型急性肾衰竭患者,高钾血症、高镁血症、水潴留等不太明显。少尿期的病程不一,短者 2~3 天,长者 1 周左右或更长。多尿期开始后尿量逐渐或骤然增多,但氮质血症等尚需一段时间才能恢复至正常水平。但严重大面积烧伤患者并发肾衰竭后机体遭受较多消耗,抵抗力降低,在此期易发生全身性感染而死亡。烧伤后非少尿型急性肾功能不全并不少见,往往因尿量不少,甚至是增多,而延误诊断甚至漏诊。由于尿量不少,非少尿型急性肾功能不全无水潴留,故大都无稀释性低钠血症,血清钠一般正常甚至可出现高钠血症。由于大量创面渗出,血清钾一般正常甚至偏低。因此,烧伤后非少尿型急性肾功能不全患者,除尿量不少外,主要表现为血尿素氮、血肌酐增高,肌酐清除率降低,但严重程度较少尿型者轻。尿比重低而固定,尤其是后者。

③治疗

纠正水、电解质平衡紊乱。

a.补液:摄入量=丢失量+当日正常需要量-当日内生水量

但是由于烧伤创面渗出的不显性丢失量变异较大,特别在高温下采用暴露者,更难估计。因此,按公式预计每日摄入量有较多困难。为免除补水过多或缺水,有条件者可每日定时测量体重,一般每日体重应减少 0.3~0.5 kg。烧伤后并发肾功能不全者发生低钠血症,大多因水过多,不必增加补钠量,但是否利尿,还要全面衡量。因为烧伤后有大量钠离子从创面丧失,细胞缺氧时,钠泵失灵,会有不少钠离子转入细胞内,因而血清钠浓度也可降低。因此,血钠下降不显著时,不必勉强予以纠正。

b.营养支持:急性肾功能不全时,为了避免加重氮质血症,主张少补蛋白质。但烧伤后高代谢,消耗大量蛋白质,若不及时补充,机体抗病能力锐减,更易并发感染。因此,在补充足够热量的同时,要补充适量的蛋白质,维持正氮平衡或轻度负氮平衡。

c.利尿药:出现少尿的早期,应用大剂量呋塞米,能够改善缺血性肾功能不全的肾小球滤过率,缩短少尿期,首剂 100~200 mg,24 小时用量可达 1 000~2 000 mg,也可与多巴胺联合静脉滴注。

d.透析:经一般治疗无效,氮质血症增重,并有下列情况者,可考虑透析。急性水肿;高钾血症,血清钾在 6.5 mmol/L 以上;高分解状态;无尿 2 天或少尿 4 天以上;血尿素氮 21.4~

28.6 mmol/L 或血肌酐＞442 mmol/L。

（3）心功能不全

①病因及发病机制

a.心肌缺血和缺氧损害：心肌是人体耗氧量最多的组织,正常成年人冠状动脉血流量仅占心排血量的 5%,但耗氧量却占总耗氧量的 10%。导致心肌缺血的主要原因如下。

烧伤后血液灌注不足和再灌注损伤：近年来研究表明,严重烧伤后 3 小时心肌血流量迅速下降,可检出明显的缺血性心肌形态学改变,心肌细胞能量代谢障碍,ATP 生成减少,乏氧代谢,H^+ 浓度增高等。稍后并发再灌流损伤。血流重新灌注时,部分缺血心肌不能得到充分的灌流,称为无复流或无再灌。这是因为心肌缺血时,心肌细胞和血管内皮细胞肿胀,心肌细胞收缩时使部分缺血区域不能及时得到血液灌注,加重了缺血损害。

心肌病理性氧供依赖性氧耗：正常供应的氧,只有约 25% 被组织利用,氧耗量等于氧需要量,氧耗量比较恒定,且不随氧供量改变。烧伤休克时,可发生病理性氧供依赖性氧耗,其原因可能与伤后血管内皮细胞损伤、粒细胞和血小板聚集,形成微血栓,致微血管闭塞或与自身调节功能障碍有关。

一氧化碳和氰化物中毒：严重火焰烧伤,多伴吸入性损伤。在密闭环境下,受伤者可有不同程度的一氧化碳中毒。

b.心肌收缩力受抑制：研究证明,Ⅲ度烧伤 1 小时后,40% 左心室收缩压峰值、左心室最大变化速率、心力环的总面积都有短暂升高,这可能是烧伤的应激反应。但随后各项指标均下降,提示心脏收缩性能减低。引起心肌收缩性减弱的原因是多方面的。我们发现烧伤休克时,心肌收缩蛋白被破坏,心肌肌节变形,肌丝排列紊乱,肌原纤维溶解、断裂,使心肌舒缩的基本功能单位——肌小节受到损害。肌球蛋白是心肌的主要收缩物质,具有 ATP 酶活性。当肌球蛋白分子损伤时,分子量较小的肌球蛋白轻链易从肌球蛋白分子上解离出来。研究发现,严重的烧伤早期心肌肌球蛋白 ATP 酶活性降低,血浆心肌肌球蛋白轻链 I 大幅度升高,提示心肌收缩结构破坏。另外,烧伤后心肌收缩功能受抑还有心肌抑制因子(MDF)的作用。MDF是溶酶体酶释放的水解蛋白产生的一种多肽,主要来自缺血的胰腺,MDF 可能是通过干扰 Na^+ 快通道活动而对心肌产生抑制作用的,但其机制尚不完全确定。近年来研究还发现,烧伤后血管内皮细胞释放的内皮素也具强大的新功能抑制作用,能使心肌收缩力进行性降低。

c.心脏负荷增大：烧伤早期误用血管收缩药物,将使外周阻力增加,加重左心负担;呼吸衰竭时,肺血管阻力增加,可影响右心功能;特别是短期内快速输血输液,超过心脏排出能力,将使心功能障碍。在少尿性肾衰竭或水肿回收期,甚至可并发急性心功能衰竭。

d.感染：烧伤后并发的心功能不全,多与感染有关。可并发于全身感染或肺部感染,少数病例也因心脏本身感染,如细菌性心内膜炎、心肌脓肿、心肌炎等。感染可通过多种途径增加心脏负荷或妨碍心肌的舒缩功能:细菌毒素可直接抑制心肌的舒缩功能;感染发热增加代谢而加重心脏负荷;心率增快,增加心肌耗氧量,缩短心脏舒张期,影响冠状动脉灌流等。

②烧伤后心功能不全的临床表现与诊断：烧伤后心功能不全的常见表现是输出障碍,休克、感染等原因纠正后,心脏的输出障碍也大多能纠正。但是若病因持续存在并加重,也可发展成为严重的心力衰竭。典型的心力衰竭症状与非创伤者并无不同,但由于烧伤病情复杂,特

别是烧伤后胸部焦痂,影响胸部检查的准确性,其症状与烧伤休克、感染的表现混同,因而临床早期诊断,困难较多。

a.症状:心慌、气急是值得注意的症状。

b.心脏听诊:心率增快是烧伤后常见症状,大多非心功能不全的表现,但若持续心率过快,则要注意。若出现舒张期奔马律或"胎儿样"心音则系心功能减退的征象。

c.心电图:QRS波低电压、ST段抬高和降低等心肌缺氧和劳损,心室肥大图形等。

d.胸部X线片:如发现心脏扩大,有助于诊断,但患者易斜卧(头高足低),球管距离应较远,以免横膈抬高及摄片距离太近,影响对心脏大小的判断。

e.心功能监测:烧伤后心功能不全,应分清其主要发病因素。因此,需检测血流动力学变化,了解输出能力下降的原因。

心排血量降低:心排血量是反映心泵功能的综合指标。正常心排血量为3.5~5.5 L/min,心功能衰竭时可低于2.5 L/min。

射血分数(EF)降低:射血分数是指心室舒张末期容积和心室收缩末期容积之差与心室舒张末期容积之比。EF也是反映心收缩功能的常用指标。正常射血分数为60%±9%。

心室舒张末期压升高:较早出现变化。左心室收缩功能减弱或容量负荷过多都可使左心室舒张末期压(LVEDP)增高,但临床检测LVEDP困难,多用肺动脉楔压(PAWP)代替LVEDP反映左心室功能状态,正常PAWP<18 mmHg时可出现肺水肿。

中心静脉压升高:中心静脉压(CVP)能反映右心排出能力。右心功能不全时CVP可高达15 cmH$_2$O以上。

f.心肌损伤指标:除根据临床症状和心电图表现外,可用血清酶学检查。常用的是肌酸激酶及其同工酶乳酸脱氢酶并非心肌特异性酶,因而不能准确反映心肌损害。近年来研究发现,CK-MB亚型、肌球蛋白轻链特异性特别高,特别是肌钙蛋白在心肌和骨骼肌间氨基酸顺序同源性非常低,能更特异地反映心肌损伤程度。

③烧伤后心功能不全的分类

a.按发生部位:

左心功能不全:以肺静脉淤血为特点。周围阻力增高,左心室后负荷增加,使心排血量减少。

右心功能不全:以体循环静脉淤血为特征,常见于肺血管阻力增高等。

全心功能不全:左心室和右心室排血功能均发生障碍,既有肺静脉淤血,又有体循环静脉淤血。此种心功能不全可从开始即表现为双室功能障碍,也可由左心室功能不全发展而来。

b.按心排血量:

低输出量心功能不全:心排血量低于正常休息时的水平,如急性血容量减少、心肌受损、静脉回流减少、心脏压塞等引起的心功能不全。

高输出量心功能不全:心排血量高于或接近于正常休息时的水平,如血液稀释、感染早期、过多过快输液、创伤水肿回收期所致的心功能不全。由于心脏长期处于高输出量状态,使心肌的能量消耗过大而发生相对供能不足,心脏的代偿功能受损,引起心功能降低,心排血量有所下降。此时虽然已发生了心功能不全,但是仍保持着一定程度的原发高动力型循环状态的特征。

④烧伤后心功能不全的防治：由于早期并发的心功能不全多与休克和（或）肺功能不全有关，因此早期的预防重点在于迅速纠正休克和肺功能不全。后期并发症的心功能不全多与感染有关，预防重点应是防治感染。

a.一般处理：休息时减轻心脏负荷，应尽可能保证患者休息。设法解除患者的焦虑情绪，减少对患者的干扰，给予必要的镇痛和镇静药。有缺氧表现者，应给予吸氧。如果一般吸氧仍不能改善缺氧，氧分压低于 60 mmHg，特别是有肺部病变、出现明显呼吸困难、CO_2 潴留者可直接使用呼吸机辅助或控制呼吸。贫血时，心脏代偿性做功增加，应纠正贫血，使血红蛋白维持在 100 g/L 以上，也是减轻心脏负担的必要措施，体温过高者，应予以降温。还应及时纠正酸碱及水与电解质紊乱。有心源性哮喘时，给予氨茶碱（0.25 g 稀释后缓慢静脉滴注）或静脉内注射地塞米松，以解除支气管痉挛，减轻呼吸困难。

b.减轻心脏前负荷：如某些严重烧伤，经过快速大量补液后虽然纠正休克，但是循环血量常超过正常水平，特别是体液开始回吸收时，使心脏前负荷增加，引起心功能不全。患者可出现颈静脉怒张、血压升高、心率加快而有力、肺充血、肺动脉楔压及中心静脉压升高等表现，应根据伤情，立即减慢输液速度，减少输液总量，同时应用利尿药，降低心室充盈压力，可静脉内注射呋塞米 40～80 mg 或利尿酸钠 50 mg，15～20 分钟后排出大量尿液，可使心脏前负荷减轻。

某些烧伤患者并发感染时，可出现高动力性心功能不全，心排血量超过正常，心率增快，血压轻度增高，脉压增大。与前负荷增加不同的是，一般少有颈静脉怒张和肺充血，CVP 和PAWP 大都是正常或偏高。心率过快时，可给予小剂量 β 受体阻滞药，如普萘洛尔和比索洛尔等，可使心率下降，心排血量及血压降至正常范围。

c.减轻心脏后负荷：如果是使用血管收缩药物所致心脏后负荷过重，应立即停止血管收缩药，并适量应用血管扩张药；如患者有明显肺水肿、CVP 和 PAWP 增高，特别是伴有周围血管强烈收缩时，也可使用速效的 α 受体阻滞药，如苄胺唑啉 5～10 mL 加入 5％葡萄糖 250 mL中缓慢静脉滴注，使周围血管扩张，外周阻力降低，减轻心脏负担，缓解肺水肿。应用血管扩张药时，须严格观察血压变化，防止使用过量引起严重低血压。此类患者多伴有创伤后肺功能不全，故还应积极扶持肺功能。

d.恢复心肌收缩力：各种原因所致的心功能不全，最终均可造成心肌结构改变，影响心肌收缩力。应及时给予必要的心率扶持，对心率较快者，一般可缓慢静脉内注射毛花苷 C0.4 mg（加入 10％或 50％葡萄糖液 20 mL 中），必要时 4～6 小时后可重复 0.2～0.4 mg，当日总量可达 1.6 mg；亦可用毒毛花苷 K（0.125～0.25 mg 加入 10％或 50％葡萄糖液 20 mL 中缓慢静脉注射）。

扶持心肌收缩力也可应用非洋地黄类药物。如果心率不快，可选用多巴酚丁胺（20～40 mg 加入 5％或 10％葡萄糖液 250 mL 中静脉滴入，每分钟每千克体重不超过 20 μg）。使用多巴酚丁胺时若存在血容量不足，应在用药前加以纠正，并依患者的治疗效应调整治疗时间和给药速度。用药期间应定时或连续监测心电图、血压、心排血量，必要时可监测 PAWP 和CVP。异丙肾上腺素也有增强心肌收缩力的作用，可酌情选用，一般用 0.2～0.4 mg，加入

250 mL 液体中静脉滴入。

e.避免过多输液：心功能不全时，应避免过多过快输液，以免加重心脏负担或诱发心力衰竭。输液最好在中心静脉压严密监测下进行，有条件者，放置 Swan-Ganz 漂浮导管，连续测定肺动脉压、心排血量和 PAWP。PAWP 低于 10 mmHg 时，补液较为安全；当超过 18 mmHg 时，应慎重补液，注意控制好补液总量与速度。

f.改善心肌能量代谢：创伤后心肌缺血与缺氧、感染等，常引起心肌能量代谢障碍。可给予极化液（葡萄糖、胰岛素、10％氯化钾混合液）、ATP 和氯化镁、辅酶 A、肌苷、细胞色素 C 等以补充心肌能量供给。改善心肌缺血可给予拮抗药，如氨氯地平（5 mg 口服，每天 1 次），可增加心肌供氧量，减少心肌需氧量。血管紧张素转换酶抑制药可以拮抗心肌内在的肾素-血管紧张素系统，改善心肌血液供给，保护心肌间质网架结构，也可酌情选用。

g.纠正心律失常：某些严重烧伤，特别伴严重感染或电解质紊乱者，可出现心律失常。最常见者为窦性心动过速，如果心率在 120 次/分左右，多不需要处理，若持续在 140 次/分以上，必要时可给予毛花苷 C 或 β 受体阻滞药。阵发性室上性心动过速亦较常见，尤其小儿，心率可达 180 次/分以上，应尽快控制其发作，可皮下注射吗啡。伴休克者，可用盐酸甲氧明或肾上腺素，也可选用维拉帕米。若上述治疗无效，可用奎尼丁、普鲁卡因胺、普萘洛尔等药物。

h.其他治疗：急性左心室功能不全并发急性肺水肿时，可经静脉缓慢注射氨茶碱 0.25 g，以减轻支气管痉挛，增加心肌收缩力；静脉注射呋塞米 20～40 mg 或利尿酸钠 25 mg；静脉应用地塞米松、氢化可的松。为减轻介质和毒素对心脏的作用，可应用血液透析和血浆交换治疗等。

(4)应激性溃疡：烧伤、感染、休克等应激情况下，消化道（主要是胃和十二指肠）可发生急性糜烂、溃疡和出血。不可林（Curling）于 1842 年最早发现烧伤后并发急性十二指肠溃疡（柯林溃疡）。但以后发现烧伤后除十二指肠外，胃、食管、空肠等处也可发生溃疡，是烧伤后应激反应引起的。烧伤后应激性溃疡由多因素导致，目前尚未完全阐明原因，缺血与胃液中氢离子反渗可能是主要发病原因。其症状常被烧伤掩盖，不少患者直至出血或穿孔后才注意。因此，要加强观察，疑似本症时，可行纤维胃酸检查，多能确诊。一般不行 X 线钡餐检查，因本症溃疡多较表浅，X 线钡餐难以发现。如果出现难以控制或并发穿孔，应采取手术治疗。

(5)脑水肿：脑水肿较常见，特别是延迟复苏和头面部深度烧伤患者发生率较高。脑水肿发生原因较多，除烧伤的全身影响致广泛的充血水肿外，还有缺氧。一方面缺氧使脑细胞能量迅速消耗；另一方面缺氧使乳酸等有害物质大量生成，导致脑细胞水肿。此外还有酸中毒、补液过多、中毒、代谢紊乱、严重感染、头面部烧伤和肾功能不全等。脑水肿的主要诊断依据是临床表现和辅助检查，脑水肿的早期表现为意识淡漠、反应迟钝、嗜睡，有的表现为兴奋或烦躁不安。病情进一步加重可出现循环和呼吸系统的变化，伴有剧烈头痛、反复出现呕吐。病情严重者出现昏迷、眼球固定、瞳孔散大、脑疝等表现。因此，在治疗过程中注意控制输液量，必要时及早应用利尿药及脱水药，并应用渗透压疗法输入到血液系统中降低脑水肿。

二、电烧伤

（一）病因

电烧伤主要包括电弧烧伤和电触烧伤。电弧是由高压电产生,是两个电极间或电源与人体之间建立的一种光电桥带,温度可高达 3 000～4 500℃。因此,当人体接近高压电源到一定距离时,虽然尚未触电,但是被电弧所伤,即电弧伤。电触烧伤是指人体与电源直接接触后导致的电流进入人体所产生的烧伤。电弧烧伤和电触烧伤其严重程度取决于电流强度和性质(交流或直流、频率)、电压、接触部位的电阻、接触时间长短和电流在体内径路等因素。

（二）临床表现

1.全身表现

人体一旦接触电流时常表现为精神紧张、面色苍白、表情呆滞、呼吸和心搏加速。敏感者常出现晕厥、短暂的意识丧失。意识恢复后可有肌肉疼痛、乏力、头痛和心律失常。严重者出现抽搐、昏迷、心脏停搏和呼吸停止。上述表现可立即发生,也可能当时症状较轻,1 小时后突然加重。

2.局部表现

低压电引起的局部灼伤面积较小,直径 0.5～2 cm,呈椭圆形或圆形,灼伤中心为焦黄色或灰白色,创面干燥,常有进口和出口。高压电烧伤呈现口小底大,外浅内深的特点,可深达肌肉、血管、神经和骨骼。出口可有多个,在入口和出口之间的肌肉常呈夹心性坏死。由于电流可造成血管壁变性、坏死和血管栓塞,从而引起继发性出血和远端肢体坏死。雷电击伤的特点是心搏和呼吸立即停止,呈急性心肌损害,皮肤和血管收缩呈网状图案。

（三）诊断

根据触电史、现场情况和电击后的临床表现,电击伤的诊断多无困难。但是,要了解心脏的损伤情况,必须及时做心电图检查。心律失常可出现传导阻滞或房、室性期前收缩。室性期前收缩如频繁发生或呈多源性,则易转化为室性心动过速或心室颤动。如尿液呈红褐色,表示有血红蛋白或肌红蛋白尿,必须做尿常规和肾功能检查,防止发生急性肾衰竭。

（四）治疗

1.现场急救

迅速使患者脱离电源。用不导电的干木棍或干竹竿将电源线拨开或立即关闭电闸。如发现呼吸、心搏已停止,应就地进行口对口人工呼吸和胸外心脏按压。这是关系到抢救能否成功的重要步骤,开始越早,救治成功的机会就越大。有条件时,尽快行气管插管,加压供氧。对有心室纤维颤动者应立即进行除颤治疗。

(1)药物除颤:首选的药物为肾上腺素。肾上腺素可直接兴奋心脏传导系统,提高心肌应激性,增加心肌收缩力。它还能使心室细颤变为心室粗颤,有利于除颤成功。剂量为 2～5 mg,静脉或气管内给药均可,每隔 5 分钟可重复用药。也可用利多卡因除颤。1～2 mg/kg 利多卡因做静脉注射,以后每 5 分钟加注 50 mg,至心律纠正或总量达 300 mg 为止。对顽固性心室颤动者,可用溴苄铵除颤,250 mg 溴苄铵溶于 5％葡萄糖溶液 40 mL,做缓慢静脉注射,必要时也可重复使用。

（2）电除颤：常用胸外直流电除颤。双相波除颤仪能量为 200 J，单相波除颤仪能量为 360 J。电极板放置于右锁骨中线第 2 肋间和心尖区。

2.全身治疗

在做心肺复苏的同时要用呼吸兴奋药尼可刹米和山梗菜碱。血压低者用多巴胺或间羟胺维持血压。为了避免发生急性肾衰竭，可用 5％碳酸氢钠 250 mL 静脉滴注以碱化尿液。用 20％甘露醇快速静脉滴注以利尿。在防治脑水肿的治疗措施中，还可于头部和颈两侧大血管处放置冰袋降温，也可用地塞米松 10～20 mg 静脉滴注。要常规输液，所用液体的种类和量必须根据患者灼伤程度、血压、心率和尿量等情况来估算。昏迷患者要注意补充营养物质和多种维生素。

为了预防感染，应常规注射破伤风抗毒血清，及早选用有效的抗菌药物，特别要注意对厌氧菌感染的防治。此外，在急救和早期处理的过程中，要注意发现复合伤，及时给予处理。肢体电击伤后如出现明显水肿，应尽早进行筋膜腔切开减压，以防发生远端肢体缺血坏死。

3.局部处理

电接触烧伤应尽早（伤后 3～5 天内）将坏死组织切除并植皮。对范围小的电烧伤，可采取一次性切除，切除范围可广泛一些，要包括坏死的肌肉，甚至骨骼，然后根据情况进行自体游离植皮或皮瓣移植。皮瓣移植以邻近皮瓣为首选，其次是远处带蒂皮瓣。对于那些范围广泛的电灼伤，由于 1 次切除不易彻底，可用抗生素溶液纱布包扎或用人造皮覆盖，2～3 天后再打开观察。如创面仍有坏死组织，可按前法进行清创，直至创面组织健康再进行游离皮片植皮。

三、化学烧伤

（一）病因

能够导致烧伤的化学物质有数千种，但最常见的是强酸和强碱。它们在处理上与热力烧伤有很大区别。

（二）临床表现

1.临床特征

（1）酸烧伤：酸烧伤可分为硫酸烧伤、硝酸烧伤和盐酸烧伤。酸烧伤可使组织脱水，组织蛋白沉淀、凝固，故一般无水疱，迅速成痂，不继续向深部组织侵蚀。

主要区别在于硫酸烧伤后结痂呈青黑色或棕黑色；硝酸者为黄色，以后多转变为黄褐色；盐酸者为黄蓝色。此外颜色的变化与酸烧伤的深浅有关，一般烧伤越深，痂的颜色越深，质地越硬，痂内陷也越深。

（2）碱烧伤：临床上常见的碱烧伤有苛性碱、石灰及氨水等。碱烧伤的特点是与组织蛋白结合，形成碱性蛋白化合物，易于溶解，进一步使创面加深，皂化脂肪组织，使细胞脱水而致死，并产热加重损伤。因此它造成的损伤比酸烧伤严重。

苛性碱是指氢氧化钠与氢氧化钾，其具有强烈的腐蚀性和刺激性，烧伤后创面呈皂状焦痂，色潮红，一般创面均较深，烧伤程度通常在深二度以上，疼痛剧烈，创面组织脱落后，创面凹陷,边缘潜行,往往经久不愈。

生石灰即氧化钙,遇水生成氢氧化钙并放出大量热,烧伤创面较干燥,呈褐色。

氨水烧伤创面浅度者有水疱,深度者干燥呈黑色皮革样焦痂。

(3)磷烧伤:磷烧伤在化学烧伤中居第三位,仅次于酸碱烧伤。磷烧伤是一种特殊烧伤,磷烧伤除因皮肤上的磷接触空气自燃引起烧伤外,还由于磷燃烧氧化后生成五氧化二磷,对细胞有脱湿和夺氧作用,遇水则形成磷酸,造成磷酸烧伤,使创面继续加深。磷和磷化物均可被自创面或呼吸道迅速吸收,数分钟内即可入血,导致脏器功能不全。

2.辅助检查

(1)血常规检查:中性粒细胞比例增高,数量增加。

(2)尿常规检查:包括尿量,尿的颜色。

(3)肝功能检查:氨基转移酶可增高。

(4)血电解质检查:可出现电解质紊乱。

(5)肾功能检查:血肌酐和尿素氮可能增高。

(6)凝血象检查:凝血酶原转变时间延长,纤维蛋白原、血小板减少。

(7)血气分析:多为代谢性酸中毒、血氨增高。

(8)脏器 B 超、头颅 CT:吸入性损伤者考虑行纤维支气管镜检查。

(三)诊断

1.计算烧伤面积和深度

褐红色而触之尚软者烧伤深度较浅,褐色干硬而凹陷或黄白色而软化者为深度烧伤。

2.全身查体

应注意有无休克,是否合并眼烧伤、吸入性损伤,有无黄疸、呼吸困难、腹痛、血尿、精神兴奋、嗜睡或昏迷等中毒症状。

(四)治疗

1.一般处理原则

(1)立即脱离现场,迅速脱去被污染衣物,用大量清水冲洗创面以清除或稀释残留的化学物质,时间不少于 30 分钟。目的首先是稀释;其次是将化学物质从创面洗脱干净。冲洗时间一般在 2 小时以上。有角膜及其他五官损害者,应优先冲洗。

(2)采取对抗性处理或其他措施,防止化学物质继续侵入深部组织。手术切痂是防止化学物质继续侵入损害和吸收中毒的可靠方法,如无禁忌,应尽早施行。

(3)许多化学物质可由创面、呼吸道、消化道甚至健康皮肤黏膜进入人体而引起中毒,处理时可先用大量高渗葡萄糖和维生素 C 静脉注射,缓解病情。如估计循环血量不少时,可及早应用利尿药,然后再酌情使用解毒药。

(4)对于石灰烧伤,清洗前应尽量去除石灰,防止因石灰生热导致损伤进一步加重。

2.常见化学烧伤的处理

(1)酸烧伤:早期感染较轻,浅二度多可痂下愈合;深度烧伤脱痂较迟,脱痂后肉芽创面愈合较慢,因而瘢痕增生常较一般烧伤显著。创面处理同一般烧伤。

①氢氟酸:氢氟酸是一种具有强烈腐蚀性的无机酸,除有一般酸类的作用外,尚能溶解脂肪和使骨质脱钙。最初烧伤皮肤可能仅为红斑或焦痂,疼痛较剧,随即发生坏死,并继续向周围和深部侵蚀,可深及骨骼,形成难以愈合的溃疡。

氢氟酸的损伤与它的化学特点有关,氟离子有强大的渗透力,可引起深部组织坏死,骨质脱钙;早期可引起深部组织的剧烈疼痛,当氟离子到达组织和器官后抑制多种酶的活性,可导致 MODS。

治疗的关键在于早期处理。用大量水冲洗或浸泡后,可用饱和氯化钙或 25% 硫酸镁溶液浸泡或 10% 氨水纱布湿敷或浸泡。也可局部注射小量 5%~10% 葡萄糖酸钙($0.5 \mathrm{~mL/cm^2}$)以缓解疼痛和减轻进行性损害。此外,应清除水疱,波及甲下时须拔除指(趾)甲,焦痂可考虑早期切除。

②石炭酸:石炭酸是医学、农业和塑料工业中最常用的化学试剂,石炭酸溶于乙醇、甘油、植物油和脂肪,具有较强的腐蚀和穿透性,吸收后主要引起肾损伤,成年人的半致死剂量是8~15 g。石炭酸自皮肤吸收后引起脂肪溶解和蛋白凝固,急救时用大量水冲洗后,应再以 70% 乙醇包敷或清洗,以减轻继续损害,深度烧伤应早期切痂。

(2)碱烧伤:强碱烧伤后急救时要尽早用大量清水冲洗(伤后 2 小时才开始冲洗者效果差),冲洗时间至少 30 分钟,冲洗时间越长,效果越好。有人甚至主张连续冲洗 10~24 小时。一般不主张用中和剂。如创面 pH 达 7 以上,可用 2% 硼酸湿敷创面再冲洗。冲洗后最好采用暴露疗法,以便观察创面变化,深度烧伤应尽早切痂植皮。其余处理同一般烧伤。

(3)磷烧伤

①临床表现:磷烧伤为热和化学物质的复合烧伤。一般较深,有时可达肌肉甚至骨骼。磷在创面燃烧时,发生烟雾和大蒜样臭味,在黑暗中发蓝绿色荧光。呼吸道损伤可表现为喉头水肿,可因急性支气管肺炎和间质性肺炎导致呼吸衰竭。创面呈棕褐色,在暴露情况下,可呈青铜色或黑色。

全身症状:一般有头痛、头晕、乏力等症状,在 3~5 天消失,有时可持续到创面愈合以后,甚至更久。严重者可出现肝、肾功能不全,肝大,肝区压痛或叩痛,黄疸,胆红素增高。尿量可偏少,有蛋白尿和管型尿,严重者有血红蛋白尿,血尿素氮增高或发生少尿型急性肾衰竭。磷燃烧的化合物被呼吸道吸收后,可有呼吸急促、刺激性咳嗽、呼吸音低或粗糙、干湿啰音,严重者出现肺功能不全、肺水肿。X 线胸片表现为间质性肺水肿、支气管肺炎。

②治疗措施:关键在于预防磷吸收中毒。由于磷及其燃烧后的化合物可经创面和呼吸道吸收,现场急救时,应立即灭火,脱去污染衣物,用大量清水反复冲洗创面及周围皮肤,去除可见的磷颗粒。如果现场无大量清水,可用湿布(急救时无水可用尿液)包扎创面,以隔绝空气,防止磷继续燃烧。

患者到达医院后,继续用大量清水冲洗或浸泡,浸浴最好是流水,冷疗可防止磷粒变软,减少吸收,故最好结合进行冷疗。然后用 2% 硫酸铜液洗创面。若创面小、发生白烟,表明硫酸铜的用量与时间已够,应停止使用。

无机磷中毒目前尚无较有效的处理方法,主要是促进磷的排出,保护主要脏器功能,如肝和肾。

(丁晓旭)

第四节　普通外科危重症

一、甲状腺功能亢进危象

甲状腺功能亢进危象(以下简称甲亢危象)是甲状腺功能亢进症的少见并发症,病情危重,病死率高。临床主要表现为高热、大量出汗、心动过速,重者可出现谵妄、昏睡、昏迷。

(一)病因及发病机制

1.病因

大多数甲亢危象发生在治疗不彻底的久病甲状腺功能亢进症者身上,少数患者发病前无明显的甲状腺功能亢进病史。甲亢危象患者中约有 1/3 为不典型甲状腺功能亢进,即老年、以心脏或胃肠道表现突出者。

2.发病机制

甲亢危象的发病机制尚未完全阐明,目前认为可能与下列因素有关。

(1)大量甲状腺激素(TH)释放入血:甲亢的临床表现是血甲状腺激素水平过高。甲亢危象是甲亢的急剧加重,它可能是由于大量甲状腺激素突然释放入血所致。正常人及部分甲亢患者服用大剂量的甲状腺激素可产生危象,甲状腺手术、迅速停用碘剂及同位素^{131}I 治疗后血甲状腺激素水平均升高,这些事实均支持以上看法。但甲亢患者服甲状腺激素后,一般不引起危象,甲亢危象时血甲状腺激素水平不一定升高,因此,不能简单地认为甲亢危象是由于血 TH 过多所致。

(2)血游离甲状腺激素浓度增加:感染、应激、非甲状腺手术可使血甲状腺结合球蛋白及甲状腺素结合前白蛋白浓度下降,甲状腺激素由甲状腺结合球蛋白解离;甲状腺素(T_4)在周围的降解加强,血循环中游离 T_3(三碘甲腺原氨酸)的绝对值和 T_3/T_4 比值升高,这些可能是甲亢危象发病的重要因素。感染等引起甲状腺激素携带蛋白结合力的改变是短暂的,只持续 $1\sim2$ 天,这与甲亢危象一般在 $2\sim3$ 天脱离危险也是一致的。

(3)机体对甲状腺激素耐量衰竭:甲亢危象时,各脏器系统常有功能衰竭,甲状腺功能测定多在甲亢范围内,死于甲亢危象的患者尸检并无特殊病理改变,典型的和淡漠型甲亢危象间也无病理差异,这些均间接地支持某些因素引起周围组织及脏器对过高甲状腺激素的适应能力减低,即甲亢失代偿。

(4)肾上腺能活力增加:甲亢时心血管系统的高动力状态和肾上腺素过量的表现极相似,甲亢危象也多在应激时,即交感神经和肾上腺髓质活动增加时发生;经动物硬膜外麻醉、给甲亢患者行交感神经阻断或服用抗交感神经或 β 肾上腺能阻断药物,均可使甲亢的症状和体征改善。这些研究均提示甲亢的表现是由于血中甲状腺激素水平高,加大了儿茶酚胺的作用所致。有人认为,甲亢危象时产生过多热量是由于脂肪分解加速,甲状腺激素有直接或通过增加儿茶酚胺使脂肪分解的作用。甲亢危象患者用 β 肾上腺能阻断药后,血内很高的游离脂肪酸水平迅速下降,同时临床上甲亢危象好转,这也支持交感神经活力增加在甲亢危象发病中起重要作用的论点。

甲亢危象的临床表现尚不能全部用对儿茶酚胺的反应增加来解释，因甲亢危象时总代谢并无改变，用抗交感神经药物或用 β 肾上腺能阻断药后，甲亢患者的体重减轻，氧消耗增加，脂肪代谢紊乱及甲状腺功能异常等均未能恢复正常，因此，也不能认为肾上腺能活力增加是甲亢危象的唯一发病机制。

（二）临床表现

甲亢危象的典型临床表现为高热、大汗淋漓、心动过速、频繁呕吐及腹泻、极度消耗、谵妄、昏迷，最后死于休克、心肺功能衰竭、黄疸及电解质紊乱。

1.体温

急骤上升，高热 39℃ 以上，大汗淋漓，皮肤潮红，继而汗闭，皮肤苍白和脱水。高热是甲亢危象与重症甲亢的重要鉴别点。

2.中枢神经系统

精神异常，极度烦躁不安、谵妄、嗜睡，最后昏迷。

3.心血管系统

心动过速，常达 160/min 以上，与体温升高程度不成比例。可出现心律失常，如期前收缩、室上性心动过速、心房纤颤、心房扑动或房室传导阻滞等，也可以发生心力衰竭。最终血压下降，陷入休克。一般有甲亢性心脏病者较易发生危象，一旦发生甲亢危象也促使心脏功能恶化。

4.胃肠道

食欲极差，恶心，频繁呕吐，腹痛、腹泻甚为突出，每天可达数十次。体重锐减。

5.肝

肝大，肝功能不正常，终至肝细胞功能衰竭，出现黄疸。黄疸的出现是预后不良的征兆。

6.电解质紊乱

最终患者电解质紊乱，约半数患者有低钾血症，1/5 患者有低钠血症。

小部分甲亢危象患者临床表现不典型，其特点是表情淡漠、嗜睡、反射降低、低热、恶病质、明显无力、心率慢、脉压小，突眼和甲状腺肿常是轻度的，最后陷入昏迷而死亡，临床上称之为淡漠型甲亢危象。

（三）诊断及鉴别诊断

甲亢危象的诊断主要依赖临床症状和体征，诊断甲亢危象时患者应有甲亢的病史和特异体征，如突眼、甲状腺肿大及有血管杂音等。当临床上疑有甲亢危象时，可在抽血查 TH 水平或紧急测定甲状腺 2 小时吸[131]I 率后进行处理。

由于甲亢危象是严重甲亢的加重期，不同医师有不同的诊断标准。有专家认为甲亢有并发症即应考虑有甲亢危象；也有专家认为甲亢症状和体征加重，同时发热高于 37.8℃ 并明显心悸，即为危象；一些专家的意见是除以上 3 项必有的表现外，还应有中枢神经、心血管和胃肠功能紊乱。

（四）治疗

1.降低循环甲状腺素水平

（1）抑制甲状腺素的制造和分泌：抗甲状腺药物可抑制甲状腺素的合成，一次口服或胃管鼻饲大剂量药物（相当于丙硫氧嘧啶600～1 200 mg）后，可在1小时内阻止甲状腺内碘化物的有机结合。然后每天给维持量（相当于丙硫氧嘧啶300～600 mg），分3次口服。丙硫氧嘧啶与甲巯咪唑相比，它的优点是丙硫氧嘧啶可抑制甲状腺外 T_4 脱碘转变为 T_3，给丙硫氧嘧啶后1天血 T_3 水平降低50%，这样就抑制了 T_3 的主要来源。给抗甲状腺药物后1小时开始给碘剂，无机碘能迅速抑制 TBG 的水解而减少甲状腺素的释放。由于未测出产生持续反应的最小剂量，现一般给大量，每天口服复方碘溶液30滴或静脉滴注碘化钠1～2 g 或复方碘溶液（3～4）mL/（1 000～2 000）mL 溶液。碘化物的浓度过高或滴注过快会引起静脉炎。患者过去未用过碘剂者效果较好，已用过碘剂准备者效果常不明显。要在给硫脲嘧啶后1小时给碘剂的理由是避免甲状腺积集碘化物，后者是甲状腺素的原料，使抗甲状腺药物作用延缓。但有时碘化物的迅速退缩作用比抗甲状腺药物的延缓作用对甲亢危象患者的抢救更加重要，而在临床应用时不需等待。

（2）迅速降低循环甲状腺素水平：碘化物和抗甲状腺药物只能减少甲状腺素的合成和释放，不能迅速降低血 T_4 水平。T_4 的半衰期为6.1天，且多与血浆蛋白结合。迅速清除血中过多甲状腺素的方法如下。

①换血：此法能迅速移走甲状腺素含量高的血，输入血内的甲状腺素结合蛋白和红细胞均未被 T_4 饱和，可再从组织中吸回一些甲状腺素，但有输血所有的缺点。

②血浆除去法：在1天内取患者血5～7次，每次500 mL，在取出后3小时内迅速离心，将压缩红细胞加入乳酸复方氯化钠液中再输入。患者均可于治疗当天或次日神志清醒、体温正常、心率下降、心力衰竭好转，甚至心房纤颤消失，血 T_3 及 T_4 明显下降或降至正常。此法比较安全节约。

③腹膜透析法：血清 T_4 可下降1/3～1/2。

上述迅速清除血甲状腺素的方法操作均较复杂，在有条件的医疗单位，当其他抢救措施均无效时可考虑试用。由于这些方法应用尚不多，其真正疗效及并发症尚待继续观察。

2.降低周围组织对甲状腺素的反应

碘和抗甲状腺药物只能减少甲状腺素的合成和释放，对控制甲亢危象的临床表现作用不大。近年来多用抗交感神经药物来减轻周围组织对儿茶酚胺过敏的表现，常用的药物有β肾上腺能阻断药。

甲亢患者用普萘洛尔后虽然甲状腺功能无改善，但代谢研究证实，有改善负氮平衡、使糖耐量进步、降低氧消耗、使皮肤温度下降等作用。普萘洛尔可抑制甲状腺激素对周围交感神经的作用，可立即使 T_4 转变为 T_3。甲亢危象的一般用量是静脉注射普萘洛尔1～5 mg 或每4小时口服20～60 mg。用药后心率常在数小时内下降，继而体温、精神症状，甚至心律失常均有明显改善。对心脏储备不全、心脏传导阻滞、心房扑动、支气管哮喘患者应慎用或禁用。交感神经阻断后，低血糖的症状和体征可被掩盖。阿托品是普萘洛尔的矫正剂，需要时可静脉或肌内注射 0.4~1.0 mg 以拮抗普萘洛尔的作用。由于甲亢危象的发病机制不单是肾上腺能活力增加,故抗交感类药物只应作为综合治疗的一部分。

3.大力保护体内各脏器系统,防止其功能衰竭

发热轻者用退热药,但阿司匹林可进一步增高患者代谢率,应当避免使用;发热高者用积极物理降温,必要时考虑人工冬眠、吸氧。由于高热、呕吐及大量出汗,患者易发生脱水及低钠,应补充水及电解质。补充葡萄糖可提供热量及肝糖原。给大量维生素,尤其是 B 族,因患者常有亚临床的不足。积极处理心力衰竭。甲亢危象时证实有肾上腺皮质功能不全者很少,但危象时对肾上腺皮质激素的需要量增加,故对有高热和(或)休克的甲亢危象可加用肾上腺皮质激素,肾上腺皮质激素还可抑制甲状腺素的释放及 T_4 转变为 T_3,剂量相当于氢化可的松 200~300 mg/d。

4.积极控制诱因

有感染者应给予积极抗菌治疗,伴有其他疾病者应同时积极处理。

二、肝损伤

肝脏是人体内最大的实质性脏器,血管丰富。由于体积大,质地脆弱,因而易受损伤而发生破裂。损伤后除引起出血外,另有胆汁流入腹腔而发生腹膜炎,病情多较凶险,如未能及时救治、妥善处理,病死率很高。

(一)病因

按致伤原因肝创伤一般分为开放性损伤和闭合性损伤。开放性损伤一般有刀刺伤、火器伤等。刀刺伤相对较轻,病死率低。火器伤是由火药做动力发射的弹射物所致的开放性损伤,在战伤中多见,肝火器伤是腹部火器伤中最常见的。开放性损伤又可分为盲管伤及贯通伤两种。腹部闭合性损伤以钝性损伤多见,主要因为撞击、挤压所致,常见于公路交通事故、建筑物塌方,偶见于高处跌落、体育运动伤或殴打伤。

腹部闭合性损伤除肝创伤外常合并其他脏器损伤,而腹部表面无受伤征象,诊断相对有一些难度,常导致治疗延迟,因此钝性伤较危险,病死率往往高于开放性损伤。

(二)临床表现

1.临床特征

肝脏外伤者一般有明确的右侧胸腹部外伤史,有口渴、恶心、呕吐症状,主要是低血容量性休克和腹膜炎。个别肝脏外伤患者发生腹内大出血,还可以出现腹胀等表现。由于致伤原因的不同,肝外伤的临床表现也不一致。

肝包膜下血肿或肝实质内小血肿,临床上主要表现为肝区钝痛,查体可见肝大或上腹部包块。若血肿与胆道相通,则表现为胆道出血,引起上消化道出血,长期反复出血可导致慢性进行性贫血。若血肿内出血持续增加,肝包膜张力过大,在外力作用下突然破裂,会发生急性低血容量性休克。因此对于包膜下血肿患者行非手术治疗时,必须注意延迟出血的可能。若血肿继发感染,可出现寒战、高热、肝区疼痛等肝脓肿的征象。

肝脏浅表裂伤时,由于出血量少、胆汁外渗不多,且在短时间内出血多能自行停止,一般仅有右上腹疼痛,很少出现休克及腹膜炎。

中央型肝破裂或开放性肝损伤,肝组织碎裂程度广泛,一般都累及较大的血管及胆管。腹腔内出血、胆汁外渗多,肝脏外伤患者常出现急性休克症状及腹膜刺激症状。表现为腹部疼痛,颜面苍白,脉搏细数,血压下降,尿量减少等。腹部压痛明显,腹肌紧张。随着出血的增加,上述症状进一步加重。

肝脏严重碎裂伤或合并肝门附近大血管破裂时,如门静脉、下腔静脉等,可发生难以控制的大出血。大血管损伤可导致大量动力性失血而引起致命的低血容量性休克,伤者往往死于救治过程中,丧失手术治疗的机会。

2.辅助检查

(1)实验室检查:轻度肝创伤早期无明显变化。由于失血迅速,血液浓缩,许多患者并不出现血红蛋白的变化,但肝创伤患者的白细胞计数可升高。

(2)腹腔穿刺对诊断腹腔内脏器破裂,尤其是对实质性器官裂伤的价值很大。一般抽得不凝固血液可认为有内脏损伤。但出血量少时可能有假阴性结果,故一次穿刺阴性不能排除内脏损伤。必要时在不同部位、不同时间做多次穿刺,或做腹腔诊断性灌洗以帮助诊断。

(3)定时测定红细胞、血红蛋白和红细胞压积,观察其动态变化,如有进行性贫血表现,提示有内出血。

(4)B型超声检查不仅能发现腹腔内积血,而且对肝包膜下血肿和肝内血肿的诊断也有帮助,临床上较常用。

(5)X线检查如有肝包膜下血肿或肝内血肿时,X线摄片或透视可见肝脏阴影扩大和膈肌抬高。如同时发现有膈下游离气体,则提示合并空腔脏器损伤。

(6)肝放射性核素扫描诊断尚不明确的闭合性损伤,疑有肝包膜下或肝内血肿者,伤情不很紧急,患者情况允许时可作同位素肝扫描。有血肿者肝内表现有放射性缺损区。

(7)肝动脉造影针对一些诊断确实困难的闭合性损伤,如怀疑肝内血肿,伤情不很紧急者可选用此法。可见肝内动脉分支动脉瘤形成或造影剂外溢等有诊断意义的征象。不能作为常规检查。

3.损伤类型与分级

(1)损伤类型:根据致伤原因,肝损伤可分为两种类型。

①开放性损伤:多由刀、枪等锐性暴力贯穿胸腹壁而造成。

②闭合性损伤:由车祸、打击、坠落等钝性暴力所致,常伴右下胸部肋骨骨折。闭合性肝损伤又可分为包膜下破裂、真性破裂和中央破裂三种病理类型。

(2)损伤分级:根据损伤的程度和范围,美国创伤外科协会(AAST)将肝损伤分为6级。

Ⅰ级:非扩散性包膜下血肿<10%肝表面积或肝实质裂伤深度<1 cm。

Ⅱ级:非扩散性包膜下血肿占肝表面积的10%～50%或非扩散性肝实质内血肿直径<10 cm或肝实质裂伤深度1～3 cm,长度<10 cm。

Ⅲ级:扩散性包膜下血肿或包膜下血肿>50%肝表面积或肝实质内血肿直径>10 cm或肝实质裂伤深度>3 cm。

Ⅳ级:肝中央血肿破裂伴活动性出血或肝实质破裂累及25%～75%的肝叶。

Ⅴ级：肝实质破裂累及 75% 以上的肝叶或伴近肝静脉（如肝后下腔静脉或肝主静脉）损伤。

Ⅵ级：肝撕脱。

以上分级如为多处肝损伤，则损伤程度增加 1 级。

（三）诊断

在腹部穿透性伤中，任何有腹部伤口的患者都应怀疑有肝损伤。尤其当穿透性伤口位于胸部下段、肩胛骨下角冠状面以下时。

肝损伤患者可能以重度休克及腹胀为临床表现。若充分补充血容量后仍处于低血压状态且合并全腹胀，则是剖腹探查的指征。下文将详细介绍此情况下患者的术中管理措施。急诊胸廓切开同时交叉夹闭胸降主动脉的紧急干预措施，即使在有经验的手术中心，其预后也不佳。

有专家在 5 年内收治的 1 000 例肝损伤患者中，为控制肝外伤出血而急诊行胸廓切开术的 45 例患者全部死亡。类似地，回顾性分析苏格兰 11 年来收治的 783 例肝损伤患者临床资料，其中 11 例急诊行剖腹手术或胸腹联合手术均未获成功。

在非紧急情况下，即患者血流动力学指标稳定，行液体复苏有效时，适时手术探查可获知肝损伤的相关情况，并确定是否合并腹腔其他内脏器官的损伤。首先应注意采集详细的临床病史，并对道路交通事故的过程予以特别关注，根据救护车随车医护人员、事故目击者或警方的叙述，尽量还原事故原貌。事发时车速、伤者所坐位置、安全带使用情况、气囊安全系统状况及伤者被弹出史等均为重要信息。意识清楚的肝损伤患者可主诉有腹痛，肩部疼痛可能是由于膈肌下血液刺激膈神经所致。

在复苏的同时，应行详细的体格检查。视诊中应注意：前腹壁的擦伤可能提示安全带挤压；侧面擦伤可能提示腹膜后出血。意识清楚的患者有局限性或全腹腹膜炎体征。尽管有证据表明阿片类镇痛药并不能明显掩盖急性腹痛患者的体征，然而腹部创伤患者若伴有头外伤、酒精中毒或需要辅助通气等复杂情况时，这一结论并未得到验证。

基本检查包括全血细胞计数（血红蛋白和血细胞比容）、血清尿素和电解质、血清淀粉酶、凝血系列及交叉配血试验。若患者情况稳定，应行胸部立位 X 线片及腹部平片检查。诊断肝损伤的要点包括：下位肋骨骨折、右膈肌抬高，腰大肌影消失提示腹膜后出血。腹膜后十二指肠穿孔时，腹平片右上象限可见软组织影，腰大肌影消失，偶可见肠腔外气体。

初步评估后，对于意识清醒、经补充血容量后血流动力学指标不稳定并伴腹膜炎体征的患者，应尽早剖腹手术。对于血流动力学指标稳定、疑有肝损伤的患者，此阶段应进一步行诊断性检查以明确损伤性质。理想的检查应能证实肝损伤的存在及程度，并提供是否合并其他内脏器官损伤等重要信息。

此前，诊断性腹腔灌洗（DPL）可快速诊断腹腔内出血，尤其适用于意识不清、体征不明的患者。但 DPL 为侵入性检查，且灌洗液呈阳性结果并不能提供损伤部位及性质的相关信息。

目前倡导的一项用于创伤评估的检查为创伤超声焦点性评估（FAST）。评估范围包括心包、右上腹、左上腹和骨盆。此评估并不能提示器官损伤的程度，可提示出血的存在。一项大型资料分析表明,使用急诊超声以辅助诊断腹部钝性伤的敏感性为 28%～97%,特异性近 100%。

有专家认为右上腹腹腔内出血可能提示肝损伤,并建议在原诊断步骤中增加腹部外伤的超声评估内容,其他研究中心也认为超声可作为疑有肝损伤患者病情评估的首选检查。然而,研究结果提醒我们要格外注意假阴性结果,在 1 686 例腹部外伤的超声检查中,71 例患者合并有肠或肠系膜损伤,其中 30 例超声检查为阴性结果(假阴性率 43%)。FAST 应用于临床的限制因素包括检查者经验、腹膜后部位评估受限、气腹状态下探测准确度不高、肥胖患者评估困难、腹壁有伤口时评估困难等。

CT 是评估疑有肝损伤患者的金标准,静脉注射造影剂可能有助于观察失活的肝实质。CT 用于诊断肝损伤有较高的敏感性和特异性,损伤时间越长,血肿和裂伤更易于 CT 显示。许多研究者报道了肝损伤的 CT 特征性表现。有专家认为静脉注射造影剂时,肝实质内"池样聚集"征象与进行性出血有较强的相关性。有专家用"门静脉周围轨道征"来描述汇管区周围的低密度区域。"门静脉周围轨道征"是指重组 DNA 人胰岛素类似物(Gllssonian)鞘的血液或液体聚集于门静脉区,提示汇管区有损伤。如果该征象出现于肝周,极有可能提示胆管周围损伤,表现为胆漏。此外,口服造影剂并未提高 CT 在诊断肝损伤中的阳性率。在此,应注意CT 评估肝损伤的限制因素。CT 下肝外伤分级可能不同于术中结果,且 CT 提示的损伤程度与随后的术中结果相比,往往有过度诊断之嫌。有专家认为,CT 不应单独用于评估失血量,且 CT 不能准确评估肝某些区域的裂伤程度,特别是近肝镰状韧带处。

明确上述限制因素后,CT 在一定程度上有助于明确肝损伤程度,对于提示其他腹腔内脏器官损伤也具有意义,尤其是胰腺损伤。CT 可对肝损伤进行分级,为非手术治疗提供必要的客观评价标准。目前的改进有精准三维图像重建,技术方面的改进如螺旋 CT 下静脉注射造影剂,可见胆道系统(CT 胆道成像)与血管走形(CT 血管成像)。

一些研究者建议,将全身 CT 扫描作为复合外伤患者的早期诊断工具,并认为这将改善多达 34% 的钝性伤患者的治疗方案。据报道,这一建议的试行已将死亡率降低 30%。其他支持影像学检查的依据有:可缩短入院到临床干预的时间,有助于血流动力学指标不稳定患者的治疗。

肝损伤的其他诊断性评估和治疗方式:

非侵入性影像学技术如 MRI,由于成本较高、扫描时间较长,使这项技术在创伤诊断中并未普及。

血管造影对肝损伤的非手术治疗有重要指导作用。对于进行性失血或胆道出血,急诊行 CT 血管成像可见造影剂外渗,同时可行治疗性血管栓塞术。有报道称,若怀疑有再出血,于损伤控制性手术后行血管栓塞术的疗效优于再次手术。

在特定情况下,也可采用其他诊断性工具。内镜逆行性胰胆管成像(ERCP)可显示肝损伤患者的胆道系统,内镜经乳头植入支架可用于胆漏的治疗。

诊断性腹腔镜技术已成功应用于腹部外伤患者,腹腔镜下用纤维蛋白胶治疗肝损伤也有相关报道。腹腔镜下处理肝损伤时应注意,全身麻醉、肌松效应及气腹的建立可能对肝周血肿造成压迫。此外,腹腔镜并不能为肝实质损伤提供足够的评估信息。基于以上原因,腹腔镜在肝损伤中的评估作用尚未获得认可。

(四)治疗

1.非手术治疗

小儿外科首先报道了腹腔内实质脏器损伤患者非手术治疗的可行性,并迅速应用到成人外科。据报道,间接证明了非手术治疗的可行性。他们连续报道了126例肝外伤患者,均行剖腹探查术。其中67例(53%)患者在剖腹探查中仅于肝下区放置引流管。随后发现50%~80%的肝损伤出血可自发停止,这表明部分肝钝性伤患者可行保守治疗。

肝损伤的非手术治疗行之有效。1985年,波特兰俄勒冈 Trunkey 小组首先制订了可选择保守治疗的患者群体标准:

(1)血流动力学稳定。

(2)无明显腹膜炎体征。

(3)可行高质量 CT 检查。

(4)有经验丰富的放射科医生。

(5)能密切监护患者病情。

(6)有经验丰富的肝脏外科医生。

(7)单纯性肝损伤,腹腔内出血量<125 mL。

(8)排除其他重要腹腔内脏器官损伤。

有专家将此标准中的腹腔内出血量设定为250 mL,并提出了可行保守治疗的某些肝损伤类型。随后,有专家建议任何肝钝性伤,不论其损伤大小,如果患者血流动力学指标稳定且腹腔内出血量<500 mL,都应行保守治疗。近年来,成功行非手术治疗的肝损伤类型逐渐扩展,目前大部分学者认为,行非手术治疗的最终决定性因素是入院或经初步复苏后患者血流动力学指标稳定,而非 CT 所示肝外伤分级或腹腔内出血量。

在孟菲斯进行的为期22个月的针对肝钝性伤患者的前瞻性研究中,对行非手术治疗的血流动力学指标稳定的患者与行手术治疗的患者预后进行了比较。该研究报告了136例肝钝性伤,24例(18%)行急诊手术(死因与肝损伤无关),100例成功行非手术治疗。其中,30%为轻度损伤(Ⅰ、Ⅱ级),70%为重度损伤(Ⅲ~Ⅴ级)。这一研究表明,对于血流动力学指标稳定的患者行非手术治疗是安全的,并且不依赖于 CT 所示的肝外伤分级。行非手术治疗组中,输血需求及腹部并发症发生率均较低。

一项单中心研究结果显示,128例肝钝性伤患者中,46例(36%)成功行非手术治疗,其中有23例为Ⅲ、Ⅳ级损伤。495例患者为文献回顾分析,结果表明非手术治疗的成功率为94%;治疗过程中,平均输血量为1.9单位,平均并发症发生率为6%,平均住院日为13天,未发生肝相关性死亡,也未遗漏肠损伤。

目前的共识为:腹部钝性外伤行保守治疗的患者群体选择不能仅依靠 CT,应行全面评估。必须经反复详细的临床检查,密切监测血流动力学指标及血液学指标。在非手术治疗中,出现血流动力指标不稳定是临床早期干预的主要指征。对于胆漏或继发性肝脓肿患者,需及时行介入治疗(常需放射学或内镜判定)。

行非手术治疗时,医生需谨记,空腔脏器损伤的风险随实质器官损伤数目的增加而增高,少数可出现严重的迟发出血。然而,肝损伤的自然病程更类似于肺、肾损伤,患者病情恶化呈渐进性,血红蛋白水平逐渐下降,液体需求量逐渐增加。而对于脾损伤,通常处于急性失血、失代偿状态。因此,在密切监测下,行非手术治疗失败的患者可早期发现并及时进行手术治疗。

近十年来,尽管对肝损伤后血流动力学指标稳定的患者行非手术治疗已成为临床共识,但住院患者 CT 随访监测肝损伤仍备受争议。据报道,术后平均 10 天行 CT 随访时,显示肝相关并发症发生率为 49%,且大多需要干预。也有学者认为,没有相关证据表明 CT 随访可提示相关病情进展,且很少因此而改变治疗方式。因而在临床实践中,除非患者出现相关临床症状或体征,CT 随访并不作为常规检查,但术后 4～6 周应行 CT 检查,以观察损伤的恢复情况。

在大多医院,腹部火器伤的常规处理方式为剖腹手术。目前已有肝火器伤成功行保守治疗的病例报道。在一些研究中,26.6% 的肝火器伤患者采用非手术治疗,成功率为 94%,并发症发生率为 36%,其中 3% 为肝相关性。由于非手术治疗可能忽略同时存在的腹腔内脏器官损伤,因此只应用于有肝损伤治疗经验的专科诊治中心,以防治可能出现的并发症。

2.肝损伤的手术治疗

(1)一般治疗:液体复苏后,若肝损伤患者的血流动力学指标仍不稳定,应采取手术治疗。手术成功的重要条件有:充足备血、血小板、新鲜冰冻血浆和冷沉淀;重症加强治疗;必要的诊断设备以监测探明可能的并发症;一位经验丰富的肝脏外科医师。上述仅是理想状态,通常肝损伤患者起初就诊于非肝胆外科专业医师或者科室内无相关设备。在这种情况下,外科医生施行手术的目的是在不引起并发症的基础上控制出血。

(2)切口选择:长正中切口广泛应用于急诊剖腹探查术。此切口的优点是迅速、易向近端(正中胸骨切开术后入胸腔)或远端延伸。将正中切口变成 T 形切口,或 Y 形切口易于显露肝。T 形切口即在原正中切口基础上于右侧加一横向切口;Y 形则加一右侧胸廓切开术切口,某些情况下切口需延伸进入胸腔。胆漏经保守治疗无效需行手术治疗或后期行病灶清除术时,入肝切口可选肋缘下切口,同时肋缘回缩可提供极佳的视野。

(3)术中评估:一旦开腹,应清除积血和血块,并用纱垫填塞。全面系统的剖腹探查术可确诊腹腔内损伤。肠穿孔时应立即缝合以减少腹腔污染。严重肝出血时,通常首选纱垫直接加压以控制出血,其他可行方法包括暂时性指压小网膜游离缘(Pringle 法)、双手压迫肝、指压腹腔干以上主动脉等。此时应注意,在进一步评估肝损伤之前,应保证麻醉医师充分补充血管内容量,稳定血压。若未行充分复苏就评估肝损伤,可能会造成再失血,加重低血压和酸中毒。

随后轻轻移去纱垫,以详细评估肝损伤类型和程度。应注意被膜下血肿可能掩盖缺血组织,肝实质裂伤可能并存部分胆管损伤。手术前,部分肝损伤将自行停止出血。若仍有活动性出血,可采用 Pringle 法,出血较少时用无损伤血管钳持续压迫,必要时夹闭血管钳,注意避免损伤胆总管。正常人肝组织可耐受入肝血流阻断多达 1 小时,而对于有损伤的肝组织,其耐受缺血的能力受损。若阻断肝门血流后仍有出血,应怀疑腔静脉损伤或异常血管解剖。此外,应适当阻断出肝血流。有经验的肝脏外科医师可分离肝上段下腔静脉,游离肝周韧带,于肝静脉周围放置血管吊带以阻断肝血流,及阻断肝下和肝上、下腔静脉血流。

(4)肝周纱垫填塞法(以下简称填塞法):若出血难以控制,患者病情不稳定,出现凝血障碍或代谢性酸中毒,无法耐受长时间手术时,可行肝周填塞,即"损伤控制性手术"。其理念是快速肝周填塞,可用 Bogota 袋或其他方式关闭腹部切口,将患者转移至 ICU 继续复苏、复温。纠正代谢紊乱后,将患者送至手术室或转移至专科中心再次手术探查。

填塞法广泛应用于临床,从术者操作层面讲,需注意纱垫不能塞入肝实质,以免造成肝实质边缘撕裂引起出血。操作时,按顺序沿肝周放置干纱垫或单卷纱布,于近肝实质处直接就出血口进行人工填塞。多数外科医生仅行单纯皮肤缝合,因移走纱垫后,筋膜可自发性闭合。纱垫的存在加之肠道大面积水肿,可能导致伤口缝合困难。若遇到这种情况,可置入补片以防止肠活力及局部供氧受损,避免压迫性肝坏死。

填塞法的主要并发症可分为早期和晚期。早期并发症包括未控制性出血。即使伴有腔静脉或肝静脉损伤的患者,发生再出血也较为少见,因此填塞法能有效控制出血。填塞法可能损伤腔静脉,临床上可通过监测腔静脉压力避免此并发症。填塞法主要的晚期并发症是感染和多器官功能障碍。考虑到脓毒性并发症的发生,建议尽早取出肝纱垫。据报道,93 例行肝填塞的患者中,因早期再出血而需要再剖腹探查、再次进行纱布填塞的时间为 24 小时,而不是 48 小时及以上,与肝相关性并发症或腹腔内积液的发生率持平。此外,肝周填塞也是静脉用抗生素的指征。

(5)外科止血方法:视野内可见的血管出血能够结扎缝合、夹闭或修复。超声刀分离暴露出血管的同时可切除损伤及失活的肝实质。电凝也可以用于止血,这种情况下,氩气刀的作用更加明显,其以氩电子束形式传播透热电流,无须接触肝表面即可产生痂皮,相较于传统电凝,氩气刀的优点在于仅造成少量肝组织坏死,并降低手术污染的可能。采用纤维蛋白胶作为辅助治疗方法,其安全性值得担忧。有报道称,将纤维蛋白胶用于肝深度裂伤的治疗可能导致致命性低血压。近年来,有报道称重组因子 Ⅶa 可作为肝损伤的辅助治疗方式,然而对于该药物的安全性及有效性仍需进一步研究。

缝合肝时采用可吸收缝线,并用大号弯曲钝头针联合止血软垫进行缝合。这种方法可用于缝合近肝实质裂开的伤口,探及损伤深度,从而控制出血。缺点:血管可能持续性出血,导致腹腔内血肿;可能探测不到胆管损伤;缝合本身可引起继发出血、组织缺血或肝内胆管损伤等。

据报道,大网膜可作为带蒂皮瓣填入肝实质损伤部位,有助于防止肝实质内低静脉压所致的渗出。有报道称,可吸收的聚羟基乙酸和聚乳酸共聚物制成的肝周网片可用于治疗肝实质损伤。若疑有近腔静脉或肝静脉损伤时,则禁用。网片包裹的好处在于能发挥肝周填塞加压的优点,最突出的一点是,网片包裹不增加腹内容积或腹内压力,关腹容易,肺、肾功能损害较小,因此这种情况并不需要常规行再次剖腹探查术。然而对于血流动力学指标不稳定的患者,更好的治疗方式是肝周纱垫的快速填塞,因为网片包裹所需时间较长,而且网片技术的临床经验普遍不足。

(6)病灶切除清创缝合术:这一术式要求清除无活力的肝组织至正常肝实质界限。切除缘选择应根据损伤缘而非解剖结构所示。最佳时机为损伤后 48 小时,此时坏死组织局限,可同时行清创术并移走纱垫。病灶切除清创缝合术的要点是"非解剖界限",可能显露部分胆管。肝周暴露的损伤胆管应及时缝合或结扎以防止术后胆漏,这种并发症的最佳防治方法并非经内镜行胆管支架,而应提前预见并避免。

（7）解剖性肝切除术：严重肝损伤患者行肝段切除术在临床并非普遍适用。其临床实践的困难在于可能伴发休克、凝血障碍及其他脏器损伤。通常认为解剖性肝段切除仅作为其他治疗方式无法充分止血时的选择，如肝深度裂伤合并大血管或胆管损伤，此时常伴血流供应阻断或肝大静脉出血。

据单中心过去 13 年内收治的 287 例肝损伤患者的治疗经验，其中 37 例行解剖性肝段切除术，27 例行右半肝切除术，术后共死亡 3 例（死亡率 8%）。这一良好预后的实现需要经验丰富的肝脏外科医师。

（8）选择性肝动脉结扎术：肝动脉结扎术应用并不普遍，当前文献也少有提及。当其他手术方式未获成功，松开肝血管仍有持续性出血时，才考虑此术式。据报道，在 60 例患者中，36 例患者结扎肝右动脉，15 例结扎肝左动脉，9 例结扎肝动脉主干，且无肝衰竭或坏死病例。尽管如此，现代肝脏外科手术方式并不经常使用肝动脉结扎术。当其他控制出血方式未获成功、选择性结扎失败、控制肝蒂可以有效止血时，才采用肝动脉结扎。肝动脉结扎术常见并发症为急性坏疽性胆囊炎，若结扎肝动脉主干或肝右动脉，应同时行胆囊切除术。

（9）肝损伤累及肝静脉或肝后下腔静脉的处理：普洛夫斯特法（Pringle 法）未能控制出血时，应考虑是否合并某些严重损伤，这时采用系统性诊断方法极为重要。未经深思熟虑即轻易移动肝可能引起出血、空气栓塞及肝实质破裂。此外，需注意解剖性血管变异可能是持续出血来源。例如，起自胃左动脉的肝左动脉的存在可能引起左肝出血，肝右动脉的变异可能引起右肝出血。最常见的解剖变异是肝右动脉的异常起源，发生率接近 15%。原始肝右动脉发自肠系膜上动脉，直接向右走行，最后位于肝门静脉的后方。应考虑到此类解剖变异并予以排除。肝周填塞可减少或控制活动性出血。若排除血管变异后仍有持续性出血，则可能提示肝静脉或肝后下腔静脉损伤。这种类型损伤占肝损伤的 10%，当前尚未对此类型损伤的治疗方式达成统一认识。在 Pringle 法的基础上，可夹闭下腔静脉或肝上段腔静脉以除外大血管损伤。在严重创伤时，夹闭腔静脉对血液回流有严重影响，因而不可夹闭腔静脉。建立静脉通路（通常经股总静脉分流至左颈内静脉或腋静脉）可维持静脉回流。Pringle 法联合动脉-腔静脉分流术也有报道，此时肝为独立血供。有学者报道该中心 2 年内 92 例钝性肝损伤患者中有 19 例为近肝血管钝性伤；5 例为单纯肝左静脉损伤，采用静脉-静脉旁路术，无死亡病例；20 例为肝右静脉损伤，其中 10 例采用动脉-腔静脉分流术，其他 10 例则未采用，死亡 18 例（80%），分流组与非分流组各有 1 例存活；4 例为肝左、右静脉联合损伤，1 例行肝移植，但此组 4 例均死亡。近肝静脉损伤患者的总死亡率为 63%。严重肝损伤患者获得良好预后的关键在于加压填塞后转移至肝脏外科专科手术室。

（10）离体手术和肝移植：据报道的 8 例严重肝损伤患者，均行全肝切除术后肝移植，这些患者在手术后均出现严重并发症，其中 4 例为无法控制的出血，4 例为肝大片坏死。术后死亡率较高，6 例死于多器官功能障碍或脓毒症。

对于特别紧急情况下的严重肝损伤，全肝切除术可作为挽救生命的治疗方式。当供体肝缺乏时，可行暂时性门-腔静脉分流术。行全肝切除术及腔静脉小段切除时，止血可用肝素化橡胶管如 Gott 分流，重新搭建受损腔静脉。这种分流可在无肝期作为暂时性血供，据报道可维持 18 小时。但这一术式经验并不充足，由于具有一定治疗价值，小范围病例报道结果具有意义。

三、急性肝脓肿

肝脓肿是肝脏严重的感染性疾病。临床上常见的为细菌性和阿米巴肝脓肿,前者最常见,占90%,后者次之,占10%。一些少见的如结核性、放线菌性肝脓肿等占1%以下。近年来,随着人民生活水平及医疗保健水平的不断提高,肝脓肿的发生率大大降低。与此同时,超声与CT等影像学检查的进步,利于更早发现病灶,做出更准确的诊断,以选择最有效的治疗方案,大大提高了治愈率。

(一)细菌性肝脓肿

细菌性肝脓肿是由化脓性细菌引起的肝内化脓性感染,又称化脓性肝脓肿,常继发于胆道感染或其他化脓性疾病。起病急骤,寒战、高热、肝大伴压痛、肝区叩击痛,严重者可有全身脓毒症表现,若未及时有效治疗,可发生脓肿破溃入胸或腹腔,产生胸膜炎、腹膜炎、败血症等并发症。细菌性肝脓肿发病年龄范围广,感染途径多,脓肿分布和范围差异大,临床误诊率和病死率较高。

1.病因

(1)病因学

①胆道源性:胆道逆行感染是细菌性肝脓肿的最主要原因。胆管炎、胆管结石、壶腹部狭窄、肿瘤、蛔虫等均可导致急性梗阻性化脓性胆管炎,此时致病菌沿着胆管逆行进入肝脏,导致脓肿的形成。

②门静脉源性:凡经门静脉引流的器官或邻近器官的细菌感染均可波及肝脏。良性疾病如阑尾炎、憩室炎、肛门直肠脓肿、盆腔脓肿、胰腺囊肿、慢性炎症性肠病、肠穿孔、术后脓毒症;恶性疾病如结肠癌、胃癌等。在细菌或者菌栓脱落经门静脉进入肝脏前,先引起门静脉属支的化脓性门静脉炎,然后沿肝内门静脉分支损害血管壁,脓液溢出累及肝脏组织,从而形成肝脓肿。

③肝动脉源性:全身任何部位的化脓性感染,其致病菌均可经肝动脉进入肝脏,形成肝脓肿,较常见的疾病如上呼吸道感染、细菌性心内膜炎、化脓性骨髓炎、耳鼻喉感染、皮肤的疖和痈等。

④淋巴系统及邻近器官感染直接扩散:由邻近器官感染直接扩散而成的细菌性肝脓肿常见于胆囊,另外一些疾病如肺脓肿、膈下脓肿、胃十二指肠穿孔等,致病菌可通过淋巴系统或者直接蔓延至肝脏。

⑤外伤性:各种原因引发的开放性或闭合性腹部损伤,细菌从伤口或随异物直接侵入肝脏。原发性或转移性肝癌行化疗栓塞、经皮无水乙醇注射或射频消融等治疗后,肿瘤组织液化坏死并发感染也可形成肝脓肿。

⑥隐源性:部分患者不能发现明确病因或感染灶,也可能发生肝脓肿。

(2)病原学:导致细菌性肝脓肿的微生物种类与原发病相关,通过血培养、脓液培养或两者结合可以明确病原菌。总体而言,血培养阳性率较脓液培养低,但与不同的原发病有关。目前,能从细菌性肝脓肿中培养出的病原菌主要有:①G^+需氧菌,如金黄色葡萄球菌、米勒链球菌、肠杆菌属等;②G需氧菌,如大肠杆菌、肺炎克雷伯杆菌、铜绿假单胞菌、阴沟肠杆菌等;③G^+厌氧菌,如梭状芽孢杆菌属、消化链球菌属;④G^-厌氧菌,如拟杆菌属、梭形杆菌属。但是,有15%的病例培养是阴性的,这主要与培养技术的落后、取样培养前使用广谱抗生素等因素有关。

近年来报道显示,胆道感染和腹腔内感染引起的肝脓肿致病菌大多数是大肠杆菌,其次是克雷伯菌、变形杆菌及铜绿假单胞菌等。继发于胃肠道以外的感染灶、血行播散的肝脓肿、开放性肝损伤引起的肝脓肿以及隐源性肝脓肿的致病菌,主要是金黄色葡萄球菌及化脓性链球菌,以金黄色葡萄球菌为主。随着厌氧菌培养技术的成熟,发现厌氧菌感染肝脓肿的比例也逐渐上升,但经常与需氧菌混合感染。有研究报道,一些所谓的无菌性脓肿其实是厌氧菌感染。纯厌氧菌感染的肝脓肿常为单发脓肿,预后好,而纯需氧菌感染的肝脓肿则预后较差。厌氧菌与需氧菌混合感染时,预后介于两者之间。

(3)病理及发病机制:细菌性肝脓肿的病理变化与细菌的种类、数量、感染途径、全身情况和治疗方法有着密切关系。健康人的肝脏是无菌的,它有完整的单核巨噬细胞系统,能将经门静脉或肝动脉而来的细菌由库普弗细胞等吞噬、杀灭,不易形成肝脓肿。当机体免疫功能遭受破坏,如罹患糖尿病、白血病及其他肿瘤或胆道引流不畅时,入肝的细菌大量繁殖,发生炎症反应,形成肝脏炎症;经门静脉或肝动脉入肝的细菌可形成含菌血栓,随血流方向入肝后栓塞肝内微动脉或微静脉,引起肝细胞缺血坏死等。以上因素均可促使肝脏炎症转变为小脓肿。此时,若给予及时、适当的治疗,这些小脓肿可以机化吸收;若治疗不及时或细菌毒力较强,小脓肿逐渐扩大融合成单个或多个直径5~10 cm的大脓肿。镜下可见门静脉炎症,静脉壁炎性细胞浸润,管腔内存在白细胞及细胞碎片。脓肿腔为坏死的肝组织及脓液的其他成分。当脓肿转为慢性时,周围肉芽组织增生纤维化,脓肿周围可形成厚的脓肿壁。起源于胆道的肝脓肿常与胆道相通,脓肿位置常与胆管分布一致,呈节段性,多发性,可累及肝脏左右两叶,以左叶多见。肝动脉、门静脉源性的肝脓肿,脓肿常呈多发性,且多位于右肝或累及全肝。部分外伤引起的肝脓肿,脓肿多属单发。由于肝脏有门静脉和肝动脉双重血供,肝脓肿释放的大量毒素被吸收后出现寒战、高热等毒血症,治疗不及时,患者甚至产生中毒性休克等。

2.临床表现

(1)症状:本病以男性为多,发病年龄以20~50岁居多。前驱症状缺乏特异性,典型病例起病较急,早期最常见寒战、高热,体温一般在38℃以上,稽留不退或呈弛张型,反复发作。累及肝包膜或并发胆系疾病时,有右上腹持续性胀痛、钝痛或绞痛,可放射至右肩。乏力、纳差、恶心、呕吐等常见。右叶顶部病变可累及右肺下叶及胸膜,引起咳嗽、胸痛、呼吸困难、咯血等呼吸道症状。多发性肝脓肿较易引起黄疸,若黄疸显著而又非胆总管梗阻引起,病情常严重。不典型表现多见于单个脓肿患者,临床表现隐匿,伴消耗性低热,无明显毒血症状,常易倦怠。

(2)体征:肝肿大程度不一,压痛或肝区叩痛。脓肿位于肝上部时,则肝上界抬高,可有右侧胸腔积液或反应性右侧胸膜炎;脓肿位于右肝下部时,常见右上腹饱满,甚至局限性隆起,常可触及肿大的肝脏和波动性肿块,并有明显的触痛;脓肿位于或移行于肝表面时,相应体表局部皮肤可出现红、肿、压痛和凹陷性水肿;脓肿位于左肝时,局部体征主要在剑突下。

（3）实验室检查

①血常规：白细胞明显增高，可达$(20\sim30)\times10^9/L$，中性粒细胞 0.90 以上，并出现核左移或中毒颗粒。部分患者出现贫血。

②肝功能检查：碱性磷酸酶、γ-谷氨酰转肽酶明显升高，少数胆红素、转氨酶轻至中度升高，部分血浆白蛋白降低。

③细菌培养：a.脓液培养，检出率 20%～50%，主要与感染途径有关。经胆道和门静脉入侵的多为大肠杆菌或其他革兰阴性杆菌；经肝动脉入侵的多为球菌特别是金黄色葡萄球菌；链球菌在创伤后及免疫抑制患者的肝脓肿中较为多见，克雷伯杆菌、变形杆菌和铜绿假单胞菌是长期住院和使用抗生素治疗患者发生脓肿的重要致病菌，厌氧菌常见的则为脆弱类杆菌、微需氧链球菌等。b.血培养，10%～50%血细菌培养阳性，部分与脓液培养致病菌相同。血培养阴性可能是细菌不经血行感染或者培养前已使用抗生素。

（4）影像学检查

①胸、腹 X 线平片：X 线检查缺乏特异性，但半数以上患者出现异常。病变位于右肝顶部表现为肝影增大、右横膈抬高并活动受限，可伴有右下肺炎、肺段不张或右侧反应性胸腔积液等。并发脓胸或支气管胸膜瘘者则表现为肋膈角消失，肺内阴影。左叶肝脓肿可见胃及十二指肠移位。10%～20%肝脓肿发现气液平面。胸腹平片缺点是不能明确鉴别病变来自肝脏或膈下（肝脓肿与膈下脓肿）。

②腹部 B 超：为最简单、有效的诊断方法，应作为首选。可确定脓肿的部位、大小、距体表的深度，并可确定穿刺点或手术引流进路。随病程发展，B 超可展现出不同的声像。起病阶段，脓肿表现为高回声和边界模糊的声像；脓肿成熟和脓液形成，则表现为低回声伴边界清楚的声像；当脓液变浓稠时，脓肿周围则被纤维组织包裹，表现为高回声声像，易被误诊为肝实质性占位病变。B 超对胆囊结石、胆道扩张或肝内结石等胆道系统疾病的检查具有优势；对位于右半肝顶部的高位脓肿，尤其多发性小脓肿存在困难。

③CT 扫描：B 超未能确定的肝脓肿，CT 可发现一些较小的脓肿，并能确定脓肿的位置。a.脓腔：腔内为坏死液化组织，平扫时为肝内低密度圆形或椭圆形病灶，呈均匀低密度（完全液化）或混杂有团块状的稍高密度（未完全液化），增强扫描不被强化；b.脓肿壁：平扫时脓腔周围见一完整的、密度介于脓腔和周围正常肝组织之间的阴影，早期增强扫描不强化，且壁模糊，后期脓肿壁光滑、清楚，增强扫描有完整的环形强化圈，系炎性肉芽组织，因内含丰富的新生血管，故注射造影剂后强化特别显著；c.脓肿壁周围：壁周出现低密度水肿带，系脓肿壁周围正常肝组织水肿所致，增强扫描时不强化。脓肿壁的环形强化圈与壁外的水肿带（不强化）构成典型肝脓肿的环靶征（常见为双环征）。另外，CT 不受体位和肠道气体的影响，还可检查肝内有无其他病变，以及腹腔内其他病变如阑尾炎、憩室炎等，在判断肝脓肿原发病灶上更有诊断价值。

④MRI：与 B 超、CT 检查相比，MRI 没有优势，但若存在可疑胆道系统疾病时，无创的磁共振胆道成像则有助于明确胆道疾病的性质和部位，并有助于临床医师制订更合适的治疗方案。

⑤其他：选择性肝动脉造影、肝脏放射性核素扫描等，临床应用较少。

3.诊断及鉴别诊断

（1）诊断：感染性疾病，尤其是败血症、胆道感染或其他腹腔内的化脓性感染者，出现寒战、高热、肝大并有触痛、肝区痛及叩击痛，应考虑细菌性肝脓肿，并结合上述检查协助诊断。但是，肝脓肿起病初期，尤其是炎症尚未液化转化成脓肿时，B超等检查只能发现肝内实质性病变，容易误诊为肝癌。另外，多发性的肝内微小脓肿也不易诊断。因此对持续寒战、高热、上腹部疼痛的患者，应反复行B超或CT检查，不可轻易排除肝脓肿。

（2）鉴别诊断

①阿米巴肝脓肿：阿米巴肝脓肿常有阿米巴性肠炎病史，病程较长，发病缓慢，全身症状较轻，发热热度较低，贫血严重；肝大明显，肋间水肿，可有局限性隆起及压痛。白细胞增加不显著，且以嗜酸性粒细胞为主，脓液呈棕褐色，无臭味，如在脓液或粪便中找到阿米巴包囊或滋养体则可确诊。

②胆囊炎胆石症：发热、上腹部痛，甚至肝区压痛及叩击痛，与细菌性肝脓肿酷似，但其全身反应较轻，肝大不明显且无触痛。早期B超检查可资鉴别。

③原发性肝癌：巨块型肝癌中心液化坏死继发感染时可出现发热、疼痛，与细菌性肝脓肿的临床表现相似，但肝癌患者多有慢性肝病史，一般情况较差，肿大的肝质地硬，表面不平有结节感，结合甲胎蛋白、B超、CT等检查有助于鉴别。

④右膈下脓肿：常发生于胃十二指肠溃疡穿孔、急性阑尾炎穿孔及上腹部手术感染后，有寒战、高热、上腹部痛等症状，与细菌性肝脓肿较为相似，但肝不肿大，肝区无明显压痛，且全身症状较轻，B超及CT可准确定位以鉴别。

⑤肝囊肿合并感染：肝棘球蚴病和先天性肝囊肿合并感染时，临床症状与细菌性肝脓肿相似，易混淆，但详细询问病史并结合检查可以鉴别。

⑥右下肺炎：右肝贴近膈面的肝脓肿因位置靠近胸腔，可以出现右侧胸腔积液、右下胸膜炎等，并有发热、咳嗽、右侧胸痛等症状，但肺炎一般无肝大及肝区压痛、叩击痛，且B超和CT显示肝内无病变。

4.治疗

治疗原则是合理使用抗生素，引流脓液或切除病灶和治疗原发病。

（1）非手术治疗

①抗生素治疗：早期、足量、联合应用抗生素是治疗细菌性肝脓肿的基本环节。脓肿处于早期浸润或脓肿直径<2 cm的多发性脓肿及部分脓肿直径<5 cm、临床症状不明显的患者，单纯采用抗生素治疗可以达到治愈的目的。必须引流或手术治疗的病例，抗菌药物也是重要辅助措施。应根据肝脓肿病因、细菌培养和药物敏感测定结果来选择。一般来说，腹腔内感染、胆道感染引起的多为革兰阴性杆菌；血源性、隐源性肝脓肿及开放性肝损伤多为革兰阳性球菌；隐源性单发脓肿以厌氧菌多见。在未证实病原菌前，可先结合原发病分析，选用广谱抗生素。为了增加疗效，缓解耐药性，获得协同杀菌作用，一般联合应用抗生素，常用第三代头孢类（如头孢噻肟、头孢他啶等）加氨基糖苷类（如阿米卡星、妥布霉素等），再外加杀灭厌氧菌类药物（如甲硝唑、替硝唑等）。待细菌培养和药敏结果明确后，再调整选用敏感抗生素。用药时剂量要充足，疗程要完整，原则上脓肿未消退、体温及血象未正常前不宜停药。

②支持治疗：中毒症状较重，全身状况差者，应充分营养支持治疗，补充足够的能量，同时积极补液，纠正水、电解质紊乱，给予维生素 B、维生素 C、维生素 K 等各种维生素。必要时，反复多次输少量新鲜全血或血浆，纠正低蛋白血症，提高机体抗感染的能力。

（2）经皮肝穿刺抽吸或置管引流术：B 超或 CT 引导下经皮肝穿刺抽吸或置管引流使多数细菌性肝脓肿的患者得到治愈，已成为首选的治疗方案。其适应证为：单个脓腔较大，抗生素治疗无效，且无脓肿破溃等并发症和不需手术治疗的患者，尤其适用于老年人和危重患者。禁忌证为：有严重出血倾向，大量腹水，伴有其他急诊剖腹指征者，脓肿尚未完全液化者，肿瘤或血管瘤合并感染者，毒血症严重或合并 DIC 的多房性脓肿。

目前国内外研究普遍认为：对于单发、直径＜5 cm 的细菌性肝脓肿，采用穿刺抽脓的方法最有效。在 B 超引导下进行穿刺吸脓，尽可能吸净脓液后注入抗生素，如治疗有效，可反复穿刺抽脓。对于脓液黏稠、壁厚难萎陷、直径≥5 cm 的细菌性肝脓肿，则采用穿刺抽脓置管引流的方法。先用 B 超确定脓肿位置、深度，选定最佳穿刺部位，然后在局部麻醉下，经 B 超引导用 17 号穿刺针刺入脓腔，确认已穿至脓腔后，放入金属导丝再用扩张器扩张，放入引流管即可。放置导管后每天用含抗生素的生理盐水冲洗脓腔，直至不再排脓，患者体温正常，血象正常，B 超、CT 检查脓腔明显缩小或基本消失，即可拔管。该法避免了手术，减轻了患者的痛苦，并缩短了治疗时间。但对于部分发生胸腹腔感染、腹腔内出血、胆汁漏及气胸等并发症者，部分脓液稠密难以引流者，应选择开腹手术切开引流。

（3）门静脉或肝动脉插管灌注抗生素：适用于位于第二肝门、肝实质深部、病灶呈蜂窝状的肝脓肿或脓肿未液化或多发时。

门静脉插管：取右肋缘下斜切口进腹，在距幽门 5 cm 处结扎胃网膜右静脉远端，向近端置入内径 1.5 mm 的硅胶管，深度 5～7 cm，将硅胶管与胃网膜右静脉适度固定。动脉插管：进腹后游离一段带网膜的胃网膜右动脉后，将其远端结扎，并离断周围的网膜组织，剪开部分动脉壁（周径的 1/3），然后将直径 2 mm 硅胶管向近端插入 10 cm，以到达肝动脉，管内注入肝素后封口，用丝线将动脉与硅胶管固定，离断胃网膜右动脉，并置于皮下固定，以便拔管后压迫止血。术后持续灌注抗生素 3～5 天。

（4）手术治疗

①开腹手术切开引流：开腹手术引流在细菌性肝脓肿的治疗中起着重要的作用。适应证为：经皮肝穿刺置管引流效果不佳，脓肿无明显缩小，不能控制临床症状；脓肿穿破胸、腹膜，并出现弥散性胸、腹膜炎；肝脓肿合并腹腔内需手术处理的原发病灶；巨大肝脓肿；脓肿位置较深，且邻近大血管或胆管，穿刺引流风险较大；诊断不明确，与肝癌难以鉴别；多发性肝脓肿。

目前常用的引流途径如下：

a.经腹腔切开引流术：可探查整个肝脏并寻找腹腔内原发病灶。采用右肋缘下斜切口或腹直肌切口进入腹腔，探明脓肿部位，湿盐水纱布保护术野周围以免脓液污染腹腔；先穿脓腔，抽得脓液后，用直血管钳稍加扩大，吸净脓液，用手指探查并轻轻分开腔内的分隔和疏松脓腔壁上的坏死物，生理盐水反复冲洗，脓腔内置入大的或多条引流管，固定于皮肤。该法优点是病灶定位准确，能达到充分引流目的，可同时处理原发病灶，是临床最常用的手术方式。缺点是有时引流位置不一定是最低位。

b.腹膜外脓肿切开引流术:适用于肝右叶前侧和左外叶的肝脓肿,位置表浅,靠近腹膜或发生与腹膜紧密粘连。右肋缘下斜切口,在腹膜外间隙(不切开腹膜),用手指推开肌层直达脓肿部位,此处腹膜有明显水肿,穿刺抽到脓液后,处理方法同上。该法缺点是不能立即达到有效引流,可能延误治疗。

c.后侧脓肿切开引流术:适用于肝右叶后侧或膈顶部的脓肿。患者左侧卧位,沿右侧第12肋稍偏外侧做一切口,切除一段肋骨,显露膈肌,用手指沿肾后脂肪囊向上分离,显露肾脏上极与肝下面的腹膜后间隙直达脓肿,穿刺抽得脓液后,扩大切口排净脓液,冲洗并置管引流。该术式复杂,且可能损伤胸膜,临床很少采用。

②经腹腔镜下脓肿切开置管引流:肝脓肿经腹腔镜引流具有创伤小、恢复快、术后并发症少等优点。适应证为:抗生素治疗疗效不明显;无法经皮引流或引流失败;脓腔较大,位置表浅,不宜穿刺,并伴明显中毒症状。禁忌证为:脓肿已破溃;多发散在、位置较深的小脓肿;合并有严重肝胆疾病。具体方法:常规建立气腹后,一般做3个鞘管孔,脐下、右锁骨中线和右腋前线(肋缘下2~4 cm)各1个,若下位脓肿,则再在正中旁左侧肋缘下做第4个鞘管孔,用扇形拉钩提起肝脏以显露进路。置入腹腔镜后寻找脓肿部位,若脓肿处肝脏与腹壁粘连紧密,钝性分离腹壁肌层,经脓肿与腹壁粘连的低位切开脓腔,同时将吸引器插入脓腔,吸尽脓液后,用大量生理盐水和甲硝唑冲洗腹腔,脓腔内和膈下置入多孔硅胶引流管。术后注意引流管通畅情况,如引流不畅,应更换。

③脓腔大网膜填塞术:适用于位置较高,引流效果不佳者;位置较深,不便置管引流者;脓腔较大,网膜填塞更有利脓腔的愈合。取右肋缘下斜切口,入腹确定脓肿部位。在脓肿最低位、质地最软处穿刺抽取脓液,避开肝脏主要血管和胆管,扩大切开脓肿壁,尽量吸净脓腔的脓液。手指探查脓腔范围时,动作要轻柔,操作要仔细。清除脓腔坏死组织后,用盐水将脓腔冲洗干净,再将游离带蒂的大网膜填塞于脓肿腔内,尽量填满免遗留无效腔。为防止脓肿腔内残留脓液或炎症渗出液外溢,在脓腔最低位,即填塞的大网膜的下方放置1~2条硅胶引流管,7号丝线间断缝合脓肿壁和大网膜,闭合脓腔。

该法优点是:a.大网膜血运丰富,抗感染能力与吸收能力强,使残余脓液或渗液迅速清除;b.大网膜充填脓腔并与肝组织粘连再血管化,促进脓腔愈合,缩短疗程;c.不需置管引流,避免术后冲洗换药、管腔堵塞,减轻患者心理负担;d.避免产生皮肤瘘管等并发症。

④肝切除术

适用于:a.局限性肝脓肿,多见于左半肝或左外叶的胆源性肝脓肿;b.合并胆道大出血;c.合并炎性假瘤;d.合并原发或继发性肝癌,病灶限于一叶且患者尚能耐受肝切除者;e.慢性厚壁性肝脓肿;f.并发支气管瘘或形成胆管支气管瘘,难以修补者;g.肝脓肿切开引流后残留无效腔或窦道长期不愈。肝叶切除治疗肝脓肿应注意术中切勿使炎性感染扩散到术野或腹腔,对肝断面的处理要仔细,术野的引流要通畅,一旦局部感染,将导致肝断面的胆瘘、出血等并发症。肝脓肿急诊肝叶切除,有使炎症扩散的危险,应严格掌握手术指征。

5.预防和预后

细菌性肝脓肿是一种继发性疾病,多可以找到原发病灶,如能早期重视治疗原发病灶,本病是可以预防的。即使早期发生肝脏感染,如能采取及时合理的治疗也可以阻止脓肿形成。

影响预后的因素主要包括患者的年龄、一般状况、脓肿的数目和部位、细菌的种类及毒力、治疗的早晚、合并其他疾病情况、有无并发症等。近年来，超声和 CT 检查的发展有助于早期诊断，并通过抗生素的治疗和经皮穿刺引流，死亡率已降至 20% 以下；应用手术引流和全身抗生素治疗，细菌性肝脓肿的死亡率也已降至 50% 以下。总体而言，年幼及老年患者较青壮年者预后差，死亡率高。多发性肝脓肿的病死率明显高于单发性肝脓肿。全身情况较差和营养不良及有明显肝功能损害者，如低蛋白血症和高胆红素血症时，死亡率增高。合并有恶性疾病的肝脓肿，预后也较差。

(二)阿米巴肝脓肿

阿米巴肝炎和阿米巴肝脓肿合称阿米巴肝病，阿米巴肝脓肿是肠阿米巴最常见的并发症，多见于温、热带地区，热带和亚热带国家特别常见。我国发病率较高的地方在南方，一般农村高于城市，其中男性发病率要高于女性，发病年龄在 30～40 岁。肠阿米巴病并发肝脓肿者占 1.8%～20%，最高可达 67%。

1.病因

溶组织阿米巴是人体唯一的致病型阿米巴，传播途径为消化道传染。阿米巴包囊随被污染的食物或水进入肠道，经过碱性肠液消化，包囊破裂，囊内虫体经过二次分裂变成 8 个滋养体，在机体或肠道局部抵抗力下降时，阿米巴滋养体就可以经过肠壁的小静脉或淋巴管进入肝脏，少数存活的滋养体在门静脉内迅速繁殖阻塞门静脉分支，造成肝组织局部坏死，加之阿米巴滋养体不断分泌溶组织酶，使变形的肝组织进一步坏死形成肝脓肿。

阿米巴肝脓肿并非真性脓肿，而是阿米巴滋养体溶组织酶等引起的肝组织液化性坏死。多发生于肝右叶，早期为小的病灶，以后逐渐发展成一个单一的大脓腔，内含咖啡色半液性状态的果酱样液化坏死组织。脓肿分三层，外层早期为炎性肝细胞以及纤维组织增生形成的纤维膜。中间为间质，内层为脓液。在镜下，在坏死与正常组织交界处，有较多的阿米巴滋养体以及少量单核细胞，炎症反应轻微。

2.临床表现

(1)临床特征：多数患者的临床表现类似细菌性肝脓肿，但阿米巴肝脓肿的患者症状较轻微，发展缓慢。主要的表现为发热、肝区疼痛和肝肿大。一般无特征性表现，通常为原因未明的持续发热，其特点为缓慢起病而无寒战，一般为中等度的弛张热，在肝脓肿后期，体温可正常或低热。较大的肝右叶脓肿可出现右上腹部隆起，肋间隙爆满，局部皮肤水肿与压痛，肋间隙增宽。肝脏弥散性肿大，边缘变钝，触痛明显。

(2)辅助检查

①血象检查：急性期白细胞总数中度增高，中性粒细胞 80% 左右，有继发感染时更高。病程较长时白细胞计数大多接近正常或减少，贫血较明显，血沉增快。

②粪便检查：少数患者可查获溶组织阿米巴。

③肝功能检查：碱性磷酸酶增高，胆固醇和白蛋白大多降低，其他各项指标基本正常。

④血清学检查：同阿米巴肠病，抗体阳性率可达 90% 以上。阴性者基本上可排除本病。

⑤肝脏显影：超声波探查无创伤，准确方便，是诊断肝脓肿的基本方法。脓肿所在部位显示与脓肿大小基本一致的液平段，做穿刺或手术引流定位，反复探查可观察脓腔的进展情况。B型超声显像敏感性高，但与其他液性病灶鉴别较困难，需做动态观察。

CT、肝动脉造影、放射性核素肝扫描、核磁共振均可显示肝内占位性病变，对阿米巴肝病和肝癌、肝囊肿鉴别有一定帮助，其中CT尤为方便可靠，有条件者可选用。

⑥X线检查：常见右侧膈肌抬高，运动受限，胸膜反应或积液，肺底有云雾状阴影等。左叶肝脓肿时胃肠道钡餐透视可见胃小弯受压或十二指肠移位，侧位片见右肋前内侧隆起致心膈角或前膈角消失。偶尔在平片上见肝区不规则透光液、气影，颇具特征性。

3.诊断及鉴别诊断

（1）诊断

①有慢性痢疾病史，大便中查到阿米巴包囊、滋养体或乙状结肠镜检查看到结肠黏膜有溃疡面，自溃疡面上找到阿米巴滋养体。

②有长期不规则发热、肝区疼痛、肝肿大伴压痛和叩击痛者。

③B超检查可见肝右叶不均质的液性暗区，和周围组织分界清楚，在超定位穿刺中抽得果酱样无臭脓液，即可明确诊断。

④血清学检查阿米巴抗体，阳性率在90%以上，且在感染后多年仍然为阳性。

⑤诊断性治疗对于不能确诊而高度怀疑本病者，可使用抗阿米巴药物治疗，如治疗一周后临床症状改善，可确诊本病。

（2）鉴别诊断

①细菌性肝脓肿：细菌性肝脓肿起病急骤，临床症状明显，脓肿以多发为主，全身感染症状明显，鉴别要点如下表7-12。

表7-12　阿米巴性与细菌性肝脓肿鉴别要点

	阿米巴肝脓肿	细菌性肝脓肿
病史	有阿米巴痢疾病史	常继发与胆道感染或其他化脓性疾病
症状	起病比较缓慢，病程较长	起病急骤，全身中毒症状明显，有寒战、高热等感染症状
体征	肝肿大明显，可有局限性隆起	肝肿大不显著，多无局限性隆起
脓肿	较大，多数为单发性，位于肝右叶	较小，常为多发性
脓液	呈巧克力色，无臭，可找到阿米巴滋养体，若无混合感染，脓液细菌培养阴性	多为黄白色脓液，涂片和培养大都有细菌
血象	白细胞计数可增加	白细胞计数及中性粒细胞计数明显增加
血培养	若无混合感染，细菌培养阴性	细菌培养可阳性
粪便检查	部分患者可找到阿米巴滋养体或包囊	无特殊发现
诊断性治疗	抗阿米巴药物治疗后症状好转	抗阿米巴药物治疗无效

②原发性肝癌：肝癌常有肝炎后肝硬化病史，肝脏质地硬，甲胎蛋白（AFP）高于正常，结合B超、CT等检查可资鉴别。

4.治疗

（1）内科治疗

①抗阿米巴治疗：选用组织内杀阿米巴药为主，辅以肠内杀阿米巴药以根治。目前大多首选甲硝唑，剂量 1.2 g/d，疗程 10～30 天，治愈率 90% 以上。无并发症者服药后 72 小时内肝痛、发热等临床情况明显改善，体温于 6～9 天消退，肝肿大、压痛、白细胞增多等在治疗后 2 周左右恢复，脓腔吸收则迟至 4 个月左右。第二代硝基咪唑类药物的抗虫活力、药代动力学特点与甲硝唑相同，对半衰期长的脓肿疗效优于阿米巴肠病。东南亚地区采用短程（1～3 天）治疗，并可取代甲硝唑。少数甲硝唑疗效不佳者可换用氯喹或依米丁，但应注意前者有较高的复发率，后者有较多心血管和胃肠道反应。治疗后期常规加用一疗程肠内抗阿米巴药，以根除复发之可能。

②肝穿刺引流：早期选用有效药物治疗，不少肝脓肿已无穿刺的必要。对药物治疗已达 5～7 天、临床情况无明显改善或肝局部隆起显著、压痛明显，有穿破危险者采用穿刺引流。穿刺最好于抗阿米巴药物治疗 2～4 天后进行。穿刺部位多选右前腋线第 8 或第 9 肋间，最好在超声波探查定位下进行。穿刺次数视病情需要而定，每次穿刺应尽量将脓液抽净，脓液量在 200 mL 以上者常需在 3～5 天后重复抽吸。脓腔大者经抽吸可加速康复。近年出现的介入性治疗，经导针引导作持续闭合引流，可免去反复穿刺、继发性感染之缺点，有条件者采用。

③抗生素治疗：有混合感染时，视细菌种类选用适当的抗生素全身应用。

（2）外科治疗：阿米巴肝脓肿需手术引流者一般<5%。其适应证为：①抗阿米巴药物治疗及穿刺引流失败者；②脓肿位置特殊，贴近肝门、大血管或位置过深（>8 cm），穿刺易伤及邻近器官者；③脓肿穿破入腹腔或邻近内脏而引流不畅者；④脓肿中有继发细菌感染，药物治疗不能控制者；⑤多发性脓肿，使穿刺引流困难或失败者；⑥左叶肝脓肿易向心包穿破，穿刺易污染腹腔，也应考虑手术。

阿米巴肝脓肿的治愈标准尚不一致，一般以症状及体征消失为临床治愈，肝脓肿的充盈缺损大多在 6 个月内完全吸收，而 10% 可持续至一年。少数病灶较大者可残留肝囊肿。血沉也可作为参考指标。

四、门静脉高压症

门静脉高压症的临床处理已从手术治疗发展为可治愈大多数患者的内科和介入治疗，但手术仍对于一部分患者具有明显疗效，适合于肝外型门静脉高压症和肝移植患者。肝移植可以同时治愈肝的原发性疾病及其并发症。由于伴有胃肠道出血的患者通常会涉及手术治疗，很好地了解静脉曲张出血的病理生理学机制和治疗方案，对于外科医生来说是非常重要的。门静脉高压症本身不需要治疗，但当存在静脉曲张引起的出血风险或发生诸如活动性静脉曲张出血或者腹水之类的并发症时，则提示需要干预治疗。许多患者在接受治疗时，开始会发生先兆静脉曲张出血，这往往需要在进行长期治疗计划前进行有效的治疗。目前在许多治疗方案中进行有效选择是可行的，因为这些方案中许多是有据可依的。这些方案包括：可以同时预防和治疗静脉曲张出血的药物治疗；内镜下注射治疗或曲张静脉结扎术；介入手段下经颈静脉肝内门体分流术（TIPS）；以及手术治疗（手术分流和肝移植）。这些治疗方案的选择需要针对每个患者进行量化订制,并且考虑他们的综合适应性,包括任何潜在肝疾病的严重程度、当地医疗设备和专业技术条件。

(一)病因

传统意义上,门静脉高压症一直被分为肝前、肝内以及肝后型,肝内型又细分为窦前型、窦型及窦后型。肝前型门静脉高压症的起因主要是门静脉血栓形成。西方国家门静脉高压症的主要原因是肝硬化。这是不同原因造成的门静脉血流窦型阻塞。病毒性肝炎和酒精性肝病是最常见的诱因,其他诱因还包括原发性胆汁性肝硬化、原发性硬化性胆管炎及血色素沉积症。肝纤维化造成的窦前型梗阻主要发生在血吸虫病中。在世界范围内,血吸虫病是门静脉高压症最常见的病因之一,且因患者肝功能大多正常,所以预后较好。窦后型门静脉高压症的主要原因是肝静脉血栓形成(巴德-吉亚利综合征)和静脉闭塞性疾病。

研究已证明,门静脉高压症的病理生理学始动因素是对门静脉血流的血管阻力增加。在肝硬化中,这种阻力增加发生在肝微循环中(窦型门静脉高压症),并且是被动和主动两个因素的共同结果。被动因素是组织学硬化引起肝结构紊乱的机械效应,而主动因素则是肝门/膈肌成纤维细胞、激活的肝星形细胞及门小静脉的主动收缩。肝内张力的增加可能是一种平衡的结果,这种平衡包括内源性血管收缩物质的增加(例如内皮素、去甲肾上腺素、白三烯和血管紧张素Ⅱ)和内源性舒张血管的一氧化氮相对减少。血管舒张药(例如钙通道阻滞剂)可能会修复肝内张力中的这种平衡,尽管在临床实践中它们还没有被用于这方面。

另一个促进门静脉高压症的主要病理生理学因素是通过门脉循环的门静脉血流增加,这是由于内源性小动脉血管扩张剂(内皮源性、神经源性以及体液源性)过度释放引起内脏小动脉血管舒张造成的。这种情况可通过内脏血管收缩剂(如血管加压素和非选择性β受体阻断剂)来纠正。许多降低门脉压的药物可以同时减少肝内血管阻力和流入门静脉的血流。

一种重要但罕见的区域性或左上象限门静脉高压症发生在脾静脉血栓患者中。当患者伴有胃静脉曲张出血但肝功能正常,尤其是如果既往有急性或慢性胰腺炎病史时,应该怀疑可能为这种门静脉高压症。

(二)临床表现

1.临床特征

(1)症状

①脾大、脾功能亢进,一般于门静脉高压症时最早出现,大者可达脐部。早期脾脏质软且活动度高;晚期质地变硬,活动度降低。门静脉血流受阻或血流量增加均可引起脾脏充血性肿大,长期脾窦充血,可引起脾内纤维组织增生和脾髓细胞增生,血细胞的机械破坏增加。另外,脾脏内单核巨噬细胞增生也是引起脾大的原因。脾肿大越明显,脾功能亢进越明显,患者表现为全血细胞减少。

②上消化道出血,约占25%,表现为出血量大且急。因肝功能损害使得凝血酶原合成发生障碍,又因脾功能亢进使血小板减少,以致出血不易自止。患者耐受出血能力较正常人差,约有25%患者在第一次出血时因失血引起严重休克或肝组织严重缺氧导致急性肝衰竭而死亡。部分患者出血常复发,第一次出血1~2年,约有半数患者可再次出血。

③腹腔积液:腹腔积液是肝功能受损的重要标志,它也受门静脉压力增高的影响,患者出现腹腔积液后,常伴有腹胀和食欲减退,少量腹腔积液患者在排尿后可在膀胱区叩诊呈浊音,中度腹腔积液患者叩诊呈移动性浊音,大量腹腔积液患者可见蛙状腹。

(2)体征:体检时触及脾脏,提示可能有门静脉高压,如有黄疸、腹腔积液、前腹壁静脉曲张等体征,表示门静脉高压严重。如果能够触及质地较硬、边缘较钝而不规整的肝脏,肝硬化的诊断就能成立,但是有时硬化的肝脏难以触到,患者还可以出现慢性肝病的其他征象,如蜘蛛痣、肝掌、睾丸萎缩、男性乳房发育等。

2.辅助检查

(1)实验室检查

①血常规:脾功能亢进时,血细胞计数减少,以白细胞和血小板下降最为明显。出血、营养不良、溶血等均可引起贫血。

②粪常规:上消化道出血时出现柏油样便或隐血实验阳性。

③肝功检查:可反映在血浆清蛋白降低,球蛋白升高,清蛋白、球蛋白比例倒置。

许多凝血因子在肝脏合成,加上慢性肝病患者常有原发性纤维蛋白溶解,故常伴有凝血酶原时间延长,还应做肝炎病毒免疫学以及甲胎蛋白检查。

(2)影像学检查

①B型超声和多普勒超声:提示肝脏萎缩、多发点状强回声、脾大、门静脉主干或脾静脉、肠系膜上静脉增宽,有时可探及腹腔积液、门静脉内血栓及逆肝血流形成。

②CT扫描:对门静脉高压症及其病因学诊断具重要意义,肝内型的CT图像表现有肝脏体积缩小,可见肝裂增宽和肝门区扩大,肝表面高低不平,肝脏密度不均局灶性低密度灶,并可见脾脏明显增大,门静脉主干扩张,还会出现侧支血管扩张和扭曲,还可见到较大量腹腔积液,对肝外型门静脉高压也具有重要意义,可提示门静脉及属支血栓形成及闭塞情况。

③食管钡餐检查:70%～80%的患者显示明显的静脉曲张。食管充盈时,食管黏膜呈虫蚀样改变,食管排空后,曲张静脉为蚯蚓样或串珠样充盈缺损影。

④门静脉造影检查:亦对诊断有帮助,但属非常规检查。在有需要及条件许可时进行此类检查。方法:术前在右侧第九或第十肋间隙和腋中线交叉处经皮穿刺肝脏,行门静脉造影,可以确定门静脉主干有无阻塞,也可确定肝内型或肝外型。由于病变肿大肝脏在穿刺后可发生出血,门静脉造影一般直接在术前进行。术中直接测定自由门静脉压是最可靠的诊断方法。如果压力超过30 cmH$_2$O,则诊断肯定。方法是应用一根标有刻度的,长约60 cm的细玻璃管,连接在暂用血管钳夹住的塑料管和穿刺针上,管内充满等渗盐水,测定时,针尖可刺入胃网膜右静脉或其较大分支内,但准确的是直接刺入门静脉内。必须注意的是,玻璃管的零度应相当于腰椎体前缘的平面。测压应在不给全身血管舒缩药物下进行,休克患者应在休克纠正后再测,重复测压时,患者动脉压的相差应不大。

(3)其他检查

①胃镜检查:可见曲张的食道胃底静脉,门静脉高压症时门静脉血回流受阻,胃左、胃短静脉发生逆流,形成食管胃底曲张静脉,使门静脉血经胸、腹腔段食管静脉侧支流入奇静脉和半奇静脉。Spence在有食管静脉曲张的标本上,见到食管下段黏膜上皮内和上皮下充满血液的

管道,其突向食管腔内的顶端只有一层鳞状上皮,极薄,这种改变可能相当于内镜检查时所见到的樱红色斑点,表示即将有破裂出血的可能,有时可见胃黏膜糜烂或溃疡。任何发生在胃内的曲张静脉(可伴有或不伴有食管静脉曲张)理论上均可成为胃底静脉曲张。与食管静脉曲张诊断不同,胃底静脉曲张的诊断有时存在困难。内镜下对胃底静脉曲张的检查必须注入足够的气体使胃腔充分扩张,展开粗大的黏膜皱襞,并准确、细致地观察胃底部。尽管如此,仍有少数患者可能难以确定诊断。内镜超声的应用对胃底静脉曲张的诊断更加准确,有助于发现胃底静脉曲张,尤其是能准确区分粗大的黏膜皱襞和曲张血管,但操作较困难限制了其使用。目前,内镜检查仍然是胃底静脉曲张的主要诊断方法。

②骨髓穿刺检查:排除其他血液性疾病。门静脉高压症时常表现为增生性骨髓象。

(三)鉴别诊断

1.胃及十二指肠溃疡出血

约占一半,其中3/4是十二指肠溃疡。详细追问病史,全面体检和化验检查,包括肝功能实验、血氨测定和磺溴酞钠实验等,都有助于鉴别。要注意的是肝、脾肿大不明显、没有腹腔积液的患者,尤其在大出血后,门静脉系血量减少,脾脏可暂时缩小,甚至不能扪及。还需要指出,10%～15%肝硬化患者并发胃或十二指肠溃疡;必要时,可行X线钡餐检查、纤维胃镜检查等迅速明确出血原因。对某些难以鉴别的患者,可试行三腔管压迫止血;如果不是食管胃底曲张静脉破裂出血,应是无效的。

2.出血性胃炎

又称应激性溃疡,约占5%。根据病史、临床表现及实验室检查等可资鉴别。

3.胃癌

占2%～4%。黑粪比咯血更常见。

4.胆道出血

各种原因导致血管与胆道相通,引起血液涌入胆道,再进入十二指肠。最常见的病因是肝外伤。

(四)治疗

1.治疗原则

要正确处理门静脉高压症,首先必须结合我国的具体情况,分别对待两种不同病因引起的肝硬化:血吸虫病性肝硬化和肝炎后肝硬化。这两种肝硬化具有不同的病理变化和临床表现,治疗的方法和疗效也有所不同。血吸虫病性肝硬化的病理变化是窦前阻塞,临床表现主要是脾大和脾功能亢进,但肝功能较好。国内大量病例的远期随访资料证明,仅仅施行脾切除即能获得满意的疗效。而肝炎后肝硬化的病理变化是窦后阻塞,脾大和脾功能亢进多不显著,而肝功能则严重受损,手术治疗的效果较差。近10年来,长江流域大部分地区的血吸虫病已基本控制,肝炎后肝硬化所致的门静脉高压症在国内正在逐渐上升,这已成为外科临床工作中亟待解决的课题。其次,必须明确外科治疗的主要目的在于抢救门静脉高压症并发的食管胃底静脉曲张破裂所致的大出血。文献中大量的统计数字说明,肝硬化患者中仅有40%出现食管胃底静脉曲张,而有食管胃底静脉曲张的患者中有50%～60%并发大出血,这说明有食管胃底曲张静脉的患者不一定发生大出血。临床上还看到，本来不出血的患者，在经过预防性手术后反而引起大出血。尤其鉴于肝炎后肝硬化患者的肝功能损害多较严重，任何一种手术对患者来讲都是负担，甚至引起肝衰竭，因此，对有食管胃底静脉曲张但没有出血的患者，是否应进行预防性手术治疗，值得探讨。近年来倾向"不做预防性手术"，对这类患者重点应摆在内科的护肝治疗方面。

2.非手术治疗

（1）一般治疗

①休息：失代偿期肝硬化患者，有程度不等的劳动力丧失，多数患者难以胜任正常人从事的工作及生活，故以休息为主。一般情况，良好的稳定期患者可适当活动及轻微工作，但要注意劳逸结合，活动及工作以不感觉劳累为度，并密切观察症状及肝功能变化。如处于病变活动期，肝功能检查异常及有明显乏力及消化道症状者，则应休息及治疗。如果肝功能有异常或者有黄疸、出现并发症，则应该卧床休息或住院治疗。

②营养及饮食：肝硬化患者由于病程较长，长期营养及热量摄入不足，肝功能损害导致清蛋白合成障碍及水、电解质平衡失调，加之多种原因引起的身体消耗，因而患者多处于营养缺乏及低血容量状态。肝脏病变不断加重，可引起继发感染、大出血和水、电解质平衡失调、肝性脑病及肝肾综合征，甚至危及生命，因而，合理饮食，保证足够的热量、营养及水、电解质平衡非常重要，可为患者赢得治疗时间，促进肝脏病变恢复及减少并发症的发生，以提高患者生活质量及延长其生存时间。对可以正常进食的患者，应调整饮食的质和量，以满足其对营养的需求。食物以高能量、高蛋白质、足量维生素、易消化为宜。蛋白质的来源应以优质蛋白为主，如鱼类和豆类蛋白等。对血氨已经升高而有肝性脑病的患者，应限制或禁食蛋白质。待病情好转后，在药物的辅助下，逐渐增加蛋白质的量。提倡食用富含支链氨基酸的高能量植物蛋白饮食。2000年，欧洲营养协会达成以下共识：a.肝硬化患者处于高代谢状态，饮食中需要比正常人添加更多的蛋白质，才能维持其氮平衡。b.大多数患者可以耐受正常甚至更高的蛋白质摄入，而不产生肝性脑病。c.可对肝硬化患者的饮食习惯进行调整，在平常几餐的基础上，有必要晚上加餐。d.对重症营养不良患者，应考虑补充氨基酸，以满足蛋白质合成的需求。e.对少数不能耐受蛋白质从胃肠道摄入的患者，如肝性脑病者，可以考虑以支链氨基酸作为氮源。

（2）合并慢性活动性肝炎的治疗：慢性肝炎发病机制复杂，肝炎病毒活动复制及其引起机体异常免疫应答，是造成肝细胞变性坏死及肝纤维化发生的重要原因，因而，治疗应包括抗病毒治疗，应尽快抑制病毒复制，并清除病毒；免疫调节，大多数患者处于免疫功能低下甚至免疫耐受状态，以致不能清除病毒，应给予以免疫增强剂为主的免疫调节剂；保肝治疗，减轻肝细胞炎症坏死，促进肝细胞病变恢复；防治肝纤维化，防止肝硬化范围进一步扩大，保持肝细胞一定的代偿储备功能。其中，抓住良好时机给予抗病毒治疗，是阻断病情发展的关键步骤。同时要兼顾其他，采取以抗病毒联合调节免疫的综合治疗措施。

①抗病毒治疗：干扰素是国内外公认有一定疗效的抗 HBV 及 HCV 药物，它本身为正常人免疫活性细胞分泌的一种细胞因子，有抗病毒、调节免疫及抗肝纤维化作用。由于肝硬化患者肝储备及代偿能力低下，且因伴脾功能亢进而多有粒细胞及血小板下降，因而，抗病毒治疗不具备应用干扰素的必需条件，且应用后疗效亦差，故不选用干扰素，最好应用其他抗病毒药

更安全、有效。

核苷类似物主要针对 DNA 病毒而用于抗 HBV 治疗,有直接抗病毒作用,一般不需要通过机体免疫反应或对机体免疫功能影响较小,因而,较少出现用药后对肝脏的免疫损伤,而无干扰素类药物造成的脑病一过性加重,且对血白细胞及血小板影响亦很小,故用于肝炎肝硬化患者抗 HBV 作用可能更安全,包括嘧啶类核苷类似物及嘌呤类核苷类似物。

嘧啶类核苷类似物:a.单磷酸阿糖腺苷系通过抑制 DNA 聚合酶而阻断 HBV 复制。b.拉米呋啶是第二代核苷类似物,使双脱氧核苷类似物 2′-3′-双氧脱-3 硫胞嘧啶核苷,口服后迅速吸收,通过干扰及抑制 HBV 复制中逆转录过程而有较强的抗 HBV 作用。临床上亦发现部分病例用药后有转氨酶一过性的增高。

嘌呤类核苷类似物:

a.利巴韦林:一种广谱的抗病毒药物,尤其对 RNA 病毒疗效较好,对 HBV 没有明显的作用。对丙型肝炎用药后可使肝功能及肝组织学好转,抗 HCV 效果较差,联合 IFN 治疗,可明显提高效果,而成为当前治疗丙型肝炎的重要治疗方案。

b.泛昔洛韦:是最近一代鸟嘌呤核苷类似物,口服后迅速吸收并转换为有抗 HBV 活性的泛昔洛韦。其作用主要是抑制 DNA 多聚酶及干扰 HBV 逆转录过程。国外应用证实对慢性乙肝有效,亦可用于失代偿肝病患者。但抗 HBV 作用不如拉米呋啶,临床上尚未广泛应用。

②免疫调节剂:慢性肝炎的发病机制中重要的是肝炎病毒诱发机体的免疫应答,引起肝细胞的炎症坏死病变。主要是细胞免疫功能低下造成病毒持续存在及肝炎慢性化。抗病毒治疗可使 HBV 减少,病毒从体内清除要靠免疫功能调节及提高,因而在抗病毒药应用的同时,联合应用免疫调节剂主要是免疫刺激剂,可加强抗病毒的疗效及可望达到清除病毒的作用,亦可提高免疫功能,减少继发感染等并发症的发生及增强治疗效果,包括胸腺肽及其他免疫刺激剂等。

③保肝降酶药

a.复方甘草甜素:在丙氨酸转氨酶(ALT)及胆红素增高时应用,具有抗病毒、抗感染症及抗过敏作用,可清除羟自由基和过氧化氢,有明显的抗脂质过氧化作用。稳定肝细胞膜,修复病变的肝组织,改善肝功能,有降低转氨酶及消退黄疸的作用。

b.还原型谷胱甘肽:是一种在细胞质内合成的由谷氨酸、胱氨酸及甘氨酸组成的三肽。其主要作用:保护肝细胞膜;促进肝脏的合成及代谢作用;增强肝脏解毒功能;促进胆汁酸代谢。

c.硫普罗宁:一种含游离巯基的甘氨酸衍生物,实验研究证实,通过抑制肝细胞线粒体氧化脂质的形成保护肝细胞膜,降低肝细胞及线粒体 ATP 酶的活性,提高肝细胞 ATP 含量而改善肝细胞结构、功能及促进肝细胞再生,并可参与肝细胞蛋白及糖代谢而维持肝细胞内谷胱甘肽含量,还可促进重金属及药物的解毒作用。临床治疗慢性肝炎显示出改善肝功能的作用,ALT、弹性蛋白酶原(AST)及 ALB 均有一定改善。

④防止肝纤维化:目前,临床上应用的治疗药物主要有熊去氧胆酸、α-干扰素、磷脂酰胆碱等,这些药物都可以不同程度地改善肝纤维化的程度、抑制肝纤维化的形成。但是这些药物的作用和疗效还不很突出,远不能满足临床需要。中医药成分有明确抗肝纤维化的作用,在肝纤维化治疗中具有独特的优势。中医认为,慢性肝炎、肝硬化的临床征候错综复杂,但其基本病

机是正衰邪盛,湿热未尽兼血瘀,表现在慢性肝炎、肝硬化的病理上就是肝纤维化形成。由此中医确立了"活血化瘀""通络养肝"的治疗理论。而许多中药诸如丹参、桃仁、虫草菌丝、汉防己等在临床和实验研究中已被证实具有较好的抗肝纤维化作用。

(3)腹腔积液的治疗

①一般治疗:应针对上述各环节予以综合治疗,除加强恢复及保护肝、肾功能的治疗外,应针对水、钠潴留的排出,纠正低蛋白血症及胶体渗透压等治疗。

a.水、钠潴留的治疗:通过控制水、钠的入量及促进水、钠排出治疗水、钠潴留。控制水、钠的入量:腹腔积液患者摄入 1 g 钠盐可潴留 200 mL 水,水潴留是由钠潴留引起的,故控制钠的摄入更重要。应视患者腹腔积液多少予以低盐或无盐饮食,每日钠盐摄入量的限制分 3 个等级,严格限制为 500 mg,稍宽为 1 000 mg 及宽限 1 500 mg,如能较好地控制钠盐,则液体量不必过分限制,但如有稀释性低钠血症,则需限制液体入量,一般为 1 000 mL/d 为宜。促进水、钠排出,包括利尿及导泻。利尿药包括噻嗪类利尿药、保钾利尿药、髓袢利尿药、渗透性利尿药。联合用药可提高利尿效果及减少剂量和药物不良反应,同类利尿药联合使用多无协同作用,反而可增加不良作用,不同类利尿药如排钾与保钾利尿剂联合应用或此二药联合应用髓袢利尿药,可明显增加利尿效果及减少不良反应。应用时可先静滴渗透性利尿药,提高肾血流量并抑制远端肾小管重吸收,可提高髓袢升支抑制剂及远端肾小管抑制剂的作用。利尿药应用不宜操之过急,剂量不宜过大,人体腹膜 24 小时吸收液体小于 900 mL,而腹腔积液量往往可 10 倍于此量,过强利尿作用非但不能消除腹腔积液,反可使循环血容量徒然大量丢失,促进肝肾综合征的发生。无水肿的腹腔积液患者,连续应用利尿药治疗,一周内体重减少不宜超过 2 kg。长期连续应用利尿药,易引起水、电解质平衡失调,且可影响利尿效果,故最好间断用药,如用药 9 天停药 6 天,如此类推。

利尿药效果不显著而腹腔积液难以消退者,可试用导泻法,使潴留的水分从肠道排出。可口服 25% 山梨醇或 20% 甘露醇液,每次 100 mL,2～3 次/日或用中药番泻叶或大黄煎剂等药物,但不宜长期应用。对全身情况差、病情严重或有出血、电解质紊乱等并发症者亦不宜应用。

b.纠正低蛋白血症及补充有效循环血容量:在应用利尿药的同时,静脉输入人血清蛋白、血浆及低分子右旋糖酐可提高血浆胶体渗透压及有效循环血容量,显著增强利尿效果及减少腹腔积液量。视腹腔积液量及蛋白减低的程度决定用量,清蛋白一般以 10～20 g/d 为宜,输注不能操之过急,一次用量不宜过大,滴速要慢,以免引起肝静脉压急剧升高而诱发门静脉高压引起的食管胃底静脉曲张破裂大出血。另可与血浆交替应用,也可间断静脉输入低分子右旋糖酐。

促进清蛋白合成,静脉补充以支链氨基酸为主的复合氨基酸,有助于清蛋白合成及防治肝性脑病,丙酸睾酮亦有助于促进清蛋白的合成,但临床上不常用。

腹腔积液回输可使腹腔积液中的清蛋白再利用,同时有助于减少腹腔积液、降低腹腔压力及改善肾循环,防止肝肾综合征。

②顽固性腹腔积液的治疗

a.积极合理的利尿:一般利尿剂的治疗难以奏效,故主张利尿药、扩充血容量及血管扩张剂的联合应用。扩充血容量应用静脉输入清蛋白、血浆或低分子右旋糖酐,20% 甘露醇液静脉输入既可扩充血容量,又有较强的脱水利尿作用。在上述治疗的同时或稍后,应用血管扩张剂如多巴胺或山莨菪碱。多巴胺注射后刺激多巴胺受体,引起肾血管扩张,改善肾小球及肾小管功能,肾血流量及钠排出量增加。多巴胺每次 20～40 mg,以 0.2～0.3 mg/min 速度静脉滴注,与利尿药合用效果更佳,呋塞米每次 60～80 mg,每 2～3 天一次,肾功能不良者慎用甘露醇。同时要限制钠及液体量,液体入量 1 500 mL/d,钠入量 250 mg/d。

b.前列腺素-1:一种具有多种生物学活性的内源性物质,有显著的扩血管作用,抑制去甲肾上腺素而扩张血管,减少肾小管对钠离子的重吸收而利尿排钠,从而改善肾功能而防治肾衰竭。

c.腹腔穿刺排放腹腔积液及腹腔积液浓缩回输治疗:每次排放腹腔积液 4 000～6 000 mL,每日或隔日 1 次,同时静脉输入清蛋白 40 g 及应用利尿剂。此法可造成体内清蛋白的丢失及水、电解质紊乱。在无菌操作下,腹腔积液抽取后直接静脉回输,回输速度为 60～80 滴/分,同时应用利尿剂,亦可用腹腔积液浓缩后静脉回输,其缺点是炎性或癌性腹腔积液不能用。可适用的腹腔积液回输后,由于内毒素及其他致热源可引起发冷、发热甚至低血压休克等严重毒副作用,故目前临床上很少使用。

(4)食管、胃底静脉曲张破裂出血的非手术治疗

①初步急救处理:保持呼吸道通畅,循环监测;恢复血容量,保持血细胞比容在 30% 以上;放置鼻胃管和尿管;病情许可时,可采用侵入性血流动力学监测方法;应考虑输注新鲜血浆、冷沉淀、血小板等改善凝血功能;输注葡萄糖及 B 族维生素、维生素 K、C 等;对躁动患者可酌量应用镇静剂;对肝硬化患者,应注意防治肝性脑病;纠正电解质代谢紊乱;预防性使用抗生素。

②降低门静脉压力:主要应用内脏血管收缩剂,如选用神经垂体素。可用硝酸甘油对抗神经垂体素的不良反应,也可选用生长抑素。近几年研究表明,药物治疗门静脉高压及所致的上消化道出血,效果肯定,简便易行,且门静脉高压的药物治疗是长期的。

血管收缩剂包括:

a.血管加压素及其同类物:可使内脏小动脉收缩,门静脉血流减少,主要用于食管静脉曲张破裂出血的治疗。由于血管加压素对心脏血管不良反应大,故主张与硝酸甘油并用。其同类物三甘氨酸赖氨酸加压素(特利加压素)几乎无心脑血管不良反应,半衰期长,止血率高。b.生长抑素及其同类物:生长抑素可抑制胰高血糖素、血管活性肽等血管扩张肽的产生和释放,收缩内脏血管,减少门静脉血流,同时抑制胃酸、促胃泌素等物质的分泌,创造有利的止血环境。其控制食管静脉曲张出血的有效率是 45%～90%,与血管加压素、三腔二囊管压迫、注射硬化剂治疗疗效相近,但不良反应少。c.肾上腺素能受体阻滞药:常用药有普萘洛尔、纳多洛尔,多用于预防静脉曲张患者的初发和再发出血,但不能降低死亡率。普萘洛尔使用宜从小剂量开始,根据病情调整。纳多洛尔不在肝脏代谢,不影响肾血流,较普萘洛尔不良反应小。

血管扩张剂包括:

a.硝酸酯类:有硝酸甘油、5-单硝酸及二硝酸异山梨醇酯。一般不单独用于急性静脉曲张出血的治疗。硝酸甘油与血管加压素联用,以减少不良反应,并可使其用量加大。硝酸酯类药物与普萘洛尔联用,可进一步降低门静脉压力,用于门静脉高压出血的初级及二级预防。b.α 肾上腺素能受体阻滞药:使肝内小血管扩张,降低门静脉流出道及肝外侧支循环阻力。此

类药物有酚妥拉明、哌唑嗪等,应用相对较少,多用于预防食管静脉曲张出血。c.钙通道阻滞剂:可松弛血管平滑肌,降低肝内外静脉阻力,使门静脉压力下降,主要用于预防静脉曲张的初发及再发出血。目前应用的药物有硝苯地平、维拉帕米。

③气囊压迫:可选用双腔单囊、三腔双囊及四腔双囊管压迫止血。其第一次止血率约80%,再出血者止血率为60%;此外,其可能导致气道填塞等并发症,应高度重视。气囊压迫的方法:操作前,用50 mL注射器分别向胃气囊管和食气囊管充气,检查是否漏气,并测定充盈后两者气体的容量和气压。将三腔管的前端及气囊涂以液状石蜡,用注射器抽尽气囊内的气体。协助患者半卧位,清洁鼻腔,用地卡因喷雾器进行咽喉部喷雾,使其达到表面麻醉作用。将管经鼻腔慢慢插入至咽部,嘱患者做吞咽动作以通过三腔管。深度60~65 cm时,用20 mL注射器抽吸胃减压管,吸出胃内容物,表示管端确已入胃。用50 mL注射器分别向胃囊管注气150~200 mL,囊内压力2.67~5.34 kPa。以止血钳夹住胃囊管,随后改用管钳。缓慢向外牵拉三腔管遇有阻力时,表示胃气囊已压向胃底贲门部,用胶布将管固定于患者鼻孔外。再用50 mL注射器向食囊管注气100~120 mL,囊内压力4.67~6 kPa,即可压迫食管下段。用止血钳夹住食管囊管,然后改用管夹。胃管囊和食管囊须分别标记。用绷带缚住三腔管,附以0.5 kg的砂袋,用滑车固定架牵引三腔管。冲洗胃减压管,然后连接于胃肠减压器,观察胃内是否继续出血。出血停止24小时后,可放掉食管囊内的气体,放松牵引,继续观察24小时,确无出血时再将胃气囊放气。拔管时将气囊内的余气抽净。嘱患者口服液状石蜡20~30 mL,再缓慢地拔出管子。注意事项:用前应该检查管和囊的质量。橡胶老化或气囊充盈后囊壁不均匀者不宜使用;防止三腔管被牵拉出来,必须先向胃气囊内充气,再向食管囊充气。充气量太少达不到止血目的;充气量过多,食管易发生压迫性溃疡;为了避免食管与胃底发生压迫性溃疡,食管气囊每隔12小时放气1次,同时将三腔管向内送入少许。若出血不止,30分钟后仍按上法充气压迫;观察气囊有无漏气,每隔2~3小时测食管气囊压力1次,胃气囊只要向外牵拉感到有阻力即可断定无漏气;气囊压迫期间,需密切观察脉搏、呼吸、血压、心律的变化。因食管气囊压力过高或胃气囊向外牵拉过大压迫心脏,可能出现频繁性早搏,此时应放出囊内气体,将管向胃内送入少许后再充气。胃气囊充气不足或牵引过大,会出现双囊向外滑脱,压迫咽喉,出现呼吸困难甚至窒息,应立即放气处理;三腔管用后,必须冲净、擦干,气囊内流少量气体,管外涂滑石粉并置阴凉处保存,以防气囊粘连。

④经内镜注射硬化剂疗法或套扎:该疗法止血率80%~90%,可重复应用。

⑤经股动脉插管脾动脉栓塞术:在有条件和一定经验的情况下可以考虑采用。

⑥经颈内静脉肝内门体分流术(TIPS):若硬化剂注射无效,又不能耐受手术,有条件时可考虑使用。诊断明确的门静脉高压症伴食管胃底静脉曲张出血患者除常规检查排除其他严重的内科疾病外,术前还需进一步评估肝脏功能,了解门静脉系统的解剖和排除肝脏占位性病变。检查常包括肝功能评估、超声多普勒、选择性肠系膜上动脉造影、MRI等。

术前治疗:晚期肝硬化合并食管静脉曲张出血患者术前常存在严重贫血、低蛋白血症和凝血功能障碍,应给予全血、血浆、清蛋白、维生素K以及营养支持,改善全身状况和肝脏功能,有严重腹腔积液和胸腔积液者可适量抽放腹腔积液和胸腔积液,急性大出血患者药物治疗无效时,立即采用三腔二囊管压迫止血,生命体征稳定后再行TIPS治疗,术前两小时常规应用抗生素以减少导管感染。方法:先进行门静脉及肝静脉造影,了解门静脉及肝静脉的情况,拟定穿刺标志;自右侧颈静脉穿刺放入合适的导管鞘至肝静脉出口,置入穿刺针到肝静脉分支,根据造影资料调整穿刺方向和角度;根据选好的方向和角度穿刺门静脉的主要分支,穿刺成功后放置导丝并测量门静脉压;对静脉曲张严重者用适当栓塞剂选择性栓塞胃冠状静脉;用球囊扩张穿刺道并置入支架;再进行造影及门脉压测定。

术后处理:

a.一般处理:术后 24 小时内密切观察生命体征和腹部情况,注意腹痛、腹胀等症状,及时发现腹腔内出血,观察心和肺功能,防止急性心力衰竭和肺水肿,生命体征平稳时用呋塞米,促进造影剂的排泄,记 24 小时尿量,注意观察股动脉和颈内静脉穿刺点有无血肿和皮下淤斑,检测肝、肾功能及电解质、凝血酶原时间、血常规等;b.预防肝性脑病和肝衰竭:限制蛋白摄入量,口服乳糖,静脉滴注支链氨基酸,应用降氨药物,保肝,应用血浆和清蛋白等;c.抗凝剂的应用:采用微量泵 24 小时经门静脉留置导管输入肝素注射液,剂量为每日 4 000～6 000 U,持续使用 2 周;d.门静脉留置导管的管理:导管颈部入口处每周更换 3 次敷料,碘伏局部消毒,同时检查局部有无红、肿和分泌物,将浸有碘伏液的明胶海绵盖于导管入口处,再覆盖无菌纱布,四周密封,每周 2 次行导管入口处细菌培养,一旦出现导管阻塞或疑有导管感染及时拔管;e.直接门静脉造影;f.纤维胃镜。

2.手术治疗

手术治疗分为两类:一类是通过各种不同的分流手术来降低门脉压力;另一类是阻断门奇静脉间的反常血流,达到止血的目的。在断流术与分流术的选择方面目前国内尚有争议。手术方式包括:

(1)脾切除术:目前,尽管单纯脾切除已很少作为唯一术式应用于治疗门静脉高压症,但在下列情况仍可考虑采用此术式。门静脉高压症伴有重度脾大及脾功能亢进;无食管胃底静脉曲张;无上消化道出血史;门静脉压力<2.94 kPa(30 cmH_2O);肝功能良好,术前 1 个月持续稳定在 Child B 级以上;其他重要脏器无损害或虽有损害,但并不严重。

术后并发症包括:

①大出血:近期出血包括腹腔内出血和上消化道出血,多发生在手术后 24～48 小时。

a.腹腔内大出血:在脾脏手术后 12 小时内,由手术后伤口疼痛或麻醉躁动,血压上升,某些小的血管原已栓塞,因血压升高后使血栓脱落等原因引起。当诊断明确后,应即刻再剖腹止血。

b.上消化道大出血:脾切除可减少门静脉血流的 40%,若患者合并门静脉高压症,脾切除也破坏了许多门-体静脉间的侧支循环,使门静脉系统的血流更为集中地经过胃冠状静脉,流向胃底和食管下端,加重该区门静脉的淤血,使压力升高。术后如鼻胃管引流出大量新鲜血液或患者出现呕血及黑粪,并出现休克的早期表现,即可诊断为上消化道大出血。一般对术后早期上消化道大出血,如果诊断明确为静脉曲张所致,较合理的治疗方案是尽可能采取非手术治疗,如输入补液,应用垂体加压素、普萘洛尔等药物止血,三腔二囊管压迫止血和局部硬化剂注射治疗。

②感染:腹腔感染;肺部感染;创口感染及裂开。

③血管栓塞性疾病：虽然并发症较少见，但一旦发生某些部位的血管栓塞，会造成严重后果。脾切除术后 1～2 周达到最高峰，一个月后开始下降。通常认为，当血小板升至 $500\times10^9/L$，应适当应用血小板聚集抑制剂，每天使用 1 000～5 000 mg 阿司匹林肠溶片，注意因有出血的危险，不能与肝素联用，肾功能不全者只用 1/3 量。如果血小板升至 $1\,000\times10^9/L$ 以上，首先肝素抗凝，然后用双香豆素，直至血小板下降至 $500\times10^9/L$ 以下。肠系膜动脉栓塞的治疗应立即介入治疗溶栓或剖腹取栓，术后抗凝治疗。静脉血栓的形成多用抗凝治疗。脾切除应用药物预防血栓，初次给药最迟在术前 2 小时，根据患者凝血机制、血小板数量和体重决定用量，一般用肝素，皮下注射。

④胰瘘：脾切除术后，胰瘘是术中结扎脾蒂时损伤胰腺所致。脾切除术后如同时出现左上腹肌紧张、左侧胸腔积液和肺不张、腹腔引流液为透明或稀薄混浊液体或膈下脓肿引流术后经久不愈，应怀疑有胰瘘。血淀粉酶和脂肪酶水平升高或引流液淀粉酶升高有助于诊断。脾切除术后胰瘘多为自限性，在术后 1 周左右即无引流液流出，B 超、CT 检查或经引流管造影可显示胰瘘的引流是否充分、有无液体聚集，引流管内无引流液，造影证实无液体积聚方可拔管，引流不畅或过早拔管可能形成膈下脓肿。严重胰瘘可应用生长抑素，合并感染需治疗性应用抗生素，经久不愈的胰瘘进行体外放射局部治疗或手术治疗。

⑤机械性肠梗阻：其原因是手术难度大，很易损伤肠管，即使分离了粘连仍可复发。采用胃肠减压管排出梗阻以上肠腔内淤滞的内容物，常可达到治疗目的，同时也是术前准备的一项重要措施，如观察 24 小时症状不缓解，应考虑手术探查。

⑥肝性脑病：很少见，这类患者，除非合并上消化道大量出血，否则先行内科治疗，改善肝功能，稳定后再行外科治疗。

(2)贲门周围血管离断术

①适应证：适于门静脉高压症并发食管胃底静脉曲张、静脉破裂大出血的患者或无解剖条件做分流术时。

②禁忌证：肝功能 Child C 级，即有黄疸、腹腔积液、凝血机制障碍和肝性脑病者；门静脉主干及脾静脉、肠系膜上静脉广泛血栓形成；合并严重的胃黏膜病变或异位静脉曲张；合并慢性活动性肝炎及其他肝病等；合并肝占位性病变，中晚期癌症者；再次手术患者上腹腔有广泛严重粘连；8 岁内儿童。

③术后并发症：腹腔内出血、上消化道出血、术后感染、门静脉血栓形成、肝衰竭、肝肾综合征、肝性脑病、术后腹腔积液、消化性溃疡和胃黏膜病变；消化道瘘或狭窄。

(3)门-体分流术：适于门静脉高压症有食管下端或胃底静脉曲张，有出血史；虽无出血史，但胃镜检查有红色征或术中测门静脉压>2.94 kPa(30 cmH₂O)；出现顽固性腹腔积液。临床上应用门-体分流术治疗门静脉高压症已有近半个世纪的历史，它对降低门静脉压力、防止食管胃底静脉曲张破裂出血有一定效果。但因手术操作较复杂，手术对门静脉血流动力学影响较大，并发症和死亡率均较高，所以必须严格掌握其手术适应证。

门-体分流术可分为全分流和选择分流术两大类，全分流术指门静脉的主干或主支分流至腔静脉系统，包括脾肾静脉分流术、门腔静脉分流术、肠腔静脉分流术、脾腔分流术等。此类手术常剥夺了入肝血流而引起肝性脑病和肝萎缩等严重并发症。选择性分流术指仅有选择性地将门静脉系统的脾胃区静脉分流至腔静脉系统,保存了入肝血流,达到既能防止出血,又减少损害肝功的目的。临床常使用的术式有远端脾肾分流术和冠腔分流术两种。

适应证:有明显门静脉高压,伴有广泛的食管和胃底静脉曲张,并有严重的或反复多次静脉曲张破裂大出血者,即可尽早争取行分流术治疗。手术时机甚为重要,急症出血时尽量避免分流手术,应经保守治疗使出血停止,一般情况好转,肝功为 B 级以上时再施行手术为宜。此外,年龄最好在 50 岁以下。预防性分流的意见分歧较多,适应证更应慎重。在行脾切除同时,利用脾静脉近端与左肾静脉前壁行端-侧吻合术,使高压的门静脉血经吻合口流入低压的肾静脉,达到降压目的,同时也解决了脾功能亢进问题。但因吻合口较小,术后易发生狭窄和血栓形成,同时肝性脑病发生率亦较高,近年渐被选择性分流替代。

术前准备:改善肝功能,给予高热量、高蛋白、低脂肪、低盐饮食和丰富的维生素;加强身体抗病能力,如血浆蛋白过低,可多次少量输新鲜血或血浆;纠正凝血功能不全,肌内注射维生素 K_1、维生素 K_3、凝血酶原和止血剂;术前两日开始应用抗生素(新霉素、头孢菌素),防止肝内感染和坏死;术前应行双侧肾功能检查;有条件时术前做脾门血管造影,如疑有静脉血栓形成,不能施行分流术;钠潴留对肝硬化患者不利,术前应限制钠的摄入,肝硬化患者对醛固酮的反应性增高,故术前可给予安体舒通。

①脾肾静脉分流术

a.手术步骤:仰卧位,左腰部垫高 30°;一般可采用左上腹斜切口,自左侧第 9 肋弓斜向内下方,止于脐上两横指处,尽量勿将切口延过中线,以免损伤已有一定分流作用的曲张的脐上腹壁静脉。如脾巨大、显露困难,则可采用左上腹直形切口,操作更为方便。切开腹腔,首先进行仔细检查(包括肝、脾、肾及脾静脉的情况),如有坏死后性肝硬化、肝极度萎缩或脾静脉、门静脉有血栓形成等情况,则应放弃分流手术。如脾与膈肌紧密粘连,影响显露时,则可考虑开胸,便于分离膈面粘连,并妥善止血;在切除脾脏以前先测定门静脉压力;将脾脏在紧靠脾门处切除;分离脾静脉,由于心耳钳的控制,脾静脉腔内呈无血状态,可以仔细地从胰尾组织中分离出脾静脉,并把从胰腺注入脾静脉的小分支——结扎、切断;分离左肾静脉时,助手将钳夹脾静脉的止血夹端及胰尾残端用纱布保护,并拉向上方。另一助手用大深弯钩把结肠脾曲向下拉开,在肾门内侧扪到肾动脉搏动处稍下方,切开后腹膜,并推开脂肪组织,即可见到呈灰蓝色的肾静脉。分离出长 3～4 cm、周径约 2/3 的一段静脉。将脾静脉移向左肾静脉,在肾静脉前壁上夹一心耳钳(或肺动脉钳),剪去一片相当于脾静脉口径的梭形管壁,用 4-0 proline 线在脾静脉和肾静脉切口前缘各缝一针牵引线拉开。先缝合吻合口后壁,自吻合口左侧向右侧做吻合口后壁连续外翻褥式缝合。缝针开始在肾静脉切口左角自外向内穿入,然后在脾静脉左角自内向外穿出,再从脾静脉自外向内穿入,经肾静脉自内向外穿出,拉紧缝线。用同样方法连续缝至右角,缝线的针距及边距各约 2 mm。缝合前壁时,换另一无损伤针线先从左角脾静脉外面穿入,由肾静脉内面穿出,再从肾静脉缝回,形成"U"形缝合。打结后,将其短线头与后壁线头打结,长线头继续行前壁连续外翻褥式缝合。缝至前壁一半时,放松止血夹一次,将脾静脉内可能形成的血凝块冲出。继续完成前壁另一半缝合,并把线头与后壁右端线头打结。先放松肾静脉壁上的心耳钳,再放松脾静脉上的止血夹。若有少量针孔渗血,可用温盐水纱布压迫止血;如发现有较大的漏血孔,则需间断缝补 1～2 针即可止血。缝合完毕后,再次测定门静脉压力,以便与吻合前对照。仔细检查吻合口、胰尾残端及膈面有无渗血情况,放置有效的引流。

b.术后处理:脾肾静脉分流术后发热的原因大多由于左膈下积液和积血,以致发生膈下感染,故保持引流管通畅和持续负压吸引十分重要。如 1 周左右体温不降,应加大抗生素剂量或加用广谱抗生素,必要时可并用激素或阿司匹林药物;肝内型门静脉高压症,尤其是肝硬化肝脏缩小很明显的患者,经手术和麻醉的创伤及分流后降低了肝脏的供血量,常可发生肝衰竭,应积极预防、治疗。在 2~3 日内,每日静脉滴注 25%葡萄糖液 1 000 mL。能进食后,给予大量糖类饮食和丰富的维生素,限制蛋白摄入,必要时静脉滴注能量合剂等。勿用有损肝功能的药物;分流术后肠道内的氨被吸收,一部分或全部不再通过肝的鸟氨酸循环分解为尿素,而直接进入周围循环血内,以致影响中枢神经代谢,发生神经系统症状。因此,术后需注意限制过量蛋白摄入。一旦出现症状,应给抗生素,抑制肠道细菌,以减少氨的产生,并给 γ-酪氨酸、谷氨酸、精氨酸等,同时,给硫酸镁、山梨醇口服以导泻。另外,还可灌肠或行透析。中草药(如安宫牛黄丸)对神经系统症状效果较好,可服用。肝性脑病的发生还与假性神经传导介质增多、芳香氨基酸增加而支链氨基酸减少有关,故治疗时应给予多巴胺等,同时输入含高比例支链氨基酸的氨基酸;肝硬化患者术后腹腔积液常加剧,主要是由于肝功能变差、血浆蛋白减少、肾功能下降、钠潴留等多方面因素所致,故防治上应针对这几方面加以处理。

②选择性门体分流术:旨在保存门静脉的入肝血流,同时降低食管胃底曲张静脉的压力。术式包括远端脾肾分流、井口冠状-腔静脉分流、选择性脾腔分流术。限制性门体分流的目的是充分降低门静脉压力,同时保证部分入肝血流。术式包括限制性门腔分流、门腔静脉"桥式"分流等。

远端脾肾静脉分流术:采用左上腹直形切口或横斜切口;入腹后,首先探查肝、脾、胰、胃、左肾情况,测量肝、脾大小,并做肝活体组织检查。然后插管入大网膜静脉并保留到术毕以测量门静脉压。如术前未行血管造影,术中可行脾门静脉造影,以了解脾静脉、胃冠状静脉、门静脉的走向和侧支情况;分离脾静脉;在胃大弯中点附近切开胃结肠韧带,剖入小网膜腔,在胰腺体部上缘分开后腹膜,分离出脾动脉,用丝线牵引,备出血时阻断或结扎。对脾脏过大妨碍手术操作或分离脾静脉时容易出血者,亦可先结扎脾动脉。脾静脉大都沿胰腺体部下缘走行,所以,一般在胰腺下缘从脾静脉汇入门静脉处向远端分离。先分离后面,再分离前面,仔细分离出 4~5 cm。应注意此段有 4~6 支来自胰腺的小静脉汇入,需仔细分出结扎后切断,不能钳夹以防出血。肠系膜下静脉可在汇入脾静脉处结扎切断。显露左肾静脉:在左肾门处分离腹膜后脂肪组织,显露一段 3~4 cm 长的左肾静脉备吻合用。如左肾上腺静脉和左精索内静脉妨碍吻合时,可结扎、切断。在分离肾蒂脂肪组织时应进行缝扎,以防淋巴液外漏;脾肾静脉吻合:左肾静脉分离完毕后将脾静脉在汇入门静脉处切断,近端残留 0.5 cm 左右,用细丝线连续缝合。脾静脉远端与左肾静脉行端-侧吻合,后层连续外翻缝合,前层间断外翻缝合,可防止吻合口变窄。吻合用 3.0~5.0 丝线或尼龙线,吻合口径 1.2~1.5 cm 为宜。脾静脉应呈 45°~60°角入肾静脉,不要有张力和扭曲;将高压的门静脉肠系膜区和低压的胃脾区隔离是手术成败的关键。术中需分别将胃冠状静脉以及胃网膜左、右静脉和脐静脉以及血管造影显示的其他交通支仔细结扎、切断。有人主张保留肠系膜下静脉以利结肠静脉的隔离,使高压力的血流通过肠系膜下静脉逆流入脾静脉;测压、引流;手术完毕后分别测量肠系膜区的门静脉压和脾静脉压,缝合后腹膜。在吻合口附近置引流后闭合腹腔。

③其他分流术

a.限制性门腔静脉侧-侧分流术:门腔静脉分流术是全分流术式,如能将侧-侧吻合口限制在 1.2 cm 以下,既可降压,保持吻合口不易栓塞,同时又保持了一部分门静脉的入肝血流,防止发生肝性脑病。手术时先切除脾脏,随后将小肠推向下腹部,显露肝十二指肠韧带和小网膜孔,认清胆总管,剪开其后外侧腹膜,寻找并分离出此处的门静脉 2/3 周径、长 4 cm。再剪开十二指肠外侧后腹膜,向内下方分离,显出下腔静脉,分离 1/2 周径、长 5 cm 一段供吻合。一般情况下,利用三翼血管侧壁钳,分别钳夹门静脉和下腔静脉侧壁,分别在两静脉前壁剪开一直径 9 mm 的梭形孔。后壁以 3.0 无损线连续外翻缝合一般针距 1.5 mm 左右,然后外翻缝合前壁,在两角加针加固。为避免吻合口术后扩大,可在吻合口套一直径 1 cm 的塑料环,限制吻合口扩大。

b.肠腔静脉分流术:是将肠系膜上静脉与下腔静脉行吻合分流,以减轻门静脉高压,常用肠腔“H”形架桥术、肠腔侧-侧吻合术等。“H”形架桥术系利用自体颈静脉或人造血管,将肠系膜上静脉和下腔静脉吻合起来,由于桥两端静脉压差较大,能使吻合口通畅而不易栓塞,减压效果较好,又能保持部分门静脉入肝血流,疗效较满意。但因术后易发生肝性脑病,手术有两个吻合口,操作繁杂,所以,渐被肠腔侧-侧吻合术替代,这种手术不需架桥,操作简化,分流量适中,术后脑病少。吻合口径以直径 12 mm 最佳。

c.脾腔分流术:基本与脾肾静脉分流术相似,仅因下腔静脉较肾静脉壁厚、粗,易于显露,便于手术操作。此术术后再出血率、肝性脑病率较低。但当脾静脉过细或有炎变时,则难以进行此种手术。

d.选择性胃左静脉分流术(冠腔分流术):此种手术是利用粗大的胃左静脉与下腔静脉间架桥分流,同时切除脾脏,全部离断脾静脉的头向侧支血管和胃左右静脉间的交通支。此术具远端脾肾静脉分流术的优点。

④20 世纪 90 年代以来,随着对门静脉高压症血流动力学研究的不断深入,断流术加分流术(联合术式)治疗门静脉高压症受到我国学术界的重视。这一术式,虽然在理论上有其根据,效果也满意,但显然增加了手术时间和创伤。从循证医学的观点出发,随诊时间还太短,病例数样本少,并非随机对照,也还缺少前瞻性临床研究,因而对比性不强,仍需更多的实践和积累经验。

食管、胃底静脉曲张破裂出血时急诊手术的选择:食管、胃底静脉曲张破裂出血急诊手术死亡率较高,应争取止血后改善全身情况和肝功能以后再择期手术。非手术治疗不能止血或已经充分术前准备拟施行择期手术时发生的食管、胃底静脉曲张破裂出血,应采取急诊手术止血,手术方式应以贲门周围血管离断术为首选。

预防性手术:对有食管胃底静脉曲张但没有出血的患者,尤其是对没有食管胃底静脉曲张者,倾向不做预防性手术;但如存在重度曲张,特别是镜下见曲张静脉表面有“红色征”,可酌情考虑行预防性手术,主要是行断流术。

(4)肝移植术:已经成为外科治疗终末期肝病的有效方法,5 年存活率超过 80%。既替换了病肝,又使门静脉系统血流动力学恢复到正常。但由于肝源的原因,很难广泛开展。

五、急性胆囊炎

急性胆囊炎起病多与饮食、劳累、精神因素及创伤等诱因有关,常突然发病。根据病因分为结石性与非结石性急性胆囊炎两大类,其中非结石性胆囊炎由于诱因众多,诊断上较为复杂。

(一)急性非结石性胆囊炎

急性非结石性胆囊炎,其病理过程与一般急性结石性胆囊炎不同。当急性胆囊炎合并胆管结石、胆道感染、胆道寄生虫病时,胆囊内不含结石,胆囊的病理只是继发于胆道系统的改变、而非原发于胆囊,不包括在急性非结石性胆囊炎之内。继发于胆道系统肿瘤梗阻者也不应包括在内。急性非结石性胆囊炎之所以引起临床上的重视是因为其诊断不易、严重并发症率高、病死率高。当前,急性非结石性胆囊炎合并手术后、外伤、烧伤的报道已较为普遍。从所报道的材料看来,急性非结石性胆囊炎好发于严重创伤和烧伤之后,创伤患者多半是年轻男性,故创伤后急性非结石性胆囊炎多发生在男性患者。

急性非结石性胆囊炎亦可以合并一些危重患者,因而使病情复杂化,病死率高。合并于全身脓毒症感染、多器官功能障碍等情况下的危重患者,急性非结石性胆囊炎像应激性溃疡出血一样,被作为评定多器官衰竭的一个指标,反映消化道系统的功能衰竭。

1.病因

急性非结石性胆囊炎开始引起临床注意是由于 1844 年的一例个案报道:一女性患者施行股疝修补手术后死于胆囊坏疽,尸检发现胆囊及胆道内均无结石。之后,有关此类病例报道多发生在外伤、与胆道无关的手术之后、危重、老年患者中。近年来把急性非结石性胆囊炎作为多系统器官衰竭的一部分。此病多见于男性,平均年龄均在 60 岁以上。美国麻省总医院报道的 40 例急性非结石性胆囊炎中,36 例无以往的胆囊疾病史;45% 发生在手术或创伤之后;37% 合并有严重的内科疾病。急性非结石性胆囊炎可合并于严重而复杂的手术之后,如发生在主动脉瘤手术之后,此时特别多发生于腹主动脉瘤破裂的手术之后,患者常有低血压和全身脏器低灌流。心脏手术、心脏移植术后亦可并发急性非结石性胆囊炎,如在 31 710 例心脏手术中,急性胆囊炎并发率为 0.12%,其中为非结石性者占 42%,死亡率为 45%;在进行换瓣手术的患者中,此并发症率较高。因此,心血管手术时合并急性非结石性胆囊炎的原因可能与低血压、休克阶段的组织器官低灌流和换瓣手术左心室功能不全时内脏器官低灌流状态有关。急性非结石性胆囊炎亦可合并其他全身性疾病,如糖尿病、全身性感染、病毒性感染,儿童期的急性胆囊炎约 70% 是属非结石性的。

急件非结石性胆囊炎的发病机制尚未阐明,不过此等患者有感染、饥饿、失水、长期未进食和胆囊内浓缩、胆汁滞留的历史。近来对多器官衰竭病因的研究,提示此等患者均可能有过感染、组织低灌流的阶段,胆囊黏膜的能量代谢匮缺、炎症介质释放和胆囊中高浓度的胆汁酸的组织损害作用,可能是急性非结石性胆囊炎发病的基础。值得重视的是,胆囊的低灌注与发生急性非结石性胆囊炎的关系,因此可将此症作为评定多器官功能衰竭时胃肠功能衰竭的一个指标。急性非结石性胆囊炎时的病理发现是胆囊黏膜坏死较为严重。胆囊黏膜缺血、胆囊内压升高、浓缩的胆囊内胆汁的作用,可能是导致急性非结石性胆囊炎的因素。肠源性内毒素的作用也正被受到重视。

2.临床表现

急性非结石性胆囊炎的症状有时不典型,故使临床诊断延迟。一般患者表现为右上腹痛,但有的老年患者开始时腹痛并不明显或由于外伤、手术后疼痛、止痛剂的使用等使疼痛感受到抑制;有时自开始时便有寒战、高热、菌血症;有的患者可能只表现为不明原因的发热。白细胞计数一般是升高的。约50％的患者可能有轻度黄疸。确诊急性非结石性胆囊炎依靠临床医生对此病的注意。当有明显的右上腹部疼痛和扣到肿大而有触痛的胆囊时,诊断比较容易。以下的一些诊断要点对临床有帮助。

(1)年龄:50岁以上,特别是老年男性患者,手术、创伤或原有严重的内科病,发生右上腹痛。

(2)B超显像的特点为:①胆囊内无结石;②胆囊膨胀;③胆囊壁增厚＞3 mm;④胆囊周围液体存积;⑤用超声探头向胆囊加压引起疼痛。

(3)胆道核素显像:Tc标记的亚胺二醋酸衍生物如 TcHIDA,静脉内注射后,肝脏显影迅速,10～15 分钟达到示踪剂摄取高峰,10～20 分钟,肝内胆管显像,60 分钟内大多数胆囊充盈完全。准确率达82％～97％。当有正常的肝脏显影和经胆管排至肠道内的影像,而胆囊持续不显示时,可诊断胆囊管阻塞。急性非结石性胆囊炎时,胆囊管阻塞,胆囊不显影。但是胆道核素显像在实际使用时,由于患者的严重情况和设备的关系,仍然难于普遍使用,何况此项检查有时亦会出现假阳性结果:当患者有肝脏病,在全肠道外营养时,因胆囊内胆汁积存,含示踪剂的胆汁不能进入胆囊内,致使胆囊核素显像呈现假阳性结果。

(4)CT:CT 扫描对诊断急性非结石性胆囊炎准确率较高。诊断的依据基本与 B 型超声相同,不过,因检查时需要搬动患者,不利于创伤后和危重患者使用,不如实时超声检查时那样方便。CT 诊断依据除包括超声的诊断标准外,胆囊壁增厚是较可靠的征象,当厚度＞3.5 mm 时,则诊断准确率大为增加。83％～100％的急性非结石性胆囊炎患者,以往无胆囊疾病史,对此病的诊断主要是依靠医生对此病的警觉性、体征及床旁实时超声检查。但由于受原发病、创伤等多种因素的影响,所以常因诊断不清而延误治疗。

3.诊断

(1)国内诊断标准

①创伤和手术。

②应用麻醉性镇痛药。

③术后禁食,腹胀,恢复期延长。

④输血超过 10 个单位。

⑤呼吸末正压机械性通气(PEEP)。

⑥有感染病灶存在。

⑦长期静脉高营养。

因此,凡创伤或手术后患者,如有右上腹痛和发热者,应考虑到有发生本病的可能。

(2)超声断层和CT 诊断标准

①胆囊壁厚≥4 mm。

②胆囊肿大,胆汁淤积。

③胆囊周围有液体或浆膜下水肿而无腹水。

④胆囊壁内有气体。

4.治疗

因本病易坏疽穿孔,一经诊断,应及早手术治疗。可选用胆囊切除或胆囊造口术或经皮经肝胆囊穿刺置管引流术(PTGD)治疗。未能确诊或病情较轻者,应在严密观察下行积极的非手术治疗,一旦病情恶化,及时施行手术。

(二)急性结石性胆囊炎

急性结石性胆囊炎是指由胆囊内结石梗阻所致的急性胆囊炎。急性结石性胆囊炎是指胆囊炎是原发的。在我国,急性胆囊炎继发于胆道感染、原发性胆管结石、胆道蛔虫病,此时胆囊的改变只是胆道系统改变的一部分。

1.病因

急性结石性胆囊炎由结石在胆囊颈和胆囊管处嵌顿阻塞所致,故属于胆囊梗阻性病变,有时亦称为急性梗阻性胆囊炎,胆囊管梗阻是本病的必备条件。胆囊管突然受阻后,囊内浓缩的胆汁对胆囊黏膜的刺激,可导致急性炎症改变。开始时,急性胆囊炎属于化学性炎症改变,对胆囊内胆汁进行细菌培养可能显示无细菌生长,随后,发生细菌感染。如果胆囊结石原合并有细菌感染,则在开始时细菌感染便已明显。胆囊是一个"盲袋",胆囊管梗阻后,胆囊内炎性渗出、水肿、分泌增多而使胆囊内压力升高。细菌感染在急性胆囊炎的病理发展过程上起重要作用,感染多是继发于胆囊管梗阻及胆汁滞留。若胆囊原有慢性感染,胆囊管梗阻后,感染的症状则出现较早且很突出。细菌种类多为肠道细菌,以大肠杆菌最常见,其他有链球菌、葡萄球菌、伤寒杆菌、粪链球菌、产气杆菌等,有时亦可以发生产气夹膜芽孢杆菌感染,使胆囊内积气。

急性胆囊炎的病理改变有时与临床上表现并不符合。急性胆囊炎一般可分为四种类型,但胆囊上的病理改变常不是均匀单一的,胆囊上不同部位的改变亦常不一致。

(1)单纯性急性胆囊炎:多见于炎症的早期,胆囊呈充血、水肿、急性炎症细胞浸润,有时亦可以明显的组织水肿为主。

(2)急性化脓性胆囊炎:乃是急性胆囊炎并发细菌感染及胆囊积脓,胆囊呈明显的急性炎症状态,有多量的中性多核白细胞浸润或伴有广泛的充血。

(3)坏疽性胆囊炎:除表现为急性炎症改变外,主要由血循环障碍而致胆囊壁出血及组织坏死。

(4)胆囊穿孔:常继发于胆囊坏疽的基础上。

显微镜下观察,急性胆囊炎早期,主要是胆囊壁组织明显水肿、充血、单核细胞浸润,继发细菌感染者,可有多量的中性多核白细胞浸润,片状出血亦比较常见。出血、坏死改变有时可能只局限于胆囊壁一个区域。胆囊壁一般同时有程度不同的慢性炎症改变,如纤维组织增生及慢性炎症细胞浸润,说明急性胆囊炎通常是在慢性炎症的基础上发作。

胆囊为一盲袋,胆囊管梗阻后,胆囊黏膜的分泌增加,吸收功能丧失,胆囊内压力增高,结果影响胆囊壁的血液及淋巴循环,在黏膜上形成溃疡及坏死区,渗出增加;亦可能因血循环障碍和囊内结石压迫,发生大片的坏疽。有动脉硬化的老年患者,更容易发生胆囊的微循环障碍、坏疽及穿孔。一般说来,急性胆囊炎穿孔不像急性阑尾炎穿孔那样常见,并且胆囊被网膜和周围脏器包围,所以穿孔后导致急性弥散性腹膜炎者亦较少见。

3.临床表现

(1)症状:急性胆囊炎多见于中年以后的女性,经产妇较多,与胆囊结石病的高峰年龄相平行。患者多有胆道疾病的病史。多见于每年秋冬之交。起病前常有一些诱因,如饮食不当、饱食、脂餐、过劳、受寒、精神因素等。起病时多有胆绞痛。绞痛过后,有上腹痛持续加重,间有恶心、呕吐,但不如胆总管结石、胆道蛔虫时那样剧烈;一般有低度至中度发热。当发生化脓性胆囊炎时,可有寒战、高热,约有 1/3 的患者出现黄疸。当有胆囊周围炎及胆囊坏疽时,病情明显加重;腹痛增剧、范围扩大,呼吸活动及改变体位时均使腹痛加重,同时有全身感染症状。若有胆囊穿孔,则表现为有上腹及全腹性腹膜炎。然而,穿孔的发生有时与患者的全身或局部情况并不一定吻合,在少数情况下,经过治疗后,虽然全身及局部症状有所减轻,但由于胆囊壁坏死,仍可发生胆囊穿孔。

(2)体征:腹部检查可发现右上腹饱满,呼吸运动受限,右上腹部触痛,腹肌紧张,有 1/3～1/2 的患者,在右上腹可扪到肿大的胆囊或由胆囊与大网膜粘连形成的炎性肿块。肿大的胆囊在肋缘下呈椭圆形,随呼吸上下移动,并有明显绞痛。

其他一些内科疾病如肾盂肾炎、右侧胸膜炎、肺炎等,亦可发生上腹痛症状,若对临床表现注意分析,一般不难获得正确的诊断。

4.治疗

治疗原则:对症状较轻微的急性结石性胆囊炎,可考虑先用非手术疗法控制炎症,待进一步查明病情后进行择期手术。对较重的急性化脓性或坏疽性结石性胆囊炎或胆囊穿孔,应及时进行手术治疗,但必须作好术前准备,包括纠正水、电解质和酸碱平衡的失调,以及应用抗生素等。非手术疗法对大多数(80%～85%)早期急性结石性胆囊炎的患者有效。此法包括解痉镇痛,抗生素的应用,纠正水、电解质和酸碱平衡失调,以及全身的支持疗法。在非手术疗法治疗期间,必须密切观察病情变化,如症状和体征有发展,应及时改为手术治疗。特别是老年人和糖尿病患者,病情变化较快,更应注意。据统计约 1/4 的急性结石性胆囊炎患者将发展成胆囊坏疽或穿孔。对于急性非结石性胆囊炎患者,由于病情发展较快,一般不采用非手术疗法,宜在做好术前准备后及时进行手术治疗。

有下列情况的患者,应经短时的对症治疗准备后,对其施行紧急手术:

①临床症状重,不易缓解,胆囊肿大,周围渗液,且张力较大有穿孔可能者。

②腹部压痛明显,腹肌强直,腹膜刺激症状明显或在观察治疗过程中,腹部体征加重者。

③化脓性结石性胆囊炎有寒战、高热、白细胞明显升高者。

④一般急性结石性胆囊炎在非手术治疗下症状未能缓解或病情恶化者。

⑤老年患者,胆囊容易发生坏疽及穿孔,对症状较重者应及早手术。

手术治疗:手术方法有两种,一种为胆囊切除术,在急性期胆囊和周围组织水肿,解剖关系常不清楚,操作必须细心,以免误伤胆管和邻近的重要组织。有条件时,应用术中胆管造影以发现胆管结石和可能存在的胆管畸形。另一种手术为胆囊造口术,主要应用于一些老年患者。一般情况较差或伴有严重的心肺疾病,估计不能耐受胆囊切除手术者;有时在急性期胆囊周围解剖不清而致手术操作困难者,可先作胆囊造口术。胆囊造口手术可在局麻下进行,其目的是采用简单的方法引流胆囊炎症,使患者度过危险期,待其情况稳定后,一般于胆囊造口术后 3 个月,再作胆囊切除以根治病灶。对胆囊炎并发急性胆管炎者,除作胆囊切除术外,还须同时作胆总管切开探查和"T"管引流。

非手术治疗:非手术疗法包括卧床休息、禁食、输液、纠正水和电解质紊乱,应用抗生素及维生素,必要时进行胃肠减压。腹痛时可给予解痉剂和镇痛剂,如阿托品、哌替啶等,同时应密切观察病情变化。

六、脾破裂

脾质地脆弱,是腹部内脏最容易受损伤的器官之一。脾损伤的发生率在各种腹部创伤中可达 40%～50%。交通事故造成的脾破裂居首位(占 50%～60%),其次为坠落伤、打击伤、刀伤等。在腹部开放性损伤中,脾破裂约占 10%;在腹部闭合性损伤中,脾破裂占 20%～40%。单纯脾破裂病死率约为 10%,若合并多发伤,病死率可达 15%～25%。

(一)病因

根据损伤原因不同,脾破裂可分为外伤性、医源性和自发性破裂 3 类。外伤性脾损伤占 85%以上,其中又可分为开放性和闭合性损伤 2 类。开放性脾损伤多由枪伤或锐器伤所致,多伴有邻近器官如胃、肠、横膈、胸膜等的损伤;闭合性脾损伤多由坠落、打击、挤压等直接或间接暴力造成。医源性损伤多因术中操作不当引起,如胃或左半结肠手术中过分牵拉胃脾韧带或脾结肠韧带、纤维结肠镜强行通过结肠脾曲、复苏时猛烈的胸外按压等。自发性脾破裂临床少见,多发生于病理性肿大的脾,如肝硬化、血吸虫病、疟疾、传染性单核细胞增多症和淋巴系统恶性疾病等。

按病理解剖不同,脾破裂可分为中央型破裂(破在脾实质深部)、被膜下破裂(破在脾实质周边部分)和真性破裂(破损累及被膜)3 种。前 2 种因被膜完整,出血量受到限制,可形成血肿而最终被吸收。但血肿(特别是被膜下血肿)在微弱外力影响下,可以突然转为真性破裂,导致诊治中措手不及。真性破裂最为多见,破裂部位较多见于脾上极及膈面,有时在裂口对应部位有下位肋骨骨折存在。破裂如发生在脏面,尤其是邻近脾门者,有撕裂脾蒂的可能,可迅速导致休克,甚至死亡。

(二)临床表现

1.临床特征

脾破裂的主要临床表现为腹痛、腹膜刺激征、腹腔内出血和出血性休克。临床症状的轻重主要取决于脾损伤的性质和程度、出血的速度和多少以及有无其他脏器的合并伤或多发伤等。

仅有被膜下破裂或中央型破裂的患者,主要表现为左上腹疼痛,呼吸时可加剧;同时脾多有肿大,且具有压痛,腹肌紧张一般不明显,多无恶心、呕吐等症状。完全性破裂一旦发生后首先将有腹膜刺激症状。如出血较多散及全腹,可引起弥散性腹痛,但仍以左季肋部为著。反射性呕吐较常见,特别是在起病初期。有时因血液刺激左侧膈肌,可引起左肩部(第4颈神经分布区)的牵涉痛,称为Kehr征。随后患者短时间内出现明显的出血症状,如口渴、心悸、耳鸣、四肢无力、血压下降等;严重者短时间内因出血过多、循环衰竭而死亡。

开放性脾破裂查体可于左下胸部、腹部或邻近部位发现伤口;闭合性脾破裂常在左上腹或邻近部位发现皮肤瘀斑或挫裂伤。腹部有不同程度的腹肌紧张、压痛、反跳痛等腹膜刺激征,以左上腹显著。如腹内出血较多,还可有移动性浊音。脾破裂时膈下积血或脾周血凝块存在,左上腹听诊呈固定性浊音,称Balance征。

脾被膜下破裂形成的血肿和少数真性脾破裂后被网膜等周围组织包裹形成的局限性血肿,可在36～48小时冲破被膜或血凝块而出现典型的出血和腹膜刺激症状,称为延迟性脾破裂。再次破裂一般发生在2周内,也有少数病例延迟至数月后。

2.辅助检查

(1)实验室检查:脾破裂出血时红细胞计数、血红蛋白、血细胞比容检测呈进行性下降,而白细胞计数可增至$12×10^9$/L,系急性出血的反应。

(2)诊断性腹腔穿刺或腹腔灌洗:右侧腹腔穿刺所得阳性结果的可靠性较左侧腹腔穿刺大,因为左侧腹部有血块积存,易得阴性结果。腹腔穿刺阳性率可达90%以上,但阴性结果不能排除脾损伤,应进一步行诊断性腹腔灌洗。随着超声在临床上的广泛应用,诊断性腹腔灌洗的应用正逐渐减少,但仍是很准确的诊断方法。

(3)X线检查:X线检查须在病情允许下进行。脾破裂时无论立位或平卧位腹部X线片,都可看到脾区阴影扩大,左侧膈肌抬高、活动受限,左侧肋膈角变钝等征象。如在X线钡餐后做胃肠道检查,可见胃被推向右前方、胃大弯呈锯齿状及结肠脾区推移向下等影像学改变。如腹内有积血,有时可见肠袢间隙增宽。

(4)超声检查:超声操作简单、方便、经济,可动态监测脾损伤的发展与修复、愈合过程,是临床上对可疑脾损伤患者的首选方法。特别是对情况不稳定者,超声能对损伤部位和腹腔积血的多少做出快速判断,有助于临床快速决策。

(5)CT检查:CT可对脾损伤进行量化分级,精确度高于超声检查,对临床表现不典型、胸腹部X线或腹部超声检查均未能明确诊断的闭合性腹部损伤病例,应进一步行肝脾CT检查。此外,CT可以了解其他实质脏器如肝、胰腺的损伤情况,对诊断和治疗策略的选择有重要意义。增强CT扫描能更好地显示脾损伤的严重程度。

3.分级

脾损伤分型分级目前尚未达成统一标准。国际上较常用的分级标准为1994年AAST制定的Ⅴ级标准(表7-13)。

表7-13　脾损伤的分级

级别	损伤类型	损伤描述
Ⅰ	血肿	被膜下,<脾表面积10%
	裂伤	被膜撕裂,实质裂伤深度<1 cm

级别	损伤类型	损伤描述
Ⅱ	血肿	被膜下,占脾表面积的10%~50%;或者实质内血肿直径<5 cm
	裂伤	被膜撕裂,实质裂伤深度1~3 cm,未累及脾小梁血管
Ⅲ	血肿	被膜下,>脾表面积50%或仍继续扩大;被膜下或实质内血肿破裂;或者实质内血肿直径≥5 cm或继续扩大
	裂伤	实质裂伤深度>3 cm或累及脾小梁血管
Ⅳ	血肿	实质内血肿破裂伴活动性出血
	裂伤	累及脾段或脾门血管,导致>25%脾组织失去血供
Ⅴ	裂伤	脾完全碎裂
	血管伤	脾门血管损伤,全脾失去血供

注:Ⅰ级和Ⅱ级脾损伤若为多发,则损伤程度增加1级

中华医学会外科学分会脾脏外科学组于2000年制定了我国脾损伤分级标准,具体如下:Ⅰ级,脾被膜下破裂或被膜及实质轻度损伤,手术所见脾破裂长度≤5.0 cm,深度≤1.0 cm。Ⅱ级,脾裂伤总长度>5.0 cm,深度>1.0 cm,但未累及脾门;或脾段血管受累。Ⅲ级,脾破裂伤及脾门部或脾部分离断;或脾叶血管受损。Ⅳ级,脾广泛破裂;或脾蒂、脾动静脉主干受损。

(三)诊断及鉴别诊断

1.诊断

开放性损伤常伴其他脏器损伤,需早期进行剖腹探查。闭合性损伤根据外伤史及临床表现,一般诊断并不困难,特别是有移动性浊音者,腹腔穿刺抽出血液即可确诊。不完全性的或仅有轻度裂伤已被凝血块堵住的脾破裂,诊断实属不易;患者从休克早期中恢复而内出血现象尚不显著者,诊断也较困难。对此类患者,应提高警惕,严密观察,避免延误病情导致不良后果。临床医师需密切观察患者病情变化,包括腹痛范围是否扩大,腹膜刺激征是否加重,左肩是否疼痛,肠鸣音是否减弱,脉搏是否加快,红细胞计数、血红蛋白及血细胞比容是否持续性下降等情况。自发性脾破裂诊断较困难,渐趋明显的内出血表现是主要线索。医源性脾损伤的诊断有赖于对患者情况的严密观察及医师的警觉性。

2.鉴别诊断

(1)肝损伤:肝损伤多发生在肝右叶,症状以右上腹部疼痛为主,可向右肩放射。诊断性腹腔穿刺抽出的血性液体常含有胆汁,超声和CT可排除。

(2)左肾损伤:左肾损伤主要表现为肉眼血尿、左腰部疼痛、腰肌紧张和左肾区叩击痛,偶尔可触及包块。轻者腹部X线片常无阳性发现,重者可见左肾阴影扩大、腰大肌阴影消失等改变。静脉肾盂造影可确定诊断。

(3)胰腺损伤:胰腺损伤多指胰腺体、尾部损伤。如腹腔穿刺所得血性液体及血、尿淀粉酶升高,应考虑胰腺损伤的可能。

(4)腹膜后巨大血肿:伤者左肋部疼痛、肿胀或皮下淤血、叩击痛,休克出现多缓慢,血红蛋白常在伤后2~3天降至最低,随后开始回升。腹部X线检查可见左侧腰大肌阴影模糊,健侧

腹腔穿刺阴性。

(5)其他原因:肋骨骨折、腹腔内恶性肿瘤破裂或异位妊娠破裂出血等,也常需与脾破裂相鉴别。

需要强调的是,上述损伤有时可与脾损伤同时存在,因此证实有上述损伤时并不能排除脾损伤的可能。

(四)治疗

1.非手术治疗

(1)非手术治疗的适应证:对非手术治疗脾破裂应持慎重态度,其适应证应限于以下 5 种情况。

①4 岁前的婴幼儿,其脾包膜较柔韧,脾髓发育尚未成熟,间质相对较丰富,而且婴幼儿外伤常较轻,在证实无其他内脏损伤、血流动力学一直保持稳定的情况下,方可考虑采用。

②成年人、非老年患者、外伤轻、排除其他内脏伤、腹内失血量少、全身血流动力学一直维持稳定者,与脾损伤相关的输血量少于 2 U,有连续检测条件,随时可手术治疗。

③来院时已超过 24 小时,一般情况良好,无合并伤,也无继续出血征象,可在做好一切术前准备情况下,进行观察治疗。

④CT 或 B 超检查证实为 0~1 级脾损伤。

⑤患者神志清楚,有利于观察腹部体征变化。

(2)非手术的一般症状治疗:确定非手术治疗以后注意患者要绝对卧床、禁食、补液,必要时输血,动态观察腹部体征及监测循环稳定情况,辅助腹穿、B 超、CT 和诊断性腹腔灌洗检查。若病情稳定,住院治疗 2~3 周,出院限制活动 3 个月。如在观察中有继续出血的表现,应及时中转手术。保守治疗应严格选择病例。

总体说来,因为采用脾切除治疗脾破裂是安全可靠、风险较少、并发症与死亡率都相当低的疗法,若为减少脾切除术后凶险性感染(OPSI)的发生而采用的任何会增加并发症及死亡率的疗法,看来都是不可取的。相反,如确有保脾的把握,则亦未尝不可。

(3)脾动脉栓塞:脾动脉栓塞是另一种比较安全的非手术治疗方法,因为脾有多支动脉供血。脾动脉栓塞或结扎后并不会造成脾缺血坏死,对脾损害也不太严重。选择性腹腔动脉造影是一种侵入性检查,操作较复杂,有一定危险性,但诊断脾破裂的准确性颇高,经皮脾动脉栓塞治疗脾破裂取得较好的效果,应严格掌握适应证。方法如下:采用 Seldinger 技术经股动脉穿刺插管,进行选择性脾动脉造影,明确脾破裂活动性出血后,用较大的栓塞材料如不锈钢螺网及明胶海绵条进行脾动脉近端栓塞,远离脾门,栓塞后造影,若未发现造影剂外溢,说明出血停止,栓塞治疗成功。

2.手术疗法

(1)全脾切除术:脾损伤是外科临床的严重急症,应力争在最短时间内做好一切术前准备,包括确定血型、备足血源、补足血容量、恢复血流动力学平衡等。但如术前无休克征象,脉搏不超过 100/min,血压不低于 13.3 kPa(100 mmHg)者,则不必过多的输血、输液,以免引起血容量骤增、血压回升过快促使脾裂口再次出血。若来院时已有休克征象,则应迅速输血、输液,待血压回升到10.7～13.3 kPa(80～100 mmHg),即开始手术。若迅速输血达400～800 mL后仍不能纠正低血容量性休克,则表明体内仍有持续出血病灶,应在加速输血情况下迅速进腹,控制出血点,才能纠正休克。

切口选择应根据有无合并伤。一般脾破裂选用左上腹直肌贯穿切口,进腹后先用左手从脾上极托住脾,同时控制脾蒂以制止出血,吸尽腹内积血及血凝块,若无合并胃肠道破裂伤,腹内积血经抗凝过滤后可以回输。有的外伤已超过24小时,回输积血也未发生严重输血反应。控制出血后,患者情况一般多能趋于稳定,这时应全面探查腹腔内脏情况。常见的合并伤有肝破裂、肾破裂、腹膜后或肠系膜血肿和胃肠道挫伤或穿孔等,都应根据各种具体情况,给予妥善的处理。

(2)脾的保留性手术:对脾破裂患者能否采用脾保留性手术,主要取决于脾损伤的程度与伤者的全身情况,不宜勉强。若患者情况稳定,脾裂伤轻微且腹内无其他合并伤者,尚可采用保留脾功能的术式,如单纯缝合或用大网膜包裹缝合等。若患者情况不稳定或脾损伤较严重无法保留,为挽救患者生命,应毫不犹豫地进行脾切除术,迅速结束手术,术中根据脾破裂程度及患者情况,分别采用不同方法。

①脾修补术:脾修补术能保留一个形态、功能都完整的脾,操作一般也不太困难,只要全身情况允许,可作为Ⅰ度、Ⅱ度脾破裂的首选术式。具体操作:a.进腹后,轻柔地分离脾、肾及脾肠韧带(多数病例无此韧带),关键是防止损伤脾包膜,并控制脾蒂;b.按其自然应力,轻柔地把脾托出切口下,脾床垫用温的盐水纱布巾;c.检查全脾损伤情况,勿漏检上极及后侧面;d.除去裂口处的血块及失去生机的脾组织;e.缝扎脾裂口内的活动性出血点;f.以细针和3-0肠线做直达裂口底部的褥式"8"字缝合,肠线必须充分浸泡柔软以免割裂脾组织,否则改用4-0号丝线缝合,更易操作。若裂口较大,一般先行缝合而暂不结扎,待全部缝好之后将裂口两边组织对合,再轻轻地抽拉结扎缝线。为防止脾内腔隙形成血肿,较大、较深的裂口可拉一块网膜充填。

正常脾包膜较薄,脾实质内间质少而质脆弱不耐拉扎,故缝合时进针、抽线及拉扎操作必须轻柔均匀,这是手术成功的关键。只要对合良好,脾有极强的再生修复能力,一般不会在修补后发生继发性出血和(或)血肿继发感染等情况。

②脾部分切除术:脾破裂或部分脾组织的严重挫裂伤,脾修补术已难以施行,则可采用脾部分切除术。据观察,若能保留25%～30%血供正常的脾组织,即能维持正常的脾功能。部分切除后留存的脾组织,一般能保持正常的血供,而且术后能代偿性再生,故能维持完全正常的功能,不失是一种安全可靠的术式。脾部分切除可分为规则性切除术及不规则性切除术。按照脾内血管的分布而作脾段、脾叶、半脾或大部分切除术,称为规则性脾部分切除。一般脾动脉沿胰腺上缘至脾门2～4 cm处先分出2支较小的上、下极动脉,其主干在脾内再分为2～5支脾段动脉,脾极及脾段动脉各自独立地供应相应的脾段,各段之间有一个相对的无血管平面。根据脾组织破碎情况,可结扎相应血管,再从缺血的脾组织面切除该段,创面缝扎止血后外加大网膜包裹。不规则性脾部分切除术的切口、探查、托脾及控制脾蒂血管等步骤与脾修补术相同。将脾分为上、中、下三部分,按照损伤无活力脾组织范围切除、结扎血管支,切面在缝扎活动性出血之后,以6-0号丝线做横向贯穿脾的褥式缝合,必要时加用网膜覆盖。不规则性

切除分别切除脾的上、下极或半脾,因此可保留较多的脾组织。

(3)其他手术

①应用脾动脉结扎以代替脾切除术:手术具体方法是进腹探查,对Ⅰ、Ⅱ度脾破裂的病例,即从脾胃韧带的无血管区进入小网膜腔,在胰上缘找到最表浅的脾动脉干,给予结扎,结扎后即可见脾体积缩小,裂口出血即可停止或大为减少,此时处理裂口就较容易。若裂口不大,在清除血块和失去生机的脾组织后,放几块明胶海绵,若无继续出血即可关腹;若裂口较大或仍有渗血不止者,则以大网膜填塞缝扎。若结扎在脾段支时,则有引起梗死的可能,而且脾的功能与脾的血流量密切相关,主干结扎后的脾组织即使不坏死,能否保持完整的功能实属可疑。因此,尚有待积累更多经验及更长时间的观察,方能对此术式做出适当的评价。

手术探查时如发现脾外伤属Ⅲ、Ⅳ度,即脾已碎裂或脾蒂已断裂,则不宜做脾修补术或脾部分切除术,应迅速做脾切除术。若止血后患者情况稳定,腹内又无合并伤者,可考虑做脾自体移植术,以期恢复部分脾功能。

②脾移植可采用脾片移植及带血管蒂脾组织移植:a.脾片移植。将切下的脾用等渗盐水青霉素溶液清洗后,将无损伤之脾组织用利刀切成 2 cm×2 cm×0.5 cm 或 2 cm×1 cm×0.5 cm 大小的脾组织片,植入大网膜做成的囊袋内;为使脾组织易于获得血液供应,一般可沿大网膜的血管弓的走向,缝固在血管弓上而成"V"形或"W"形排列,植入的脾组织总量应达原脾的1/3～1/2为宜。据实验观察,这种脾组织移植后能否存活,取决于移植脾片能否从宿主获得充分的血供。移植的脾片都需依序经历缺血、变性、萎缩、存活和再生的过程。移植2周内,脾组织出现缺血、变性萎缩甚至坏死,若未坏死则在第3～4周可逐步存活再生,体积增大。血供良好的最终可增大至植入时的2～3倍;若血供不良,则可出现移植片坏死、溶解机化,并增加腹腔内粘连。故对于年老有血管硬化倾向者或肥胖、网膜上充满脂肪者,移植片难以存活,则以植入肌层或腹膜后较好。b.带血管蒂脾组织移植。带血管蒂的脾叶、段移植是一种保留脾功能的术式。用于严重脾破裂不能做脾修补及脾部分切除时。方法是把切下的脾像其他器官移植一样,立即以肝素平衡液充分灌洗,并修去碎裂无生机的脾组织,结扎缝补准备移植的脾块(一般是半脾)后,再植于左盆腔内,将脾动静脉分别与髂内动静脉的分支做吻合。

(孙　涛)

第五节　神经外科危重症

一、颅内压增高

颅脑损伤、颅内占位、脑出血等引起颅腔内容物增加导致颅内压持续高于 2 kPa(15 mmHg)引起的相应综合征,称为颅内压增高。颅内压增高可由很多颅内外病变引起,是神经外科最常见的危重症。颅内压增高可引起脑灌注压下降,造成脑缺血等继发脑损伤,严重者可出现脑疝危象,导致患者呼吸循环衰竭而死亡,是影响脑外伤等疾病预后的重要因素。

颅内压是指颅内容物对颅腔壁所产生的压力,一般用脑脊液静水压代表颅内压。儿童颅内压正常值范围:<8 岁为 0.59～0.98 kPa(60～100 mmH$_2$O);8 岁以上与成年人接近。成年

人颅内压正常值范围为 0.735～1.96 kPa(75～200 mmH$_2$O)。儿童颅缝闭合后或成年人,颅腔容积相对固定,为 1 400～1 700 mL。颅腔内容物主要为脑组织、脑脊液和血液 3 种成分,其中脑组织占 80％～83％;脑脊液占 5％～15％;血液占 3％～11％。由于颅腔不可压缩,其容积相对固定,当颅腔某种内容物的体积或容量增加时,其他内容物体积或容量则缩减以维持正常颅内压。正常生理情况下,发挥缓冲作用的主要是脑脊液,其次为血液。但机体代偿有一定限度,超过限度就会引起颅内压增高。

(一)病因

颅内病变和颅外病变均可导致颅内压增高,原因可分为三类。

(1)颅腔内容物体积增大包括脑水肿等引起脑组织增加,脑脊液循环障碍引起脑脊液增加,颅内血容量增加等。

(2)颅内占位性病变如颅内血肿、脑肿瘤、颅内脓肿等。病变本身在颅腔内占据一定体积,还可造成病变周围组织脑水肿或引起脑积水,均可引起颅内压增高。

(3)颅腔容积变小如狭颅症、颅底凹陷症等造成颅腔容积减小,引起颅内压增高。

(二)临床表现

颅内压增高根据病情发展的快慢不同,可分为急性、亚急性和慢性颅内压增高。急性颅内压增高,病情发展迅速,引起的症状体征明显,易导致意识障碍及生命体征变化;而慢性颅内压增高病情发展缓慢,可长期无明显的症状和体征;亚急性颅内压增高临床表现介于两者之间。颅内压增高的主要症状和体征:

1.头痛

头痛是颅内压增高的常见症状。头痛多以早晨或晚间较重,咳嗽、低头、用力时加重;部位多在额部及颞部,可从颈枕部向前方放射至眼眶;程度随颅内压的增高而进行性加重;性质以胀痛和撕裂痛为多见。

2.呕吐

当头痛剧烈时,常伴恶心和呕吐,呈喷射性,易发生于清晨,严重者可导致水、电解质紊乱和体重减轻。

3.视盘水肿

较长时间的颅内压增高可引起视盘水肿,是颅内压增高的重要体征之一。表现为视盘充血隆起,边缘模糊不清,中央凹陷消失,静脉怒张,严重者可见出血。若颅内压增高长期不缓解,则出现视神经继发性萎缩,表现为视盘颜色苍白,视力减退,视野向心缩小,甚至失明。

4.意识障碍及生命体征变化

意识障碍是急性颅内压增高的早期征象,值得注意。随颅内压升高,疾病初期意识障碍表现为嗜睡、反应迟钝;晚期出现昏睡、昏迷,伴有瞳孔散大、对光反射消失,发生脑疝和去大脑强直。生命体征变化为血压升高、脉搏徐缓、呼吸不规则、体温升高等病危状态,甚至出现呼吸停止,终因呼吸循环衰竭而死亡。

其中,头痛、呕吐和视盘水肿是颅内压增高的典型表现,称之为颅内压增高"三主征",各自出现的时间并不一致,可以其中一项作为首发症状。

（三）诊断

通过全面详细地询问病史和神经系统检查，可以发现许多颅内疾病在引起颅内压增高之前已有一些局灶性症状和体征，由此可做出初步诊断。但部分患者并不出现典型的颅内压增高"三主征"，因晚期颅内压增高出现脑疝症状才得到诊断。需要进一步结合影像学检查、颅内压（ICP）监测等辅助诊断手段，明确有无颅内压增高、增高严重程度、颅内压增高病因等，早期治疗以防出现不可逆性损伤。

1.影像学诊断

计算机X线体层扫描（CT）和磁共振成像（MRI）有助于占位性病变的定位诊断和定性诊断，可发现脑积水、脑水肿、脑室受压、中线移位等；60％闭合性颅脑损伤并CT表现异常的患者会出现颅内压增高，而CT表现正常的患者仅13％会出现颅内压增高。

2.颅内压的监测

腰椎穿刺可以直接测量压力，同时获取脑脊液实验室检查，但对颅内占位病变患者有引发脑疝的危险性，故应当慎重进行。可采用脑室置管或脑实质内探针连接颅内压监护装置对颅内压进行连续动态监测。

颅内压监测有一定的适应证。目前脑外伤基金会制订了脑外伤后ICP监测的适应证：经抢救后格拉斯哥昏迷量表评分＜8分，且头部CT显示存在血肿、脑挫裂伤、水肿、脑疝或基底池受压表现；或头部CT正常但出现以下表现的两条或两条以上：①年龄＞40岁；②肢体动作异常（如去大脑强直、去皮质强直、偏瘫等）；③收缩压低于12 kPa（90 mmHg）。对于其他原因引起的颅内压增高的ICP监测，暂没有相应的指南，需要根据临床表现和影像学表现决定。

颅内压检测需要注意避免和预防颅内感染、出血、导管阻塞、导管移位等并发症。

3.脑组织血流和代谢监测

脑缺血是颅内压增高导致脑继发性损伤的常见后果，因此，检测局部脑血流量是预防脑继发性损伤的理想手段。目前，CT灌注成像、MR灌注成像和SPECT及P_{ET}扫描等手段，可以显示脑特定部位的脑血流量；颈静脉置管可监测颈静脉氧饱和度（$SjvO_2$）；近红外光谱血氧检测仪（NIRS）和脑实质内探针可测量脑组织氧分压（$PbtO_2$）；脑组织微量透析探针可检测脑组织内生物化学物质的变化。

4.其他监测手段

颅多普勒超声检查可以检测脑血管的血流速度，脑电图可以检测脑组织电生理活动变化等。

（四）治疗

ICP增高是一种继发的临床综合征，其原因和发生机制各不相同，原发病变和颅内高压本身所引起的病理生理改变常很复杂而严重。因此，其治疗方法也是多方面的，但基本的原则是患者全身状况（原发病和继发的病理生理及生化改变）和颅内高压的治疗并重，两者不可偏废。只注意降低ICP而忽略颅内高压发生的机制，则增高的ICP即使在间断的降颅压措施下，仍将继续存在而难于逆转。因此降颅压疗法是临时治疗措施，而治本的方法是除去引起压力增高的原因和终止其病理生理过程。当然，ICP暂时降低本身也可消除ICP增高的不利影响（如脑缺氧所致的脑水肿)而有减少压力继续增高的可能。处理的目标是降低 ICP、合理调整体动脉压以维持合适的脑灌注压。

1.ICP 监测

颅内高压合理有效的治疗必须以准确持续的 ICP 和 CPP 监测为依据。ICP 监测有助于判断病情、治疗时机方法的选择、观察治疗效果、判断预后,已成为 ICP 增高患者救治中重要的手段。

对于具有下列情况者需予 ICP 监测:颅脑创伤格拉斯哥昏迷量表(GCS)评分小于 8 分和头颅 CT 异常患者。头颅 CT 异常是指颅内血肿、脑挫裂伤、脑肿胀或基底池受压。

对头颅 CT 正常,但符合以下 3 种情况中的两种颅脑损伤患者也应行 ICP 监测:①年龄大于 40 岁;②单侧或双侧呈去脑或去皮层状态;③收缩压低于 90 mmHg。

而 GCS 评分>8 分在以下情况行 ICP 监测:①多发伤手术需麻醉时间延长;②机械通气使用镇静剂或肌松剂;③使用使 ICP 增高的治疗方法如呼气末正压(PEEP);④专科医师认为颅内高压存在概率较高的其他情况,如颅内多发血肿、严重脑肿胀等。

根据 ICP 进行相应治疗可以提高患者的预后,没有 ICP 监测而根据经验来治疗 ICP 增高,预后相对较差。在颅脑创伤患者 ICP 增高时控制不力,会导致脑灌注不足,脑缺血缺氧加重,致死亡率、病残率上升,而 ICP 不高时使用降 ICP 治疗,如高渗性脱水、过度通气、镇静、镇痛、肌松治疗,均有潜在不良反应。

临床上一次性测定 ICP 的方法,是通过颅骨钻孔穿刺侧脑室或侧卧位腰椎穿刺测定的脑室内压或椎管蛛网膜下隙的脑脊液静水压。这种方法只能一次性测定 ICP,不能连续地观察 ICP 的变化,其所测的压力为颅脊腔开放的压力,都伴有部分的脑脊液流失。虽然脑脊液流失量很少,但对 ICP 仍然有影响,特别是 ICP 越高,影响越大。腰穿测压还必须保持颅脊腔通畅,如有脑疝,则颅脊腔已不相通,测得的压力也不能代表 ICP。

ICP 监测技术主要包括植入法和导管法。植入法是将微型传感器置入颅内(简称体内传感器或埋藏传感器),传感器直接与颅内组织(硬脑膜外、硬脑膜下、蛛网膜下隙、脑实质等)接触而测压。导管法借引流出的脑脊液或用生理盐水充填导管,将体外传感器与导管相连接,借导管内的液体与传感器接触而测压。无论是体外与体内传感器都是利用压力传感器将压力转换为与 ICP 力大小呈正比的电信号,再经信号处理装置将信号放大后记录下来。由于传感器放置的位置不同,可得出不同的压力数据,因而有脑室压(IVP)、硬脑膜下压(SDP)、硬脑膜外压(EDP)、脑组织压(BTP)之分。由于颅内各部位的结构不同,组织弹性和顺应性不同,所测得的压力有微小的差异,但都被承认为 ICP 的代表。目前最常用者为脑室插管和脑实质内光导纤维尖端监测器和蛛网膜下隙螺栓。多数学者认为脑室内插管法是当前优点最多的监测方法。它能准确测定 ICP 与波形,便于调零和校准,可行脑脊液引流并可促使脑水肿液的廓清以降压,是黄金标准。脑实质内光导纤维测压,四周均为脑组织,监测到的压力与脑组织所含的血容量、含水量有很大的关系,故测得的压力与其他几种压力有较大的差别,常用以反映脑水肿的程度。ICP 监测连续记录下来的正常 ICP 波为一种脉冲波,是由脉搏波以及因呼吸运动而影响颅内静脉回流的增减而形成的波动组成。因此,ICP 波的组成与动脉的灌流与静脉的引流两个因素有关,当快速记录时(80~200 mm/min),两种波形都可以分别从图像上看出来。但进行 ICP 监护时常持续记录数日,因此,压力图像常用慢记录(2 mm/min)表示,则各波互相重叠,组成一条粗的波状曲线。曲线的上缘代表收缩期 ICP,曲线的下缘代表舒张期 ICP,后者加 1/3 的压差为平均 ICP,即通常所说的 ICP 值。

ICP 增高的分级如下:正常 ICP(5~15 mmHg);轻度增高(15~20 mmHg);中度增高(20~40 mmHg);重度增高(>40 mmHg)。

颅脑创伤患者 ICP 监测的禁忌证:严重凝血功能障碍,目前认为 INR<1.2 可行植入监测。

ICP 增高的治疗域值:无去骨瓣减压时 ICP>20 mmHg,去骨瓣减压时 ICP>15 mmHg 即需干预降颅压治疗。亦有的中心选择 25 mmHg 作为干预降颅压治疗的域值。ICP 监测应和临床症状、脑 CT 扫描情况结合用于指导治疗。

ICP 监测的部位包括脑室内、脑实质内、硬膜下、硬膜外、蛛网膜下隙。以脑室内最为准确,并可用释放脑脊液(CSF)来降低 ICP,兼有治疗作用,优先选用。对于 ICP 监测引起的颅内感染或出血等并发症情况,感染发生率为 1%~10%,主要为脑室炎,监测时间少于 5 天,几乎无感染。出血发生率为 1%~2%。导致患者残疾的情况极为罕见,故不应由此理由而放弃监测 ICP。脑实质内 ICP 监测准确性类似于脑室内 ICP 监测,由于不能重新标定,可能导致测量误差,在脑室内 ICP 监测不能达到的情况下采用脑实质内 ICP 监测。蛛网膜下隙、硬脑膜下、硬脑膜外 ICP 监测准确性欠佳。

对于 ICP 监测的时间,可持续监测 3~5 天,一般不超过 7 天。临床需要 ICP 监测超过 10 天时,建议换对侧重置探头监测。目前,在一些大的神经创伤中心采用 ICP 增高的程序化处理具有相对的合理性(表 7-14)。

表 7-14　脑创伤后 ICP 增高的程序化处理

1.ICP 监测,气管插管,机械通气维持 $PaCO_2$ 32~36 mmHg,患者躁动不安使用镇静剂如咪达唑仑或异丙酚,肌张力增高如去大脑强直时使用肌松剂如维库溴铵
2.保持头高脚低位 20°~30°,避免颈静脉回流障碍
3.脑室内 ICP 监测则开放 CSF 外引流,维持高度额角水平上 15~20 cm
4.使用甘露醇 0.25~0.50 g/kg,可反复使用,监测血浆渗透压 300~320 mmol/L
5.维持体温 34~36℃,甚至 32~34℃,以降低脑代谢从而降低 ICP
6.外伤大骨瓣减压,上述处理后 ICP 仍顽固性>25~30 mmHg 时采用
7.内减压术,一般非主侧半球颞叶或合并额叶切除
8.巴比妥治疗,ICP 顽固性增高,但血压平稳时采用

2.ICP 增高的基础治疗

临床上许多因素影响 ICP,避免这些因素加重 ICP 增高,是治疗中应注意的重要问题,不应忽视。

患者体位是护理颅内高压患者的一个重要内容。应将头部置于正中位,避免扭曲或压迫患者颈部,保持颈静脉引流通畅。头部抬高可通过加强脑脊液引流和脑静脉血回流排出颅腔而降低 ICP。但需注意的是,某些患者脑脊液和脑血流量置换过多反而加重颅内高压,抵消了抬高头部的益处。合理的方案是根据患者的临床状况和 ICP 监测,个体化处理患者头位。当不能监测 ICP 时,头部抬高 15°～30°多可使 ICP 降低。

应当积极处理发热,因为体温升高可提高脑代谢、脑血流、加重脑水肿而使 ICP 升高。应尽可能及早明确发热原因,进行针对性治疗,同时应用解热镇痛药如对乙酰氨基酚降低体温,进行对症治疗。对乙酰氨基酚耐药的病例,吲哚美辛可控制发热并降低 ICP。物理降温如降温毯对发热患者有益,但需注意寒战可加重颅内高压。当必须降温而患者出现寒战时,可应用冬眠合剂、镇静剂或非去极化神经肌肉阻滞剂。虽然人工低温有益于降低 ICP,但由体温再升高和寒战引起的反跳性 ICP 升高影响了其应用价值。

咳嗽、呼吸道不通畅或与呼吸机对抗可升高胸膜腔内压,减少颅腔的静脉引流,导致 ICP 升高。应保持呼吸道通畅,必要时行气管切开,减低呼吸道阻力。尽量减少呼吸道刺激,应用祛痰剂、湿化呼吸道便利排痰。可应用镇静剂和肌松剂来避免呼吸机对抗。非去极化神经肌肉阻滞剂的优点在于没有组胺释放效应,组胺释放效应可继发血管扩张和升高 ICP。

呼气末正压(PEEP)只有在平均气道压力升高、传导至纵隔时可升高 ICP。PEEP 8～10 cmH$_2$O 时,对 ICP 几无影响,PEEP>15 cmH$_2$O,ICP 明显升高。当肺顺应性降低,如成人呼吸窘迫综合征或肺炎时,PEEP 对 ICP 的影响降低。

应保持适当的体循环血压。低血压可直接引起脑血管扩张、ICP 升高。低血压时脑灌注压下降影响脑供血,脑缺血可加重脑水肿,严重影响颅内高压患者的预后,应尽量避免或尽早处理低血压。高血压对 ICP 的危害程度没有低血压严重。然而,当脑自动调节机制受损时,严重的高血压可导致区域性脑血流增加、脑水肿和 ICP 升高。目前非常重视合理 CPP 对脑水肿的影响。有报告提示,CPP 过高会因为增加脑毛细血管的静水压而加重脑水肿。CPP 过低会导致脑缺血、缺氧,继而造成继发性神经元损伤,加重脑水肿,所以现在主张 CPP 维持在 60～70 mmHg,避免低于 50 mmHg。当 CPP 在 50～60 mmHg 时,需要监测颈静脉血氧饱和度或脑组织氧监测,避免出现脑缺血。然而当 CPP 维持在 70 mmHg 以上时,部分患者需要积极的液体治疗和血管活性药物的使用,会产生全身的不良反应,如急性肺损伤和急性呼吸窘迫综合征(ARDS)。有文献报道,与 CPP 小于 70 mmHg 相比,CPP 超过 70 mmHg 使 ARDS 的发生率上升 5 倍,严重影响患者的预后。目前认为在 ICP 控制的前提下,CPP 与预后直接相关。

疼痛和躁动可因提高脑血流而升高 ICP。在颅内高压危及生命的患者,不应过分强调为避免用镇静剂使神经病学检查不准确,而否定通过镇痛和镇静来控制 ICP 的合理性。患者存在呼吸机对抗,吸痰,疼痛刺激都会引起 ICP 增高、脑水肿加重,适当的使用镇静剂如异丙酚或咪达唑仑,及止痛剂如芬太尼或吗啡,均可有助于控制 ICP 和减轻脑水肿。

重度颅脑创伤后由于胰高血糖素、肾上腺素、皮质激素分泌增多导致血糖升高被称为创伤性糖尿病。高血糖对神经元有损害作用,低血糖同样会导致患者预后不良。强化控制血糖在 90～150 mg/dL 较为理想,静脉泵强化胰岛素治疗严格监测血糖,避免高血糖和低血糖的出现,严格血糖控制在 70～100 mg/dL 会增加发生低血糖的概率,增加脑能耗危机。后者是指通过脑微定量分析测定脑组织间隙葡萄糖水平低于 0.7 mmol/L,丙酮酸/乳酸比值大于 40(正常值小于 25)。脑能耗危机是重型颅脑创伤预后不良的独立因子,加重脑水肿。

低钠血症会降低血浆渗透压,导致脑肿胀,症状的严重程度与低钠血症发生的速度及严重程度有关。症状可表现为恶心呕吐、嗜睡、谵妄、癫痫、昏迷、呼吸骤停和脑疝。颅脑创伤后低钠血症的常见原因包括:抗利尿激素异常分泌综合征(SIADH)、脑性耗盐综合征(CSW)和甘露醇的反复使用。正确的病因分析应包括患者出入液量的平衡情况,输液治疗的处方情况、血和尿渗透压、尿钠浓度、肾上腺和甲状腺功能的检测。临床应注意纠正低钠血症的速度不能过快,以免出现脑桥的脱髓鞘改变和不可逆的脑损害(24 小时纠正<10 mmol/L)。

颅脑创伤后,癫痫发作会增加脑继发性损害,如 ICP 增高、脑氧代谢率增加、脑血流增加、脑血液容量增加、CPP 下降。绝大多数的研究不支持预防性使用抗惊厥药物来预防迟发性外伤性癫痫,不推荐常规抗癫痫预防治疗超过 1 周。如果出现迟发性外伤性癫痫,可根据新发癫痫的规范方法来治疗。外伤性癫痫的高危因素包括:GCS 评分小于 10 分、脑皮层挫裂伤、凹陷性骨折、硬膜下血肿、硬膜外血肿、脑内血肿、穿透性颅脑损伤、外伤后 24 小时内出现癫痫者。

3.过度通气

过度通气是用呼吸机等机械方法增加患者的肺通气量,亦称人工机械性过度通气。此法使动脉血二氧化碳分压($PaCO_2$)降低(低碳酸血症)、脑脊液碱化,促使脑血管收缩,减少脑血流量和脑血容量,从而快速降低 ICP。ICP 降低后维持的时间长短不等,但一般情况下,随着脑和血管平滑肌中二氧化碳缓冲系统的代偿性调整,脑脊液碱中毒被纠正,在开始过度通气后数小时内,ICP 常恢复至原有水平。有研究纳入一组健康志愿者,观察机体对过度通气的正常反应,$PaCO_2$ 降至 15~20 mmHg 30 分钟后,脑血流量(CBF)减少了 40%,4 小时后 CBF 增加到基础值的 90%,当 $PaCO_2$ 恢复正常后,CBF 超过正常值 31%。重型颅脑伤患者中,$PaCO_2$ 每变化 1 mmHg,CBF 变化 3%,但在 CBF 较低时变化值较小。

过度通气是通过降低 CBF 来降低 ICP 的。重型颅脑伤患者,早期脑灌注压下降,CBF 下降,对低碳酸血症反应降低,过度通气能进一步降低 CBF,有可能造成或加重脑缺血、脑血管自主调节功能丧失。因而,虽然过度通气是降低 ICP 较为快速的方法,但应尽量少用,特别应避免应用长时程过度通气方法。对严重颅脑伤患者目前主张使用镇静剂、肌松剂、脑脊液引流和渗透性利尿剂以控制颅内高压,在脑受压所致的脑功能障碍进行性加重时,短暂过度通气可能是有益的。

目前不推荐使用预防性的过度通气($PaCO_2$<25 mmHg)。过度通气可作为一种临时的手段来治疗 ICP 升高。在颅脑创伤后第一个 24 小时内脑血流经常显著减少,此时应避免过度通气。如果过度通气,$PaCO_2$ 在 25~30 mmHg 则推荐使用颈静脉血氧饱和度或脑组织氧监测,以了解脑氧输送的情况,即脑缺血缺氧的情况。轻度过度通气($PaCO_2$ 在 32~36 mmHg)时极少出现脑缺血缺氧的情况。$PaCO_2$ 水平可以通过控制性机械通气达到。调整呼吸的频率、潮气量和 PEEP 可以达到血气分析满意的 $PaCO_2$。

目前没有临床试验评价过度通气对颅脑创伤患者预后的直接影响,仅限于颅脑创伤后不同阶段的预后分析。在特定的亚组患者中,过度通气可增加患者死亡率。当经颅多普勒监测证实 ICP 增高是由于脑过度灌注引起的时,轻度过度通气是最理想的控制颅高压的方法。

4.高渗性治疗

高渗性治疗是指适当提高血浆渗透压,依靠相对非渗透性的血-脑脊液屏障在血液与脑实质(即脑细胞和细胞外间隙)的液体之间造成一个渗透压差,促使脑组织失水,在总体上增加脑组织的顺应性。正常血浆渗透压值为 286 mmol/kg。

(1)甘露醇:甘露醇是应用最为广泛的渗透性脱水剂,其分子量为 180.17。在体内不被代谢,经肾小球滤过后在肾小管内甚少被重吸收。静脉使用后提高血浆渗透压,使血管内和组织间产生渗透压梯度,使脑组织,主要使正常脑组织内水分进入血管内,使脑组织脱水,并降低 ICP。甘露醇的利尿作用是因其增加血容量,并促进前列腺素 I_2 分泌,扩张肾血管增加肾血流量,提高肾小球滤过率。甘露醇在肾小球滤过后重吸收<10%,故提高了肾小管内液渗透浓度,减少肾小管对水和 Na^+、Cl^-、K^+、Ca^{2+}、Mg^{2+} 的重吸收,达到利尿目的。甘露醇还可以降低血液黏滞度,可使脑血流和脑血管容量增加,从而代偿性收缩脑血管。此外,甘露醇还可减少脑脊液形成。

甘露醇通过降低血黏滞度、增加脑血流量,导致脑动脉的自动调节性收缩。降低颅内压甘露醇常用剂量为 0.5~1.5 g/kg。使用中的注意事项包括:①注意留置导尿管避免尿潴留。②快速推注会产生低血压,所以必备等张液体和血管加压素。强大的利尿作用产生低血容量,将直接导致低血压甚至肾衰竭。有败血症存在或以前有肾脏疾患病史者更容易出现肾衰竭。③持续使用甘露醇可降低血镁、血钾和血磷,而短时快速利尿有时出现致命性高钾血症。长时间使用甘露醇会产生肾髓质浓缩功能紊乱以致产生肾源性尿崩症。④部分患者出现反跳,在给药后 30~120 分钟需重复给药的患者更容易发生。长时间使用甘露醇会进入组织间隙,特别是血-脑脊液屏障破坏区域,加重血管源性脑水肿。甘露醇可以开放血-脑脊液屏障,因而甘露醇和其他循环于血液中的小分子物质可以进入脑脊液和脑组织,脑脊液和脑组织吸收和潴留甘露醇,引起反向的渗透压梯度移位,产生反跳性 ICP 升高。当甘露醇在血液内循环较长时间时,如持续灌注甘露醇,甘露醇在脑组织中的积聚作用最明显。因此,应用甘露醇应采用间歇注射,而不应持续静脉注射。目前许多学者主张应用甘露醇使血浆渗透压维持在 300~310 mmol/L,以达到理想的脱水效果。目前并无关于甘露醇治疗神经外科危重患者的前瞻性研究。

甘露醇治疗 ICP 升高应遵循以下原则:

①在确认存在 ICP 升高或高度怀疑 ICP 升高时使用甘露醇,而不是预防性使用。在 ICP 正常时盲目脱水,易导致迟发性血肿及其他并发症。

②必须加强监测,避免低血容量、低血压和电解质紊乱。应强调适度容量复苏的重要性。

③监测血浆渗透压,特别是重复使用甘露醇时,维持血浆渗透压在 300~310 mmol/L,不超过 320 mmol/L 甚为重要。超过 320 mmol/L 不能增加脱水效果,易致肾衰竭。渗透性脱水治疗时,可通过监测渗透压间隙(监测和计算血浆渗透压的差值)以指导治疗。血浆渗透压间隙低于 55 mmol/L,有助于避免肾功能不全的发生。

④临床医师应根据 ICP 增高的病因来调整使用甘露醇,即合理结合外科的和其他降 ICP 的方法。

(2)甘油果糖和尿素:甘油果糖亦可产生类似甘露醇的脱水效果,但较缓慢,可作为甘露醇脱水治疗的补充。但其缺点包括：

①较甘露醇更为严重和常见的反跳作用。

②产生高血糖。

③在临床有效剂量时可产生溶血作用。山梨醇类似于甘露醇,可静脉注射,也会产生高血糖,相对于甘露醇的作用时间 4～6 小时,其作用时间仅 1～2 小时。尿素用于脱水降颅压治疗,在过去曾引起注意,现已弃用,原因在于:存在反跳作用;引起凝血功能异常;会引起恶心、呕吐、腹泻等并发症;注射时血管外渗漏引起组织坏死。

（3）高渗性盐水:在 20 世纪 80 年代,高渗性盐水作为低血容量性休克的复苏液体受到青睐。与等渗液相比,相同量高渗性盐水由于渗透压梯度的建立,拥有更强大的容量复苏能力,而血流动力学稳定对颅脑创伤预后极为重要。最近发现其降低 ICP 的作用、机制与甘露醇相似,即使血管内和组织间产生渗透压梯度。与甘露醇相比,高渗性盐水较少出现 ICP 反跳,也不会大量脱水导致容量过低。在动物实验中,高渗性盐水的降 ICP 作用已得到普遍认可,临床试验却不多。有报告提示,顽固性 ICP 增高患者对甘露醇,甚至苯巴比妥治疗无效,ICP＞25 mmHg 的患者对高渗性盐水治疗有效。应用高渗性盐水应注意的问题包括:

①尽量维持血钠 145～150 mmol/L,不超过 155 mmol/L。

②给药方法为持续静脉注射,密切监测血浆渗透压、电解质和肾功能。

③注意容量过负荷和凝血功能异常的监测。

④血钠变化显著过快可出现脑桥脱髓鞘改变,可能导致硬膜下血肿和癫痫。

（4）襻利尿剂:尤其是呋塞米,能降低 ICP,与渗透剂结合使用更为有效。利尿剂的作用机制是通过轻度利尿产生渗透压梯度、减少脑脊液生成、从正常和水肿脑组织中排出钠和水。但是,利尿剂以牺牲血容量为主,不主张单独用于降 ICP 治疗。临床可作为甘露醇的辅助用药,特别是中心静脉压偏高而心肌功能受损时。因此,利尿剂在使用时应注意严密监测血压和中心静脉压,避免低血容量和低血压。

5.镇静镇痛肌松疗法

有研究发现,大剂量巴比妥酸盐可能有益于治疗伴有颅脑损伤、暴发性肝衰竭、脑(脊)膜炎和局灶性脑缺血的颅内高压患者,以降低用其他方法难以控制的 ICP 增高,也称为巴比妥昏迷疗法。最常应用的药物是硫喷妥钠和戊巴比妥。此类药物降低 ICP 的机制是多方面的。足以引起全身麻醉的大剂量药物可抑制正常脑区的脑代谢,而减少脑的氧和能量需要,引起血管收缩和脑血流的减少,是为脑代谢-血流偶联反应,可有效降低 ICP,并使血液分流至缺血区域。另外,巴比妥类可限制脂膜的过氧化损害、清除自由基、减少血管源性水肿生成、减少脂肪酸释放、减少缺血组织的细胞内钙的含量。此外,此类药物还可抑制癫痫发作,有利于人工过度通气的施行,减低脑和全身的应激反应。巴比妥类药物降低 ICP 的作用常较迅速且明显。

巴比妥昏迷疗法不良反应多且较为严重。常因周围血管扩张和药物对心脏收缩的抑制而发生血压降低和心动过速,特别是剂量较大或用药较久(48 小时以上)者,以及心脏复苏后脑缺血的患者容易发生,有时可引起死亡。其他不良反应包括支气管收缩、明显的低钾血症、少尿或无尿、肠蠕动功能下降、免疫抑制、坠积性肺炎、抗利尿激素分泌异常综合征。因此,必须加强血流动力学监测和血液中药物浓度监测。因不能进行准确的神经体征检查,应用大剂量巴比妥类药物时应进行持续 ICP 和脑电图监测,加强神经影像检查。

尽管巴比妥治疗可通过降低脑代谢和脑氧代谢率,从而降低脑血流和脑容量,降低 ICP,特别是控制顽固性 ICP 增高。然而到目前为止,尚无随机临床试验来验证巴比妥治疗对重型颅脑创伤患者预后的影响作用。硫喷妥钠是目前最常用的苯巴比妥类药物,负荷量 5～10 mg/kg,随后以 3～5 mg/(kg·h) 维持输注,以达到 EEG 爆发抑制。输注时要避免低血压的出现。重复的苯巴比妥药物治疗会导致药物在体内的蓄积和肝功能异常。在欧洲,重型颅脑创伤后顽固性 ICP 增高被随机对照研究分组成大骨瓣减压组和苯巴比妥治疗组,该试验还在进行中。有主张在重型颅脑创伤出现顽固性 ICP 增高时在脑干功能衰竭前采用该方法有效,而且需要充分的容量复苏,必要时予以血管活性药物如去甲肾上腺素等。由于该治疗存在诸多潜在并发症,因此要求医护人员经验丰富。患者治疗前必须处于血流动力学稳定状态,必须有持续的全身系统监测来避免或治疗血流动力不稳定状态。目前尚不推荐预防性使用巴比妥治疗控制 ICP。

镇痛剂和镇静剂已成为 ICP 控制常用的方法,特别针对躁动患者。与咪达唑仑相比,异丙酚在通过改善血流、代谢偶联而降低脑代谢和脑血流方面效果更为明显。阿片类药物如芬太尼,在镇痛的同时也有镇静作用。在不同的治疗中心,肌松剂的使用各有不同。目前一般不主张常规使用肌松剂。肌松剂的使用会掩盖医生对癫痫的识别和治疗。此外,长时间肌松剂的使用会导致严重的不良反应,如多发性神经病和肌病。

6.皮质激素

皮质激素通过加强和调整血-脑脊液屏障功能、降低毛细血管通透性,减轻脑肿瘤或脓肿患者的脑水肿。但是皮质激素对与颅内高压有关的其他临床状况的治疗效果尚不明确。对脑内出血患者一般无明确疗效。有研究显示,在一组中度 GCS 评分患者治疗时使用皮质激素,没有发生死亡病例,提示可能有治疗作用,但属三类证据。目前脑出血不推荐使用皮质激素。一类证据不推荐使用皮质类固醇激素来改善重型颅脑创伤患者的预后和降低 ICP。CRASH 试验随机收录了 10 008 例重型颅脑创伤患者,试验过程中发现甲基泼尼松龙治疗组死亡率更高,而并发症发生率相似。目前认为,仅在有在监测中发现皮质类固醇水平低下或以往因其他疾病需要皮质类固醇激素治疗的患者,在颅脑创伤时予以替代治疗。

同样,大多数研究显示,皮质类固醇激素对伴发水肿的急性半球梗死无效甚至有害。仅实验研究提示在超急性期,类固醇可通过限制膜过氧化而限制水肿形成。

对于脑肿瘤患者,类固醇激素用量应根据瘤周水肿的反应来确定,一般 20～40 mg 地塞米松/日。

应用皮质激素潜在的不良反应包括胃肠出血、肠穿孔、免疫抑制、血糖增高、高分解代谢、创伤恶化和行为紊乱,易并发多重感染。鉴于其有害的不良反应,除非对原发疾病治疗有益,对颅内高压患者不推荐常规使用类固醇激素。

7.预防性亚低温治疗

早期的动物实验和小规模的临床试验提示颅脑创伤后治疗性亚低温可以改善患者的预后。在 Marion 前瞻、对照的重型颅脑创伤试验中,治疗组控制体温 32～33℃ 持续 24 小时,与正常体温组相比,其 6 个月的格拉斯哥转归评分(GOS)预后评分相对较好。迄今为止,在由

Clifton 牵头的最大的临床试验——NABIS 试验中,368 例重型颅脑创伤患者被随机分为治疗组(维持亚低温 33℃持续 48 小时)和对照组(正常体温)结果显示,亚低温组出现 ICP 峰值大于 30 mmHg 概率较少,但是 6 个月的死亡率没有差别。与正常体温控制相比较,目前没有依据证明预防性亚低温治疗能降低重型颅脑创伤患者的死亡率。目前已完成的 6 项前瞻对照试验提示,对于颅脑创伤患者,亚低温治疗维持目标体温大于 48 小时,死亡率有下降趋势,与 GOS 较好有关。亚低温治疗也存在一些严重并发症,主要包括:电解质紊乱、免疫抑制、凝血功能障碍、心血管功能不稳定、皮肤坏死等。近几年有日本学者提出将体温控制在 35℃,能取得 32~34℃亚低温的脑保护和控制 ICP 的效果,不良反应更少。目前认为,顽固性 ICP 增高患者可将亚低温作为治疗的二线选择。

8.脑脊液引流

脑室穿刺置管既可监测 ICP,又可行外引流,甚至可以在床旁施行该手术,许多治疗中心常规使用脑室造瘘来降低 ICP。由于外伤性脑水肿患者压力容积指数(PVI)下降,释放少量的脑脊液即可明显下降 ICP。我们在长期 ICP 监测和神经重症治疗过程中,甚至发现数滴 CSF 外引流,即可导致大幅度 ICP 的下降,是控制 ICP 简单可靠的方法。目前主张每次少量释放脑脊液 3~5 mL,每天引流 100~150 mL 为安全范围。应防止短时间大量释放 CSF,ICP 突然下降,CPP 过高,则加重脑水肿。出现脑积水的患者脑室脑脊液引流更为重要。但 ICP 不高不主张脑脊液外引流,除非为引流感染或血性之脑脊液。对疑有颅内高压的患者,因存在致死性的扁桃体疝风险,诊断性腰穿和治疗性腰大池脑脊液引流应相对禁忌。如果实属必要,应做 CT 扫描以排除巨大占位效应和梗阻性脑积水,并且腰穿应由具备处理神经疾病经验丰富的医师完成。对于腰大池引流,目前较为公认的观点是避免在中重度和重度 ICP 增高(如 ICP>30 mmHg)时应用,当 CT 提示环池闭塞或明显中线移位时禁忌腰穿。腰大池脑脊液引流仅作为综合控制轻中度 ICP 增高的辅助治疗方法。

9.手术治疗

Harvey Cushing 在第一次世界大战前提出采用大骨瓣减压治疗重型颅脑创伤,但早期的手术结果无法显示其有改善预后的作用。近年来由于神经外科重症监护治疗的进步,使得大骨瓣减压后患者的预后有明显的改善。当顽固性 ICP 增高非手术治疗无效时,进行大骨瓣减压能使相当一部分病危患者得到解救。目前主张 ICP>25 mmHg 为弥散性脑肿胀,可采用双额高冠状大骨瓣减压,亦可采用双侧额颞大骨瓣减压。内减压主要是指非主侧半球的额叶或颞叶切除。两者均可大幅度的降低 ICP。目前有两项前瞻对照研究试验,一项为大骨瓣减压和苯巴比妥治疗对照研究,观察两组对重型颅脑创伤顽固性 ICP 增高患者 ICP 控制和预后的影响。另一项为 DECRA 试验,即在澳大利亚和新西兰举行的早期去骨瓣减压的研究,其目的是为了研究早期大骨瓣减压对重型颅脑创伤顽固性 ICP 患者功能的影响,发表在 2011 年 4 月新英格兰医学杂志。结果显示,对弥散性重型颅脑创伤顽固性 ICP 增高患者,虽然行大骨瓣减压显著减低 ICP,但死亡率无差异。与预计结果相反,减压组预后不良率更高。但选择去骨瓣减压的 ICP 阈值为 20 mmHg 备受争议,也不符合目前的一致意见。有专家认为阈值过低,25 mmHg 或 30 mmHg 可能更为合适。另外入组患者中减压组双侧瞳孔无光反应明显较保守治疗组高,也是造成结局混淆的重要因素。最后,在接近 8 年 15 个医学中心 3 000 多例登记患者中入选试验患者仅 155 例,该试验入选患者缺乏代表性,不能代表重型颅脑创伤全貌。对于弥散性脑损伤的手术治疗,应从适应证、时机和手术方法上综合考虑。

二、脑疝

当颅内某分腔有占位性病变时,该分腔的压力大于邻近分腔的压力,脑组织从高压力区向低压力区移位,导致脑组织、血管及脑神经等重要结构受压和移位,有时被挤入硬脑膜的间隙或孔道中,从而出现一系列严重的临床症状和体征,称为脑疝。

(一)病因及发病机制

1.病因

颅内任何部位占位性病变发展到一定程度均可导致颅内各分腔因压力不均诱发脑疝。引起脑疝的常见病变有:①颅脑损伤引起的各种颅内血肿,如急性硬脑膜外血肿、硬脑膜下血肿、脑内血肿等。②各种颅内肿瘤,特别是位于一侧大脑半球的肿瘤和颅后窝的肿瘤。③颅内脓肿。④颅内寄生虫病及其他各种慢性肉芽肿。⑤先天因素,如小脑扁桃体下疝畸形。此外,颅内压增高的患者,腰椎穿刺释放过多的脑脊液,导致颅内各分腔之间的压力差增大,可促使脑疝的形成。

2.发病机制

颅腔与椎管之间或颅内各间腔之间的压力差是脑疝形成的基础。因颅骨不具有弹性,小脑幕和大脑镰也较坚硬,当颅内某一分腔压力增高到一定程度,势必推挤脑组织通过一些空隙至压力较低的部位,从而产生脑疝。疝出脑组织压迫邻近的神经、血管等组织结构,引起相应组织缺血缺氧,造成组织损伤功能受损。

(1)神经受压或牵拉:脑疝压迫或牵拉邻近脑神经产生损伤最常见为动眼神经受累。动眼神经紧邻颞叶钩回,且支配缩瞳的神经纤维位于动眼神经的表层,对外力非常敏感。疝出的脑组织压迫和牵拉动眼神经,导致动眼神经麻痹,出现瞳孔变化等症状,为小脑幕切迹疝早期出现的体征之一。

(2)脑干病变移位的脑组织压迫或牵拉:脑干病变导致脑干变形、扭曲,影响上、下行神经传导束和神经核团功能,出现神经功能受损。中脑受沟回疝挤压时,疝出脑组织压迫同侧大脑脚,出现对侧锥体束征;脑干被推向对侧时,对侧大脑脚与小脑幕游离缘相挤压,造成脑疝同侧锥体束征。小脑扁桃体疝时,延髓受压易导致生命中枢功能失调;急性疝很快出现生命中枢衰竭,迅速发生呼吸和循环障碍,危及生命。

(3)血管变化:供应脑组织的动脉直接受压或者牵拉引起血管痉挛,造成缺血、出血,继发水肿和坏死软化;静脉淤滞,可导致静脉破裂出血或神经组织水肿。如供应脑干的细小穿动脉受压时,因其缺少侧支循环,易引起局部缺血。小脑幕切迹疝可出现大脑后动脉受压或痉挛,导致枕叶梗死。

(4)脑脊液循环障碍:中脑周围脑池是脑脊液循环必经之路,小脑幕切迹疝可使中脑周围脑池受压,导致脑脊液向幕上回流障碍;而脑干受压、扭曲、变形可引起中脑导水管梗阻,使导水管以上脑室系统扩大形成脑积水,使颅内压进一步增高,脑疝程度加重。

(5)疝出脑组织的变化:疝出脑组织可因血液循环障碍发生充血、出血或水肿,对邻近组织压迫加重。

这些病理生理改变并不孤立,通常相伴发生、相互影响,形成恶性循环。

(二)临床表现

1.临床特征

因发生部位、压迫组织结构、病情发展阶段不同,脑疝可以发生多种病理改变,而表现出不同的临床症状和体征。

(1)颞叶钩回疝:颞叶钩回疝是最常见的有临床意义的脑疝综合征,常由单侧幕上病变挤压颞叶的海马旁回、沟回,通过小脑幕切迹被推移至幕下引起。外伤导致的一侧中颅窝颞叶硬膜外或硬膜下血肿容易造成颞叶钩回疝。其典型的症状和体征如下。

①瞳孔改变:因疝出的颞叶钩回压迫动眼神经引起。初期可出现同侧动眼神经受刺激导致患侧瞳孔缩小,对光反射迟钝,该过程可持续数分钟至数小时,取决于病变产生的速度;随着病情进展,患侧瞳孔逐渐散大,间接和直接对光反射消失,并有患侧上睑下垂。

②运动障碍:初期运动系统检查可无明显体征,对侧巴彬斯基征(Babin-ski征)阳性出现较早。随病情发展,疝出的脑组织压迫同侧大脑脚,出现对侧肢体肌力减弱或麻痹,病理征阳性。脑疝进一步发展可致双侧肢体自主活动消失,最终可出现去大脑强直。超过25%的患者因脑干被推向对侧,使对侧大脑脚被小脑幕游离缘挤压,出现脑疝同侧的锥体束征。

③意识状态改变:因脑干网状上行激活系统受累引起。早期变化不明显,可出现焦虑、躁动、意识模糊,但很快进展为嗜睡、浅昏迷直至深昏迷。

④生命体征紊乱:由于脑干受压,脑干内生命中枢功能紊乱,引起呼吸循环系统改变。早期呼吸可正常,后出现持续性过度换气,脑干持续受压后出现呼吸不规则。循环方面早期出现心率频数,血压升高,继之心率减慢或不规则,血压急剧波动。如脑疝未得到控制,可迅速出现脑干功能衰竭,危及生命。

⑤其他表现:颅内压增高出现剧烈头痛、喷射性呕吐、视盘水肿等表现。部分患者因大脑后动脉受压或痉挛出现枕叶梗死,引起偏盲,但在脑疝发生时因为存在意识障碍不易发现。

(2)中心疝:中心疝较颞叶钩回疝少见,常因接近中线的顶叶、额叶、枕叶病变,尤其是双侧幕上病变,压迫间脑、中脑深部之中线结构向下向后轴性移位引起。间脑主要由发自大脑动脉环(Willis动脉环)的穿支动脉供血,即使小移位也会导致血管受压或牵拉,血流量下降,造成脑组织缺血,初期表现出间脑受损症状;若病情进一步发展,压迫大脑半球深部的中线结构,使之沿小脑幕裂孔向下挤压,中脑、脑桥、延髓相继受压;同时脑干的供血动脉、穿支动脉亦受压闭塞、牵拉、离断、出血,脑水肿呈恶性循环加重,脑干功能衰竭。临床上产生一系列自上而下有一定的顺序变化的综合征。

中心疝与颞叶钩回疝的区别在于:中心疝受力较均衡,作用于中线,颞叶钩回疝常由一侧,大脑半球病变所致,受力往往偏于一侧,中线偏移,脑室受压明显;颞叶钩回疝早期即出现明显一侧瞳孔散大、意识障碍及偏瘫等,而中心疝常见的陈-施呼吸、去皮质强直等在颞叶钩回疝极少见到,据此可资鉴别。

（3）小脑扁桃体疝：小脑扁桃体疝常因小脑病变或者严重幕上病变导致脑干整体移位，将小脑扁桃体经枕骨大孔推挤向椎管内。主要临床表现如下。

①枕下疼痛及颈肌强直：疝出脑组织压迫颈上部神经根或因枕骨大孔区脑膜或血管壁的敏感神经末梢牵拉可引起枕下疼痛。为避免延髓受压加重，机体发生保护性反射性颈肌强直以致强迫头位，慢性疝常见。

②瞳孔变化：主要是脑干受压缺血，损害动眼神经核所致，初期常为对称性瞳孔缩小（<2 mm），继而散大；对光反射迟钝、消失。

③锥体束征：由双侧皮质脊髓束受累引起，最常见表现为四肢弛缓、肌张力下降。

④生命体征改变：慢性疝时生命体征变化不明显，急性疝，生命体征变化显著，先呼吸减慢，脉搏细速，血压下降，很快出现潮式呼吸和呼吸停止，如不采取措施，不久心跳也停止。

⑤其他：可出现颅内压增高表现；后组脑神经受累可出现眩晕、听力减退等症状。

慢性疝病情发展缓慢，由于机体出现代偿和缓冲，临床症状常不明显；但是有时某一诱因（如用力咳嗽、腰椎穿刺放出大量脑脊液或搬动患者头颈部过猛等）可引起脑疝急剧恶化，出现延髓危象甚至死亡。而急性疝，临床症状发展迅速，可迅速发生延髓功能衰竭危及生命。与小脑幕切迹疝相比，枕骨大孔疝的特点是生命体征变化出现较早，而瞳孔改变和意识障碍出现较晚。早期表现如不引起重视，将危及生命。

（4）扣带回疝：当一侧大脑半球有占位病变，除出现小脑幕切迹疝外，病变侧的大脑内侧面扣带回也在大脑镰下前 2/3 部位向对侧疝出。扣带回疝一般不引起特殊症状，有时疝出脑组织可使大脑前动脉较窄，使同侧额叶内侧面或中央旁小叶出现血液循环障碍，甚至软化坏死，从而出现对侧下肢运动、深感觉障碍及排尿障碍等，但该表现并不常见。

（5）小脑蚓疝：小脑蚓疝又称为小脑幕切迹上疝，常由颅后窝压力增高导致小脑蚓部及小脑前叶从幕下向幕上疝出引起。小脑蚓疝患者意识障碍出现较早而且迅速恶化。由于脑桥受压可出现瞳孔缩小，眼球向下凝视伴垂直方向眼球运动麻痹。

（三）治疗

脑疝病情发展迅速且致死率高。如果得不到及时诊治，脑疝将导致大脑中线结构和脑干的不可逆性的缺血性损伤，导致患者死亡。因此，脑疝治疗需要争分夺秒，有时诊断和治疗需同时进行。脑疝治疗的短期目标是降低颅内压，且保证脑灌注压（CPP）和脑组织氧合，纠正高碳酸血症和酸中毒。最终有效治疗需要明确病因确定诊断，尽早去除病因。

1.初步抢救和治疗

（1）急救 ABCs：无论病因如何，急性脑疝的最初步骤是 ABCs，即通畅气道、维持呼吸和循环。

①通畅气道：首先，需要通畅气道。院外可采用面罩吸入 100％氧气；入院后需尽早行气管内插管。对于住院患者出现脑疝症状，插管仍是必需的。对于颅脑损伤患者插管前需要首先排除颈椎骨折，且插管操作需要轻柔，避免颈椎过伸或过度牵拉。

②维持呼吸和控制性过度通气：气道建立后，常吸入 100％氧气，以改善动脉氧合，纠正高碳酸血症和酸中毒。控制性过度通气，可以使脑血管收缩、减少颅内血容量、降低颅内压。对

于颅内血肿造成的小脑幕切迹疝,控制性过度换气可使瞳孔对光反射和锥体束征等体征明显减轻,从而为颅内血肿的诊断和治疗赢得时间。但过度换气可以导致脑血管过度收缩,导致脑缺血,因此诊断性检查明确诊断后,需要恢复正常通气。如果因故无法手术,可维持 $PaCO_2$ 在 $4\sim4.7$ kPa($30\sim35$ mmHg)或在其他脑组织氧合监测指标的指导下施行控制性过度换气。

③循环和血压的维持:建立静脉通道,适当补液,应用血管活性药物,维持有效循环血量和血压。对于外伤出血性休克患者,除及时扩容、给予血制品外,还需迅速发现出血部位和止血。

(2)甘露醇的应用:甘露醇可以有效降低颅内压,是脑疝常用的抢救药物,其常规应用方法与降低颅内压时相同。但有研究显示高剂量(1.4 g/kg)甘露醇较低剂量(0.7 g/kg)对于颅内血肿引起的脑疝患者,有更好的保护作用。快速输注甘露醇可引起低血压,其输注速度不宜超过 0.1 g/(kg·min)。

高张盐溶液可以降低颅内压、改善脑灌注压。虽然其疗效并不优于甘露醇,但是在脑疝治疗中亦有成功应用的报道。对于出血性休克的脑疝患者或其他甘露醇应用禁忌证的患者,亦可以应用。

2.后续治疗措施

各种原因造成的脑疝,及时清除原发病灶、去除病因是最根本的治疗措施。对于尚未明确病因的患者在施行急救措施赢得抢救时间后,需要尽快行 CT 及 MRI 等检查明确诊断,除清除原发病灶外,其他脑疝相关的手术治疗方式如下。

(1)侧脑室体外引流术:颅后窝或中线部位肿瘤造成室间孔或导水管梗阻,出现脑积水而引起脑疝危象时,可以迅速颅骨钻孔行脑室穿刺放液以达到减压抢救目的。婴幼儿患者可以行前囟穿刺脑室放液。幕上大脑半球占位病变所致小脑幕切迹疝时,因引流可加重脑移位,不宜行侧脑室引流术。

(2)减压手术:原发病灶清除后,为进一步减低颅内压,防止术后脑水肿;或因病变位置较深或处于重要的功能区、病变广泛等原因原发病灶无法清除,常需要进行内减压术。减压术的目的是降低颅内压和减轻脑疝对脑干的压迫。小脑幕切迹疝时可以采用颞肌下减压术;枕骨大孔疝时可采用枕肌下减压术。重度颅脑损伤致严重脑水肿而颅内压增高时,可采用去骨瓣减压术。为达到减压的目的,去除的骨窗应够大,硬脑膜切开要充分。以上 3 种术式称为外减压术。开颅手术中,可能会遇到脑组织肿胀膨出,此时可将部分非功能区脑叶切除,达到减压目的,称为内减压术。内减压术和外减压术可同时应用。

(3)脑疝局部处理:在脑疝代偿期或前驱期,清除原发病灶后,脑疝大多可以自行复位;但在脑疝衰竭期,清除原发病灶外,对某些病例还需要处理脑疝局部病变。

①小脑幕切迹疝:切开小脑幕游离缘,使幕孔扩大,以解除绞窄;或直接将疝出脑组织还纳复位;有时可在清除原发病灶、颅内压已降低情况下,刺激患者的气管引起咳嗽,帮助脑疝复位。

②枕骨大孔疝:清除原发病灶外,还应将枕骨大孔后缘,寰椎后弓椎板切除,并剪开枕筋膜以充分减压,解除绞窄并使疝出的脑组织易于复位;或者直接将疝出的小脑扁桃体予以切除,以解除压迫。

三、颅脑损伤

颅脑损伤是指头颅和脑受到暴力撞击所遭受的外伤。颅骨和脑组织可直接受到损伤,并常常发生继发性损伤,如颅内血肿、脑水肿、急性颅内压增高等,有时还合并颈椎、颈髓和眼、鼻、耳等重要器官的损伤,严重者可出现脑疝导致死亡。因此,颅脑损伤是一种严重的创伤。颅脑损伤处理的重点是针对继发性脑损伤,着重于早期发现和预防脑疝,特别是颅内血肿的早期发现和处理,以争取良好的疗效。

(一)病因及发病机制

颅脑损伤是因外界暴力作用于头部而引起,其发生和发展过程主要取决于致伤的因素和损伤的性质。导致颅脑创伤的原因包括:交通事故伤、工程事故伤、暴力打击伤、火器伤等。颅脑损伤的病理改变轻重也是由致伤因素和致伤方式决定的。根据外力作用方式,将颅脑损伤分为直接损伤和间接损伤。

1.直接损伤

直接暴力系指直接作用于头部而引起损伤的致伤力,根据头皮、颅骨损伤的部位及暴力作用的方式,即加速性损伤、减速性损伤和挤压伤,常能推测出脑损伤的部位,甚至可估计出脑损伤的病理改变。

(1)加速性损伤:加速性损伤是指运动的物体打击静止的头部所造成的损伤。主要产生冲击伤,对冲伤轻。

损伤机制:①打击部位颅骨急剧内陷,颅腔容积变小,颅内压急剧升高造成脑损伤。②打击部位颅骨内陷,撞击局部脑组织造成脑损伤。③内陷颅骨迅速复位,局部产生负压,形成对脑组织的抽吸作用而致脑损伤。

(2)减速性损伤:减速性损伤是指运动的头部撞击静止物体造成的损伤。

损伤机制:①颅骨急剧变形造成颅内压升高,同加速损伤。②颅骨在运动中突然停止,而脑组织停止运动晚于颅骨,于是在着力处运动的脑组织与刚刚停止的颅骨相撞造成损伤。③在着力点侧,颅骨停止运动的瞬间,脑组织仍向前运动,在脑组织与颅骨内板间形成负压带抽吸脑组织造成脑损伤。

(3)挤压损伤:两个相对方向的外力同时作用于头部造成的脑损伤,如车辆压伤、产钳伤等。

损伤机制:①颅骨内陷,骨折造成脑损伤。②脑干受两侧的外力挤压向下移位,中脑嵌于小脑幕孔和延髓嵌于枕骨大孔而致伤。

2.间接性损伤

间接性损伤系指外力作用于身体的其他部位,通过传递作用造成脑损伤。因此,着力点不在头部,一般在颅部均无损伤痕迹,是一种特殊而又严重的脑损伤类型。

(1)颅脊联合伤:坠落伤时,臀部或双足着地,外力由脊柱向上传递致枕骨髁部,引起严重的枕骨大孔环形陷入骨折,致使后组脑神经、颈髓上段和(或)延髓受损,轻者致残,重者当场死亡。

（2）甩鞭式损伤：外力作用于躯干，使躯干快速运动，头部运动晚于躯干，在颈部发生甩动时造成的损伤。

（3）胸部挤压伤：胸部受急剧挤压，胸腔压力迅速升高，胸腔静脉压及颈静脉压升高，导致脑组织淤血、肿胀所造成的损伤。

3.冲击伤和对冲伤的机制

（1）冲击伤：冲击伤是发生于着力点附近的脑损伤。

致伤原因主要是颅骨着力后的暂时内弯变形，打击脑表面造成的损伤，加速损伤多以冲击伤为主。

（2）对冲伤：对冲伤是发生于着力点对侧或对称部位的损伤。

致伤原因主要是脑向着力对侧运动时，对冲部位脑皮质与粗糙不平的前颅凹底，以及蝶骨嵴摩擦和冲撞造成损伤。

（二）诊断

1.诊断

颅脑损伤可分为原发性颅脑损伤和继发性颅脑损伤。

（1）原发性颅脑损伤：原发性颅脑损伤是指暴力作用于头部时立即发生的脑损伤。原发性颅脑损伤按照脑组织是否与外界相通，可将颅脑损伤分为开放性与闭合性损伤两大类。

①开放性损伤

a.开放性颅脑损伤：是颅脑各层组织开放伤的总称，包括头皮裂伤、开放性颅骨骨折、开放性脑损伤。头皮、颅骨、脑损伤可同时存在，也可不同时存在。

b.开放性颅骨骨折：头皮与颅骨的一并开放伤，颅骨与外界相通。

c.开放性脑损伤：硬膜的破裂与否，是区分脑损伤为闭合性或开放性的分界。硬膜已破，不论伤口大小，只要已和外界相通，均为开放性脑损伤。颅腔虽已开放，硬膜完整者，不能视为开放性脑损伤，应为闭合性脑损伤伴开放性骨折。

②闭合性损伤

a.闭合性脑损伤：只要硬膜不破，不论是否有开放性头皮损伤，开放性骨折，均为闭合性脑损伤。

b.颅底骨折：常引起颅底的硬膜破裂，脑脊液漏，这也属开放性脑损伤，称内开放性脑损伤。一般可自愈，习惯称闭合性脑损伤，按闭合性损伤处理。

（2）继发性颅脑损伤：继发性颅脑损伤是指受伤一定时间后出现的脑受损病变，主要有脑水肿和颅内血肿。

2.诊断

接诊颅脑损伤患者，不论在现场或急诊室，也不论伤情轻重，在询问病史和初步检查后，选择进行辅助检查，对伤情进行判断和分析。

诊断上应明确3个问题：①颅脑损伤的类型与轻重。②有无颅内血肿等紧急手术指征，是否进行急症手术处理。③有无其他部位的合并伤、休克及严重的周身器质性病变。

伤情判断共10个方面：①意识状态。②生命体征。③眼部征象。④运动障碍。⑤感觉障碍。⑥小脑体征。⑦头部检查。⑧脑脊液漏。⑨眼底情况。⑩合并损伤。

(1)颅脑损伤的类型与轻重。

①损伤机制分析

a.加速性或减速性损伤:加速性损伤多以着力点局部凹陷骨折和脑冲击伤为主;减速性损伤则以线形或放射形骨折和脑对冲伤为重。

b.着力点:垂直于颅盖的暴力易致凹陷或粉碎性骨折;斜向暴力常引起线形骨折和对冲伤;挤压暴力可造成双颞部或颅底骨折;额部着力脑冲击伤为主;枕部着力脑对冲伤为重。

②判断颅脑损伤的类型:确定为开放性或闭合性损伤,重点针对脑损伤。头部开放性伤口,有脑脊液或脑组织碎块流出,可容易诊断为开放性脑损伤;头皮创伤,很小的脑穿透伤,需要 X 线、头颅 CT 检查,有时在手术中才能证实。

③颅内血肿定位:一是检查头皮伤的部位,二是结合受伤机制判断。CT 检查可明确颅脑损伤的部位、类型和损伤范围。

a.幕上血肿意识恶化较突出,幕下血肿呼吸改变较明显。

b.单侧锥体束征多系幕上血肿,双侧锥体束征则常见于颅后窝血肿。

c.眼睑瘀斑及耳鼻出血、溢液常伴幕上血肿,乳突部瘀斑和颈肌肿胀应警惕后颅窝血肿。

d.颞部血肿,动眼神经受累症状常早于意识障碍。

e.额部血肿有进行性意识恶化而无定位症状,情况多突然变化,瞳孔随即放大。

f.顶部血肿易致对侧偏瘫,意识障碍加重时,瞳孔始渐次散大。

g.枕部血肿较少,常为脑内血肿,缺少定位症状,头痛呕吐较显著。

h.横窦沟小血肿多有枕骨骨折穿过横窦,出现进行性颅内压增高、头痛、呕吐剧烈、缺乏定位体征。

i.颅后窝血肿,头痛、呕吐明显,常有双侧锥体束征、颈强直、呼吸抑制较多见。

④确定伤情

a.意识水平评分:判断意识障碍程度。一般规律,伤后立即出现昏迷即代表有脑损伤,昏迷时间短,反映脑损伤轻,深昏迷,迁延时间长,表示脑损伤重。根据意识障碍的发展,可基本判断颅脑损伤的类型(表 7-15)。

b.生命体征:是判断伤情轻重的一项重要指标。它常与 GCS 评分程度相一致。生命体征变化轻微,表明伤情稳定;生命体征变化明显者伤情严重。

表 7-15　意识水平评分

评价项目	分数
睁眼(E)	
自动睁眼	4
呼唤睁眼	3
刺痛睁眼	2
不能睁眼	1
运动反应(M)	

续表

评价项目	分数
遵嘱活动	6
刺痛定位	5
刺痛躲避	4
刺痛肢屈	3
刺痛肢伸	2
不能活动	1
语言反应（V）	
回答正确	5
回答错误	4
语无伦次	3
只能发声	2
不能发声	1

c.瞳孔变化：可提示颅脑损伤轻重及伤情演变。两侧瞳孔正大等圆，光反射灵敏，代表伤情轻；瞳孔时大时小，眼球震颤，位置不对称，常为中脑平面脑干损伤；两侧瞳孔缩小，表示桥脑损伤或蛛网膜下隙积血；一侧瞳孔进行性散大，多为小脑幕孔疝；伤后即出现一侧瞳孔散大，直接与间接光反射迟钝或消失，多因该侧动眼神经损伤；一侧瞳孔散大，直接光反射迟钝或消失，间接光反射灵敏，多因该侧视神经损伤。

d.其他：年龄、合并损伤、周身器质性疾病等也会影响伤情进一步变化。

⑤影响判断的因素：酒后受伤；服用镇静药；与其他疾病混淆；强力脱水之后；脑脊液漏自行减压；休克。

遇上述情况时，应慎加考虑，严密观察、仔细分析，及时做 CT 检查和颅内压监护。

⑥诊断书写：先标明开放或闭合性损伤；明确损伤部位；明确损伤类型；注明伴随体征，如颅底骨折并脑脊液鼻漏；附加 GCS 评分；注明周身器质性疾病。这样可以从诊断上明确地表达损伤的实际情况。

（2）确定有无手术指征：这是诊断的关键问题，密切关系到颅脑损伤的救治和预后。

①开放性损伤必须及早行清创术。

②闭合性损伤根据患者的意识情况、神经功能障碍情况及病情演变的规律，尽早进行手术治疗；如早期诊断尚有一定困难或病情相对稳定，需密切观察、及时复查，以免耽误手术时机。

（3）全身情况：查明合并伤、休克及全身严重器质性疾病。颅脑损伤，约30％合并其他部位不同程度损伤，常因此导致休克。所以要重点、全面查体，不能只注意颅脑损伤而漏诊，否则会对抢救成功造成严重影响。常见合并伤如血气胸、多发肋骨骨折、肝脾等实质性脏器破裂、骨盆或股骨干骨折、四肢骨折、低血容量性休克等，尤其肝脾和肠破裂应引起高度重视。

（三）治疗

1.TBI 的急救及评估

（1）TBI 的急救：TBI 的急救应在急诊室开始，并遵循所有创伤急诊原则。在进行相对复杂的神经系统检查之前，应首先进行气道、呼吸和循环评估，并保持 ABC 稳定，即急救 ABC。对格拉斯哥昏迷量表（GCS）低于 8 分，丧失气道保护或自主呼吸不稳定的患者，需要即刻进行气管插管。

在急诊室的神经系统体检，要做到快速而准确，并且要兼顾其他系统。神经科检查要序贯进行，主要注意瞳孔大小和对光反射、意识水平、肢体活动及 GCS 评分。GCS 评分能帮助急救医生很快将 TBI 的严重程度进行分类，而上述临床信息对是否进行气管插管，是否进行神经外科手术干预的决策非常重要。

急诊室的所有诊疗活动，要以时间为中心，以最少的时间完成对伤者的伤情判断和检查，在进行抢救、检查的同时，同步完成所有手术前准备，包括头部备皮、化验、配血检查、通知手术室、家属谈话签字等，尤其是对发生脑疝的 TBI 患者，尽可能要在最短的时间内完成上述的工作。

在急诊室，获得准确的病史，包括受伤机制、受伤后意识变化、已经接受的治疗情况也非常重要。醉酒后颅脑创伤，要鉴别醉酒与颅脑创伤昏迷对意识的影响。对老年人，要注意鉴别脑血管意外自发跌倒而引起的脑损伤，这种患者的病理改变是双重的，在治疗时要评估主要损伤。

（2）TBI 的评估：TBI 的急诊评估包括两个方面，即对 TBI 严重程度的判断和对损伤类型的诊断。这两方面评估依赖于病史采集、体检和影像学检查（主要是计算机断层扫描，CT）。

①意识状态程度的判定：意识是中枢神经系统在自然状态下对某种刺激所做出的有意义的应答能力，正常意识的维持，有赖于脑皮质和脑干网状结构的结构和功能的完整。对于 TBI 患者，在原发损伤较轻时，由于机械外力作用于脑皮层和脑干网状结构，可造成受伤当时的一过性意识障碍，表现为即刻的昏迷，持续时间数分钟，并很快清醒。严重的原发损伤，外力可以造成广泛弥散性的双侧大脑半球和脑干损害，表现为挫裂伤或血肿形成，可能出现原发意识障碍，并且持续时间较长，达数小时至数天不等。如果意识障碍存在，就意味着神经的功能和结构存在病变。因此，对意识状态和意识障碍程度的观察，是 TBI 急诊以及其后治疗中的常规项目。

意识障碍的有无及深浅程度、时间长短和其间的变化过程，是评价 TBI 严重程度和预后的可靠指标，同时也为 TBI 治疗中脑功能变化和损伤演进提供重要的临床指标。临床上常根据意识水平的程度进行描述和记录，分为：a.嗜睡，指处于睡眠状态，唤醒后定向力基本完整，能够应答但注意力不集中，停止刺激后又转入睡眠状态；b.昏睡，指处于较深的睡眠状态，较重的疼痛和语言刺激方可唤醒，醒后只能做模糊回答，旋即熟睡；c.昏迷，昏迷患者表现意识丧失，对语言刺激无反应，临床上常分为浅、中、深昏迷。这种意识障碍分类，和评价者主观判断有关，差别很大，目前只作为在临床描述时使用。GCS 是评价意识状态较为客观的指标，已为大多数神经科学医师所接受，便于临床医生的连续观察监测，已作为临床常规观察项目应用。

不仅如此,GCS 评分,已作为 TBI 严重程度的主要指标,广泛应用于临床。GCS 分别从睁眼、语言和运动反应三个方面进行评分,最高为 15 分,最低为 3 分。按照 GCS 评分,TBI 可分为:轻型:GCS 13～15 分;中型:GCS 9～12 分;重型:GCS 5～8 分;特重型:GCS 3～4 分。

②体格检查:应包括全身检查和神经系统体检。全身检查注意合并的创伤,从脊柱、胸廓、腹部、四肢进行顺序检查,防止遗漏,有相关创伤临床征象,需请专科会诊,给出具体辅助检查建议和治疗意见。神经系统体检应包括一般神经系统状态、头面部损伤局部状况、神经功能及反射 3 个方面。

a.一般神经系统状态:如神志,语言(应答能力),肢体活动情况,反映伤者是否有脑和脊髓损伤,以及损伤的轻重程度。

b.头面部损伤局部状况:要对伤者的头面部瘀血,皮肤裂伤、血肿进行检查,注意是否有颅骨或脑组织暴露,外耳道、鼻腔、口腔是否有血迹或混有脑脊液流出,这些检查能确定伤者头面部曾经遭到的外力,以及外力的轻重,并进行受力分析。同时根据硬膜破坏与否,确定是开放性或闭合性 TBI。

c.神经功能及反射:意识、语言、肢体活动是神经功能的一部分,除此之外,要进行脑神经的检查以及生理病理反射检查,这些检查帮助医生确定病变的部位,并且可结合影像学检查进行诊断。

③影像学检查及实验室检查

a.影像学检查:脑 CT 扫描已成为 TBI 的首选影像学检查,能够快速对头皮、颅骨、脑组织的损伤进行定位和定性诊断,是不可或缺的影像检查。对怀疑有颅底骨折,视神经管损伤的伤员,推荐进行颅底薄层扫描。对凹陷性颅骨骨折,颌面部骨折可进行三维颅骨重建,有利于外科医生在手术前进行手术方案设计。

X 线平片能够对颅骨以及颌面部的骨折进行准确诊断。由于其对脑损伤的诊断价值不大,不作为推荐检查项目。

磁共振检查(MRI)能对脑干、小脑以及小的创伤病灶,特别是对弥散性轴索损伤的患者进行诊断。因此,对部分因 CT 无法诊断的病例,可以进行 MRI 检查。但由于 MRI 检查时间较长,对环境的要求较高,不适于重型 TBI 患者的急诊检查。

磁共振血管造影(MRA)、CT 血管造影(CTA)和数字减影血管造影(DSA)检查。部分 TBI 患者会合并颅内血管的损伤,主要包括颈内动脉海绵窦瘘和创伤性动脉瘤。对怀疑有血管损伤的患者,可根据医院的条件选择血管检查。

b.实验室检查:实验室检查包括血气分析、血常规、血生化、凝血功能和血型检查,目的在于评价呼吸功能、失血情况以及水、电解质和酸碱平衡等内环境的稳定状态,既是判断病情轻重的需要,也是手术前准备的一部分。

(3)TBI 的类型

①原发损伤

a.头皮损伤:包括头皮挫伤;头皮血肿(头皮下血肿、帽状腱膜下血肿和骨膜下血肿);头皮裂伤。

b.颅骨骨折:包括颅盖部骨折(线形骨折、凹陷性骨折和粉碎性骨折);颅底骨折(前颅窝底骨折、中颅窝底骨折和后颅窝底骨折）。

c.脑组织损伤：脑震荡；脑挫裂伤；脑干损伤；弥散性轴索损伤。

d.颅内血肿：急性硬膜外血肿；急性硬膜下血肿；脑内血肿。

②继发损伤

TBI 的继发损伤包括两大方面：其一是由脑细胞直接破坏，缺血、缺氧损伤所诱发的细胞凋亡与坏死。这些复杂的病理生理改变是由神经递质、离子通道改变、细胞内钙超载和炎症介质等多种途径介导的级联损伤。其二是由于原发损伤所导致结构性改变，如脑积水、脑疝、脑水肿、颅内压升高等解剖学改变。TBI 临床救治的主要目标是预防和治疗这些继发损伤。

2.TBI 患者在神经 ICU 中的监测

中重度 TBI 患者急性期通常在 ICU 中接受监测治疗，日常监测项目主要包括生命体征监护、神经系统体检和特殊神经功能监测。

(1)重要生命体征监测

①呼吸监测：除 ICU 常规进行的呼吸监测外，对患者呼吸频率和幅度观察，可以帮助医生了解患者是否存在呼吸道梗阻、肺水肿和感染等呼吸系统病变。更重要的是，可以根据呼吸监测，对 TBI 的患者的神经功能做出判断。例如，昏迷程度对呼吸的影响，脑干部位的损伤造成自主呼吸浅慢或呼吸肌无力，如果出现脉搏缓慢，每分钟 60 次以下，呼吸幅度深大，血压升高，根据意识情况和瞳孔改变，提示有颅内高压症状。

有几类特殊的呼吸方式要引起临床的高度警惕，它反映出颅内存在严重病变：

a.陈-施：这种呼吸的特征是，在一阵过度通气后，随之是逐渐的低通气呼吸，最后是呼吸暂停，即交替规律出现高通气呼吸-呼吸逐渐减慢-呼吸暂停。这种呼吸节律常见于颞叶钩回疝的早期，大脑的双侧病变和中脑病变，有时也可在高血压性脑病和代谢性疾病中见到。

b.长吸呼吸：长吸呼吸的特征是，在呼吸周期的吸气末，发生长的暂停，之后转入下个呼吸周期。这种呼吸方式表明呼吸中枢控制呼吸的开-关机制功能障碍。这一控制中枢位于脑干的脑桥中下部，在原发性脑干损伤、弥散性轴索损伤、广泛脑挫裂伤以及重型颅脑损伤的患者中很常见，小脑幕疝和枕大孔疝等继发病变，以及临终时也可能出现这种呼吸模式。

c.呼吸节律紊乱：呼吸节律紊乱是指呼吸完全没有节律，呼吸深浅不一，呼吸停顿，呼吸暂停均无规律。这种呼吸类型反映了位于延髓背外侧脑干网状结构功能受损，这种患者的呼吸中枢极为脆弱，对抑制性的药物很敏感，即使小剂量的镇静剂都可能造成呼吸停止，临床要慎用此类药物。这种呼吸节律的紊乱也提示病情极为严重，随时可能发生呼吸停止，要尽快对患者的病因做出诊断和相应处理。

②循环监测：患者的血压能够为临床医生提供重要的病情变化信息。血压的急骤变化不仅影响对患者神经系统检查的可靠性，而且可以对颅内压增高、脑干压迫、颅内出现新的病变提供早期的诊断线索。TBI 患者出现血压升高、心率缓慢，呼吸频率减少、幅度深大的临床征象称为"Cushing 反射"，机制是当颅内压力逐渐升高，颅内脑血管灌注阻力增加，脑灌注减少，为保证脑组织供血，血管自动调节反应会通过升高平均动脉压来进行代偿。一般成人的血压应保持在 $140\sim170$ mmHg/$60\sim90$ mmHg，这一水平一般能保证脑的正常灌注压，避免脑缺血缺氧损害。

血压过高会引起脑的灌注压升高,造成颅内压增高,而对 TBI 脑挫裂伤的患者,容易造成脑内血肿的扩大。这类患者的血压需要进行控制,一般维持在 $100\sim120$ mmHg/$60\sim80$ mmHg。对临床不能解释原因的血压升高,应进行认真的神经系统体检,以排除新的神经系统病变。

造成 TBI 患者低血压的原因主要是限制液体输入量,应用大量的脱水药物,如甘露醇、呋塞米等。ICU 中的严重感染也是造成低血压的主要原因。遇到此类情况要及时做出诊断和处理。

脉搏是心脏功能监测的指标之一,与其他心肺监测指标一起,也能对中枢神经系统病变提供有价值的信息。窦性心动过速往往提示对交感神经性的刺激,如疼痛、发热。在低血容量性休克的早期,脉搏加快有时可能先于血压下降而出现。脉搏的频率除能反映心脏功能和血容量的状况外,同时也能间接提示患者的体温、颅内压高低等状况。

③体温监测:体温过高会给神经系统造成损害。体温升高,增加基础代谢率,二氧化碳产量增加,造成颅内压增高。TBI 患者的高热,主要有两个原因,即中枢性高热和感染。下丘脑有损伤的患者,常出现中枢性高热,可达 $40℃$,可能持续数天,在判断是中枢性高热时,一定要先排除感染的可能。临床上在患者体温正常后,再次出现体温升高,甚至高热,要排除呼吸系统、泌尿系统、消化系统感染,根据患者的年龄和基础疾病,也要考虑到血行感染和神经系统感染的可能性。

如果没有特殊治疗目的需要,TBI 患者的体温要维持在正常水平,一般保持在 $36.5\sim37.5℃$ 之间。如果患者的病情危重,作为神经保护的方法之一,可以对患者进行亚低温治疗。亚低温治疗时的温度测量,国内外通常采用人体的核心温度,一般测量鼻咽部、食道、膀胱和直肠等部位的温度,临床要求将患者的核心体温控制在 $34.5\sim36.5℃$。要注意的是,患者的核心体温小于 $32℃$,会明显增加患者的全身性反应和并发症,如血压下降、心律失常、脱水、乳酸酸中毒、免疫力低下和胃肠功能紊乱等。因此,将低温作为一个治疗方法时,一定要做好临床监测,防止并发症的发生。

(2)神经系统体格检查

①脑及脑干功能检查:脑及脑干的功能检查,应该自大脑、中脑到延髓顺次进行。但 TBI 患者,常由于意识状态较差,不能很好合作,有些检查无法实施,如嗅神经、视力视野的检查。因此,常用的脑干反射被临床用来评估脑干的功能。

a.瞳孔及眼球的改变:瞳孔的观察是脑干反射检查中最重要的检查,在颅脑损伤的重症监测治疗中极为重要。观察记录的内容包括:两侧瞳孔的大小、形状和对称性,直接和间接对光反射,瞳孔的动态变化,眼睑的位置,眼球的各方向运动情况,是否有眼震。这些观察有助于鉴别视神经或动眼神经原发损伤和由于脑挫裂伤和颅内血肿所引起的继发性瞳孔改变。

单侧瞳孔扩大、光反射消失常见于原发动眼神经损伤和小脑幕疝早期。而双侧瞳孔散大则是脑干功能严重受损的表现,也常常是预后不良的标志。见于颅内压增高、脑疝晚期、脑干损伤、心搏呼吸停止后严重脑缺氧、脑死亡。有许多药物也可影响瞳孔的功能。如巴比妥类药物,小剂量时可引起瞳孔缩小,大剂量时可引起瞳孔扩大。阿托品类药物,可引起瞳孔散大。对使用这类药品的患者,一旦发生瞳孔的变化,首先要排除颅内存在病变的可能。

单侧瞳孔缩小在颅脑损伤中并不常见,可发生于丘脑、下丘脑、脑桥被盖部、延髓外侧部病变(出血或缺血)以及颈部创伤、肿瘤、颈淋巴结核所致交感纤维损害。双侧瞳孔缩小但光反射存在,常见于颅脑损伤后的镇静、镇痛药物治疗时,也可见于丘脑、下丘脑损伤、三脑室出血、小脑出血。双瞳孔小如针尖,见于脑桥被盖大范围的病变。双侧瞳孔光反射消失,眼球居中固定,多为中脑被盖部病变。

b.角膜反射:角膜反射反映的是三叉神经的传入纤维与面神经的运动传出纤维的完整性,以及与脑桥的联系。角膜反射消失提示这一神经通路或者脑桥部位的病变。

c.头眼运动反射:头眼运动反射是检查中脑和脑桥功能的反射,特别是脑桥前的侧视中枢与动眼神经核、展神经核,内侧纵束之间联系的完整性。将昏迷患者的头向左右转动,其眼球可发生与头部运动相反方向的运动。如果此现象消失,意味着脑干的脑桥、中脑水平有严重障碍。

d.面神经检查:面神经的感觉检查主要是舌的味觉,可用食盐、糖等进行测试。由于受到颅脑损伤患者的合作程度和受试者局部因素影响,其临床价值低于对面神经运动功能的检查评价。面神经运动支,主要支配面部的表情肌,在患者面部静止时、说话时、鼓腮、闭目皱眉等活动时,检查患者的额纹、眼裂、鼻唇沟、口角的对称性,并判断是中枢性或者是周围性面瘫。周围性面神经损伤,常常提示有颅底骨折。

②肢体运动与感觉功能:肢体的运动和感觉功能检查,是神经科定位诊断和定性诊断的主要证据。对判断病变的分侧位置,病变的平面,是大脑皮层病变还是脊髓病变都有重要的价值。

对神志清醒患者,可观察卧床姿势、自然体位。嘱咐患者分别活动左右侧上下肢,包括远端的活动,观察有无偏瘫,并对各个肢体记录肌力。嘱咐患者示齿、鼓腮、皱额,观察口角、鼻唇沟深浅、面肌运动是否对称,判断面肌有无瘫痪。在检查面部和四肢的运动功能时,可同时用针、钉等尖锐物体进行刺激或用棉棒轻触,左右两侧对称刺激,检查患者面部和四肢的感觉功能。

对昏迷患者,可给予适度的疼痛刺激观察患者的面部表情和四肢的反应,借此判断患者的昏迷程度和肢体偏瘫的情况,并可根据患者四肢肌张力,四肢屈曲和伸直形态,观察去皮层强直或去大脑强直状态。

③生理反射:生理反射是正常人存在的反射,对患者的意识、病变部位、病变性质的判断具有重要价值。临床常用的浅反射包括腹壁反射、提睾反射和肛门反射。临床常用的深反射包括肱二头肌反射、肱三头肌反射、膝反射、踝反射和下颌反射。

生理反射通常表现为消失、减弱、存在或增强,由于人体的差异和检查者的主观意识,相对而言,反射不对称具有的临床价值更大。临床上最为常见的是浅反射的减低或消失,见于锥体束或大脑皮层损伤以及昏迷和麻醉患者。老年人、腹壁松弛、肥胖、紧张等因素也常使腹壁反射不易引出。深反射(腱反射)亢进见于锥体束损害,脑部、脊髓病变休克后期。

④病理反射:巴宾斯基征是中枢神经系统一个敏感但非特异性的体征,是最重要的病理反射。绝大多数情况下均表示锥体系有器质性病变,在新生儿、深睡眠、大量镇静药后等情况下,本征亦可阳性。在中枢神经系统广泛病变(锥体束亦受损害)时,刺激下肢不同部位可引出巴

宾斯基等位征。以上病理征的出现必须以大脑基底节功能完整为条件,如果锥体束损害的同时,基底节亦受累,则上述病理征可不发生。刺激下肢也可引出巴宾斯基征增强反应,包括脊髓自动反射和脊髓总体反射。

临床有两种状态也能反映脑损害的部位与程度,即去大脑强直状态和去皮层僵直状态。去大脑强直状态的特点是角弓反张,上、下肢均呈伸直僵硬的外展位,提示中脑(红核)与其以下的纤维联系中断,如幕上病变由间脑发展到中脑、后颅窝病变损伤到脑桥前端或缺血缺氧损伤脑干前部等。去皮层僵直状态的特点是双侧上肢屈曲僵硬,双下肢伸直僵硬并稍向内转,提示病变在大脑脚以上的双侧内囊及皮层,常见于大脑皮层广泛创伤损害。

(3)特殊神经功能监测

①颅内压监测:由于颅内原发出血、血肿和挫裂伤的占位效应,以及继发性脑水肿和脑积水等病理改变,TBI 患者通常都会有颅内压(ICP)的改变。严重的 ICP 异常升高,常常是危及患者生命的病理改变。因此,对 ICP 的监测和控制,其重要性不言而喻。

a.颅内高压的临床表现:在颅内病变较轻或发展早期,ICP 代偿机制发挥作用,ICP 可保持在正常范围或轻度增高,临床症状亦不具有特征性。代偿期的时程,与颅内疾病的性质、大小、发展速度和程度有关,并同年龄和原有基础疾病相关。创伤性血肿的进展可在数分钟、几小时,而慢性血肿、肿瘤可达数月之久。当颅内病变超过颅内容积代偿能力时,ICP 超过15 mmHg,即会引起颅高压症状。颅内高压三主征包括头痛、恶心呕吐和视神经盘水肿。可出现 Cushing 反应,表现为心率下降,血压升高,呼吸深慢。当病变继续进展,脑血管的自动调节反应丧失,ICP 急骤增高,则会引起上述症状加剧,达到高峰,并出现意识障碍和昏迷。若发生脑疝,可有瞳孔散大和肢体偏瘫等症状。当 ICP 极度增高,与平均动脉压相当时,颅内供血中断,患者呈现深昏迷,双瞳孔散大,去大脑强直,血压下降,心率快,呼吸不规则等表现。到终末期——脑死亡阶段,ICP 下降,提示脑组织已达到液化坏死的阶段。

b.ICP 监测的适应证:由于 ICP 监测的有创性,因此对这一监测要严格掌握适应证。

重型 TBI,GCS 3～8 分,脑 CT 提示有脑损伤后改变。

中型 TBI,GCS 9～12 分,脑 CT 提示有颅内占位病变。

TBI 脑内出血破入脑室或脑室内出血,需要行脑脊液外引流治疗。

弥散性脑水肿,需要根据 ICP 指导脱水药物治疗。

c.ICP 正常值及危险阈值:正常成人静息平卧状态下,ICP 在 11 mmHg±2 mmHg(7～15 mmHg),相当于 80～180 mmH$_2$O,直立位 ICP 大约在 10 mmHg,婴儿 2～6 mmHg。儿童 3～7 mmHg。

轻度 ICP 增高为 15～20 mmHg,中度 ICP 增高为 ICP 在 21～35 mmHg,重度 ICP 增高指 ICP>36 mmHg。

1988 年,有学者将难治性 ICP 增高定义如下:没有减压骨窗时,ICP>25 mmHg 持续 30分钟或 ICP>30 mmHg 持续 15 分钟或 ICP>40 mmHg 持续 1 分钟;有减压骨窗时,ICP>15 mmHg 持续 15分钟或 ICP>20 mmHg 持续 10 分钟或 ICP>30 mmHg 持续 1 分钟。

ICP 增高的危险阈值,即 ICP 增高到何种程度需要进行临床干预,普遍的共识是 ICP 增高到需要进行治疗的阈值是 20～25 mmHg。这种治疗要基于详尽的临床检查及脑灌注压数据。

目前的 ICP 监测分为脑室内、脑组织内、硬脑膜下、硬膜外等几种有创监测方法。也有无创 ICP 监测仪在进行开发和试用,但其适用性和可靠性有待进一步评估,还不能在临床上作为常规方法应用。除脑室内 ICP 监测可应用带压力监测模块的多参数监护仪外,其他几种方法均需要专门的 ICP 监护仪和压力传感器。不同的监测方法各有利弊,可根据医疗机构的条件和患者的具体情况选用。

②脑电图及脑诱发电位监测

a.脑电图(EEG)监测:EEG 波形记录大脑皮层在无外界刺激时生物电活动的情况,是反映大脑功能变化的客观、灵敏的指标,其特点是具有一定的节律性和连续性。近年来,EEG 被广泛应用于神经危重患者的监测,用于评估 TBI 患者的脑功能状态以及对预后的判断,也用于指导镇静、冬眠、抗癫痫的药物治疗。EEG 监测中既能对原始图形进行监测,同时还可通过计算机处理后的动态脑电地形图、压缩功率谱阵图、峰值频率趋势曲线图等形式,直观灵敏地显示脑功能变化情况。

b.脑诱发电位:诱发电位是神经系统及其特殊感受器,在接受一种特定刺激或撤去特定刺激时,在相关部位所检测到与刺激有关时关系的电位变化。感觉性诱发电位包括听觉、视觉、嗅觉、味觉和躯体感觉诱发电位,但目前临床常用的有以下 3 种诱发电位:脑干听觉诱发电位(AEP)、躯体感觉诱发电位(SEP)和视觉诱发电位(VEP)。

AEP:对昏迷患者多进行 AEP 监测。若脑干功能良好,AEP 可正常存在。部分或弥散性脑干病损时,大脑皮质无明显结构性损害,但 AEP 消失。双侧脑干 AEP 消失或无波形,均提示患者的预后不佳,也是患者脑死亡的判断标准之一。

SEP:SEP 在 TBI 患者中使用较少。一般根据 SEP 的异常改变,可判断脊髓损伤的程度、范围以及预后。脑干或丘脑部位病损累及内侧丘系通路病变,如内囊(后肢),大脑半球病损也常有 SEP 的异常改变。

VEP:主要用于视觉通路病变的监测,如视神经压迫或损伤的诊断等。

③经颅多普勒血管超声监测:经颅多普勒血管超声(TCD)是探测脑血管血流的仪器,目前已常规应用于神经内科、神经外科、脑血管病围术期临床实践中。TCD 的无创性和可以进行床旁检查的优势,在 TBI 后脑血管痉挛和颅内压力的判断等方面均有诊断价值。TCD 监测主要可为临床提供如下数据。

a.脑血流方向和速度:根据 TCD 探测到的血流方向,可以判断脑动脉交通支的开放情况和代偿状态。脑血流速度值,可以判断脑组织的供血、灌注、血管痉挛、颅内压力等情况。脑血流速度在脑血管痉挛时增快。一般认为,大脑中动脉 M1 段平均流速在 $120\sim140$ cm/s,可以判断有血管痉挛,小于 120 cm/s 时脑血管痉挛的阴性诊断价值更大。而大于 200 cm/s,往往同临床严重的血管痉挛有密切的关系。

b.搏动指数(PI)和阻抗指数(RI):

$$PI=(Vs-Vd)/Vm$$
$$RI=(Vs-Vd)/Vs$$

公式中 Vs 为收缩期峰流速;Vd 为舒张期峰流速;Vm 为平均血液速度。这两个指数均是描述频谱形态的参数。正常 PI 为 $0.7\sim1.1$,反映收缩期和舒张期的血流速度差,压力差越大,

PI 越大,反之亦然。

TCD 的频谱,显示的是一个完整的心动周期血流速度频谱形态,包括收缩期峰值和舒张期末血流速度。这一参数反映的是脑血流的阻抗。正常情况下,颅内血管为低阻力血管,PI 不大。若脑血管床阻抗增加,则 PI 增大,提示颅内高压、脑死亡等临床情况。当 ICP 增高时,脑的有效灌注压下降,舒张期血流量下降,TCD 出现低舒张期血流,即高阻频谱形态。当 ICP 继续升高,接近外周血管平均动脉压时,舒张期血流速度频谱变形。在脑死亡时,脑血流停止,灌注压为零,颅内血管可以探测到小的钉形反向舒张波,在颅外血管可以探测到钉形收缩期血流及反向舒张期波。这是临床确定脑死亡的指标之一。

3.TBI 患者的 ICU 处理

(1)颅内高压的控制:对颅内高压的临床控制,常分为两个级别。第一级控制措施包括头部抬高、镇静镇痛、轻度过度通气、应用甘露醇等高渗制剂以及开放脑脊液引流。当上述治疗无效时,应用第二级控制措施,包括过度通气(动脉血二氧化碳分压 $PaCO_2$ 低于 30 mmHg)、亚低温、巴比妥疗法和外科减压手术。

①头部抬高:头部抬高降低 ICP 的机制是减少颈部扭曲,降低中心静脉压以利颈静脉回流。临床常将头部抬高 25°~30°,避免颈部的扭曲或头低位。

②镇静镇痛:在实验和临床研究中都证实,镇静药物,包括巴比妥类、苯二氮䓬类、异丙酚等,通过对脑细胞代谢抑制,减少脑氧代谢率,减少脑血容量,从而降低 ICP。应用此类药物,在临床上的主要作用是镇静,减少咳嗽,减轻疼痛带来的焦虑紧张,以利于控制 ICP。对严重 TBI 患者,应用镇静镇痛药物,严密监测脑功能。2007 美国颅脑创伤指南指出,无Ⅰ类循证医学证据推荐应用麻醉药、镇痛药和镇静药,无Ⅱ类证据推荐预防性应用巴比妥疗法。对在标准化降低 ICP 疗法和外科手术不能控制的难治性 ICP 增高患者,推荐应用巴比妥疗法,但应用前及应用中要维持循环稳定。虽然推荐异丙酚用于 ICP 的控制,但大剂量应用可能产生明显的病残率,应用后并不改善病死率和 6 个月时患者的预后。

③过度通气:低碳酸血症在实验和临床中能有效降低 ICP,但它同时会使脑血流量减少。过度换气导致低碳酸血症所产生的 ICP 降低机制,是由于随着 $PaCO_2$ 的降低,脑血管阻力增加,脑血容量减少,同时也减少了脑脊液的分泌,进而减少了颅内容物的容积。经实验计算,$PaCO_2$ 降低造成的脑体积变化大约在 0.04 mL/mmHg $PaCO_2$。在过度通气时,当呼气末 CO_2 或 $PaCO_2$ 显著改变后 2~3 分钟,ICP 即开始下降,ICP 下降的最大值是在过度通气后 15 分钟。而严重脑损伤时,仅仅 0.5 mL 的脑体积变化,就能产生 1 mmHg 的 ICP 改变,因此 $PaCO_2$ 的控制十分重要。

由 $PaCO_2$ 降低引起的 ICP 降低,同时也会带来脑缺血的风险。同时,长时间过度通气,在 6~30 小时后会产生适应。因此,近年来认为短时程谨慎应用过度换气控制 ICP,仍然是紧急情况下有效的方法。

④渗透利尿治疗:1960 年,甘露醇应用于临床,成为迄今为止最重要和应用最广泛的渗透性降颅压药物。快速输入甘露醇 0.5~1 g/kg,2~5 分钟后就能产生 ICP 下降,并持续数小时,ICP 下降持续的时间,取决于输入的剂量和输入的速率。渗透压的梯度是甘露醇发挥降颅压作用的基础,一般认为在血浆和细胞外液渗透压梯度<10 mmol 将产生 ICP 下降。当然,

有研究表明,对 TBI 患者长期应用甘露醇,将增加脑脊液渗透压。

甘露醇单剂量应用,能减轻脑组织水肿,也有部分研究表明,反复给予甘露醇,能导致水肿区水含量增加。但大多数动物实验表明,多次给予甘露醇,对脑皮层损伤动物模型,并不加重同侧的脑组织水含量。在以脑电图、细胞坏死及凋亡为指标的评价中,甘露醇都表现出了脑保护作用。

在临床研究中发现,甘露醇应用后增加血容量、中心静脉压、肺动脉楔压和心输出量,血红蛋白、血清钠离子浓度和血清钾离子浓度下降。中心静脉压在应用甘露醇数分钟后就可下降,并且血黏滞度降低,持续约 2 小时。脑血流量在 10～20 分钟后即可增加,并持续约 24 小时。

2007 美国严重创伤性脑损伤指南指出,没有足够循证学证据支持 I 级推荐高渗疗法。II 级证据推荐,以 0.25～1 g/kg 的剂量应用甘露醇,能够有效地控制 ICP 增高,但应避免动脉低血压,如收缩压＜90 mmHg。III 级证据推荐在颅内压监测之前,甘露醇的应用仅限于有脑疝体征的患者或可以排除颅外原因导致的神经功能进行性恶化患者。要通过补液避免低血容量,血浆渗透压应保持在 320 mmol 以下,以防肾衰竭,保持正常血容量。间断给予比持续输入效果更好。

高渗盐水已成功地应用于成人或儿童 TBI、难治性 ICP 增高的临床治疗。但仍然要进一步总结,高渗盐水在改善早期神经功能及相关数据时,也应注意其潜在的有害作用,如高钠血症,以及高钠血症引起的嗜睡、抽搐、昏迷等。

大量的实验研究表明,呋塞米同甘露醇合用,能使 ICP 稳定地下降,减少脑的含水量。而 2006 年的研究表明,呋塞米与高渗盐水联合应用,比单独应用高渗盐水能产生更大的降低脑含水量,降低 ICP,提高血渗透压及血清钠离子浓度的作用。

在临床的应用上,甘露醇与呋塞米联合应用,脑组织皱缩及稳定程度均优于单独应用甘露醇,但要注意大量利尿对水、电解质的影响。

⑤类固醇皮质激素:在欧洲生物刺激素行业协会(EBIC)指南和美国严重 TBI 指南中,I 级循证医学证据不推荐在严重 TBI 中应用糖皮质激素。类固醇不能改善预后或降低 ICP。目前一般的共识是,除脑肿瘤和外科手术等造成的血管源性脑水肿外,类固醇激素对降低 ICP 没有有益的作用。

(2)通气和氧合支持:大脑是高耗氧器官,耗氧占全身的 20%,其血液供应量占心输出量的 15%。脑组织中的神经元对缺血、缺氧极为敏感和脆弱,如超过了可以耐受的范围,其产生的后果可能超过缺血、缺氧瞬间造成的损害。作为最简单和方便的监测方式,血氧饱和度监测已被普遍应用。在欧美国家,在 TBI 急救现场、急诊室、各种检查的途中和检查时、患者在手术后回到 ICU 的途中,持续的血氧饱和度监测已成为常规。TBI 患者发生呼吸衰竭很常见,其主要原因包括深度昏迷所致呼吸道通气不畅、误吸、吞咽障碍、呛咳反射消失等。低氧血症的机制和原因包括通气/血流比例失调、肺内分流、肺泡低通气、氧弥散障碍等。TBI 患者造成上述肺内病理改变的病因包括:TBI 早期可能有气管痉挛,神经源性肺间质病变,肺水肿。在 TBI 后期的主要病因是并发肺部感染。急性高碳酸血症性呼衰,特征为 $PaCO_2$ 增高,其原因主要是通气衰竭。二氧化碳潴留会造成脑血管扩张、ICP 增高,临床表现为头疼、嗜睡甚至昏迷、抽搐等。也会引起呼吸性酸中毒等临床综合征。

呼吸衰竭的治疗主要是病因治疗,改善全身的低氧状态。对急性严重 TBI,尤其是昏迷的患者,保持呼吸道的通畅非常关键。对昏迷程度深或昏迷时间可能较长的患者,应早进行气管切开。肺部感染常常使呼吸衰竭加剧,合理应用针对病原菌敏感的抗生素,加上专业的肺部护理,是控制肺部感染的主要手段。

(3)水、电解质和酸碱平衡监测及控制:在水、电解质和酸碱平衡的维持方面,中枢神经系统的调节起到至关重要的作用,对严重 TBI 患者来说,这种影响尤其突出。一方面,神经系统的调节作用在创伤中受到了损伤。另一方面,在目前的临床实践中,控制脑水肿减低 ICP 作为一个主要的治疗措施,所采用的治疗方法对水、电解质和酸碱平衡的影响较大。因此,早期识别水、电解质和酸碱平衡紊乱,并进行及时干预,对患者的预后有很大的影响。

重型 TBI 患者,特别是有下丘脑、丘脑、脑干部位的脑挫裂伤的患者,水、电解质平衡紊乱是常见的临床症候。其中钠平衡紊乱发生率高,需引起临床注意。

(4)低温治疗:低温能降低脑氧耗,对缺氧的脑组织、广泛脑半球缺血、颅脑创伤产生脑保护作用。甚至脑温降低幅度很小(1～3℃),就能改善血-脑脊液屏障功能及产生脑保护作用。而对缺血脑组织,很小幅度的温度升高,也能加速脑组织的病理学损害。

20 世纪 90 年代初的实验研究表明,给以轻度低温(34～35℃)能降低脑氧耗和 ICP,对受损伤的脑组织有保护作用。但应引起临床医生注意的是,低温疗法在降低 ICP 和脑氧耗的同时,会伴随着心输出量的轻度下降、血小板计数下降、血脂升高和胰腺炎等并发症。由于实施低温治疗需要专门的人员和设备,以及不确切的疗效和有害作用,这一疗法还存在争议。在 2007 美国 TBI 指南中,没有足够的循证学依据推荐预防性应用低温疗法。有一些研究表明,当设定的亚低温温度保持超过 48 小时,能降低病死率,同正常温度患者相比,预防性应用亚低温能显著改善患者转归。

(5)巴比妥疗法:巴比妥疗法是指在一线降颅内压治疗效果不佳时,采用巴比妥酸盐类药物,控制 ICP 的一种治疗方法,也常被称为"巴比妥昏迷"。巴比妥疗法所应用的巴比妥盐,主要有戊硫代巴比妥和戊巴比妥两种。它们脂溶性较高,容易透过血-脑脊液屏障,并很快分布到脑组织。能够对脑功能产生可逆性抑制,故常应用于巴比妥诱导的昏迷。巴比妥盐能降低脑血流,降低大约 50% 的脑代谢氧耗和葡萄糖消耗,增加脑内糖原和磷酸含量。巴比妥类药物所具有的神经保护作用,是通过减少脑组织代谢率,清除自由基损伤,稳定细胞膜,进而降低脑血流和脑组织体积,使脑水肿减轻并降低颅内压。在麻醉剂量时,通过减少丙酮酸、乳酸代谢产物而能提高细胞内 pH。随着药物负荷剂量的增加,通过增加 γ-氨基丁酸调节的氯离子通道传导和改变脑电图频率、波幅,从而降低神经细胞的活性。这种活性降低在脑电图上表现为暴发抑制,也就是在脑电图上表现为脑电的暴发性活动,并随之产生一个等电位活动期,这是进行脑电监测的理论基础。戊巴比妥的不良反应主要在于扩张血管导致血压下降,同时有心肌抑制作用、呼吸中枢抑制作用、免疫抑制及免疫反应低下、肾上腺功能抑制作用。

在持续应用戊巴比妥治疗时,能够直接指导巴比妥药物应用的监测手段是脑电监测和血清巴比妥药物浓度水平监测。巴比妥诱导昏迷的脑电图目标,是每分钟有 3～5 次脑电活动暴发,间有 6～10 秒的无脑电活动。因此,这一指标被认为是巴比妥治疗时的一个"金标准",是开展巴比妥疗法必须具有的监测条件。

在进行巴比妥治疗时,基本的生理生化监测指标要维持在一个平稳的状态,这样才能达到巴比妥治疗的目标,推荐以下指标作为理想指标:①调整机械通气,将动脉血氧饱和度于 95% 以上,$PaCO_2$ 于 32～35 mmHg。②正常血容量状态,维持肺动脉楔压 8～12 mmHg。③ICP 低于 20 mmHg,脑灌注压高于 60 mmHg。

常用药物戊巴比妥的负荷剂量为 10 mg/(kg·30 min)静脉注射,其后以 5 mg/(kg·h) 持续 3 小时。维持量为 1～3 mg/(kg·h)。血清巴比妥药物浓度水平维持在 3～4 mg% 最为理想。也有达到了理想的血药浓度,但并没有出现 EEG 暴发抑制或 ICP 下降。更直接的监测仍然是 EEG,可以从脑电图监测到 10～12 秒的暴发抑制或者脑电双频分数在 10～20,协同抑制率 SR＞60%。

在达到目标 ICP 后终止巴比妥疗法时,巴比妥用药量要逐渐减少,在严密监测 ICP、脑组织氧分压和平均动脉压等指标的情况下,每 6 小时以 0.5 mg/(kg·h)的速度减量。

巴比妥疗法在神经外科领域的应用已有 30 余年的历史,尽管应用该疗法的技术相对成熟,但就总体来说尚缺乏足够的循证学依据,很难将其作为一线的降颅内压的治疗方法。目前,大多数的学者认为,巴比妥疗法是在一线降颅压措施无效的情况下才应用的一种抢救性治疗方法。因此,临床医生要根据病情的进展和已经采取治疗措施的效果,决定是否应用巴比妥疗法。

(梁　盟)

第八章

常见外科手术麻醉

第一节　肺隔离术

一、肺隔离的方法

肺隔离的方法常用的有三种：双腔支气管插管（DLT）、支气管阻塞器（BB）、单腔支气管内插管（ET）。双腔支气管插管是绝大多数胸内手术选用的肺隔离技术；支气管阻塞器是将带套囊的支气管阻塞导管经气管导管置入一侧支气管，然后套囊充气封闭支气管，达到肺隔离的目的，主要用于困难插管、小儿及下呼吸道解剖异常而需要单肺通气的患者；单腔支气管内插管是最早应用的肺隔离技术，将支气管导管通过一定的手法直接送入通气侧支气管内达到肺隔离的目的。随着前两种技术的发展，单腔支气管内插管已不再常用。下面介绍双腔支气管插管技术。

双腔支气管导管的基本结构是两个侧-相连的导管，每一侧导管对相应的一侧肺通气。双腔管分左侧和右侧双腔管两种：左侧双腔管的左侧管插入左主支气管，右侧管置于气管内；右侧双腔管反之。所有双腔管远端均有支气管套囊（蓝色），近端为气管套囊（白色）。支气管套囊隔离两侧肺，气管套囊将肺与外界隔离。该管具有管腔大，插管容易，清除气管内分泌物较容易等优点。身材较矮小的患者可选择 F35 和 F37 的双腔管，对于身材较高的患者可选择 F37 和 F39 的双腔管，相同身高的男性比女性呼吸道的直径略大。

插管方法与气管内单腔气管插管的方法基本相同，导管套囊过声门后，左侧双腔支气管导管逆时针旋转 90°，右侧双腔支气管导管顺时针旋转 90°，推进导管至预计深度，插管即初步完成。身高为 170 cm 的患者平均的插管深度为 29 cm，身高每增减 10 cm，双腔管插入的深度也增减 1 cm。确定双腔支气管导管位置的方法包括听诊法与支气管镜检查。听诊法分三步，第一步确定双腔支气管导管未误入食管；第二步确定支气管导管的位置，听诊两侧肺都有通气；第三步确定隔离效果，单肺通气时通气侧肺呼吸音和胸廓运动正常且没有气体从导管内漏出，而非通气侧没有呼吸音。如果通气效果好、单肺通气时气道峰压低于 20 cmH_2O，呼出气 CO_2 波形无气道梗阻表现，基本可以确定导管位置良好。定位最可靠的方法是应用纤维或电子支气管镜明视下定位，可见到支气管的蓝色套囊恰好封堵在目标支气管口上。

二、单肺通气技术和管理方法

单肺通气(OLV)是胸科手术中为适应病情需要所采取的一种通气方式,临床使用有日益增多的趋势。

(一)单肺通气的适应证

1.绝对适应证

(1)两侧肺隔离,防止倒灌,确保有效通气,如支气管扩张、感染(肺脓肿和感染性肺囊肿)、大咯血、肺结核和肺癌等。

(2)防止病肺通气时漏气,如支气管胸膜瘘、肺挫裂伤、巨大肺囊肿或肺大疱、气管破裂。

(3)单侧肺灌洗。

2.相对适应证

手术区暴露:首选如胸主动脉瘤、全肺切除术、上叶切除、支气管管口肿瘤;次选如食管手术、中下叶肺切除、胸腔镜手术。

(二)单肺通气对生理的影响

1.对氧合的影响

单肺通气时,所有流经未通气肺(萎陷肺)的血流均为分流,分流量可达到 $25\%\sim40\%$。此种由右向左的肺内分流可导致肺泡-动脉血氧分压差增大,PaO_2 降低,甚至出现低氧血症。因此,单肺通气对呼吸生理的主要影响是可发生低氧血症。

2.对二氧化碳排除的影响

单肺通气主要影响动脉血氧合,但对二氧化碳的排除却无明显影响。受氧离曲线的影响,流经过度通气肺的血流中血红蛋白的携氧量增加是有限的,而 CO_2 排除不受限。因此,只要单肺通气时仍保持原双肺的通气量不变,过度通气肺能够代偿未通气肺,排除足够二氧化碳,保持肺泡-动脉血二氧化碳分压差不增加,所以单肺通气时,潮气量(VT)不必减半。

3.缺氧性肺血管收缩(HPV)

单肺通气时,未通气肺局部缺氧可引起局部肺血管收缩,从而减少未通气肺的血流量,使肺血流重新分布至通气好的肺泡。因此,HPV 是一种保护性机制,可以减少单肺通气时的肺内分流。

影响 HPV 的因素很多,在麻醉用药和呼吸管理中尽可能避免抑制 HPV 的因素是单肺通气管理的重要环节。

(1)卤族吸入性麻醉药对 HPV 抑制程度与浓度成正比。对 HPV 抑制强弱为:氟烷>恩氟烷>异氟烷=七氟烷。氧化亚氮有小而持续的 HPV 抑制作用,降低吸入气体氧含量(FiO_2)、增加肺不张的区域,使 PaO_2 下降。相反,大多数静脉麻醉药和麻醉辅助药对机体的 HPV 没有影响。如硫喷妥钠、氯胺酮等全麻药,芬太尼、哌替啶、吗啡等镇痛药,利多卡因、丁卡因等局麻药,氟哌利多、氯丙嗪等安定镇痛药均不影响 HPV 活动。但戊巴比妥和阿芬太尼可抑制 HPV,且与剂量相关。

(2)吸入氧浓度的高低,可影响通气肺的肺血管阻力。降低吸入氧浓度可使通气肺血管的张力增加,从而减少肺血流从缺氧区向通气区的分流。

(3)大多数血管扩张药抑制局部 HPV,如硝酸甘油、硝普钠、钙通道阻滞药、β_2 受体激动药等;血管收缩药首先收缩供氧正常的肺血管,使缺氧区的血流量增加,削弱了该区的 HPV,如多巴胺、肾上腺素、去甲肾上腺素等。

(4)低碳酸血症能直接抑制局部 HPV,而高碳酸血症却促进局部 HPV,但不能为此而使患者出现高碳酸血症。

(5)单肺通气时气道压过高也可造成通气肺血管阻力(PVR)增加,而影响 HPV。故单肺通气时应避免高气道压。

(6)肺动脉压增高抑制 HPV,因为肺血管含平滑肌较少,血管收缩不足以对抗增高的血管压力。

(7)呼气末正压(PEEP)通气的影响是双重的:一方面可以增加通气肺功能残气量(FRC),从而降低 PVR,增加通气肺的血流;另一方面,如果 PEEP 使 FRC 增加超过正常,PVR 将升高,分流加重。

(8)其他导致低氧血症发生的因素:快速过量补充晶体液稀释静脉血,使分流增加;吸入纯氧的时间过长导致吸收性肺不张;侧卧位如体位不当(腋下支撑物过高等)或下侧肺原有某些病变使血流量减少;下侧肺的分泌物未及时排除,出现阻塞性肺不张;或因下侧肺处于左心房水平以下,可发生肺间质水肿,使小气道闭合肺容量下降。这些因素可使下侧肺的血流流向上侧肺,结果使低氧血症的趋势更严重。

(三)单肺麻醉期间影响 PaO_2 降低的因素

1.手术部位

研究表明,由于右肺的血流比左肺多 10%,OLV 开胸后 PaO_2 的最低点分别为右侧开胸 22.0 kPa(165 mmHg),左侧开胸 31.3 kPa(235 mmHg),因此需双侧手术时(如胸交感神经切断术)应首先进行右侧开胸。

2.术前因素

患者在术前双肺通气(TLV),局部灌注与通气的匹配状况和能力将保持到 OLV 时,因此,术前患侧肺血流灌注已经明显减少者,OLV 时 PaO_2 下降较少。

3.术前肺功能

术前 FEV_1 和 FEV_1/VC 比值较好者,OLV 期间易出现低氧血症,可能与通气肺 FRC 难以维持及 HPV 反应较弱有关。胸内非肺手术比肺手术患者易出现低氧血症。

4.双肺氧合功能

侧卧位双肺通气 PaO_2 值较高者,OLV 期间 PaO_2 值亦较满意。右侧开胸吸入气中氧浓度(FiO_2)为 1.0 行双肺通气时 $PaO_2 < 53.3$ kPa(400 mmHg)者,OLV 期间可能会出现严重低氧血症。

5.预测公式

有学者提出,在施行 OLV 10 min 时,可用下列公式预测 PaO_2 值:$PaO_2 = 100 - 72$(side)$- 1.86$(FEV_1)$+ 0.75$(two-lung)PaO_2。Side:左侧开胸为 0,右侧开胸为 1;FEV_1 为术前第一秒

用力呼气量;two-lung 为术中双肺通气时的 PaO_2。此公式虽不能精确预测 OLV 时的 PaO_2 值,但在 OLV 前可预测哪些患者在 OLV 期间 PaO_2 可能降至低水平。

(四)单肺通气时的呼吸管理

单肺通气时为了尽可能缓解肺内分流量,可采用各种不同的通气方式,其目的是增加开胸侧肺的氧合或减少其血流,从而有助于改善肺内分流及低氧血症。

单肺通气时患者的最佳通气参数难以预测,呼吸管理的要求是使通气肺的 FRC 保持正常,肺血管阻力达到最低水平,为此:

(1)在患者侧卧位后,双腔管的位置须重新审核,并及时纠正。

(2)使用高浓度氧吸入可减少低氧血症。若肺通气在 FiO_2 1.0 时,肺内分流量为 25%～30%,则平均 PaO_2 可维持在 20.0～28.0 kPa(150～210 mmHg)。所以,如单肺麻醉不超过 2 小时,以高浓度氧吸入为好。

(3)通气侧的肺 VT 应为 10～12 mL/kg,频率 10～12 次/分。对 PaO_2 和分流影响最小。

(4)维持 $PaCO_2$ 为 4.66±0.40 kPa(35±3 mmHg),低碳酸血症会增加通气肺的肺血管阻力,增加分流和降低 PaO_2。单肺通气后,PaO_2 可能持续下降,直到 30～45 分钟后才逐步调整恢复。因此,血气或氧饱和度应常规进行监测。

(5)当确诊双腔导管(DLT)移位,而无法使用光纤镜纠正时,开胸后可请术者协助隔着气管将 DLT 的前端用手指推至合适位置。严密监测气道峰压,气道峰压突然增高,提示外科操作导致 DLT 移位引起通气不足。此外,肺呼吸音听诊是重要的检查、核对手段。

(五)单肺通气期间低氧血症治疗

(1)首先排除供氧不足(低 FiO_2)或通气障碍(双腔支气管导管移位或导管内支气管内分泌物过多堵塞支气管)等因素。

(2)核实双腔支气管导管(DLT)位置,并以光纤镜纠正,在右支型 DLT 时,必须保证导管右上叶侧孔与右上叶支气管开口完全对合一致。

(3)在确定 DLT 位置正常而出现 PaO_2 下降时,对非通气侧行持续气道正压(CPAP)是目前防治低氧血症的方法中效果最好的。应用 0.10～0.20 kPa(1～2 cmH_2O)的 CPAP 即可起到提高氧合的作用。在刚开始 OLV、术侧肺仍是完全膨胀状态时,即应该开始 CPAP。因为要使萎陷的肺组织膨胀需＞1.96 kPa(20 cmH_2O)的压力,而术中不宜施行膨肺(尤其是肺癌、脓胸等手术)。如果没有足够的肺泡压力,CPAP 对提高 PaO_2 是无效的,如支气管胸膜瘘、支气管梗阻、支气管切除术等手术均不适用此法。

(4)对健肺行 PEEP。对 PaO_2 较低或下降较多者,低水平的 PEEP 可增加呼气末的肺泡容积,改善肺的 FRC,防止肺泡的萎陷,增加氧合时间,使 PaO_2 有所提高。当术侧应用 CPAP 无法维持满意的氧合时,可在通气侧加用 PEEP。一般认为通气肺脏应用 0.49～0.98 kPa(5～10 cmH_2O)PEEP,既可避免增加通气侧肺血管阻力(PVR),又有利于气体交换。但应注意,有研究表明,某些患者通气侧应用 PEEP 会因增大通气侧胸内压,肺小动脉受压,PVR 增加,使血液流向非通气侧肺,使 PaO_2 反而下降。

(5)上述两种方法相结合,上肺用 CPAP 0.10～0.20 kPa(1～2 cmH_2O),下肺用 PEEP

0.49～0.98 kPa(5～10 cmH$_2$O),可获得较高的 PaO$_2$。

(6)在上述方法均无效时,则停止单肺通气,改用两肺通气,待情况改善后,再施行单肺通气。如施行全肺切除,宜及早结扎肺动脉,使分流减少,从而终止低氧血症。

(7)其他方法 OLV 中约 1 小时可进行 1 次快速膨肺,行双肺通气(TLV)5 分钟。此外,还可应用肺泡补充疗法,即将气道峰压提高到 3.92 kPa(40 cmH$_2$O),同时应用 1.96 kPa(20 cmH$_2$O)的 PEEP 进行 10 次机械通气,之后将各参数恢复到先前的水平,但不适用于一些不能中断操作的手术。

(8)应用药物调整肺血流。由于机械通气调整肺血流的方法存在诸多限制,有人又提出了用药物调整肺血流的概念,即缩血管药物和扩血管药物的应用。应用药物调整肺血流,实际上是依靠药物人为加强无通气侧的 HPV 作用、抑制通气侧的 HPV 作用,将双侧 PVR 差值拉大,从而使肺血流重新分配,使非通气侧肺血流减少、通气侧肺血流增加,从根本上降低分流,增加氧合。由于药物及给药方式的不同,所产生的效果也有差异。为加强效果减少不良反应,可将缩血管药物与扩血管药物联合应用。

（迟晓慧）

第二节 肺切除术手术麻醉

一、术前准备

肺切除术常用于肺部肿瘤的诊断和治疗,较少用于坏死性肺部感染和支气管扩张所引起的并发症。

(一)肿瘤

肺部肿瘤可以是良性、恶性或者为交界性。一般情况下只有通过手术取得病理结果才能明确肿瘤性质。90%的肺部良性肿瘤为错构瘤,通常是外周性肺部病变,表现为正常肺组织结构紊乱。支气管腺瘤通常为中心型肺部病变,常为良性,但有时亦可局部侵袭甚至发生远处转移。这些肿瘤包括类癌、腺样囊性癌及黏液表皮样癌。肿瘤可阻塞支气管管腔,并导致阻塞远端区域反复性肺炎。肺类癌起源于胺前体摄取脱羧化细胞(APUD 细胞),并可分泌多种激素,包括促肾上腺皮质激素(ACTH)、精氨酸加压素(AVP)等。类癌综合征临床表现不典型,有时更类似于肝转移征象。

肺的恶性肿瘤可分为小(燕麦)细胞肺癌(占 20%,5 年生存率为 5%～10%)和非小细胞肺癌(占 80%,5 年生存率为 15%～20%)。后者包括鳞状细胞癌(表皮样瘤)、腺癌和大细胞(未分化)癌。上述肿瘤均最常见于吸烟者,但腺癌也可发生于非吸烟者。表皮样瘤和小细胞肺癌常表现为支气管病变的中央型肿瘤;腺癌和大细胞肺癌则更多表现为常侵犯胸膜的周围型肿瘤。

1.临床表现

肺部肿瘤的临床症状有咳嗽、咯血、呼吸困难、喘鸣、体重减轻、发热及痰液增多。发热和痰液增多表明患者已出现阻塞性肺炎。胸膜炎性胸痛或出现胸腔渗出液表明肿瘤已侵犯胸膜;肿瘤侵犯纵隔结构,压迫喉返神经可出现声音嘶哑;侵犯交感神经链可出现霍纳综合征;压迫膈神经可使膈肌上升;如压迫食管则出现吞咽困难或出现上腔静脉综合征。心包积液或心脏增大应考虑肿瘤侵犯心脏。肺尖部(上沟)肿瘤体积增大后可因侵犯同侧臂丛的 $C_7 \sim T_2$ 神经根分支,而导致肩痛和(或)臂痛。肺部肿瘤远处转移常侵及脑、骨骼、肝脏和肾上腺。

肺癌尤其是小细胞肺癌,可产生与肿瘤恶性扩散无关的罕见症状(癌旁综合征),其发生机制包括异位激素释放及正常组织和肿瘤之间的交叉免疫反应。如果异位激素分泌促肾上腺皮质激素(ACTH)、精氨酸加压素(AVP)及甲状旁腺素,则分别会出现库欣综合征、低钠血症及低钙血症。肌无力(Lambert-Eaton)综合征的特征是近端性肌病,肌肉在反复收缩后肌力增强(不同于重症肌无力)。其他的癌旁综合征还有肥大性骨关节病、脑组织变性、周围性神经病变、移动性血栓性静脉炎及非细菌性心包炎。

2.治疗

手术是可治性肺部肿瘤的治疗选择之一。如果非小细胞肺癌未侵及淋巴结、纵隔或远处转移,则可选择手术切除;相反,小细胞肺癌很少选择手术治疗,因为确诊时几乎无可避免地出现转移,小细胞肺癌多选用化疗或化疗与放疗结合治疗。

3.肿瘤的可切除性或可手术性

肿瘤的可切除性取决于肿瘤的解剖学分期,而肿瘤的可手术性则取决于手术范围和患者的生理状况。确定肿瘤的解剖学分期有赖于胸片、CT、支气管镜和纵隔镜等检查结果。同侧支气管旁和肺门淋巴结转移的患者可接受切除手术治疗,但同侧纵隔内或者隆突下淋巴结转移者的切除手术则受到争议。对于斜角肌、锁骨上、对侧纵隔或对侧肺门淋巴结转移者,一般均不予手术切除。如无纵隔转移,则有些医疗中心亦对肿瘤采取包括胸壁在内的扩大性切除;同样,无纵隔转移的肺尖部(上沟)肿瘤经过放疗后亦可手术切除。手术范围的确定原则是既要达到最大程度地治疗肿瘤,亦要保证手术后足够的残肺功能。在第5或6肋间隙经后路开胸实施肺叶切除术是大多数肺部肿瘤选择的手术方式;对于小的周围型肺部病变或肺功能储备差的患者可选择肺段切除和肺楔形切除手术。如肿瘤侵犯左、右主气管或肺门则需实施患侧全肺切除术。对于近端型肺部病变及患者肺功能较差者可选择袖状肺切除术来取代全肺切除术,即切除受累的肺叶支气管及部分左或右主支气管,并在切除后将远端支气管与近端支气管进行吻合。肿瘤累及气管时可选考虑实施袖状肺切除术。肺叶切除术的死亡率为 2% ~ 3%,而全肺切除术的死亡率为 5% ~ 7%。右全肺切除术的死亡率较左全肺切除术高,可能是因为右侧手术切除了更多的肺组织。胸部手术后发生死亡大多数是心脏原因引起的。

4.全肺切除术的手术原则

全肺切除手术可行性虽然是一个临床问题,但术前肺功能检查结果可为手术方式的选择提供初步的参考意义,根据术前患者肺功能受损程度可预测患者手术风险大小。表8-1列出了实施全肺切除术患者术前肺功能检查中各指标的意义。如果患者虽未达到上述标准但又需施行全肺切除术,则应进行分区肺功能检查。评价全肺切除术可行性的最常用指标是术后第1秒用力呼气量预计值(FEV_1),如果 FEV_1 预计值 > 800 mL 即可手术。在第1秒用力呼气量中各肺叶所占的比例与其血流量百分数有很好的相关性,而后者可用放射性核素(^{133}Xe、

^{99}Tc)扫描技术进行测量。

术后 FEV_1 ＝剩余肺叶的肺血流量百分数×术前总 FEV_1。

一般来说,病肺(虽无通气但有血流灌注)切除后不仅不会影响患者的肺功能,反而还可改善血氧饱和度。如术后第 1 秒用力呼气量(FEV_1)预计值小于 800 mL 但还需行全肺切除术,术前应评价残肺的血管能否耐受相对增加的肺血流,但目前尚无此类评价。如果患者术前肺动脉压超过 40 mmHg 或氧分压低于 45 mmHg,则不易行全肺切除术;此类患者可行患侧肺动脉阻塞介入治疗。

全肺切除术后的并发症常涉及呼吸和循环系统,术前有必要对这两个系统的功能进行评价。如患者能登上 2～3 层楼而无明显气喘则提示其可耐受手术,不需其他进一步检查。患者活动时的氧耗量可作为预测术后患病率和死亡率的有用指标,如氧耗量大于 20 mL/kg 的患者,术后发生并发症的可能性较小;如氧耗量低于 10 mL/kg 的患者,手术后患病率和死亡率则极高。

表 8-1　全肺切除术患者术前肺功能检查中各指标的意义

检查	患者高危因素
动脉血气	PCO_2＞45 mmHg(呼吸空气);PO_2＜50 mmHg
FEV_1	＜2 L
术后预计 FEV_1	＜0.8L 或＜40%(预计值)
FEV_1/FVC	＜50%(预计值)
最大呼吸容量	＜50%(预计值)
最大氧耗量	＜10 mL/(kg·min)

注:FEV_1,第 1 秒内用力呼气量;FVC,用力呼吸容量

(二)感染

肺部感染常表现为肺部单个结节或空洞样病变(坏死性肺炎)。为了排除恶性病变或明确感染类型,临床上常需实施开胸探查术。而对于抗生素治疗无效、反复性脓胸及大咯血等空洞性病变可行肺叶切除术。产生此类表现的肺部感染既可能是细菌(厌氧菌、支原体、分枝杆菌、结核),也可能是真菌(组织胞质菌、球孢子菌、隐球菌、芽生菌、毛霉菌及曲霉菌)。

(三)支气管扩张

支气管扩张是一种支气管长期扩张状态,是支气管长期反复感染和阻塞后的终末表现。常见病因有病毒、细菌和真菌等感染,误吸胃酸及黏膜纤毛清除功能受损(黏膜上皮纤维化及纤毛功能异常)。扩张后支气管的平滑肌和弹性组织被富含血管的纤维组织代替,故支气管扩张患者容易咯血。对于保守治疗无效的反复大量咯血,病变定位明确后可手术切除病变。如果患者的病变范围较大则可表现为明显的慢性阻塞性通气障碍。

二、麻醉管理

(一)术前评估

接受肺组织切除术的患者大部分均有肺部疾病。吸烟对慢性阻塞性通气障碍和冠心病患

者均是重要的危险因素,接受开胸手术的许多患者常合并存在这两种疾病。术前实施心脏超声检查不仅可评估患者的心脏功能,同时可确定其是否有肺心病的证据(右心扩大或肥厚);如果在心脏超声检查时应用多巴酚丁胺,可有助于发现隐匿性冠心病。

对于肺部肿瘤患者应仔细评估肿瘤局部扩张引起的局部并发症和癌旁综合征。术前应仔细审阅胸片、CT及磁共振等检查结果。气管或支气管的偏移会影响气管插管和支气管的位置。气道受挤压的患者,麻醉诱导后可能会引起通气障碍。肺实变、肺不张及胸腔大量渗液均可导致低氧血症,同时应注意肺大泡和肺脓肿对麻醉的影响。

接受胸科手术治疗的患者,术后肺部和心脏并发症发生率均增加。对于高危患者而言,如果术前准备充分,在一定程度上可减少术后并发症。外科手术操作或肺血管床面积减少致右心房扩张均可导致围术期心律失常,尤其是室上性心动过速。这种心律失常的发生率随年龄和肺叶切除面积的增加而增加。

对于中、重度呼吸功能受损的患者,术前应慎用或禁用镇静药。虽然抗胆碱类药物(阿托品 0.5 mg 或格隆溴铵 0.1~0.2 mg 肌内注射或静脉注射)可使分泌物浓缩及增加无效腔,但可有效地减少呼吸道分泌物,从而提高喉镜和纤维支气管镜检查时的视野质量。

(二)术中管理

1.准备工作

对于心胸手术来说,术前的准备工作越充分,就越能避免发生严重的后果。其中最常见的包括肺功能储备差、解剖上的异常、气道问题和单肺通气时患者很容易出现低氧血症,事先通盘考虑必不可少。另外,对于基本呼吸通路的管理,还需要事先准备一些东西,比如各种型号的单腔和双腔管、支气管镜、CPAP、大小型号的麻醉插管的转换接头、支气管扩开器等。

如果手术前准备从硬膜外给患者使用阿片类药物,那么应该在患者清醒时进行硬膜外穿刺,这比将患者诱导之后再进行操作要安全。

2.静脉通路

对于胸科手术,至少需要一条畅通的静脉通路,最好是在手术侧的深静脉通路,包括血液加温器,如果大量失血,还需要加压输液装置以保证快速补液。

3.监测

一侧全肺切除的患者、切除巨大肿瘤特别是肿瘤已经侵犯胸壁的患者和心肺功能不全的患者需要直接动脉测压,全肺切除或巨大肿瘤切除的患者可以从深静脉通路放置 CVP 监测,CVP 可以反映血管容量、静脉充盈状态和右心功能,可以作为补液的一个指标。肺动脉高压或左心功能不全的患者可以放置肺动脉导管,通过影像学保证肺动脉导管没有放置到要切除的肺叶里面。要注意的是不要将 PAC 的导管放置到单肺通气时被隔离的肺叶里面,这样会导致显示出的心排出量和混合静脉血氧气张力不正确。在肺叶切除患者中要注意 PAC 的套囊会明显增加右心的后负荷,降低左心的前负荷。

4.麻醉诱导

大多数患者面罩吸氧后使用快速静脉诱导,具体使用什么药物由患者术前的状态决定。在麻醉深度足够之后使用直视喉镜,避免支气管痉挛,缓和心血管系统的压力反射,这可以通过诱导药物、阿片类药物或两者同时使用来实现。有气道反应性的患者可以用挥发性吸入药物来加深麻醉。

气管内插管可以在肌松剂的帮助下进行，如果估计插管困难，可以准备支气管镜。尽管传统的单腔管能适用于大多数的胸科手术，单肺通气技术却使手术变得更容易。但如果外科医师的主要目的是活检而不是切除，采用单腔管更合理，可以在气管镜活检之后再放置双腔管代替单腔管。人工正压通气可以帮助防止肺膨胀不全，反常呼吸和纵隔摆动，同时还能帮助控制手术野以利于手术完成。

5.体位

在诱导、插管、确定气管导管的位置正确之后，摆位前还要保证静脉通路的通畅和监护仪的正常工作。大多数的肺部手术患者采用后外切口开胸，术中患者侧位，正确的体位很重要，它能避免不必要的损伤和利于手术暴露。患者下面的手臂弯曲，上面的手臂升到头上，将肩胛骨从手术范围拉开。在手臂和腿之间放置体位垫，在触床的腋窝下放置圆棍，保护臂丛，同时还要小心避免眼睛受压，避免损伤受压的耳朵。

6.麻醉维持

现在使用的所有麻醉方法都可以保证胸科手术的麻醉维持，但是大多数的麻醉医生还是使用一种吸入麻醉药（氟烷、七氟烷、异氟烷或地氟烷）和一种阿片类药物的复合麻醉。吸入麻醉药的优点在于：①短期的剂量依赖式的支气管扩张作用。②抑制气道反应。③可以吸入高纯度的氧气。④能快速加深麻醉。⑤减轻肺血管收缩带来的低氧血症。吸入麻醉药在浓度变化小于 1 MAC 的范围对 HPV 影响很小。阿片类药物的优点在于：①对血流动力学影响很小。②抑制气道反应。③持续的术后镇痛效应。如果术前已经使用了硬膜外的阿片类药物，那么静脉使用要注意用量以免引起术后呼吸抑制。一般不推荐使用氧化亚氮，因为这会使吸入氧气的浓度下降。与吸入性麻醉药一样，氧化亚氮会减轻肺血管收缩带来的低氧血症，而在一些患者中还会加剧肺动脉高压。去极化肌松药的使用在麻醉维持过程中能保持神经肌接头的阻断作用，这有效地帮助外科医师将肋骨牵开。在牵开肋骨的时候要保持最深的麻醉深度。牵拉迷走神经引起的心动过缓可以通过静脉使用阿托品来解除。开胸时静脉回心血量会因为开胸侧的胸腔负压减少而下降，这可以通过静脉补液速度得到纠正。

对于一侧全肺切除的患者要严格控制输液量。输液的控制包括基本量的补充和失血的损耗两个方面，对于后者通常输注胶体液或是直接输血。侧位的时候输液有一个"低位肺"现象，就是指在侧位的时候液体更容易在重力的作用下向位于下面的肺集中。这个现象在手术中尤其是在单肺通气的时候会增加下位肺的液体流量并加重低氧血症。另外，不通气肺由于外科操作的影响，再通气的时候容易发生水肿。

在肺叶切除中，支气管（或残存的肺组织）通常会被一个闭合器分离。残端通常要在 $30\ cmH_2O$ 的压力下检验是否漏气。在肋骨复位关胸的时候，如果使用的是单腔管，手动控制通气可以帮助避免使用肋骨闭合器的时候损伤肺边缘。关胸前，要手动通气并直视观察确认所有的肺已经充分膨开。随后可以继续使用呼吸机通气直至手术结束。

(三)术后管理

1.一般管理

大多数患者术后都拔管以免肺部感染。有些患者自主呼吸未能恢复不能拔除气管导管，需要带管观察以待更佳的拔管时间。如果使用的是双腔管，术毕的时候可以换成单腔管进行观察。如果喉镜使用困难可用导丝。

患者术后一般在 PACU、ICU 观察病情。术后低氧血症和呼吸性酸中毒很常见。这通常是由外科手术对肺造成的压迫或由于疼痛不敢呼吸引起的。重力作用下的肺部灌注和封闭侧肺的再通气水肿也很多。

术后约有 3% 的患者出现出血，而死亡率占其中的 20%。出血的症状包括胸腔引流的增加（>200 mL/h）、低血压、心动过速和血小板容积下降。术后发生室上性心律失常很多，需要及时处理。急性右心衰可以通过降低的心排出量和升高的 CVP、血容量减少和肺动脉楔压的变化表现出来。

常规的术后管理包括右侧半坡位的体位、吸氧（40%~50%）、心电监护、血流动力学监测、术后的影像学检查和积极的疼痛治疗。

2.术后镇痛

肺部手术的患者术后使用阿片类药物镇痛和与之相关的呼吸抑制的平衡是一个矛盾。对于进行胸科手术的患者而言，阿片类药物比其他的方法具有更好的镇痛效果。注射用的阿片类药物静脉给药只需要较小的剂量，而肌内注射则剂量要大得多。另外，使用患者自控镇痛（PCA）也是个不错的办法。

长效的镇痛药，例如 0.5% 的罗哌卡因（4~5 mL），在手术切口的上下两个肋间进行封闭也能收到很好的镇痛效果。这可以在手术中直视下进行，也可以在术后操作。这个方法还能改善术后的血气结果和肺功能检查，缩短住院时间。如果略加以变化，还可以在术中采用冰冻镇痛探头，在术中对肋间神经松解进行冰冻，达到长时间镇痛的效果。不足的是这种方法要在24~48 小时之后才会起效。神经的再生在一个月的时间左右。

硬膜外腔注射阿片类药物同时使用局麻药也有很好的镇痛效果。吗啡 5~7 mg 与 10~15 mL 盐水注射可以维持 6~24 小时的良好镇痛。腰段硬膜外阻滞的安全性更好，因为不容易损伤脊髓根，也不容易穿破蛛网膜，但这只是理论，只要小心操作，胸段硬膜外阻滞同样是安全的。当注射亲脂性的阿片类药物如芬太尼时，从胸段硬膜外腔注射比腰段具有更好的效果。有些临床医师提议多使用芬太尼，因为这种药物引起的迟发性呼吸抑制较少。但不管是从哪个部位注射药物进行镇痛，都要密切监测以防并发症。

有些学者提出了胸膜腔内镇痛的方法，但遗憾的是，临床看来这并不可行，可能是由于胸管的放置和胸腔内出血。

3.术后并发症

胸科手术的术后并发症相对多见，但大多数都是轻微的，并可以逆转。常见血块和黏稠的分泌物堵塞呼吸道，会引起肺膨胀不全，所以需要及时吸痰，动作轻柔。严重的肺膨胀不全表现为一侧肺或肺叶切除后的支气管移动和纵隔摆动，这时候需要治疗性的支气管镜，特别是如果肺膨胀不全合并大量的黏稠分泌物。一侧肺或肺叶切除之后还常常导致小的裂口存在,这多是由于关胸不密合引起的,多在几天内自动封闭。支气管胸膜瘘会导致气胸和部分肺塌陷,如果在术后24～72小时发生,通常是由于气管闭合器闭合不牢所致。迟发的则多是由于闭合线附近气管组织血运不良发生坏死或是感染所致。

有些并发症少见但需予以足够的重视,因为它们是致命的,术后出血是重中之重。肺叶扭转可以在患侧肺叶部分切除、余肺过度膨胀时自然发生,它导致肺静脉被扭转,血液无法回流,很快就会出现咯血和肺梗死。诊断方法是靠胸片发现均匀的密度增高以及支气管镜下发现两个肺叶的开口过于靠近。在手术侧的胸腔还可能发生急性的心脏嵌顿,这可能是由于手术后两侧胸腔的压力差造成的严重后果。心脏向右胸突出形成嵌顿会引起腔静脉的扭转从而导致严重的低血压和CVP的上升,心脏向左胸突出形成嵌顿则会在房室结的位置造成压迫,导致低血压、缺血和梗死。心脏X线片的表现是手术侧的心影上抬。

纵隔手术的切除范围大,会损伤膈神经、迷走神经和左侧喉返神经。术后膈神经损伤会表现为同侧的膈肌抬高影响通气,全胸壁切除同样会累及部分膈肌造成类似的结果并合并连枷胸。肺叶切除一般不会导致下身瘫痪。低位的肋间神经损伤会导致脊髓缺血。如果胸腔手术累及到硬膜外腔,还会产生硬膜外腔血肿。

(四)肺切除的特殊问题

1.肺大出血

大量咯血指的是24小时从支气管出500～600 mL以上的血量,所有咯血病例中只有1%～2%是大咯血。通常在结核、支气管扩张、肿瘤或是经气管活检之后发生。大咯血是手术急症,大多数病例属于半择期的手术而非完全的急诊手术,即便如此,死亡率还是高达20%以上(如果用内科药物治疗,死亡率高于50%)。必要时可对相关的支气管动脉进行栓塞。最常见的死亡原因是气道内的血块引起的窒息。如果纤维支气管镜不能准确定位,那么患者有必要进入手术室行刚性气管镜检查。可以人工堵塞支气管暂时减缓出血或使用激光对出血部位进行烧灼止血。

患者需要保持侧卧位,维持患侧肺处于独立的位置达到压迫止血的目的,要开放多条大容量静脉通路。麻醉术前药一般不需给予清醒患者,因为他们通常都处于缺氧状态,保持持续吸入纯氧。如果患者已经插管,可以给予镇静药帮助患者预防咳嗽。另外,放置套囊或其他的气管栓子要到肺被切除后。如果患者还没有实行气管插管,那就行清醒下气管插管。患者通常会吞咽大块的血块,所以要把他们当作饱胃的患者来处理,插管时要取半右上位并持续在环状软骨上加力。双腔管有助于分隔患侧肺和正常肺,还能帮助将两侧肺独立切除互不干扰。如果放置双腔管困难,也可以放置大管径的单腔管。单腔双囊支气管阻塞导管(Univent管)是内带可伸缩的气管套囊的单腔管,也可应用。如果气管腔有大块的血栓,可以考虑使用链激酶将其溶解。如果有活动性的出血,可以使用冰盐水使其流速减慢。

2.肺大泡

肺大泡可以是先天的,也可以继发于肺气肿。大型的肺大泡可以因为压迫周围肺组织从而影响通气。最大的麻醉风险来源于这些肺大泡的破裂形成张力性气胸,这可以发生在任意一侧肺。诱导期间保持患者的自主通气直到双腔管套囊已将两侧肺隔离。许多患者无效腔增大，所以通气是要注意防止二氧化碳蓄积。氧化亚氮要避免使用，因为那会导致肺大泡破裂，表现为忽然出现的低血压、支气管痉挛和气道压峰值的升高，需要立即放置胸腔引流管。

3.肺脓肿

肺脓肿源于肺部感染、阻塞性的肺部肿瘤和全身性感染的散播。麻醉要点是尽快隔离两侧肺以免感染累及对侧。静脉快速诱导、插入双腔管保持患侧肺的独立，立即将两侧套囊充气，保证在翻身摆体位的时候脓肿不会播散。在术中对患侧肺多次吸引也可以尽量减少对侧肺的感染机会。

4.支气管胸膜瘘

支气管胸膜瘘继发于肺切除术、肺部气压伤、肺脓肿穿破和肺大泡破裂。绝大多数患者采用保守治疗，只有胸腔引流和全身的抗生素治疗失败的患者需要手术治疗。麻醉的重点是考虑患者的通气障碍、必要时使用正压通气、可能存在的张力性气胸和肺脓肿对对侧肺的污染。肺脓肿由于多在瘘口附近，所以术后很快就会被吸收。

有些临床学者建议，如果存在大的瘘就在清醒时插入双腔管或是经静脉快速诱导插管。双腔管可以隔离两肺、可以对健侧肺单肺通气，对于麻醉处理很有帮助。术后可以在条件允许时拔管。

（迟晓慧）

第三节　肺移植术手术麻醉

一、肺移植的麻醉前准备

从 1963 年开展第 1 例人类肺移植算起，肺移植的发展至今虽已有 50 多年，直至 20 世纪 80 年代末期，肺移植在全世界才被公认，技术得到飞速进步。肺移植发展到今天，普及趋势加快，已经成为胸心外科领域最新、最有前途的课题之一。肺移植是治疗晚期肺实质疾病及晚期肺血管疾病的唯一有效方法。临床上肺移植有三种主要方式：单肺移植（包括肺叶移植）、双肺移植（包括整体双肺移植和序贯式双肺移植）以及心肺移植。从广义上讲，这 3 种方式都可达到移植肺的目的。从狭义上讲，肺移植是指单肺及双肺移植。无论心肺移植还是单肺移植，现均已获得临床成功。肺移植的适应证为终末期呼吸衰竭患者，其原发病因包括：①肺阻塞性疾病：慢性阻塞性肺气肿和 α_1 抗胰蛋白酶缺乏症。②肺纤维化疾病：间质性纤维化及特发性肺纤维化疾病。③肺感染性疾病：结核毁损肺及双肺弥漫性支气管扩张进展为囊性纤维化。④肺血管疾病：原发性肺动脉高压和（或）合并心内畸形致艾森曼格综合征患者等。其禁忌证包括：①两年内发生过恶性肿瘤，免疫抑制治疗可能诱发、促进恶性肿瘤的形成与复发。②无法治愈的另一主要器官系统功能障碍，如心、肝、肾等脏器功能衰竭。③无法治愈的慢性肺外感染：慢性活动性乙型肝炎、丙型肝炎、HIV 感染乙肝抗原。④严重的胸廓或脊柱畸形。⑤缺乏稳固可靠的社会支持系统等。肺移植麻醉需要充分考虑终末期肺部疾病的病理生理，熟悉相关的药理学知识以及熟练的麻醉技术，并要求要有较好的围术期病情预测能力和调控处理能力。因此,肺移植麻醉对大多数有经验的麻醉医生仍然是一种挑战。

由于供肺来源的不确定性,一旦确定移植对象后,就尽可能在短时间内掌握患者的详细病史、一般情况。术前的体格检查应着重于呼吸道、心脏及肺部的检查。而且应该在有限的时间内将患者各器官功能尽可能地调整至最佳状态。麻醉医师需评估患者术中一侧肺通气能否提供足够氧供和排除 CO_2,右心功能能否耐受可能的肺动脉压升高,移植后可能的呼吸动力学变化,决策术中氧供需方案并对可能出现的问题做出相应的应对预案。具体而言,应在术前通过肺功能、V/Q 和动脉血气结果评估限制性肺疾病的严重程度及弥散程度,如吸入空气时 $PaO_2 < 45$ mmHg 则提示需要 CPB。患者因可能存在严重的肺高压(80/50 mmHg)会使肺动脉增粗,当增粗的肺动脉压迫喉返神经时可造成声带麻痹,也会造成此类患者增加误吸发生的风险。通过超声心动图或经食管超声心动图(TEE)检查评估右心功能不良及三尖瓣反流。当肺动脉平均压大于 2/3 体循环平均动脉压时,肺动脉高压可能引起右心衰竭。肺动脉平均压大于 40 mmHg 及 PVR 大于 5 mmHg/(min·L)也需要 CPB。此外,由于慢性缺氧常引起红细胞继发增多,术中应测定血细胞比容(Hct),并行凝血与血小板功能监测以指导治疗。术前对患者心理状况的保护极其重要,可以同时使用药物及心理安慰等手段降低患者术前的焦虑症状,术前用药须根据患者病情和配合程度灵活谨慎应用,麻醉前用药应避免呼吸及循环抑制。

肺移植受体手术麻醉准备除了与常规心胸外科手术麻醉相同的准备外,还需注意准备双腔气管导管(一般选用左支)、纤维支气管镜及经食管超声(TEE)。特殊药物的准备包括前列腺素 E_1(PGE_1)、多巴胺、米力农、吸入 NO 等。术前用药一般取决于受体的基础疾病。因终末期呼吸衰竭患者呼吸和循环功能的脆弱性,一般镇静、镇痛药物可以免用或减量运用;患者可能存在发生误吸的风险,可于术前静脉注射抗酸剂等。为防患者口干、舌燥等也可免用抗胆碱能药物。对于长期运用支气管扩张药物的患者可持续运用,并带入手术室。根据抗排异协议使用抗免疫药物,常规使用预防性抗生素。

麻醉前应建立全面监测。完善细致的监测,体、肺循环的药理学管理配合合理的单肺通气技术可使单肺通气的氧合效能最大化。常规监测包括 ECG、无创和有创血压(NIBP/ABP)、脉搏氧饱和度 PaO_2、呼气末二氧化碳分压(ETCO$_2$)监测、体温监测,尿量及血气监测等。此外重要的监测还包括:①中心静脉压(CVP)和肺动脉导管 PAP、PAWP 压力监测,后者对术中循环功能的调控具有直接指导意义。肺动脉压力监测可以持续到术后不再需要应用肺血管扩张治疗时。②心排出量监测和持续心排出量监测了解术中的心功能情况,并可根据血流动力学公式计算体循环阻力和肺循环阻力,借以了解末梢血管和肺血管张力,指导血管活性药物的应用。③经食管超声心动图监测:TEE 监测更有利于观察心脏活动和大血管情况。在肺移植术中,TEE 监测可观察肺动脉阻断时心功能的变化,以判断心脏是否能耐受;可在移植后观察肺静脉与左心房的吻合是否恰当,也可发现是否出现气栓等。④脑电双频指数及脑电图监测由于肺移植术中循环功能波动较大,容易出现浅麻醉而发生术中知晓,脑电双频指数监测可以预防术中知晓。⑤纤维支气管镜检查应贯穿于整个围术期,术中纤维支气管镜检查可确定双腔气管导管的准确位置。也可在直视下清理气道分泌物。移植肺支气管吻合后开放前观察支气管吻合口质量,排除吻合口漏气、狭窄等,并再次清理呼吸道。术后气管镜检查不仅为排斥反应的重要诊断依据,而且在患者排痰困难时可做气管内吸引。⑥监测呼吸动力学监测呼吸频率、潮气量、气道压力、气道阻力、肺胸顺应。实时监测呼吸动力学,可以反映患肺和供肺的功能状况,调整最佳通气参数,实现通气和换气。⑦脑氧饱和度监测利用近红外光谱技术持续监测局部脑氧饱和度,如果低于55%应考虑有脑缺氧存在。在肺移植手术中也可作为是否需要体外循环支持的一个指标,有条件应该常规监测。

二、麻醉管理

(一)术前处理

术前处理应有效调和受体与供体的状态,尽量减少移植缺血时间,避免移植前非必要的麻醉时间延长。术前可给予口服环孢霉素、抗酸剂、H_2拮抗剂和甲氧氯普胺。患者通常对止痛药敏感,所以术前药通常可以等患者进入手术室之后再给。诱导前还可给予咪唑硫嘌呤。

(二)术中处理

1.监护

与心脏手术一样,术中的有创监测要注意无菌原则。由于三尖瓣反流的存在,放置漂浮导管监测PAC会有一定难度。深静脉穿刺应在诱导后完成,因为患者在清醒时通常难以平卧。当手术进行到肺切除时,要及时将漂浮导管后撤(如果漂浮导管是放置在手术侧),在移植完毕后可以把它重新放回肺动脉。要注意避免静脉液体中进入气泡。卵圆孔未闭的患者由于右心室动脉高压的存在有发生栓塞的危险。

2.诱导和麻醉维持

采取头高位,可选快速诱导。也可用氯胺酮、依托咪酯和阿片类药物的一种或几种进行慢诱导,这样可以避免血压骤降。使用琥珀酰胆碱或其他非去极化肌松药插管。从诱导到插管完毕要保持回路内压力,避免通气不足和高碳酸血症,以免进一步导致肺动脉高压。低血压要使用血管活性药物(多巴胺等)维持而避免液体扩容。

麻醉维持通常是阿片类药物的持续输注,可结合或不结合使用吸入麻醉药。术中通气困难常见,进行性$PaCO_2$升高时有发生。呼吸机要适时调节,维持动脉pH的正常以免出现碱中毒。肺泡纤维化的患者分泌物很多,要及时吸痰。

3.单肺移植

单肺移植可以不用进行体外循环,取后外侧切口,置左侧双腔管或单腔管,术中行单肺通气。是否采用体外循环取决于术中对于患侧肺的夹闭和与之对应的肺动脉夹闭时的反应,如果出现持续的血氧饱和度<88%,或是忽然出现的肺动脉高压,提示需要体外循环。前列腺素E_i、硝酸甘油等可用于控制肺动脉高压防止右心衰。有时也必须使用多巴胺来维持血压。如果确实需要体外循环,左侧开胸则行股动脉-股静脉短路,右侧开胸则行右心室-主动脉短路。

供体肺切除后,将其与受体进行肺动脉、肺静脉和气管吻合,用网膜包裹帮助血供恢复。所有工作结束后可用支气管镜对吻合口进行观察。

4.双肺移植

双肺移植可用"蚌壳式"的胸廓切除,正常的体外循环很少用到。如果患者CO_2张力长期高则容易导致碱中毒,常需静脉给予酸剂。

5.移植后处理

供体肺吻合后,双肺通气得以恢复,移植后气道压以维持双肺膨胀良好为佳。吸入氧气浓度应<60%。通常用甲泼尼龙,以免血管痉挛。在保存液被冲出供体肺时常常会引起高钾血症。移植后停止体外循环,将漂浮导管放回到肺动脉,适当给予肺血管活性药物和收缩药物是必需的。移植前后,经食管超声心动图可以帮助诊断左、右心衰的发生和判断肺血流情况。

移植会扰乱神经反射、淋巴回流和支气管血液循环。呼吸节律不会受影响,但隆突以下的咳嗽反应会消失,部分患者会出现气道反应增高。肺血管收缩很常见。淋巴回流的阻断可导致肺水增多和移植肺的水肿。术中补液要最少化。支气管血液循环受阻则会导致吻合口缺血坏死。

(三)术后处理

术后处理应尽早拔管,最好行胸段硬膜外镇痛。术后常发生急性应激反应、感染、肾衰竭和肝衰竭。肺功能恶化可能继发于应激反应和再灌注损伤。偶尔需要暂入氧舱。为鉴别应激和感染,需时常进行气管镜检和气管镜下的活检。院内革兰阴性杆菌、巨细胞病毒、假丝酵母菌、曲霉菌和间质性浆细胞肺炎菌为感染的常见病原。其他的并发症包括外科并发症如膈神经损伤、迷走神经损伤和左侧喉返神经损伤。

(迟晓慧)

第九章

常见外科疾病护理

第一节　急性乳腺炎护理

一、病因

急性乳腺炎大都是金黄色葡萄球菌感染,链球菌少见。患者多见于产后哺乳的妇女,其中尤以初产妇为多。往往发生在产后第 3 周或第 4 周,也可见于产后 4 个月,甚至 1 年以上,最长可达 2 年,这可能与哺乳时限延长有关。有学者报道的 60 例中,初产妇有 33 例,占 55%,其发病率与经产妇相比为 2.4∶1。有学者认为初产妇缺乏喂哺乳儿经验,易致乳汁淤积,而且乳头皮肤娇嫩,易因乳儿吮吸而皲裂,病菌乘虚而入。由于病菌感染最多见于产后哺乳期,因而又称产褥期乳腺炎。急性乳腺炎的感染途径是沿着输乳管先至乳汁淤积处引起乳管炎,再至乳腺实质引起实质性乳腺炎。另外,从乳头皲裂的上皮缺损处沿着淋巴管到乳腺间质内,引起间质性乳腺炎。很少是血行感染,而从邻近的皮肤丹毒和肋骨骨髓炎蔓延所致的乳腺炎更为少见。长期哺乳,母亲个人卫生较差,乳汁淤积,压迫血管和淋巴管,影响正常循环,对细菌生长繁殖有利,也为发病提供了条件。患者感染后,由于致病菌的抗药性使炎症持续存在,偶可发展为哺乳期乳腺脓肿,依其扩散程度和部位可分为乳房皮下、乳晕皮下、乳房内和乳腺后脓肿等类型。

本病有以下不同程度的病理变化,从单纯炎症开始,到严重的乳腺蜂窝织炎,最后形成乳腺脓肿。必须注意乳腺脓肿有时不止一个。感染可以从不同乳管或皲裂处进入乳腺,引起 2 个或 2 个以上不同部位的脓肿或者脓肿先在一个叶内形成,然后穿破叶间的纤维隔而累及其邻接的腺叶,两个脓肿之间仅有一小孔相通,形成哑铃样脓肿。如手术时仅切开了浅在的或较大的脓肿,忽视了深部的或较小的脓肿,则手术后病情可能仍然不能好转,必须再次手术;坏死组织和脓液引流不畅,病变有变成慢性乳腺脓瘘的可能。急性乳腺炎可伴有同侧腋窝的急性淋巴结炎,后者有时也可能有化脓现象。患者并发败血症的机会则不多见。

二、临床表现

发病前可有乳头皲裂现象或有乳汁淤积现象,继而在乳房的某一部位有胀痛和硬结,全身感觉不适,疲乏无力,食欲差,头痛、发热,甚至高热、寒战。部分患者往往以发热就诊,查体时才发现乳房稍有胀痛及硬结,此时如未适当治疗,病变进一步加重,表现为患侧乳房肿大,有搏动性疼痛。炎症部位多在乳房外下象限,并有持续性高热、寒战。检查可见局部充血肿胀,皮温增高,触痛明显。可有界限不清之肿块,炎症常在短期内由蜂窝织炎形成脓肿。患侧淋巴结可肿大,白细胞计数增高。

脓肿可位于乳房的不同部位。脓肿位置越深,局部表现(如波动感等)越不明显。脓肿可向外破溃,亦可穿入乳管,自乳头排出脓液。有时脓肿可破入乳腺和胸大肌间的疏松组织中,形成乳腺后脓肿。

三、诊断及鉴别诊断

(一)诊断

发生在哺乳期的急性乳腺炎诊断比较容易,所以应做到早期诊断,使炎症在初期就得到控制。另外,应注意的是急性乳腺炎是否已形成脓肿,尤其深部脓肿往往需穿刺抽到脓液才能证实。

(二)鉴别诊断

1.炎性乳腺癌

本病是一种特殊类型的乳腺癌。多发生于年轻妇女,尤其在妊娠或哺乳期。由于癌细胞迅速浸润整个乳房,迅速在乳房皮肤淋巴网内扩散,因而引起炎样征象。然而炎性乳腺癌的皮肤病变范围一般较为广泛,往往累及整个乳房 1/3 或 1/2 以上,尤以乳房下半部为甚。其皮肤颜色为一种特殊的暗红或紫红色。皮肤肿胀,呈橘皮样。患者的乳房一般并无明显的疼痛和压痛,全身炎症反应如体温升高、白细胞计数增加及感染中毒症状也较轻微或完全缺如。相反,在乳房内有时可触及不具压痛的肿块,特别同侧腋窝的淋巴结常有明显转移性肿大。

2.晚期乳腺癌

浅表的乳腺癌因皮下淋巴管被癌细胞阻塞可有水肿现象,癌组织坏死后将近破溃,其表面皮肤也常有红肿现象,有时可被误诊为低度感染的乳腺脓肿。然而晚期乳腺癌一般不发生在哺乳期,除了皮肤红肿和皮下硬节以外别无其他局部炎症表现,尤其是乳腺炎的全身反应。相反,晚期乳腺癌的局部表现往往非常突出,如皮肤粘连、乳头凹陷和方向改变等,都不是急性乳腺炎的表现,腋窝淋巴结转移性肿大也较急性乳腺炎的腋窝淋巴结炎性肿大更为突出。

不管是炎性乳腺癌还是晚期乳腺癌,鉴别的关键在于病理活检。为了避免治疗上的原则性错误,可切取小块组织或脓肿壁做病理活检即可明确诊断。

四、治疗

患侧乳房应停止哺乳,并以吸乳器吸净乳汁,乳房以乳罩托起,应当努力设法使乳管再通,可用吸乳器或细针探通,排空乳房内的积乳,并全身给予有效、足量的抗生素,这样往往可使炎症及早消退,不致发展到化脓阶段。另外,在炎症早期,注射含有 100 万 U 青霉素的等渗盐水 $10\sim20$ mL 于炎症周围,每 $4\sim6$ 小时重复,能促使炎症消退。已有脓肿形成,应及时切开引流。深部脓肿波动感不明显,需用较粗大针头在压痛最明显处试行穿刺,确定其存在和部位后再行切开。乳腺脓肿切开引流的方法主要根据脓肿的位置而定。

(1)乳晕范围内的脓肿大多比较表浅,在局部麻醉下沿乳晕与皮肤的交界线做半球状切口,可不伤及乳头下的大导管。

(2)较深的乳腺脓肿,最好在浅度的全身麻醉下,于波动感和压痛最明显处,以乳头为中心做放射状切口,可不伤及其他正常组织。同时注意切口应有适当的长度,保证引流通畅。通常在脓肿切开脓液排出以后,最好再用手指探查脓腔,如脓腔内有坏死组织阻塞,应将坏死组织挖出,以利引流;如发现脓腔壁上有可疑的洞孔,应特别注意其邻接的腺叶内是否尚有其他脓肿存在,多发脓腔有纤维隔时应用示指予以挖通或扩大,使两个脓腔合二为一,可避免另做一个皮肤切口;但如脓腔间的纤维隔比较坚实者,则不宜用强力做钝性分离,只可做另一个皮肤切口,以便于对口引流。

(3)如脓肿在乳腺深面,特别是在乳房下部,则切口最好做在乳房和胸壁所形成的皱褶上,然后沿着胸大肌筋膜面向上向前探查,极易到达脓腔部位;此种切口引流既通畅,愈合后也无明显的瘢痕,但对肥大而悬垂的乳房则不适用。

另外,有学者报道应用粗针穿刺抽脓的方法治疗乳腺脓肿,其方法为确定脓肿部位,用16号针头刺入脓腔尽力吸净脓汁。脓腔分房者或几个脓腔者可改变进针方向不断抽吸。此后每天抽吸1次。70%的患者经3~5次即可治愈。3%~5%的患者并发乳瘘。此方法虽然简便易行,但由于此种方法引流脓液并不通畅,故建议仅在不具备手术条件的卫生所或家庭医师处临时施行,脓肿切开引流仍应为首选治疗方案。

乳腺炎是理疗的适应证之一。所用的物理因子品种繁多,有超短波、直流电离子导入法、红外线、超声磁疗等。应用超短波和超声波外加手法挤奶治疗急性乳腺炎有效率较高,发病后炎性包块不大且无波动时,及时进行理疗,一般均可促使其炎症吸收,关键在于解除炎症局部的乳汁淤积问题。采用超短波、超声波或两者同时应用,目的不外是利用其消炎、消肿作用,使病变消散,闭塞的乳管消肿后便于排乳通畅。

急性乳腺炎应用清热解毒的草药也有较好作用。但应说明的是,对于急性乳腺炎中医中药治疗的同时,应使用足量有效的抗生素。常用方剂如下:①蒲公英、野菊花各9 g,水煎服。②瓜蒌牛蒡汤加减,熟牛蒡、生栀子、金银花、连翘各9 g,全瓜蒌(打碎)、蒲公英各12 g,橘皮、橘叶各4.5 g,柴胡4.5 g,黄芩9 g,水煎服。

关于停止哺乳尚有不同意见,有学者认为,这样不仅影响婴儿的喂养,且提供了一个乳汁淤积的机会,所以,不宜将此作为常规措施,而只是在感染严重或脓肿引流后并发乳瘘时才予以考虑。终止乳汁分泌的方法如下。①炒麦芽60 g,水煎服,分多次服,1剂/天,连服2~3天。②口服己烯雌酚,1~2 mg/次,3次/天,共2~3天。③口服溴隐亭,1.25 mg/次,2次/天,共7~14天。

五、护理

(一)护理诊断

1.疼痛
与乳房炎症、肿胀、乳汁淤积有关。

2.体温过高

与乳房炎症有关。

3.焦虑

与担心婴儿喂养有关。

（二）护理措施

1.缓解疼痛

（1）防止乳汁淤积：患乳暂停哺乳，定时用吸乳器吸净或挤净乳汁。

（2）局部托起：用宽松的胸罩托起乳房，以减轻疼痛和减轻肿胀。

（3）局部热敷、药物外敷或理疗：以促进局部血循环和炎症的消散；局部皮肤水肿明显者，可用25％硫酸镁溶液湿热敷。

2.控制体温和感染

（1）控制感染：遵医嘱早期应用抗菌药物。

（2）病情观察：定时测量体温、脉搏、呼吸，监测血白细胞计数及分类变化，必要时做血培养及药物敏感试验。

（3）采取降温措施：高热者，予以物理降温，必要时遵医嘱应用解热镇痛药物。

（4）脓肿切开引流后的护理：保持引流通畅，定时更换切口敷料。

3.心理护理

向患者及家属说明病情变化及有关治疗方法、护理措施的意义，进行有效沟通及心理疏导，稳定患者的情绪，使其能积极配合治疗。

4.健康教育

（1）保持乳头和乳晕清洁：在孕期经常用肥皂及温水清洗两侧乳头，妊娠后期每日清洗一次；产后每次哺乳前、后均需清洗乳头，保持局部清洁和干燥。

（2）纠正乳头内陷：经常挤捏、提拉乳头以矫正乳头内陷。

（3）养成良好的哺乳习惯：定时哺乳，每次哺乳时应将乳汁吸净，如有乳汁淤积，应及时用吸乳器或手法按摩排空乳汁。养成婴儿不含乳头睡眠的良好习惯。

（4）保持婴儿口腔卫生，及时治疗婴儿口腔炎。

（5）及时处理乳头破损：乳头、乳晕破损或皲裂时暂停哺乳，用吸乳器吸出乳汁哺乳婴儿；局部用温水清洗后涂以抗菌药软膏，待愈合后再行哺乳；症状严重时应及时诊治。

（周召敏）

第二节　胸部损伤护理

一、肋骨骨折

肋骨骨折是指肋骨的完整性和连续性中断，是最常见的胸部损伤。肋骨骨折可分为单根或多根骨折，同一肋骨也可有一处或多处骨折。肋骨骨折多见于第4～7肋，因其长而薄，最易折断;第1~3肋因较粗短,且有锁骨、肩胛骨及胸肌保护而较少发生骨折,但一旦骨折,常提示致伤暴力巨大;第8~10肋虽然长,但其前端肋软骨形成肋弓,与胸骨相连,弹性大,不易骨折;第11~12肋前端不固定而且游离,弹性也较大,故也较少发生骨折。

(一)病因

1.外来暴力

多数肋骨骨折为外来暴力所致。外来暴力又分为直接和间接两种。直接暴力是打击力直接作用于骨折部位,间接暴力则是胸部前后受挤压而导致的骨折。

2.病理因素

多见于恶性肿瘤发生肋骨转移的患者或严重骨质疏松者。此类患者可因咳嗽、打喷嚏或病灶肋骨处轻度受力而发生骨折。

单根或数根肋骨单处骨折时,其上、下仍有完整肋骨支撑胸廓,对呼吸影响不大;但若尖锐的肋骨断端内移刺破壁胸膜和肺组织时,可导致气胸、血胸、皮下气肿、血痰、咯血等;若刺破肋间血管,尤其撕破动脉,可引起大量出血,致病情迅速恶化。

多根、多处肋骨骨折,尤其是前侧胸的肋骨骨折时,局部胸壁因失去完整肋骨的支撑而软化,可出现反常呼吸运动,又称为连枷胸,表现为吸气时软化区胸壁内陷,呼气时外凸。若软化区范围大,呼吸时双侧胸腔内压力不均衡,则可致纵隔左右扑动,影响换气和静脉血回流,导致体内缺氧和二氧化碳滞留,重者发生呼吸和循环衰竭。

(二)临床表现

1.临床特征

(1)症状:骨折部位疼痛,深呼吸、咳嗽或体位改变时加重;部分患者可有咯血。多根、多处肋骨骨折者可出现气促、呼吸困难、发绀或休克等。

(2)体征:受伤胸壁肿胀,可有畸形;局部压痛;有时可触及骨折断端和骨摩擦感;多根多处肋骨骨折者,伤处可有反常呼吸运动;部分患者可有皮下气肿。

2.辅助检查

(1)实验室检查:肋骨骨折伴血管损伤致大量出血者的血常规检查可示血红蛋白容量和血细胞比容下降。

(2)影像学检查:胸部 X 线检查可显示肋骨骨折的断裂线或断端错位、血气胸等,但不能显示前胸肋软骨折断征象。

(三)治疗

1.闭合性肋骨骨折

(1)固定胸廓:目的是限制肋骨断端活动,减轻疼痛。可用多条胸带、弹性胸带或宽胶布条叠瓦式固定。

(2)止痛:必要时给予口服吲哚美辛、布洛芬、地西泮、可待因、曲马朵、吗啡等镇痛镇静药或中药三七片、云南白药等;也可用1%普鲁卡因做肋间神经阻滞或封闭骨折部位。

(3)处理合并症:处理反常呼吸。主要是牵引固定,即在伤侧胸壁放置牵引支架或用厚棉垫加压包扎以减轻或消除胸壁的反常呼吸运动,促进患侧肺复张。

（4）建立人工气道：对有闭合性多根多处肋骨骨折、咳嗽无力、不能有效排痰或呼吸衰竭者，应实施气管插管或切开、呼吸机辅助呼吸。

（5）应用抗菌药物，预防感染。

2.开放性肋骨骨折

此类患者除经上述相关处理外，还需及时处理伤口。

（1）清创与固定：彻底清洁胸壁骨折处的伤口，缝合后包扎固定。多根多处肋骨骨折者，清创后可用不锈钢丝对肋骨断端行内固定术。

（2）胸膜腔闭式引流术：用于胸膜穿破者。

（3）预防感染：应用敏感的抗菌药物。

（四）护理

1.护理评估

（1）健康史

①一般情况：患者的性别、年龄、职业、文化背景等。

②受伤史：了解患者受伤部位、时间、经过，暴力大小、方向，受伤后意识状况，是否接受过处理等。

③既往史：包括手术史、过敏史、用药史等。

（2）身体状况

①局部：评估受伤部位及性质；有无开放性伤口；有无活动性出血，是否有肿胀淤血；骨折端是否外露；有无反常呼吸运动和纵隔扑动。

②全身：评估生命体征是否平稳，是否有呼吸困难或发绀，有无意识障碍；是否有咳嗽、咳痰，痰量和性质；有无咯血，咯血次数和量等。

③辅助检查：根据胸部 X 线等检查结果，评估骨折的部位、类型、数量；评估有无气胸、血胸或胸腔内其他脏器损伤。

2.护理诊断

（1）气体交换受损：与肋骨骨折导致的疼痛、胸廓运动受限、反常呼吸运动有关。

（2）疼痛：与胸部组织损伤有关。

（3）潜在并发症：肺部和胸腔感染。

3.护理措施

（1）维持有效气体交换

①现场急救：采取紧急措施对危及生命的患者给予急救。对于出现反常呼吸的患者，可用厚棉垫加压包扎以减轻或消除胸壁的反常呼吸运动，促进患侧肺复张。

②清理呼吸道分泌物，鼓励患者咳出分泌物和血性痰，对气管插管或切开者，应用呼吸机辅助呼吸者，加强呼吸道护理，包括吸痰和湿化。

③密切观察生命体征、神志、胸腹部活动以及气促、发绀、呼吸困难等情况，若有异常，及时报告医师并协助处理。

（2）减轻疼痛遵医嘱行胸带或宽胶布条固定，后者固定时必须由下向上叠瓦式固定，后起健侧脊柱旁，前方越过胸骨；遵医嘱应用镇痛、镇静剂或用1%普鲁卡因做肋间神经封闭；患者咳痰时，协助或指导其用双手按压患侧胸壁。

（3）预防感染

①密切观察体温，若体温超过38.5℃，应通知医师及时处理。

②鼓励并协助患者有效咳痰。

③对开放性损伤者，及时更换创面敷料，保持敷料洁净、干燥和引流管通畅。

④遵医嘱合理使用抗菌药物。

二、损伤性气胸

创伤后，空气经肺、支气管破裂口或胸壁伤口进入胸膜腔，使胸膜腔积气，称为损伤性气胸。在胸部损伤中气胸发病率仅次于肋骨骨折。根据损伤后的病理特点，可分为闭合性、开放性和张力性三类：①闭合性气胸，空气通过胸壁或肺的伤口进入胸膜腔后，伤口即闭合，气体不再继续进入胸膜腔，胸膜腔内压仍低于大气压。②开放性气胸，胸壁有开放性伤口，使胸膜腔与外界相通，空气随呼吸而自由出入胸膜腔，胸膜腔内压力接近大气压。③张力性气胸，多见于较大的肺泡破裂、肺裂伤或支气管破裂，其裂口与胸膜腔相通且形成单向活瓣作用，吸气时，气体从裂口进入胸膜腔，而呼气时活瓣关闭，气体不能排出胸膜腔，使胸膜腔内积气不断增多，压力不断增高，又称高压性气胸。

（一）病因

本病多由以下原因所致：交通事故；医源性损伤；坠落伤；刀刺伤；枪伤。

（二）临床表现

1.临床特征

（1）闭合性气胸：根据胸膜腔积气量及肺萎陷程度可分为小量、中量和大量气胸。小量气胸指肺萎陷在30%以下，病人可无明显呼吸与循环功能紊乱。中量气胸肺萎陷在30%～50%，而大量气胸肺萎陷在50%以上，均可出现胸闷、气急等低氧血症的表现。查体可见气管向健侧偏移，伤侧胸部叩诊呈鼓音，呼吸音明显减弱或消失，少部分伤员可出现皮下气肿且常在肋骨骨折部位。

（2）开放性气胸：开放性气胸病人常在伤后迅速出现严重呼吸困难、惶恐不安、脉搏细弱频数、发绀和休克。检查时可见胸壁有明显创口通入胸腔，并可听到空气随呼吸进出的"嘶-嘶"声音。伤侧叩诊鼓音，呼吸音消失，有时可听到纵隔摆动声。

（3）张力性气胸：病人常表现有严重呼吸困难、发绀，伤侧胸部叩诊为高度鼓音，听诊呼吸音消失。若用注射器在第2或第3肋间穿刺，针栓可被空气顶出。这些均具有确诊价值。另外，检查时可发现脉搏细弱，血压下降，气管显著向健侧偏移，伤侧胸壁饱满，肋间隙变平，呼吸动度明显减弱。并可发现胸部、颈部和上腹部有皮下气肿，扪之有捻发音，严重时皮下气肿可扩展至面部、腹部、阴囊及四肢。

2.辅助检查

（1）胸腹腔穿刺：如果患者血气胸和腹膜刺激征同时存在，则应该及早进行胸腹腔穿刺，胸腹腔穿刺是一种简便又可靠的诊断方法。

（2）X线检查：是诊断气胸的重要方法，肺内病变情况以及有无胸膜粘连、胸腔积液和纵隔移位等。纵隔旁出现透光带提示有纵隔气肿。气胸线以外透亮度增高，无肺纹理。有时气胸线不够明显，可嘱病人呼气，肺脏体积缩小，密度增高，与外带积气透光带形成对比，有利于发现气胸。大量气胸时，肺脏向肺门回缩，外缘呈弧形或分叶状。

（3）CT检查：胸部钝性创伤中血胸与气胸同时存在，基本由于胸部受挤压及肋骨骨折所引起相应部位肺挫伤及肺破裂所致。横贯一侧或双侧胸腔的气液平面为其特征表现。

（4）B超检查：在胸部钝性损伤中比X线更加敏感，在B超下可以看到胸膜的"滑动"，也可以发现有无胸腔积液。

（三）诊断

根据患者的病史，临床表现，结合X线，必要时辅助CT及B超检查不难明确诊断。

（四）治疗

1.闭合性气胸

少量气胸不必治疗，可于1～2周自行吸收。大量闭合性气胸需进行胸膜腔穿刺抽气或胸膜腔闭式引流术排除积气，促使肺尽早膨胀，同时吸氧，应用抗生素，必要时防治休克。

2.开放性气胸

应立即封闭胸壁伤口，然后按闭合性气胸进一步处理。病情稳定后，争取早期清创，封闭伤口。

3.张力性气胸

立即排气，降低胸腔内压力；然后做进一步正规处理，包括胸膜腔闭式引流术、吸氧、补充血容量防治休克、应用抗生素控制感染等。一般经闭式引流术3～7日后，漏气可自行闭合。若肺及支气管严重损伤或疑有胸腔内器官损伤及进行性出血者，应行剖胸探查术，手术修复损伤。

（五）护理

1.护理评估

（1）术前评估

①健康史和相关因素：a.一般情况：患者的年龄、性别、婚姻、职业、经济状况、文化背景等。b.受伤史：受伤时间和经过、暴力大小、受伤部位，有无昏迷、恶心、呕吐等；接受过何种处理。c.有无胸部手术史、服药史和过敏史等。

②身体状况

a.局部：受伤部位及性质、有无肋骨骨折；是否有开放性伤口，伤口是否肿胀，有无活动性出血。有无反常呼吸运动，气管位置有否偏移。有无颈静脉怒张或皮下气肿。有无肢体活动障碍。

b.全身：生命体征是否平稳，是否有呼吸困难或发绀，为何种呼吸形态，有无休克或意识障碍。是否有咳嗽、咳痰，痰量和性质；有无咯血，咯血次数和量等。

③辅助检查：根据胸部X线等检查结果，评估气胸的程度、性质以及有无胸内器官损

伤等。

④心理-社会支持状况:患者有无恐惧或焦虑,程度如何。患者及家属对损伤及其预后的认知、心理承受程度及期望。

(2)术后评估

①术中情况:了解手术、麻醉方式和效果、术中出血、补液、输血情况和术后诊断。

②生命体征:生命体征是否平稳,麻醉是否清醒,末梢循环和呼吸状态,有无胸闷、呼吸浅快和发绀。

③心理状态与认知程度:有无紧张,能否配合进行术后早期活动和康复锻炼,对出院后的继续治疗是否清楚。

2.护理诊断

(1)气体交换受损:与疼痛、胸部损伤、胸廓活动受限或肺萎陷有关。

(2)疼痛:与组织损伤有关。

(3)潜在并发症:肺或胸腔感染。

3.护理措施

(1)维持有效气体交换

①现场急救:胸部损伤患者若出现危及生命的征象时,护士应协同医师施以急救。

②维持呼吸功能:对开放性气胸者,立即用敷料(最好是凡士林纱布)封闭胸壁伤口,使之成为闭合性气胸,阻止气体继续进入胸腔。闭合性或张力性气胸积气量多者,应立即行胸膜腔穿刺抽气或闭式引流。供氧:及时给予气促、呼吸困难和发绀患者吸氧。体位:病情稳定者取半坐卧位,以使膈肌下降,有利呼吸。人工呼吸机辅助呼吸:密切观察呼吸机工作状态和各项参数,根据病情及时调整参数。

③加强观察:密切观察、记录生命体征。观察患者有无气促、呼吸困难、发绀和缺氧等症状;呼吸的频率、节律和幅度等;气管移位或皮下气肿有无改善。

(2)减轻疼痛与不适

①当患者咳嗽咳痰时,协助或指导患者及其家属用双手按压患侧胸壁,以减轻咳嗽时疼痛。

②遵医嘱给予止痛剂。

(3)预防肺部和胸腔感染

①密切监测体温:每4小时测量1次,若有异常,及时通知医师并配合处理。

②严格无菌操作:a.及时更换引流瓶,避免胸腔引流管受压、扭曲,保持胸腔闭式引流通畅。b.及时更换和保持胸壁伤口敷料清洁、干燥。

③协助患者咳嗽咳痰:帮助患者翻身、坐起、拍背、咳嗽,指导其做深呼吸运动,以促进肺扩张,减少肺不张或肺部感染等并发症。

④遵医嘱合理使用抗菌药物。

⑤加强对气管插管或切开的护理:对于做气管插管或气管切开、人工呼吸机辅助呼吸的患者做好呼吸道护理,包括清洁、湿化和保持通畅,以维持有效气体交换。

（4）做好胸膜腔闭式引流的护理

①保持管道密闭：a.随时检查引流装置是否密闭、引流管有无脱落。b.保持水封瓶长管没入水中 3～4 cm 并直立。c.用油纱布严密包盖胸膜腔引流管周围。d.搬动患者或更换引流瓶时，应双重夹闭引流管，防止空气进入。e.若引流管连接处脱落或引流瓶损坏，应立即用双钳夹闭胸壁引流导管，并更换引流装置。f.若引流管从胸腔滑脱，应立即用手捏闭伤口处皮肤，消毒处理后，用凡士林纱布封闭伤口，并协助医师进一步处理。

②严格无菌技术操作，防止逆行感染：a.保持引流装置无菌。b.保持胸壁引流口处敷料清洁、干燥，一旦渗湿应及时更换。c.引流瓶应低于胸壁引流口平面 60～100 cm，防止瓶内液体逆入胸膜腔。d.按时更换引流瓶，更换时严格遵守无菌技术操作规程。

③保持引流通畅：a.体位：患者取半坐卧位和经常改变体位，依靠重力引流。b.定时挤压胸膜腔引流管，防止其阻塞、扭曲和受压。c.鼓励患者咳嗽和深呼吸，以便胸腔内气体和液体排出，促进肺扩张。

④观察和记录：a.密切观察长管中水柱随呼吸上下波动的情况，有无波动是提示引流管是否通畅的重要标志。水柱波动幅度反映无效腔的大小和胸膜腔内负压的情况。一般情况下，水柱上下波动的范围为 4～6 cm。若水柱波动过大，提示可能存在肺不张；若无波动，提示引流管不通畅或肺已经完全扩张；若患者表现为气促、胸闷、气管向健侧偏移等肺受压症状，则提示血块阻塞引流管，应积极采取措施，捏挤或用负压间断抽吸引流瓶中的短管，促使其通畅，并及时通知医师处理。b.观察并准确记录引流液的颜色、性质和量。

⑤拔管：a.拔管指征：置管引流 48～72 小时后，临床观察引流瓶中无气体溢出且颜色变浅、24 小时引流液量少于 50 mL、脓液少于 10 mL、胸部 X 线摄片显示肺膨胀良好无漏气、患者无呼吸困难或气促时，即可终止引流，考虑拔管。b.协助医师拔管：嘱患者先深吸一口气，在其吸气末迅速拔管，并立即用凡士林纱布和厚敷料封闭胸壁伤口并包扎固定。c.拔管后观察：拔管后 24 小时内应密切观察患者是否有胸闷、呼吸困难、发绀、切口漏气、渗液、出血和皮下气肿等，若发现异常及时通知医师处理。

（5）健康教育

①急救知识：a.变开放性气胸为闭合性气胸：即在发生胸腔开放性损伤的危急情况下，立即用无菌或清洁的敷料或棉织物加压包扎，阻止外界空气通过伤口不断进入胸腔内而压迫心肺和大血管，危及生命。b.采取合适体位：当胸部损伤患者合并昏迷或休克时取平卧位。

②出院指导：a.注意安全，防止发生意外事故。b.肋骨骨折患者在 3 个月后应复查胸部 X 检查，以了解骨折愈合情况。c.合理休息，加强营养的摄入。

（周召敏）

第三节　室间隔缺损护理

室间隔缺损是胎儿期室间隔发育不完全而造成的室间隔某一部分的缺失，形成左右心室间的异常交通，导致左心室腔内的血液向右心室分流。室间隔缺损可单独存在，也可合并其他心脏畸形。

胎儿早期,原心腔开始分隔,原始心室间孔的下方沿心室壁的前缘和后缘向上生长形成肌部及窦部室间隔。同时,房室管的前、后、背侧心内膜垫以及圆锥嵴在生长发育中汇合,并与窦部间隔融合形成膜部室间隔。若室间隔各部分在交界处发育不好或融合不好,即可形成缺损。若肌部室间隔本身发育不完善,即可形成较小的肌部室间隔缺损。若窦部和膜部均发育不良而缺如,则形成较大的混合型室间隔缺损。

一、病因

根据解剖形态学特征将室间隔缺损大体分为三种类型。

(一)膜部缺损

1.单纯膜部缺损

为局限于膜部间隔的小缺损,缺损四周均有白色纤维组织,有时三尖瓣隔瓣瓣膜或缺损周围的纤维组织将缺损遮盖,遮盖的纤维组织突向右心室,形成瘤样膨出,其上的缺损并非为实际的室间隔缺损。

2.膜部嵴下型缺损

室上嵴下方较大的膜部缺损,后上方紧邻主动脉瓣右叶。

3.膜周窦部型缺损

缺损累及膜部及窦部室间隔,缺损常较大。

4.左心室右心房通道型缺损

由于室间隔的膜部后上缘位于左心室与右心房之间,此部位缺损时造成左心室右心房通道型缺损,临床较为少见。

(二)漏斗部缺损

为漏斗部间隔发育不良造成的缺损,分为两种亚型。

1.干下型缺损

位于肺动脉瓣下,缺损上缘为肺动脉瓣环,经缺损可见主动脉瓣叶,缺损较大时,主动脉瓣因失去支持而脱垂造成主动脉瓣关闭不全。

2.嵴内型缺损

位于室上嵴内,缺损四周为肌性组织。

(三)肌部缺损

缺损位于肌部室间隔的光滑部或小梁化部,位置较低,临床比较少见。

二、临床表现

室间隔缺损较小的患儿常无症状或仅在运动时呼吸急促。室间隔缺损较大的患儿体重增加迟缓,喂养困难,发育不良,多汗,呼吸急促,易患呼吸道感染及心力衰竭。在小婴儿心室水平左向右分流量较大时,呼吸道感染及心力衰竭不易控制。

三、诊断及鉴别诊断

大部分室间隔缺损患儿可根据体征、心电图、X线检查结果及超声心动图检查结果做出明确诊断。合并其他心脏畸形尤其是复杂畸形时应做心导管检查及心血管造影以明确室间隔缺损的位置及大小,为手术治疗提供重要的参考。

(一)全身检查

缺损较小的患儿,生长发育多为正常。缺损较大的患儿,营养发育状况较差。中度以上肺动脉压力增高的患儿哭闹后出现发绀,重度肺动脉高压的患儿安静时可见口周发绀。

(二)心脏检查

缺损较小的患儿,心脏大小多为正常,心尖搏动并不剧烈。缺损较大的患儿,心脏扩大明显时,望诊可见心前区膨隆,心尖搏动点在锁骨中线外侧,搏动剧烈。触诊于胸骨左缘第3、4肋间可扪及收缩期震颤,叩诊心界范围扩大。典型的室间隔缺损杂音在胸骨左缘第3、4肋间,可听到较为响亮而粗糙的全收缩期杂音。分流量较大者,肺动脉瓣区第二心音均有不同程度的亢进,二尖瓣听诊区可听到舒张期隆隆样杂音。肺动脉压力重度增高时,收缩期杂音减弱或消失,肺动脉瓣第二心音明显亢进。干下型缺损的震颤及杂音位置较高且震颤的感觉较为表浅。

(三)X线检查

缺损较小者的胸部X线平片上心肺显示基本正常或肺纹理稍增多。缺损较大者肺纹理明显增粗增多,肺动脉段突出,左右心室增大。合并重度肺动脉高压者,肺动脉段明显突出呈瘤样扩张,肺门血管呈残根状而肺野外围血管纤细。

(四)心电图检查

缺损较小者的心电图表现为正常或仅有左心室高电压。中等缺损者的心电图显示左心室肥厚。缺损较大者,心电图由左心室肥厚转为双心室肥厚或右心室肥厚,提示肺动脉压已明显增高。

(五)超声心动图检查

可直接探测到室间隔缺损的大小以及各心腔扩大的程度。缺损较小者各心腔改变不明显。缺损较大者左心房、左心室明显扩大。肺动脉高压时右心室腔也扩大伴有右心室壁增厚。通过测量室间隔回声脱失的距离可得知较为准确的心室间隔缺损直径以及缺损的部位。

(六)心导管检查

右心导管检查在较大的室间隔缺损继发肺动脉高压症时,对测量肺动脉高压的确切程度、评估是否有手术适应证及判断治疗预后有较重要的参考意义。大多数室间隔缺损患儿经超声心动图检查即可确诊,不需要心导管检查术。疑有合并其他心脏畸形时也应考虑做心导管检查确诊。

(七)心血管造影

单纯室间隔缺损者通常不需要作心血管造影检查。左心室造影可显示室间隔缺损的确切位置及大小,对于可疑的病例及合并其他心脏畸形,必要时可根据条件施行心血管造影术进行鉴别诊断。

本病需与以下疾病相鉴别:①动脉导管未闭:听诊室间隔缺损为收缩期或伴有舒张期杂

音,动脉导管未闭则为连续性杂音,后者 X 线显示主动脉结粗大,一般经超声心动图检查可予以鉴别。②房间隔缺损:杂音较为柔和,且位于胸骨左缘第 2、3 肋间,一般经心脏超声波及多普勒检查可予以鉴别。③肺动脉瓣狭窄:听诊肺动脉瓣区第二心音减弱,X 线显示肺血减少,肺动脉干狭窄后扩张。

四、治疗

(一)内科治疗

内科治疗的目的是治疗并发症,为手术做准备。分流量较大的患儿,常反复患呼吸道感染合并心力衰竭,应给予积极的抗炎及强心剂抗心衰治疗。合并重度肺动脉高压的患儿,除积极控制肺部的感染及强心治疗外,还应辅以血管扩张药物及吸氧,以改善肺循环状况。

(二)外科治疗

绝大部分室间隔缺损患儿需外科手术治疗。缺损较小的病例最佳手术年龄在 2 岁左右。左向右分流量较大、症状比较严重的病例,在诊断明确后应立即接受闭合室间隔缺损的治疗,不受年龄限制,尤其对反复患肺炎及心力衰竭且经内科治疗不奏效的小婴儿,应考虑为其施行急诊手术治疗。症状不明显的病例若有要求,可以适当延缓治疗时间。重度肺动脉高压已伴有心室水平右向左分流的病例,闭合室间隔缺损常伴有较高死亡率并且不能改善症状。

外科手术治疗常规在低温体外循环下闭合室间隔缺损。室间隔缺损直径较小者可直接缝合,直径较大者需补片修补闭合心室间隔缺损。

五、护理

(一)护理评估

1.健康史

评估母亲妊娠史,尤其是妊娠第 1~3 个月有无特殊疾病、接触放射线及用药史,母亲是否患代谢性疾病,家族中有无心脏畸形患者。详细询问患儿青紫的发作时间,有无吸吮困难、声音嘶哑、反复呼吸道感染,是否喜欢蹲踞姿势,有无阵发性呼吸困难或突然昏厥发作。

2.身体状况

评估患儿生长发育情况,皮肤黏膜发绀程度,有无杵状指(趾),胸廓畸形。听诊心脏杂音性质及程度,特别注意肺动脉瓣区第二音亢进或减弱。

根据血液检查及血气分析结果评估患儿缺氧程度。及时了解患儿胸部 X 线片、超声心动图和心电图检查。为复杂畸形患者做好心导管检查、心血管造影的术前准备。

3.心理-社会因素

评估患儿是否因先天性心血管畸形、生长发育落后,不能按时入托、入学,活动受限而情绪紧张或低落。有的患儿甚至因面容发绀而感到自卑。家长是否因本病的检查和治疗过程比较复杂、费用高、预后难以预测,而有心理上的高度焦虑和恐惧。

（二）护理诊断

1.活动无耐力

与氧的供需失调有关。

2.有生长发育障碍的危险

与心脏结构及功能异常有关。

3.有感染的危险

与肺充血有关。

4.潜在并发症

心力衰竭、感染性心内膜炎、脑血栓。

5.焦虑

与疾病的威胁及陌生的环境有关。

（三）护理措施

1.建立合理的生活制度,控制和调整活动量

(1)给予患儿安静舒适的生活环境,合理安排作息时间,保证充足的睡眠,适度运动,以免加重心脏负担。每天测心率 2～4 次,每次测量时间不少于 1 分钟。另外应尽量减少患儿哭闹,避免情绪激动。重症患儿活动时应在医护人员或家长监护下进行。

(2)评估患儿活动耐力:安排不同强度的活动,对患儿活动耐力进行评估,以明确患儿可耐受的活动量和活动时间。具体操作方法如下:活动前测量呼吸、脉搏、血压等生命体征;活动进行中应密切观察其有无缺氧的表现;活动后立即测生命体征;患儿休息 3 分钟后再测生命体征。例如:呼吸、血压恢复到活动前水平,脉率增快不超过每分钟 6 次,则说明活动适度;若患儿出现面色苍白、精神恍惚、青紫、胸闷、心悸等症状,则说明活动过度,应立即停止活动,卧床休息,抬高床头并记录。

(3)法洛四联症患儿出现蹲踞时不要强行拉起,应让患儿自然蹲踞和起立。

2.合理喂养,保证营养

为保证营养应供给高蛋白质、高维生素、易消化的食物。对喂养困难缺氧者应先吸氧,并采用间歇哺乳的方法。必要时可适当加大乳瓶的乳孔或用滴管喂养,少食多餐。心功能不全伴水、钠潴留者,酌情给予低盐或无盐饮食。

3.预防感染

病室空气要新鲜,温度应维持 18～21℃,湿度为 55％～65％;新生儿应注意保温,儿童穿着衣服要适中,避免与感染性疾病接触。亚急性心内膜炎者、拔牙或扁桃体摘除时要积极应用抗生素,一般选用有杀菌作用的抗生素,疗程为 4～6 周。

4.观察病情,防止并发症

监测患儿体温、脉搏、呼吸、血压、心率、心律及心脏杂音的变化。

(1)预防心力衰竭:左向右分流型先天性心脏病,大型缺损患儿在婴儿期易发生心力衰竭,应给予吸氧,采取半坐位,适当限制活动量并保持情绪稳定,避免剧烈哭闹和过度激动,以免加重心脏负担。根据医嘱给予地高辛、利尿剂以减轻心脏负担。合并肺水肿者可用吗啡 0.1 mg

皮下注射。

（2）预防脑缺氧发作：法洛四联症患儿若有缺氧发作，立即进行膝胸位吸氧，根据医嘱注射吗啡并纠正酸中毒。

（3）预防脑血栓：因低氧血症代偿性红细胞增多，血红蛋白增高，红细胞比容也增高，血液黏度相应增加，易形成血栓及凝血障碍，尤其是出现发热、脱水的患儿，应注意增加液体的摄入量。

5.心理护理与健康教育

关心患儿，建立良好的医患关系。向家长介绍本病的病因、预防措施、预后和手术问题，使家长了解本病的诊疗计划、检查过程。对于学龄期儿童要向其介绍本病的治疗原则和并发症的防治措施，使患儿和家长减少焦虑、恐惧等心理，树立信心，主动配合检查及治疗。

根据病情，帮助患儿制订科学饮食、生活制度和活动量；鼓励患儿与正常儿童接触，建立正常的社会行为方式；介绍病情观察的要点和护理措施，嘱其定期复诊，使患儿安全达到适合手术的年龄。

（田晓娟）

第四节　病毒性心肌炎护理

病毒性心肌炎是病毒侵犯心脏所致，以心肌炎性病变为主要表现的疾病，有的可伴有心包炎和心内膜炎。本病临床表现轻重不一，多数病例属轻症，预后良好，但重症可发生心力衰竭、心源性休克，甚至猝死。

一、病因及发病机制

（一）病因

现已发现 20 多种可引起心肌炎的病毒，包括柯萨奇病毒（乙组和甲组）、埃可病毒、脊髓灰质炎病毒、腺病毒、传染性肝炎病毒、流感和副流感病毒、麻疹病毒、单纯疱疹病毒以及流行性腮腺炎病毒等；其中以柯萨奇病毒乙组（1～6 型）最常见。

（二）发病机制

1.病毒直接侵犯心脏学说

一般认为病毒及其毒素在疾病早期系经血液循环直接侵犯心肌细胞产生病理变化。可在心肌炎死亡病例的心肌组织中直接分离出病毒，并在心肌组织上找到特异性病毒抗原，有力地支持了病毒直接侵犯心脏的学说。

2.变态反应或自身免疫反应参与

临床上在病毒感染后，往往经过一段潜伏期才出现心脏受累的征象，符合变态反应性疾患的规律；患者血中可测到抗心肌的抗体增加；部分患者表现为慢性心肌炎，符合自身免疫反应。

病变分布可为局灶性、散在或弥漫性，病变轻重不等，以心肌间质组织和附近血管周围单核细胞、淋巴细胞及中性粒细胞浸润为主，少数有心肌变性，包括肿胀、断裂、溶解及坏死等变化。病毒性心肌炎多伴有浆液纤维素性心包炎,渗液量较小。慢性病例多有心脏扩大、心肌间质炎症浸润及心肌纤维化形成的瘢痕组织。病变可波及传导系统,甚至导致终身心律失常。

二、临床表现

(一)临床特征

心肌炎临床表现轻重悬殊,起病前多有呼吸道或消化道病毒感染的前驱症状,主要为发热、周身不适、咽痛、肌痛、腹泻及皮疹等。某些病毒感染疾患,如麻疹、流行性腮腺炎等,有其特异性征象,继之出现心脏症状,患儿常诉心前区不适、胸闷、心悸、头晕及乏力等。体检可发现心脏轻度扩大,伴心动过速、心音低钝及奔马律,一般无明显器质性杂音。伴有心包炎者可听到心包摩擦音。心电图多表现为频发早搏、阵发性心动过速或Ⅱ度以上房室传导阻滞,可导致心力衰竭和昏厥等。重症患者可突然发生心源性休克,表现为烦躁不安、面色灰白、四肢冷湿和末梢发绀等,可在数小时或数日内死亡。如反复发作心衰,则心脏明显扩大,可并发严重心律失常或栓塞等,预后很差。

(二)辅助检查

1.心电图检查

常有QRS波群低电压,ST段偏移和T波低平、双向或倒置。Q-T间期延长多发生在重症病例。也可见各种心律失常,如窦房、房室或室内传导阻滞,其中以Ⅰ度传导阻滞最多见。各种过早搏动中以室性早搏最常见,可有阵发性心动过速、心房扑动或颤动,甚至心室颤动。

2.X线检查

可见心影呈轻度至重度普遍扩大,心脏搏动大多减弱,可伴有肺瘀血或肺水肿,有时可见少量胸腔积液。

3.血液检查

急性期白细胞总数多增高,以中性粒细胞为主,血沉略增快。血清谷草转氨酶(SGOT)和门冬氨酸基转移酶(AST)在急性期大多增高,但恢复较快。血清肌酸激酶(CK)在早期多有增高,以来自心肌的同工酶(CK-MB)为主,且较敏感。血清乳酸脱氢酶(LDH)特异性较差,但其同工酶在心肌炎早期亦多增高。

三、诊断

疾病早期可从咽拭子、咽冲洗液、心包积液中分离出特异病毒,但需结合血清抗体测定才更有意义,一般采用病毒中和实验、补体结合实验及血凝抑制试验,如恢复期血清抗体滴度在1∶128以上亦有诊断意义。此外,尚有应用免疫荧光技术及免疫电子显微镜检查等方法证实心肌标本中确有某一型病毒的存在。还可应用聚合酶链反应(PCR)或病毒核酸探针原位杂交法,自患儿心肌或血中查到病毒核酸。

四、治疗

(一)休息

急性期至少应休息到退热后 3～4 周。有心功能不全及心脏扩大者应强调绝对卧床休息至少 3～6 个月,病情好转或心脏缩小后可逐步开始活动。

(二)激素

可提高心肌糖原含量,促进心肌中酶的活力,改善心肌功能,同时可减轻心肌的炎性反应,并有抗休克作用。一般用于较重的急性病例,轻症病例及病程早期多不主张应用。常用泼尼松,日服剂量为 1～1.5 mg/kg,共 2～3 周,症状缓解后逐渐减量。对危重病例可应用地塞米松静脉滴注,每日 0.2～0.4 mg/kg。

(三)控制心力衰竭

多呈急性发作,常用地高辛或毛花苷 C(西地兰)等。由于心肌炎时心肌应激性增高,对洋地黄制剂较敏感,容易中毒,故剂量应偏小,一般用有效剂量的 1/2～2/3 即可。重症加用利尿剂,但要避免引起电解质紊乱。烦躁不安者可给苯巴比妥、安定等镇静剂。

(四)大剂量维生素 C 及能量合剂

维生素 C 能清除自由基,增加冠状动脉血流量,改善心肌代谢,有助于心肌炎的恢复。急性期最好使用大剂量维生素 C 100～200 mg/kg 静脉注射,5～10 分钟注射完毕,每日 1 次,疗程 1 个月。能量合剂有加强心肌营养、改善心肌功能的作用。常用三磷酸腺苷 20 mg、辅酶 A50 单位、胰岛素 4～6 单位及 10% 氯化钾 8 mL 溶于 10% 葡萄糖液 250 mL 中静脉滴注,每日或隔日 1 次。

(五)抢救心源性休克

加速静脉滴注大剂量肾上腺皮质激素或静脉推注大剂量维生素 C 常可获得较好效果。及时应用调节血管紧张度药物,如多巴胺、异丙肾上腺素和阿拉明等加强心肌收缩能力,维持血压及改善微循环。

五、护理

(一)护理评估

1.健康史

详细询问患儿发病诱因,特别是近期呼吸道、消化道病毒感染史和传染病接触史,注意有无发热、心前区不适、胸闷、心悸、乏力、饮食、睡眠及活动耐力情况。

2.身体状况

测量患儿体温、血压,检查患儿精神状态,有无面色苍白、多汗、青紫、气急、水肿、皮肤花纹改变、四肢厥冷症状,注意听诊心率、心音强弱、有无心律失常。

3.心理-社会因素

本病的预后主要取决于患儿心肌病变的轻重;治疗是否及时、科学;有无足够的休息。多数患儿预后良好,极少数转为慢性;暴发型若能度过急性期,经合理治疗后预后亦比较好。因此应注意评估患儿及其家长对本病的了解程度,能否配合医院的治疗和护理要求,是否具有焦虑及恐惧等心理,家庭经济情况如何。

(二)护理诊断

1.活动无耐力

与心肌受损、收缩无力有关。

2.潜在并发症

心律失常、心力衰竭、心源性休克。

(三)护理措施

1.减轻心脏负荷

减轻心脏负荷其主要手段是休息。有心功能不全及心脏扩大患者应绝对卧床至心功能改善、心脏大小恢复正常,逐渐恢复活动量以不出现心悸为宜。一般急性期休息到退热后3~4周,总休息时间为3~6个月。饮食宜高营养、易消化、低盐、避免刺激性食物及暴饮暴食。

2.严密观察病情,及时发现并处理并发症

密切观察并记录患儿心率、脉搏的强弱和节律,注意体温、呼吸、血压及精神状态的变化。对严重心律失常者应持续进行心电监护。若发现患儿出现多源性期前收缩、室性期前收缩、完全性房室传导阻滞、心动过速、心动过缓应立即报告医生并采取紧急措施。

3.对症及用药护理

(1)胸闷、气促者应给予吸氧。

(2)烦躁不安者可根据医嘱给镇静剂。

(3)心力衰竭患儿,静脉用药时注意控制滴注速度和量,以免加重心脏负荷。

(4)心源性休克患儿应及时扩充血容量。

(5)应用洋地黄类药物时应密切观察并记录患儿心律、心率。

4.健康教育

对患儿及其家长介绍本病的治疗原则及预后,使患儿及其家长减少焦虑及恐惧心理;强调患儿休息的重要性及预防呼吸道、消化道感染的常识,流行病期间尽量少到公共场所;心律失常患儿,应使其了解常用抗心律失常药物的名称、剂量、用药时间及副作用,出院后定期到门诊复查。

(田晓娟)

第五节　急性支气管炎护理

急性支气管炎主要是由病毒等多种病原体及环境刺激物等非生物因素所致的支气管黏膜的急性炎症。气管常同时受累,也称为急性气管支气管炎。常伴随在病毒性上呼吸道感染之后,冬季高发,婴幼儿多见,也是急性传染病的表现之一。由于气道黏膜受损或气道超敏反应,其主要症状咳嗽可长至1~3周。

一、病因

病毒感染是其主要致病因素,常见病毒有流感病毒、副流感病毒、腺病毒、呼吸道合胞病毒及鼻病毒等。本病病原体还有肺炎支原体、肺炎衣原体和百日咳杆菌等。在病毒感染的基础上,可继发细菌感染,如肺炎链球菌、A族β溶血性链球菌、金黄色葡萄球菌、流感嗜血杆菌和沙门菌等。除新生儿及机械通气患儿外,免疫功能正常的儿童极少有单纯的细菌性支气管炎。免疫功能低下、特应性体质,如营养不良、佝偻病、过敏反应、慢性鼻炎、咽炎是本病的诱因。

致病因素可使气管支气管黏膜充血、水肿和分泌物增加,黏膜下层有中性粒细胞、淋巴细胞等浸润。严重者纤毛上皮细胞损伤脱落,黏膜纤毛功能降低。而受损的气道上皮对外来刺激易产生超敏反应,出现咳嗽,并且持续长达1～3周。机体炎症消退后,气管支气管黏膜结构和功能大多恢复正常。

二、临床表现

通常首先表现为非特异性的上呼吸道感染症状,如鼻咽炎,出现流涕、鼻塞、咽痛、乏力等,多无热或低热,流感病毒感染体温较高。3～4天后,鼻咽部症状减轻,开始有频繁的刺激性干咳,咳嗽可为持续性或阵发性,遇冷空气、刺激性气味如烟草烟雾等刺激加剧。在较大儿童剧烈咳嗽可导致胸痛,以后可有痰,痰液逐渐由稀薄变粘稠,呈脓性痰,这不一定是细菌感染的征象,可能为白细胞迁移引起炎症所致。

体格检查:早期可有咽部充血、结膜充血等,肺部听诊正常。病程进展、咳嗽加剧后,肺部听诊可有呼吸音粗糙,闻及干、湿啰音,也可有散在的哮鸣音。在肺的同一部位湿啰音常随咳嗽、体位变动等消失,肺部不固定的湿啰音是急性支气管炎的特征性表现。

某些急性传染病如麻疹、伤寒、白喉、猩红热,也包括流行性感冒和百日咳的发病累及气管支气管,出现上述临床表现。

三、诊断及鉴别诊断

(一)诊断

胸部啰音或粗或细,大多是中等湿啰音,主要散在下胸部,咳出分泌物后,啰音可暂时减少,偶因支气管内积痰太多,呼吸音可减低,但咳出痰液后,呼吸音即恢复正常。重症支气管炎与肺炎早期难以鉴别,如听到较深啰音或捻发音,咳嗽后啰音无明显减少时,应考虑肺炎做胸部X线检查以确诊。

(二)鉴别诊断

1.上呼吸道感染

上呼吸道感染临床表现为发热、鼻塞、流涕、喷嚏、咳嗽;乏力、食欲缺乏、呕吐、腹泻,儿童可诉头痛、腹痛、咽部不适,咽部充血,有时扁桃体充血、肿大,颈淋巴结可肿大并压痛,肺部听诊多正常。

2.支气管异物

当有呼吸道阻塞伴感染时,其呼吸道症状与急性气管炎相似,应注意询问患者有无呼吸道异物吸入史。经治疗后,疗效不好,迁延不愈,反复发作,胸部 X 线检查表现有肺不张、肺气肿等梗阻现象。

3.肺门支气管淋巴结核

根据结核接触史、结核菌素试验及胸部 X 线检查可鉴别。

4.毛细支气管炎

多见于 6 个月以下婴儿,有明显的急性发作性喘憋及呼吸困难,体温不高,喘憋发作时肺部啰音不明显,缓解后可听到细湿啰音。

5.支气管肺炎

急性支气管炎症状较重时,应与支气管肺炎作鉴别。

四、治疗

（一）一般治疗

(1)房间注意清洁、安静,保持光线充足、通风,但避免对流风直接吹患儿。

(2)高热时卧床休息。婴儿须经常调换卧位,使呼吸道分泌物易于排出。

(3)咳嗽频繁时可给镇咳药,但避免给药过量以致抑制分泌物的咳出。

(4)给予易消化物,供给足够水分。

(5)注意口腔、鼻及眼的局部清洁,并注意呼吸道隔离。

(6)发生痉挛而致呼吸困难时,轻者参考以下中医疗法"实热喘"处理,重者参考毛细支气管炎及支气管哮喘的治疗处理。

（二）其他治疗

(1)应用 10%氯化铵溶液,使痰液易于咳出。剂量为每次 0.1~0.2 mL/kg。

(2)用适量的吐根糖浆,使痰液易于咳出。婴幼儿每次 2~15 滴,年长儿每次 1~2 mL,每日 4~6 次。

(3)并发细菌感染时,可选用适当抗菌药物。

(4)迁延性支气管炎可加用超短波或紫外线照射。

五、护理

（一）护理评估

1.健康史

了解患儿是否有上呼吸道感染、营养不良、佝偻病、鼻窦炎等病史,询问是否接触过刺激性气体。

2.身体状况

大多先有上感的症状,主要症状为发热和咳嗽。刺激性干咳,以后有痰。一般无全身症状。婴幼儿症状较重,常有发热、呕吐及腹泻等。体检可见咽部充血,双肺呼吸音粗糙,可有不固定的散在干啰音和粗中湿啰音。婴幼儿有痰常不易咳出,可在咽喉部或肺部闻及痰鸣音。

3.心理-社会支持状况

评估家长对患儿疾病的重视程度及当地的环境卫生、空气污染情况。评估家长有无焦急、抱怨的心理反应。

4.辅助检查

细菌感染时,外周血白细胞总数升高。胸部 X 线检查无异常改变或可见肺纹理增粗。

5.治疗原则及主要措施

主要是对症治疗和控制感染。

(1)祛痰、止咳:一般不用镇咳剂,以免抑制其自然排痰,但当咳嗽影响患儿休息时,可酌情给口服止咳糖浆、祛痰剂。

(2)止喘:喘憋严重时可雾化吸入沙丁胺醇等 β_2 受体激动剂或使用氨茶碱。喘息严重者短期使用糖皮质激素,如口服泼尼松 3～5 天。有烦躁不安时可慎重使用镇静剂。

(3)控制感染:因本病感染的病原体多为病毒,一般不需用抗生素;年幼体弱儿有发热、痰多而黄,考虑为细菌感染时,可选用青霉素类抗生素;如为支原体感染,则给予大环内酯类抗生素。

(二)护理诊断

1.清理呼吸道无效

与痰液黏稠、不易咳出有关。

2.体温过高

与病毒或细菌感染有关。

(三)护理措施

1.保持呼吸道通畅

保持空气新鲜,温湿度适宜,以避免痰液干燥,利于排痰。避免剧烈的活动及游戏,注意休息。保证充足的水分及营养,鼓励患儿多饮水,使痰液稀释易于咳出。鼓励患儿有效咳嗽;对咳嗽无力及卧床患儿,宜经常更换体位、拍背,促使呼吸道分泌物的排出,促进炎症消散。按医嘱给予止咳剂、平喘剂、抗生素,并注意观察疗效及不良反应。若有呼吸困难、发绀,应给予吸氧,并协助医生积极处理。

2.维持体温正常

(1)居室环境:每日定时通风,保持室内温湿度适宜,空气新鲜,但应避免对流风。

(2)保证充足的营养和水分:鼓励患儿多饮水,富含维生素、易消化的清淡饮食,应少食多餐。入量不足者进行静脉补液。

(3)密切观察体温变化:发热患儿每 4 小时测量体温一次并准确记录,如为超高热或有热性惊厥史者每 1～2 小时测量一次,退热处置 1 小时后还应复测体温。体温超过 38.5℃时给予物理降温或遵医嘱给予对乙酰氨基酚等退热剂,防止热性惊厥的发生。

(4)遵医嘱应用抗病毒药物或抗生素。

3.健康指导

指导家长学习预防上感的知识,掌握相应的处理措施,如穿衣要适当,以逐渐适应气温的变化,避免过热或过冷;做好呼吸道隔离,接触者应戴口罩,在集体儿童机构中,应早期隔离患儿;增强体质,提倡母乳喂养,按时预防接种,加强体育锻炼,多进行户外活动,不要到人群拥挤的公共场所;要积极防治佝偻病、营养不良及贫血等各种慢性疾病。

（田晓娟）

第六节　小儿气管异物护理

气管异物是较常见的儿童意外急症,也是引起 5 岁以下幼儿死亡的常见原因之一。

一、病因

据统计,气管异物 7 岁以内儿童多见,尤其以刚学会走路到 2 岁间的小儿发病多,死亡率高。这是由小儿的生理特点决定的。小儿的气管与食管交叉处的"会厌软骨"发育不成熟,功能不健全,容易将口含物吸入气管内引起气管阻塞,导致窒息。婴幼儿由于牙齿未萌出或萌出不全,咀嚼功能未发育成熟,吞咽功能不完善,气管保护性反射不健全。当异物落入气管后,最突出的症状是剧烈的刺激性呛咳,由于气管或支气管被异物部分阻塞或全部阻塞,出现气急、憋气,也可因一侧的支气管阻塞,而另一侧吸入空气较多,形成肺气肿,较大的或棱角小的异物(如枣核)可把大气管阻塞,短时间内即可发生憋喘死亡。还有一种软条状异物(如酸菜条)吸入后刚好跨置于气管分支的嵴上,像跨在马鞍上,虽只引起部分梗阻,却成为长期气管内刺激物,患儿将长期咳嗽、发热,甚至导致肺炎、肺脓肿形成,也可危及生命。

二、临床表现

突发刺激性咳嗽、反射性呕吐、声音嘶哑、呼吸困难,患儿张口可听到异物冲击声。如异物堵住了喉部、气管处,患儿面色青紫、气喘、窒息,很快呼吸停止。如异物堵住左右支气管分叉处,可导致一侧肺不张,呼吸困难逐渐加重,抢救不及时会很快呼吸停止。

三、治疗

及时的诊断和处理是抢救成功的关键,医生也应该向家长普及相关的救护知识。

（一）拍背法

让小儿趴在救护者膝盖上,头朝下,托其胸,叩其背部,使小儿咯出异物。

（二）催吐法

用手指伸进口腔,刺激舌根催吐,适用于较靠近喉部的气管异物。

（三）迫挤胃部法

救护者抱住患儿腰部,用双手示指、中指、无名指顶压其上腹部,用力向后上方挤压,压后放松,重复而有节奏进行,以形成冲击气流,把异物冲出。此法为美国海默来克医师所发明,故称"海默来克手法"。

上述方法未奏效,应分秒必争尽快送医院耳鼻喉科,在喉镜或气管镜下取出异物,切不可拖延。呼吸停止给予口对口人工呼吸。

四、护理

（一）护理评估

1.健康史

了解患儿有无玩耍及吸入碎小食物、纽扣等，有无突然发作呛咳、喘憋及呼吸困难、面色青紫等。

2.身体状况

身体状况以突然呛咳为主要症状，继之有喘憋、呼吸困难、发绀。若异物堵塞一侧支气管，可闻及该侧肺部呼吸音低。

3.心理-社会状况

本病病情较危急，可发生窒息死亡，常需气管插管甚至气管切开治疗。患儿表现为呼吸困难、烦躁不安、发绀等。家长表现为焦虑、自责、忧虑、抱怨等心理反应。

（二）护理诊断

1.有窒息的危险

与气管、支气管内异物有关。

2.气体交换受损

与异物阻塞气管、支气管有关。

3.有感染的危险

与异物刺激气管、支气管黏膜，影响分泌物排出有关。

4.知识缺乏

缺乏气管、支气管异物的预防知识，对其危害性认识不足。

（三）护理措施

（1）减少患儿哭闹，以免异物变位发生急性喉梗阻，出现窒息危及生命。

（2）做好手术宣教，使患儿家长了解气管异物的治疗方法，减轻家长的焦虑情绪。

（3）术前准备：①准备氧气、气管切开包、负压吸引器、急救药品等。②密切观察患儿病情，如有烦躁不安、呼吸困难加重、三凹征明显、口唇发紫、出大汗等情况应及时通知医生。③支气管镜下取出异物是唯一有效的治疗方法。支气管镜检查术采用全麻，应告知患儿及其家长注意事项和要求（检查前需禁食 6～8 小时或禁奶 4 小时）。

（4）术后护理：了解手术经过，包括时间、异物取出情况等；观察有无喉头水肿、纵隔气肿、皮下气肿引起的呼吸困难。支气管镜下取出异物后，患儿需在 4 小时后方可进食。

（田晓娟）

第七节　小儿肝脓肿护理

一、病因

从肝脓肿处发现的微生物差异较大，但是基本上反映胆道和肠道的菌群。在最近的研究中,多数患者的菌培养都为阳性,且半数以上寄生着一种以上的微生物。在多数病例中,最常见的需氧微生物包括大肠杆菌、金黄色葡萄球菌、克雷伯杆菌和肠球菌。最常见的厌氧菌是类杆菌、厌氧链球菌和梭杆菌属。肝脏血运丰富,血液在血窦内流动,窦内的库普弗细胞有吞噬作用,一般在肝脏不易发生脓肿。但当小儿抵抗力下降、肝脏受损害、细菌毒力过强及其他因素如恶性肿瘤、微血栓、灌注不良或先天性、后天性胆道或血管梗阻等因素的影响,便可激发细菌增殖、组织侵袭和脓肿形成。

细菌侵入肝脏的途径有以下几种:①经门静脉系统:这是细菌侵入的主要途径。门静脉的血液进入肝脏有固定的流向,肠系膜上静脉的血液主要进入肝右叶,脾静脉和肠系膜下静脉的血液主要进入肝左叶;因而,消化道某些部位的化脓性病变可引起肝脏相应部位的脓肿,如化脓性阑尾炎、梅克尔憩室炎、菌痢等。新生儿脐炎患儿也可通过脐静脉-门静脉途径引起肝脓肿。②经肝动脉系统:全身各部的化脓性病灶,如疖肿、骨髓炎、败血症均可经血液循环导致肝脓肿。③经胆道系统:小儿可因胆总管囊肿、胆道蛔虫,胆总管结石、恶性胆总管梗阻等而继发胆道感染、化脓性胆管炎,如感染不能控制,细菌可逆行播散,形成肝脓肿。④由肝下或膈下感染直接扩散,如膈下脓肿、肾周围脓肿、右侧脓胸等。⑤其他:肝脏外伤、肝脏肿瘤继发感染或腹腔手术后感染腹膜炎等也可出现肝脓肿。

细菌性肝脓肿的部位主要在肝脏右叶,约占总病例的80%。约12%患儿发生于肝左叶。左右叶同时发生脓肿者少见。多发脓肿较单发脓肿多见,大脓肿往往是由许多多发性小脓肿破溃融合而成。

二、临床表现

(一)临床特征

1.寒颤、高热
体温常可高达39~40℃,多表现为弛张热,伴有大量出汗、恶心、呕吐、食欲缺乏和周身乏力。

2.持续性肝区疼痛和肝大
肝区钝痛或胀痛,有的可伴右肩牵涉痛,右下胸及肝区叩击痛,重大的肝有压痛。

3.其他
严重者出现黄疸或腹水,低蛋白血症、营养不良等周身中毒症状。

(二)辅助检查

1.实验室检查
白细胞计数及中性粒细胞均明显增高,可见中毒颗粒和核左移现象。红细胞及血红蛋白可下降。肝功能可呈现不同程度的异常,血清转氨酶、碱性磷酸酶可轻度升高。

2.影像学检查
(1)B超检查:依据脓肿形成的不同阶段有不同表现。①早期肝脓肿:肝内局部出现低回声区,其内回声不均匀或呈等回声光团,边界欠清晰。②液化不全脓肿:脓肿呈无回声区或呈液性暗区,边缘不光滑,无回声区内见较多粗回声光点,分布不均匀,伴有后方回声增强。③典型肝脓肿:脓肿无回声区边缘清晰,切面常呈圆形或类圆形,伴后方回声增强效应,内有细小光点回声。④小儿细菌性肝脓肿:行 B 型超声或彩超检查,阳性率达 100％。B 超可以测定脓肿部位、大小及距体表深度,为确定脓肿穿刺点或手术引流进路提供了方便,可作为首选的检查方法。B 超定位细菌性肝脓肿穿刺时,穿刺脓液除做细菌涂片检查和培养外,应作抗生素敏感试验,以便选择有效抗菌药物。

(2)X 线检查:肝阴影增大,右膈肌抬高、局限性隆起和活动受限或伴有右下肺肺段不张、胸膜反应或胸腔积液甚至脓胸等。

(3)CT 检查

①大多数脓肿显示为低密度病灶,CT 值介于单纯性囊肿和实质性肿瘤之间,然而少数脓肿近乎水样密度。②大约 20％的患者在低密度病灶内见到气体,有助于本病的诊断。③边缘征增强后扫描,脓腔边缘组织密度高于正常肝脏,但是脓腔中央并不增强,见于 5％～40％病例。但此征并非特异性,它也可见于肿瘤坏死,血管瘤和感染性囊肿。④双靶征由中央部分低密度区,周围高密度区,再周围低密度环组成,据报道在动态增强 CT 扫描时见于 1/3 患者。此征较边缘征有特异性。

三、鉴别诊断

(一)阿米巴肝脓肿

有阿米巴痢疾史,起病较缓慢,脓肿较大,多为单发,位于肝右叶,脓液呈巧克力色,无臭味,脓腔壁内可找到阿米巴滋养体,若无混合感染,脓液细菌培养阴性。粪便检查部分患者可找到阿米巴滋养体或包囊。以抗阿米巴药物进行诊断性治疗后症状好转。

(二)膈下脓肿

两者可同时存在,但膈下脓肿大多数发生在手术后或消化道穿孔之后,如十二指肠溃疡穿孔、胆管化脓性疾病、阑尾炎穿孔,脓液常发生于右膈下;胃穿孔、脾切除术后感染,脓肿常发生在左膈下。膈下脓肿一旦形成,可表现明显的全身症状,而局部症状隐匿为其特点。全身症状表现高热、乏力、厌食、消瘦等。局部症状以右季肋部疼痛为明显,向右肩部放射。X 线透视可见患侧膈肌升高,随呼吸活动度受限或消失,肋膈角模糊,积液。X 线片可显示胸膜反应、胸腔积液、肺下叶部分不张等。B 超或 CT 检查对膈下脓肿的诊断及鉴别诊断有重要意义。特别是在 B 超引导下行诊断性穿刺,不仅可帮助定性诊断,而且对于小的脓肿可在穿刺抽脓后注入抗生素治疗。

(三)肝包虫病

又称肝棘球蚴病,是犬绦虫(棘球绦虫)的囊状幼虫寄生在肝脏所致的一种寄生虫病。诊断主要根据棘球蚴病的流行病区,有无密切接触史,病程缓慢,肝区呈囊性肿大,血中嗜酸性多核白细胞增高。包虫囊液皮内试验(Casoni 试验)阳性率可达 90％～93％,补体结合试验阳性。

四、治疗

(一)非手术疗法

对急性期肝局限性炎症,脓肿尚未形成或多发性小脓肿,应非手术治疗。在治疗原发病灶的同时,使用大剂量的有效抗生素和全身支持治疗,以控制炎症,促使脓肿吸收自愈。由于肝脓肿病原菌以大肠杆菌、金黄色葡萄球菌和厌氧性细菌多见,在未确定致病菌之前,可先用广谱抗生素,待细菌培养及抗生素敏感试验结果,再决定是否调整抗菌药物。另一方面,细菌性肝脓肿患儿中毒症状严重,全身状况较差,故在应用大剂量抗生素的同时,应积极补液,纠正水与电解质紊乱,给予维生素B、维生素C、维生素K,必要时可反复多次输入小剂量新鲜血液、血浆和白蛋白,以纠正低蛋白血症;或采用静脉高营养,改善肝功能和增强机体抵抗力,提高疗效。

经抗生素及支持治疗,多数患儿有望治愈。多数小脓肿全身抗生素治疗不能控制者,可经肝动脉或门静脉内置导管应用抗生素。单个较大的化脓性肝脓肿可在B超引导下穿刺吸脓,尽可能吸尽脓液后注入抗生素至脓腔内,如果患者全身反应好转,超声检查显示脓腔缩小,也可数日后重复穿刺吸脓。

近年来,B超引导下经皮穿刺置管引流也广泛采用。本法治疗急性细菌性肝脓肿具有操作简单、安全性高、疗效确切、对患儿损伤小等优点。经皮穿刺肝脓肿置管引流可适用于直径＞5 cm的单发性脓肿,如为多发性脓肿,可将较大的脓肿引流。适宜于B超显示的液性暗区明显、穿刺脓液稀薄患者。如患儿病情危重不能耐受手术或拒绝手术治疗也可行穿刺置管。一般在B超引导下,取距脓肿最近的路径进针,多采用套管针,在穿刺证实进入脓腔后,抽吸脓液,采取脓液行细菌培养及药敏检查,之后,尽量抽尽脓液,注入抗生素溶液。放置引流管,并与皮肤缝合固定。

经皮穿刺脓肿置管引流应注意以下内容。

(1)对婴幼儿在穿刺前应给予镇静剂,以防止术中患儿躁动,导致肝脏损伤、其他器官损伤、出血等并发症。

(2)穿刺置管时应注意定位要准确,选择脓肿最表浅部位,可避免损伤大血管和胆管。

(3)引流管内径应在2.5～3.5 cm,不宜太细,太细则引流不畅,易阻塞;太粗对肝脏损伤过大,容易造成出血、胆瘘等并发症;并定时用抗生素溶液冲洗引流管,保持其通畅。

(4)引流管应固定确切,最好与皮肤缝合,防止脱出。

(5)拔管时间不宜过早,一般在无脓液引流后3天或B超显示脓肿直径＜1 cm时才能拔除。

(二)手术治疗

1.脓肿切开引流术

对于较大的脓肿,估计有穿破可能或已穿破并引起腹膜炎、脓胸以及胆源性肝脓肿或慢性肝脓肿。在应用抗生素治疗的同时,应积极进行脓肿切开引流术。中毒症状重,脓肿直径＞5 cm,脓液黏稠,脓腔呈蜂窝状,经置管引流失败的患儿也应及时行脓肿切开引流。近年来,由于广泛应用B超引导下穿刺吸脓或置管引流治疗肝脓肿,经前侧或后侧腹膜外脓肿切开引流术已很少采用,现在多采用经腹腔切开引流术。手术方法取右肋缘下斜切口(右肝脓肿)或作经腹直肌切口(左肝脓肿),入腹后,行肝脏探查,确定脓肿部位,用湿盐水纱布垫保护手术野四周,以免脓液扩散污染腹腔。经穿刺证实脓肿,沿针头方向用直血管钳插入脓腔,排出脓液,再用手指伸入脓腔,分离腔内间隔,用生理盐水冲洗脓腔,吸尽脓液后,脓腔内放置橡皮管引流。对于较大的多发性脓肿,术中应根据 B 超定位,对肝脏表浅而大的脓肿切开引流,深部的较大脓肿可试行穿刺抽脓。经腹腔切开引流术可做到充分而有效的引流,不仅可确定肝脓肿的诊断,同时还可以探查腹腔,伴发的疾病予以及时处理,如对伴有急性化脓性胆管炎患者,可同时进行胆总管切开引流术。

2.肝切除术

对于慢性厚壁肝脓肿和脓肿切开引流后脓肿壁不塌陷,留有无效腔或窦道长期流脓不愈以及肝叶多发性脓肿且该肝叶已严重破坏,失去正常功能者,可行肝叶切除术。急诊肝叶切除术,因有使炎症扩散的危险,一般不宜施行。

(三)术后并发症及预防

细菌性肝脓肿如得不到及时、有效的治疗,脓肿可向邻近器官或组织结构穿破,引起严重的并发症。如右肝脓肿向膈下间隙穿破可形成膈下脓肿;也可再穿破膈肌而形成脓胸,穿破肺组织至器官,形成支气管胸膜瘘;如同时穿破胆道,则形成支气管胆瘘。左肝脓肿可穿破至心包,发生心包积脓。脓肿可破溃入腹腔引起腹膜炎。

预防措施包括:①早期诊断细菌性肝脓肿,及时采取有效措施。②合理应用抗生素,根据细菌培养结果选用有效抗生素。③密切观察病情,及时穿刺抽脓、置管引流或转开腹手术。④加强支持治疗,应积极补液,纠正水电解质紊乱,必要时多次给予小剂量新鲜血液和血浆。⑤早期发现并发症及时处理。

五、护理

(一)护理评估

1.术前评估

(1)健康史:有无疫区接触史、阿米巴痢疾史、细菌性肠炎和体内化脓性病史等。

(2)身体状况

①局部:有无气急、胸痛、剧烈咳嗽、肝区疼痛等主诉。

②全身:有无体液失衡和营养不良表现。

③辅助检查:包括主要脏器功能及与手术耐受性相关指标的检查。

(3)心理-社会支持状况:患者的心理承受力、认知程度及家庭的经济承受能力。

2.术后评估

(1)康复状况:生命体征、营养状况、引流通畅及引出液色、质、量;切口情况。

(2)肝功能状况:无肝性脑病、肝衰竭等。

(二)护理诊断

1.体温过高

与感染有关。

2.疼痛

与肝包膜张力增加有关。

3.潜在并发症

休克、腹膜炎、膈下脓肿、胸腔感染。

（三）护理措施

1.病情观察

肝脓肿若继发脓毒血症、急性化脓性胆管炎者或出现中毒性休克征象时,可危及生命,应立即抢救,加强对生命体征和腹部体征的观察。

2.营养支持

鼓励患者多食高蛋白质、高热量、富含维生素和膳食纤维的食物,保证液体和营养摄入。

3.高热护理

(1)保持病室空气新鲜,定时通风,维持室温于 18～22℃,湿度为 50％～70％。

(2)患者衣着适量,床褥勿盖过多,及时更换汗湿的衣裤和床单位,以保证患者舒适。

(3)加强对体温的动态观察。

(4)除需控制入水量者,应保证高热患者每天至少摄入 2 000 mL 液体,以防脱水。

(5)物理降温,必要时用解热镇痛药。

(6)遵医嘱正确合理应用抗生素以防止继发二重感染发生。

4.疼痛护理

根据患者的情况采取适宜的止痛措施。

5.引流管护理

(1)妥善固定引流管,防止滑脱。

(2)置患者于半卧位,以利引流和呼吸。

(3)严格遵守无菌原则,每天冲洗脓腔,观察和记录引流液的色、质和量。

(4)每天更换引流瓶。

(5)当脓腔引流液少于 10 mL 时,可拔除引流管,改为凡士林纱条引流,适时换药,直至脓腔闭合。

(6)为防止继发二重感染,阿米巴性肝脓肿宜采用闭式引流。

6.健康教育

阿米巴性肝脓肿的预防主要是防止阿米巴痢疾的感染;严格进行粪便管理。一旦感染阿米巴痢疾应做积极、彻底的治疗。

（田晓娟）

第八节　小儿尿路感染护理

尿路感染(UTI)是小儿最常见的疾病之一,它是小儿内外科医师经常遇到的问题,也是泌尿系内部结构异常的最常见表现。在小儿感染性疾患中,泌尿系感染仅次于呼吸系感染而居第二位。约 2/3 男童和 1/3 女童在泌尿系结构异常的基础上并发感染,3/4 以上女童患泌尿系感染后复发。感染可累及尿道、膀胱、肾盂及肾实质。婴幼儿症状多不典型,诊断困难。而且在不同的性别、不同的年龄,其发病率不同。尽管抗生素的发展迅速,品种繁多,但是这种非特异性尿路感染发病率仍然很高,而且时常反复发作。小儿尿路感染对肾脏的损害重于成人,反复感染可致肾瘢痕形成,造成不可逆性肾脏损害。因此积极治疗尿路感染以及防止对肾脏的损害更为重要。

一、病因及发病机制

(一)病因

小儿尿路感染分为梗阻性和非梗阻性两大类。前者在小儿尿路感染中占有重要地位。完全正常的泌尿系固然可以发生感染,但更重要的是须注意局部有无尿路畸形的解剖基础,如先天性尿路梗阻、反流等。忽视这一点,尿路感染就很难治愈,即使感染暂时得到控制也常再发。

在小儿出生后最初几周内,无论男孩或女孩其尿道周围都有很多嗜氧菌,尤其是大肠杆菌等,又因其本身的免疫力极低,而易发生尿路感染。随年龄的增长,这些细菌逐渐减少,到5岁以后,尿路感染的发生也逐渐减少。即使细菌入侵尿路,也不都发生尿路感染。大多数是由于某些原因使机体的防御机制受损,细菌方可在尿路中生长繁殖,而发生尿路感染。导致小儿尿路感染的易感因素如下。

1.小儿生理解剖特点

小儿输尿管长,且弯曲,管壁弹力纤维发育不全,易于扩张及尿潴留,易患尿路感染。尿道内或尿道外口周围异常,如小儿包茎、包皮过长、包皮粘连等均可使尿道内及尿道外口周围隐藏大量细菌而增加尿路感染的机会。女孩尿道短而宽,外阴污染机会多,亦易发生上行感染。

2.泌尿系畸形、尿路梗阻

尿路梗阻、扩张,允许细菌通过尿道外口并移行进入泌尿道;另一方面由于梗阻、扩张使其泌尿道腔内压增高,导致黏膜缺血,破坏了抵抗细菌入侵的屏障,诱发尿路感染的危险性升高。常见疾病有肾积水、巨输尿管症、输尿管囊肿、输尿管异位开口、尿道瓣膜、尿道憩室、结石、异物、损伤、瘢痕性尿道狭窄、神经源性膀胱等。

3.原发性膀胱输尿管反流

正常情况下,膀胱输尿管交界部的功能是在排尿时完全阻止膀胱内尿液上行反流至肾脏。而当存在膀胱输尿管反流时,尿流从膀胱反流入输尿管、肾盂及肾盏,这可能使输尿管口扩张,并向外移位,同时造成膀胱动力不完全,使有菌尿液经输尿管达肾脏而引起感染。有文献报道约半数尿路感染患儿存在膀胱、输尿管反流(VUR)。VUR为细菌进入肾脏提供了有效的道路,且低毒力的菌株也可造成肾内感染。

4.排尿功能异常

排尿功能异常的患儿(如尿道狭窄或神经源性膀胱等)排尿时间延长,膀胱内压增高或残余尿量增多均有利于细菌稳定增殖,甚至可导致非尿路致病菌引起严重的尿路感染。

5.便秘和大便失禁

便秘和大便失禁均可使肠道共生菌滞留于尿道外口时间延长,大肠杆菌黏附于尿道口时使尿道上皮受内毒素作用,尿道张力下降,蠕动能力减弱,尿液潴留易发生逆行感染。有研究表明,控制便秘可降低复发性尿路感染的发生率。

6.医疗器械

在行导尿或尿道扩张时可能把细菌带入后尿道和膀胱,同时可能造成不同程度的尿路黏膜损伤,而易发尿路感染。有文献报道留置导尿管1天,感染率约50%,3天以上则可达90%以上。在进行膀胱镜检查、逆行尿路造影或排尿性膀胱、尿道造影时,同样易引起尿路感染,应严格掌握其适应证。

另外全身抵抗力下降,如小儿营养不良、恶性肿瘤进行化疗或应用免疫抑制剂及激素的患儿,也易发生尿路感染。

(二)病菌原

任何入侵尿路的致病菌均可引起尿路感染。但是最常见的仍然是革兰阴性杆菌,其中以大肠杆菌最为常见,约占急性尿路感染的80%,其次为副大肠杆菌、变形杆菌、克雷白杆菌、产气杆菌和铜绿假单胞菌。约10%尿路感染是由革兰阳性细菌引起的,如葡萄球菌或粪链球菌。大肠杆菌感染最常见于无症状性菌尿或是首次发生的尿路感染。在住院期的尿路感染、反复性尿路感染或经尿路器械检查后发生的尿路感染,多为粪链球菌、变形杆菌、克雷白杆菌和铜绿假单胞菌所引起,其中器械检查之后铜绿假单胞菌的发生率最高,变形杆菌常伴有尿路结石者,金黄色葡萄球菌则多见于血源性引起。长期留置尿管、长期大量应用广谱抗生素或是抵抗力低下及应用免疫抑制剂的患儿,应注意有无真菌的感染(多为念球菌和酵母菌)。

病原菌特点:无泌尿系畸形的肾炎患儿体内分离的菌株与肠道共生菌不同,而伴有畸形者(如梗阻、反流等),其菌株与肠道共生菌相同,且更易发生肾损害。

(三)感染途径

1.上行性感染

尿路感染中绝大多数是上行性感染,即是致病菌(多为肠道细菌)先于会阴部定居、繁殖,污染尿道外口,经尿道上行至膀胱,甚至达肾盂及肾实质,而引起的感染。一旦细菌进入膀胱后,约有1%可侵入输尿管达肾盂,这多是由于存在各种原因所致膀胱输尿管反流。

2.血行感染

较上行感染少见,是致病菌从体内的感染灶侵入血流,然后达肾脏至尿路而引起感染。临床上常见的仅为新生儿或是金黄色葡萄球菌败血症所致血源性尿路感染或因肿瘤放化疗后存在免疫抑制者血行感染的机会增加。其他肾实质的多发脓肿、肾周脓肿也多继发于身体其他部位感染灶。

3.淋巴道感染

腹腔内肠道、盆腔与泌尿系统之间有淋巴通路,肠道感染或患急性阑尾炎时,细菌通过淋巴道进入泌尿道,有发生尿路感染的可能,但临床上极少报道。

4.直接感染

邻近组织的化脓性感染,如腹膜后炎症、肾周围炎等直接波及泌尿道引起的感染。

(四)发病机制

尿路感染主要是由细菌所致,在致病菌中许多属于条件致病菌。尿道是与外界相通的腔道,健康成年女性尿道前端 1 cm 和男性的前尿道 3～4 cm 处都有相当数量的细菌寄居。由于尿道具防御能力,从而使尿道与细菌、细菌与细菌之间保持平衡状态,通常不引起尿路感染。当人体的防御功能被破坏或细菌的致病力很强时,就容易发生尿路的上行性感染。一般认为,尿路感染的发生取决于细菌的致病力和机体的防御功能两个方面。在疾病的进程中,又与机体的免疫反应有关。

1.病原菌的致病力

在尿路感染中,最常见的病菌为大肠杆菌。近年来对大肠杆菌及其致病力的研究也较多,认为大肠杆菌的表面抗原特征与其致病力有关,特别是细胞壁 O 抗原,已知 O 血清型,如 O_1、O_2、O_4、O_6、O_7、O_{75} 与小儿尿路感染有关。也有学者发现,从无症状菌尿者分离出大肠杆菌与粪便中的大肠杆菌相同,而来自有症状菌尿大肠杆菌与粪便中分离出来的不同,因此提示大肠杆菌 O 抗原的血清型与其致病力有关。细菌入侵尿路能否引起感染,与细菌黏附于尿路黏膜的能力有关。致病菌的这种黏着能力是靠菌毛来完成的。大多数革兰阴性杆菌均有菌毛。菌毛尖端为糖被膜,其产生黏附素与上皮细胞受体结合。根据受体对黏附素蛋白的特异性,菌毛分为 I 型及 P 型。有报道表明,有 P 型菌毛的大肠杆菌是肾盂肾炎的主要致病菌。另外,具有黏附能力的带菌毛细菌,还能产生溶血素、抗血清等,这些都是细菌毒力的表现。下尿路感染通常为 I 型菌毛细菌所引起,在有利于细菌的条件下可引起肾盂肾炎,有 P 型菌毛的大肠杆菌则为肾盂肾炎的主要致病菌。细菌一旦黏着于尿路黏膜后即可定居、繁殖,继而侵袭组织而形成感染。

除上述菌毛作为细菌的毒力因素之外,机体尿路上皮细胞受体密度多少亦为发病的重要环节,在感染多次反复发作的患者,菌毛受体的密度皆较高。

在肾盂肾炎发病过程中,尚有一个因素值得提出,即细菌侵入输尿管后,输尿管的蠕动即受到影响,因为带有 P 型及抗甘露糖菌毛的细菌常有含脂肪聚糖的内毒素,有抑制蠕动的作用。输尿管蠕动减低,于是发生功能性梗阻。这种情况,肾盂内压力即使不如有机械性梗阻时那样高亦可使肾盂乳头变形。细菌即可通过肾内逆流而侵入肾小管上皮。用超显微镜观察肾小管,还可见带菌毛的细菌黏附于肾小管细胞膜上,并可见到菌毛的受体。

2.机体的防御功能

细菌进入膀胱后,大多数是不能发生尿路感染的。健康人的膀胱尿液是无菌的,尽管前尿道及尿道口有大量的细菌寄居,且可上行至膀胱,但上行至膀胱的细菌能很快被消除。留置导尿 4 天,90% 以上的患者可发生菌尿,但拔掉导尿管后多能自行灭菌。由此说明,膀胱具有抑制细菌繁殖的功能。一般认为,尿路的防御功能主要有如下几个方面。

(1)在无尿路梗阻时,排尿可清除绝大部分细菌,膀胱能够完全排空,则细菌也难以在尿路中停留。尿路各部分正常的神经支配、协调和有效的排尿活动具有重要的防止感染作用。肾脏不停地分泌尿液,由输尿管流入膀胱,在膀胱中起到冲洗和稀释细菌的作用。通过膀胱周期性排尿的生理活动,可将接种于尿路的细菌机械性地"冲洗"出去,从而防止或减少感染的机会。动物实验观察结果认为这是一相当有效的机制。

(2)较为重要的防御机制是尿路黏膜具有抵制细菌黏附的能力。动物实验表明,尿路上皮细胞可能分泌黏蛋白,如氨基葡萄糖聚糖、糖蛋白、黏多糖等,皆有抗细菌黏着作用。扫描电镜观察可见尿路上皮细胞上有一层白色黏胶样物质,可见细菌附着在这层物质上。在排尿时,这些黏蛋白如能被排出,则入侵细菌亦随之排出。若用稀释的盐酸涂于膀胱黏膜仅 1 分钟,细菌黏着率即可增高,因稀释盐酸可破坏黏蛋白而为细菌入侵提供条件。于 24 小时后,细菌黏附率可恢复到盐酸处理前状态。在稀释盐酸破坏黏蛋白层之后,若在膀胱内灌注外源性的黏多糖如合成的戊聚糖多硫酸盐等,则抗细菌黏着功能即可恢复。

(3)也有动物实验证明,膀胱黏膜具有杀菌能力,膀胱可分泌抑制致病菌的有机酸、IgG、IgA 等,并通过吞噬细胞的作用来杀菌。

(4)尿 pH 低、含高浓度尿素和有机酸、尿液过分低张和高张等因素均不利于细菌的生长。

(5)如果细菌仍不能被清除,膀胱黏膜可分泌抗体,以对抗细菌入侵。

3.免疫反应

在尿路感染的病程中,一旦细菌侵入尿路,机体即有免疫反应。无论是局部的或是全身的,这些反应与身体其他部位的免疫反应相同。尿内经常可以发现免疫球蛋白 IgG 及 IgA。有症状的患者尿中 IgG 较低,而无症状的菌尿患者尿中 IgG 则较高。IgG 是由膀胱及尿道壁的浆细胞分泌的免疫球蛋白,能使光滑型菌族转变为粗糙型,后者毒力较低。此外,补体的激活可使细菌溶解。上述非特异性免疫反应皆为细菌黏着造成障碍。若感染时期较长,患者机体则可产生特异性免疫蛋白。球蛋白及补体的活动皆可促进巨噬细胞及中性粒细胞的调理素作用及吞噬功能。但吞噬过程中,吞噬细胞释放的过氧化物对四周组织有毒性作用,所以,吞噬细胞肃清细菌的过程亦对机体有伤害作用,尤其是对肾组织的损害。在动物实验性肾盂肾炎中,过氧化物催化酶能保护肾组织,不致发生过氧化物中毒。

有关实验研究表明,人体这种免疫反应对细菌的血行性和上行性感染有防御作用。

二、临床表现

(一)临床特征

按尿路感染部位分为上尿路感染和下尿路感染,但因小儿尿路感染很少局限于某一固定部位,年龄愈小,定位愈难。按症状的有无分为症状性尿路感染和无症状性菌尿,按病程的缓急分为急性和慢性尿路感染。另外依小儿年龄特点,尿路感染的症状常不典型,随年龄的不同临床表现不一。急性尿路感染,又分为急性膀胱炎及急性肾盂肾炎。

1.急性膀胱炎

是只局限于下尿路的感染。临床上表现为膀胱刺激症状,即尿频、尿急、尿痛、排尿困难、尿液混浊,偶见肉眼终末血尿。伴有下腹部和膀胱区的不适与疼痛,偶有低热,多无明显的全身症状。年长儿症状更明显些。

2.急性肾盂肾炎

各期表现不同。

新生儿期可能为血行感染所致,症状轻重不等,多以全身症状为主,如发热、惊厥、嗜睡、吃奶差、呕吐、腹胀、腹泻、烦躁、面色苍白等非特异性表现。很少出现尿频等尿路感染症状,往往被误诊为上呼吸道感染、婴儿腹泻,甚至颅内感染等。60%的患儿可有生长发育迟缓、体重增加缓慢。严重的有抽搐、嗜睡、黄疸等。新生儿期急性肾盂肾炎常伴有败血症,约 1/3 病例血、尿培养其致病菌一致。

婴幼儿期症状也不典型,仍以全身症状为主,常以发热最为突出。尿频、尿急、尿痛等排尿症状随年龄增长逐渐明显,排尿时其他症状与新生儿期类似。但仔细观察可发现患儿有排尿时哭闹,尿液有臭味或有顽固性尿布疹。随年龄的增长,膀胱刺激症状逐渐明显。哭闹、尿频或有顽固性尿布疹但以全身症状为主,应想到泌尿系感染的可能。

儿童期其症状与成人相近,在发热、寒战、下腹部疼痛的同时,常伴有腰区疼痛、输尿管区压痛、肾区压痛与叩痛。多有典型的尿频、尿急、尿痛、排尿困难等膀胱刺激症状。急性肾盂肾炎大多是上行感染所致,所以常伴膀胱炎。根据患儿的临床表现来判断是肾盂肾炎或膀胱炎是不可靠的。尤其是小儿,以全身症状为主,小婴儿膀胱刺激症状不明显,有的发热即是其第一主诉。因此对原因不明的发热患儿,尽早做尿常规及进一步尿培养检查十分必要。

(二)辅助检查

1.实验室检查

(1)送尿常规检查和取中段尿送细菌培养:尿常规检查在尿路感染的诊断中必不可少,肉眼观察,尿色可清或混浊,可有腐败气味。急性尿路感染中 40%～60% 有镜下血尿,细胞数为 2～10/HP。对尿路感染诊断最有意义的为白细胞尿,亦称为脓尿,尿沉渣镜下白细胞＞5/HP,即可初步诊断。国内有人用血细胞计数盘检查不离心尿,以 ≥8/mm³ 为脓尿。无论哪种检查方法,脓尿对尿路感染的诊断有着它的特异性和敏感性。虽然临床上目前仍以提出的每毫升尿液有 1×10^5 以上的菌落单位称之为菌尿(1×10^3～1×10^4 为可疑菌尿,1×10^3 以下为污染标本)的标准来对尿路感染进行诊断,但目前有人提出少量细菌也可以引起明显的感染,尤其在小儿,由于尿液稀释,有时菌落数达不到 1×10^5。

菌尿和脓尿是否有意义,小儿尿液标本的采集过程十分重要。首先彻底清洁外阴部,对婴幼儿可用尿袋留取。其中已接受包皮环切的男孩或大女孩中段尿的检查可信度较高,而未接受包皮环切的男孩或小女孩尿液易被包皮内或尿道外口周围污染的可能性较大,因此取中段尿较为可信。在进行导尿留尿标本时,亦应弃去最初的尿液,留取后部分尿液。经耻骨联合上膀胱穿刺获取的尿液最可靠,此时检查为菌尿(不论菌数多少),均可明确诊断尿路感染。

(2)肾功能检查:反复或慢性尿路感染时,肾小管功能首先受损,出现浓缩功能障碍,晚期肾功能全面受损。可作血尿素氮和肌酐测定、尿浓缩功能试验、酚红排泄率试验检查。近年来提出尿抗体包裹细菌检查、致病菌特异抗体测定、C 反应蛋白测定、尿酶测定、血清铜蓝蛋白测定协助区别上、下尿路感染。

2.特殊检查

(1)超声波检查:方便、安全、无损伤,在小儿应作为首选的方法。B 超可测定肾脏的大小、肾区肿物的部位、性质,了解有无肾盂、肾盏扩张,重复畸形、巨输尿管;测定膀胱的残余尿量,膀胱的形态、大小,膀胱壁有无异常增厚,膀胱内有无肿瘤、异物、憩室、囊肿等,同时还可以了解肾、输尿管、膀胱内有无结石。

(2)排尿性膀胱尿道造影:在小儿尿路感染中是重要的检查手段之一。其方法是将造影剂经导尿管或耻骨上膀胱穿刺注入膀胱内,也可在静脉肾盂造影时,待肾盂、输尿管内造影剂已排空,而膀胱仍积聚大量造影剂时,嘱患儿排尿,在电视荧光屏上动态观察。可了解:①膀胱的位置、形态、大小,其黏膜是否光滑,膀胱内有无真性或假性憩室、囊肿、肿瘤、结石,异物等。②有无膀胱输尿管反流及其反流程度。③膀胱出口以下有无梗阻,如尿道瓣膜、憩室,尿道狭窄等。

(3)静脉尿路造影:由于小儿尿路感染与泌尿生殖系异常有密切关系,而静脉尿路造影检查除可了解双肾功能外,对先天性尿路畸形、梗阻、结石、肿瘤、肾积水等疾病有重要的诊断价值,故应列为常规的检查方法。其临床指征为:①凡尿路感染经用抗生素 4～6 周而症状持续存在者。②男孩第一次发生尿路感染者。③女孩反复尿路感染者。④上腹肿块可疑来自肾脏者。

(4)核素肾图检查:核素肾图在国内已广泛使用,其方法简便、安全、无创伤,不仅有助于疾病的诊断,而且适用于疗效评价、监测和随访。根据需要选用合适的放射性药物,可以获得:①肾、输尿管、膀胱大体形态结构。②肾脏的血供情况。③计算出分侧肾功能、肾小球滤过率和有效肾血流量。④尿路引流情况,从而做出尿路梗阻的定位诊断。⑤了解有无膀胱、输尿管反流及膀胱残余尿量等情况。

(5)磁共振尿路造影(MRU):通过三维系统成像可获得清晰的全尿路立体水图像。MRU是无创伤性水成像技术,能显示无功能性肾脏的集合系统,并兼有无 X 线辐射、无须造影剂等优点。在儿童先天性泌尿系畸形辅助检查中有着十分重要的作用。尤其适用于婴幼儿、碘过敏和肾功能不良者。

三、诊断

婴幼儿急性肾盂肾炎常以急性感染中毒症状为主要表现,而缺乏泌尿系统的特殊症状,故在发热性疾病的诊断过程中应警惕尿感的可能,并注意与其他系统的急性感染做鉴别。急性肾盂肾炎严重者可合并败血症,特别是在新生儿和有阻塞性肾病者,故有明显感染中毒症状及血白细胞 $20 \times 10^9/L \sim 25 \times 10^9/L$ 的患者,应做血培养。除尿感外,急性肾小球肾炎病程中可有暂时性尿白细胞增多,但有血尿、水肿和高血压;急性间质性肾炎和狼疮性肾炎亦有白细胞尿,均应结合临床症状和相关检查做鉴别诊断。对一般抗菌治疗无效应和尿细菌培养多次无细菌生长的尿感,尚应结合胸片、OT 试验、尿沉渣找抗酸杆菌、结核培养和静脉肾盂造影等除外泌尿系结核。蛲虫病和无良好卫生护理的儿童,包茎、会阴炎症亦可出现尿频、尿急症状,但尿白细胞正常或只略为增多,尿培养结果不符合尿感。经驱虫、加强外阴护理和局部处理可缓解症状,不必口服抗生素。

四、治疗

小儿尿路感染的治疗原则是控制感染、解除梗阻、保持尿流通畅和预防复发。

(一)对症处理

在诊断急性尿路感染后注意休息,多饮水,增加尿量冲洗尿路,促进细菌及其毒素的排出。

鼓励患儿多进食,以增强机体抵抗力。对中毒症状重,高热、消化道症状明显者,可静脉补液和给予解热镇痛药;对尿路刺激症状明显的,可给予阿托品、654-2 等抗胆碱能药物,以减轻症状;另外使用碳酸氢钠碱化尿液,除能减轻尿路刺激症状外,还可调节尿液酸碱度,有利于抗生素药物发挥作用。在对症处理的同时对疑有泌尿系梗阻或畸形者,要抓紧时间进行必要的辅助检查,尽快确诊,及时手术矫治,以防因泌尿系感染对肾脏造成损害。

(二)抗生素的应用

小儿尿路感染治疗的主要问题是抗生素的选用和使用方法。一般应遵循以下原则:①由于小儿尿路感染的病原菌大多数(80%以上)为大肠杆菌或其他革兰阴性杆菌,而革兰阳性菌仅占 10%以下,因此,在未查出为何种细菌以前,最好选用对革兰阴性杆菌有效的药物。②上尿路感染选择血浓度高的药物,而下尿路感染则用尿浓度高的药物。③针对尿细菌培养和药敏试验结果而定。④不良反应少、对肾毒性小的药物,当存在肾功不全时,则更应谨慎用药,如氨基糖苷类及多黏菌素类均有不同程度的肾脏损害作用。⑤联合用药,可以产生协同作用,不仅可以提高疗效,减少耐药菌株的出现,减少不良反应,同时可以避免浪费,减轻患儿家属的经济负担,对复杂和(或)严重的泌尿系感染尤为重要。⑥口服易吸收。⑦新生儿及婴儿一般症状较重,致病菌毒性强,应静脉内给予抗生素。⑧一般静脉内给予抗生素 7~10 天,待体温正常,尿路刺激症状消失,可改口服抗生素,疗程需 2~3 周。

关于疗程,大多数人认为 7~10 天为宜,不管感染是否累及肾脏,均可获得满意疗效。但近年有一些学者支持 1~5 天的短程治疗,若为下尿路感染可给予单次大剂量治疗,其效果与 7~10 天疗程相同,且不良反应小,费用低,用药方便。如膀胱炎患者,用单剂治疗可使尿中抗生素迅速达到高浓度,且尿中短时间有高浓度的抗生素比长期低浓度更为有效。而对上尿路感染(如肾盂肾炎)则仍认为应常规使用抗生素 10~14 天或更长。

(三)手术治疗

小儿尿路感染,尤其是反复发作的泌尿系感染,约半数以上同时合并泌尿系畸形。若经检查明确存在有尿路梗阻,在急性期药物不能控制感染时,应引流尿液(如肾造瘘或膀胱造瘘),待感染控制后再据病变部位及性质选择外科根治手术。

(四)原发性膀胱输尿管反流的处理

2 岁以下的患儿经药物控制感染后,80%的反流可望消失,对严重的反流(Ⅳ、Ⅴ度)或经药物治疗久治不愈反而加重者,应考虑手术矫正。

五、护理

(一)护理评估

1.健康史

评估患儿会阴部清洁情况,有无污染史;幼儿有无经常坐地玩耍致尿道口污染史或有无留置导尿管等病史;慢性感染者还要评估有无泌尿道畸形的情况;评估患儿近期有无抵抗力降低的诱因,如受凉、营养不良等。

2.身体状况

评估新生儿、婴幼儿有无全身感染症状,有无排尿时哭闹、尿液中断等症状;年长儿有无腰痛、肾区叩痛,有无尿频、尿急、尿痛的情况;及时了解患儿的尿液检查和影像学检查结果和意义;同时评估用药效果、药物敏感度和不良反应等。

3.心理-社会状况

评估患儿和家长的心理状态,有无因患儿发热、尿痛、环境改变等产生的焦虑、恐惧心理;评估患儿及其家长对本病的病因、预防、保健和护理知识的了解程度、家庭环境及经济状况;了解患儿既往有无住院经历及其表现以便给予有针对性的指导。

(二)护理诊断

1.体温升高

与泌尿道感染后炎症反应有关。

2.排尿异常

与泌尿道的炎症刺激有关。

(三)护理措施

1.维持正常体温

(1)环境:保持室内空气清新,温度、湿度适宜,室内温度一般在 18～22℃,相对湿度为 55%～65%。

(2)饮食:给予易消化和富含维生素的清淡饮食,鼓励患儿多饮水,保证营养和水分的摄入。

(3)生活护理:急性期患儿应卧床休息;松解衣被,衣服和被子不宜过多、过紧,以免影响散热,及时更换汗湿的衣服。

(4)监测体温变化注意及时降温:当体温超过 38.5℃时进行温水擦浴、头部冷敷等物理降温处理或遵医嘱给予退热剂。

2.协助减轻排尿异常

(1)鼓励患儿多饮水,增加尿量冲洗尿路,减少细菌在尿路中的停留和繁殖,促进细菌毒素和炎症分泌物的排出,减轻炎症反应。

(2)保持患儿会阴部清洁,用清水从前往后冲洗会阴部,勤换尿布,尿布注意消毒;提供合适的排尿环境,便器要放在易取的位置或将患儿安排在离厕所较近的床位。

(3)遵医嘱合理应用抗生素,杀灭致病菌。留送细菌培养尿标本后,即可开始给予抗生素治疗,注意观察药物不良反应,口服抗生素可出现恶心、呕吐、食欲减退等现象,饭后服药可减轻胃肠道症状。

(4)遵医嘱协助患儿定期复查尿常规和尿培养。一般选用晨尿,留尿标本时,要做到无菌操作,先协助患儿清洗外阴,然后用 0.1%的苯扎溴铵溶液冲洗 2 次,弃去尿液的前段,严格按无菌操作原则用无菌容器收集中段尿液。若 30 分钟内未收集到尿液,需再次消毒。尿液标本收集后需立即送检或放到 4℃冰箱内短时保存。

3.健康指导

向患儿和家长解释本病的护理要点和预防知识。例如:婴儿应勤换尿布并烫洗晾干,幼儿不穿开裆裤,女婴清洗会阴和擦拭时均由前向后,防止肠道细菌污染尿道;及时矫正泌尿道畸形,防止尿液潴留。反复的泌尿道感染可能发展成慢性肾功能衰竭,故应向家长解释查明原因的重要性。出院时应向患儿和家长解释本病需定期复查,急性感染患儿疗程结束后每月复查1次,做中段尿培养,连续3个月,如无复发可以认为治愈;复发者每3～6个月复查1次,连续2年或更长时间。

(田晓娟)

第九节　急性肾小球肾炎护理

急性肾小球肾炎(AG)通常指急性链球菌感染后肾小球肾炎,是由A组β溶血性链球菌感染后所引起的免疫复合物沉积在肾小球而致的弥漫性肾小球毛细血管内渗出性、增生性炎症病变。本病是最常见的小儿肾脏疾病,据1982年全国105所医院儿科住院患者统计,AG占同期住院泌尿系统疾病患者的53%。每年1、2月和9、10月为发病高峰期,多见于学龄期患儿。男:女发病率为2:1。临床表现轻重不一,典型表现为水肿、尿少及高血压。预后良好,绝大多数完全恢复,少数(1%～2%)可迁延不愈而转为慢性。

一、病因及发病机制

(一)病因

能引起急性感染后肾小球肾炎的病原有:①β溶血性链球菌A组。②非链球菌(包括其他的葡萄球菌、链球菌及革兰阴性杆菌等)、病毒(流感病毒、柯萨奇病毒B及EB病毒)、肺炎支原体及疟原虫等。

在A组β溶血性链球菌中,由呼吸道感染所致肾炎的菌株以12型为主,少数为1、3、4、6、25及49型,引起肾炎的侵袭率约5%。由皮肤感染引起的肾炎则以49型为主,少数为2、55、57和60型,侵袭率可达25%。

(二)发病机制

细菌感染多是通过抗原-抗体复合物在肾小球沉积后激活补体,诱发炎症反应而发病。而病毒和支原体等则是直接侵袭肾组织而致肾炎。

关于A组β溶血性链球菌感染后导致肾炎的机制,一般认为机体对链球菌的某些抗原成分(如胞壁的M蛋白或胞质中某些抗原成分)产生抗体,形成循环免疫复合物,随血流抵达肾脏,并沉积于肾小球基膜,进而激活补体,造成肾小球局部免疫病理损伤而致病。但近年还提出了其他机制,有人认为链球菌中的某些阳离子抗原,先植入于肾小球基膜,通过原位复合物方式致病;致肾炎链球菌株通过分泌神经氨酸酶改变了机体正常的IgG,从而使其具有了抗原性,导致抗体产生,沉积在肾脏而发病;还有人认为链球菌抗原与肾小球基膜糖蛋白具有交叉抗原性,此少数病例属肾抗体型肾炎。

沉积在肾脏的链球菌抗原一直不甚清楚,原以为是其细胞壁抗原(M蛋白),但在肾小球内未发现M蛋白沉积。后发现在患者的肾小球内沉积有内链球菌素、肾炎菌株协同蛋白和前吸收抗原等链球菌成分,但 AG 是含由上述抗原所诱发的免疫机制致病尚未完全肯定。

(三)病理

APSGN 的早期肾活检主要为弥漫性毛细血管内增生性肾小球肾炎。光镜下可见肾小球肿大,内皮细胞及系膜细胞增生(称为毛细血管内增生),中性多形核白细胞和单核细胞在肾小球内浸润,使毛细血管壁狭窄乃至闭塞,但毛细血管壁通常无坏死。沿毛细血管壁基膜外侧,偶有不连续的蛋白质性沉积物(驼峰),即沉积的免疫复合物,在电镜下表现为上皮侧大块状的电子致密沉积物。在少数肾小球,可见局限性毛细血管外增生(新月体),但很少有弥漫性新月体形成。肾小球之外的血管和肾小管间质区一般正常。在远端小管腔内常见红细胞,可形成红细胞管型。免疫荧光检查可分系膜型、星空型及花环型三种,在毛细血管袢周围和系膜区可见 IgG 颗粒样沉积,常伴有 C_3 和备解素沉积,但较少见有 C_3 和 C_4 沉积。血清补体成分的改变和肾小球毛细血管袢明显的 C_3、备解素的沉积,表明补体激活可能主要途径是替代途径。

二、临床表现

(一)临床特征

1.典型病例

(1)前驱表现:发病前 10 天左右常有上呼吸道感染及扁桃体炎等链球菌前驱感染史,以皮肤脓疱疮为前驱病史者,前驱期稍长,约 2～4 周。

(2)水肿:常为最先出现的症状。初期以眼睑及颜面为主,渐下行至四肢,呈非凹陷性,合并腹水及胸水都极为少见。

(3)尿量:尿量减少与水肿平行,尿量越少水肿越重。少尿标准为学龄儿童每日尿量<400 mL,学龄前儿童<300 mL,婴幼儿<200 mL 或每日尿量少于 250 mL/m²;无尿标准为每日尿量<50 mL/m²。

(4)疾病初期:可出现肉眼血尿,1～2 周后转为镜下血尿,轻症患者多数无肉眼血尿。

(5)高血压:见于 70%的病例。不同年龄组高血压的标准不同:学龄儿童≥17.3/12 kPa(130/90 mmHg),学龄前期儿童≥16/10.7 kPa(120/80 mmHg);婴幼儿≥14.7/9.3 kPa(110/70 mmHg)为高血压。

(6)其他:部分患者可出现腰痛及尿痛症状,高血压明显时常伴有头晕、头痛、恶心、呕吐和食欲缺乏等。

2.严重病例

除上述表现外,还出现下列之一的临床表现即为严重病例。

(1)急性肾功能不全:表现为严重少尿甚至无尿,血肌酐及尿素氮明显升高,血肌酐≥176 μmol/L(2 mg/dL)。

(2)严重循环充血:高度水钠潴留可引起严重循环充血及心衰、气肿等。表现为明显水肿、持续少尿乃至无尿、心慌气促、烦躁、不能平卧、发绀、两肺湿啰音、心音低钝、心率增快、奔马律和肝脏进行性增大。

(3)高血压脑病:血压急骤升高达 160/110 mmHg(21.3/14.7 kPa)以上,超过脑血管代偿收缩功能,使脑血流灌注过多而出现脑水肿表现,如强烈头痛、频繁呕吐、视力模糊乃至失明,严重者神志不清、昏迷及惊厥等。

3.非典型病例

(1)肾外症状性肾炎:又称尿轻微改变肾炎,虽有前驱病史、水肿、高血压及血清补体的降低,有或者无尿少,但尿中往往无蛋白、红细胞及白细胞或呈一过性异常。

(2)表现:肾病综合征的急性肾小球肾炎,蛋白尿明显的急性肾炎可出现低蛋白血症、高脂血症和凹陷性水肿。通过尿检动态观察及血清补体检测可与肾炎性肾病综合征相鉴别。

(二)辅助检查

1.尿液分析

尿液改变有很大的个体差异。一般表现为:①尿量少而比重较高。②常见有肉眼血尿,尿液外观为烟雾状的咖啡色,常伴有红细胞管型,尿沉渣中的红细胞为畸形。③常有蛋白尿,但程度不一,一般 24 小时尿蛋白定量为 $0.2 \sim 3.0$ g,如果蛋白尿明显并持续时间较长,可发生肾病综合征。④尿中有白细胞和白细胞管型,早期尤显著。⑤多种管型尿:除红细胞管型、白细胞管型外还可有透明管型、颗粒管型及透明管型等。

2.血液检查

红细胞计数及血红蛋白可稍低,系因:①血容量扩大,血液稀释。②伴肾衰竭者出现促红细胞生成素减少导致肾性贫血。③溶血性贫血。白细胞计数可正常或增高,此与原发感染灶是否继续存在有关。血沉多增快,$1 \sim 3$ 个月内可恢复正常。

3.血生化及肾功能检查

肾小球滤过率呈不同程度的下降,但肾血浆流量仍可正常,因而滤过分数常减少。与肾小球功能受累相比,肾小管功能相对良好,肾浓缩功能多能保持。临床常见一过性氮质血症,血中尿素氮、肌酐轻度增高。伴急性肾功能不全时可出现血中尿素氮、肌酐的明显升高。不限水量的患儿,可有轻度稀释性低钠血症。此外患儿还可有高血钾及代谢性酸中毒。血浆蛋白可因血液稀释而轻度下降,在尿蛋白达肾病水平者,血白蛋白下降明显,并可伴一定程度的高脂血症。

4.链球菌感染的证据

可进行皮肤病灶或咽部拭子细菌培养以发现 A 组 β 溶血性链球菌或者检查血清中抗链球菌溶血素或酶的抗体。抗"O"(等位基因特异性寡核苷酸,ASO)升高见于 80% 以上呼吸道感染为前驱症状的患者和 50% 以脓疱疮为前驱症状的患者,一般在感染后 $2 \sim 3$ 周开始升高,$3 \sim 5$ 周达高峰,半年内恢复正常。还可检测抗脱氧核糖核酸酶 B、抗透明质酸酶及抗双磷酸吡啶核苷酸酶,这些酶活性的增高都是链球菌感染的证据。

5.免疫学检查

血清总补体(CH_{50})和补体 3(C_3)水平的下降是诊断急性肾小球肾炎的关键,但下降水平与病变程度及预后无关;血清 γ 球蛋白和免疫球蛋白 IgG 水平常增高;血清补体 4(C_4)水平正常或轻度降低。降低的血清补体 3 多在 $1 \sim 2$ 个月内恢复正常,但少数 3 个月才恢复正常。

6.肾活体组织检查

早期表现为毛细血管内渗出性、增生性炎症,内皮细胞及系膜细胞增生,上皮下大量沉积物并且呈驼峰样,后期以轻度系膜增生为主。严重患者可出现大量新月体。

7.其他

ECG 可表现为低电压、T 波低平等改变。X 线还可发现心影轻度增大,超声波检查可见双肾正常或弥漫性肿大、皮质回声增强。

三、诊断及鉴别诊断

(一)诊断

典型急性肾小球肾炎诊断并不困难。链球菌感染后,经 1～3 周无症状间歇期,出现水肿、高血压及血尿(可伴有不同程度蛋白尿),再加以血 C_3 的动态变化即可明确诊断。但确诊 APSGN 则需包括下述 3 点中的 2 点。

(1)在咽部或皮肤病损处,检出致肾炎的 β 溶血性链球菌。

(2)对链球菌成分的抗体有一项或多项呈阳性:ASO、anti-DNαse B 抗体、anti-Hase 抗体及 anti-ADPNase 抗体等。为了使诊断的准确率达到 90%,必须进行多种抗体测试。需要注意的是,早期使用抗生素治疗,能阻止上述抗体的产生,并使咽部细菌培养为阴性,但不能阻止 APSGN 的发生。

(3)血清补体 C_3 降低。

(二)鉴别诊断

由于多种肾脏疾病均可表现为急性肾炎综合征,还有一些肾脏病伴有血 C_3 下降,因此需要进行鉴别诊断。

1.其他病原体感染后的肾小球肾炎

已知多种病原体感染也可引起肾炎,并表现为急性肾炎综合征。可引起增殖性肾炎的病原体有细菌(葡萄球菌和肺炎球菌等)、病毒(流感病毒、EB 病毒、水痘病毒、柯萨奇病毒、腮腺炎病毒、ECHO 病毒、巨细胞病毒及乙型肝炎病毒等)、肺炎支原体及原虫等。参考病史、原发感染灶及其各自特点一般均可区别,这些感染后肾炎患者往往 C_3 下降不如 APSCN 显著。

2.其他原发性肾小球疾病

(1)膜增生性肾炎:起病似急性肾炎,但常有显著蛋白尿、血补体 C_3 持续低下,病程呈慢性过程,必要时行肾活检鉴别。

(2)急进性肾炎:起病与急性肾炎相同,常在 3 个月内病情持续进展恶化,血尿、高血压、急性肾衰竭伴少尿持续不缓解,病死率高。

(3)IgA 肾病:多于上呼吸道感染后 1～2 日内即以血尿起病,通常不伴水肿和高血压。一般无血清补体下降,有时有既往多次血尿发作史。鉴别困难时需行肾活体组织检查。

(4)原发性肾病综合征:肾炎急性期偶有蛋白尿严重达肾病水平者,与原发性肾病综合征易于混淆。经分析病史、补体检测、甚至经一阶段随访观察,可以区别,困难时需行肾活体组织检查。

3.继发性肾脏疾病

也可以急性肾炎综合征起病,如系统性红斑狼疮、过敏性紫癜、溶血尿毒综合征、坏死性小血管炎及 Goodpasture 综合征。据各病的其他表现可以鉴别。

4.急性泌尿系感染或肾盂肾炎

在小儿也可表现有血尿,但多有发热、尿路刺激症状,尿中以白细胞为主,尿细菌培养阳性可以区别。

5.慢性肾炎急性发作

儿童病例较少,常有既往肾脏病史,发作常于感染后 1～2 日诱发,缺乏间歇期,且常有较重贫血,持续高血压及肾功能不全,有时伴心脏和眼底变化,尿比重固定,B 超检查有时见两肾体积偏小。

四、治疗

以休息、对症治疗为主,防治感染及致死性并发症,保护肾功能,以利恢复。

(一)一般治疗

1.休息

急性期应卧床休息至肉眼血尿消失、水肿消退、血压恢复正常,儿童患者一般在发病 4～6 周后可恢复上学,持续尿检异常(镜下血尿或蛋白尿)时应定期门诊随访。

2.饮食

高血压、水肿及少尿明显者应限制每日液体入量,每日液体入量应控制为:前一日尿量＋不显性失水量＋显性失水量－内生水。低盐饮食,食盐以 60 mg/(kg・d)为宜。氮质血症者应限蛋白,进食优质动物蛋白 0.5 g/(kg・d)。

(二)药物治疗

1.控制感染灶

(1)抗生素应用目的:急性肾小球肾炎属免疫性疾病,并非由病原菌直接感染肾脏造成,而是病原菌入侵机体其他部位(呼吸道、皮肤)引起的一种免疫反应性疾病,尤其是以溶血性链球菌感染后导致的急性肾炎为多见。用抗生素的目的是消除上述部位的残存病灶。

(2)常用药物:选用的抗生素首先应针对溶血性链球菌,如青霉素,是治疗 A 组溶血性链球菌感染的首选药物,常用剂量为 10 万～20 万单位/(kg・d),分 2～4 次肌内注射或静脉滴注。对青霉素过敏的患儿,可选用大环内酯类抗生素,如红霉素、罗红霉素等或改用头孢菌素类抗生素,如头孢拉啶、头孢唑啉等。禁忌用磺胺类药物。对病程 3～6 个月以上,尿仍异常且考虑与扁桃体病灶有关者可于病情稳定时作扁桃体摘除术。

肾功能轻度减退(GFR＞5 mL/min)时,青霉素仍按常用剂量使用;中度减退(GFR 为 10～50 mL/min)时,给予常用剂量的 75%;重度减退(GFR＜10 mL/min)时,减量为常用剂量的 20%～50%。

2.消除水肿

对经限水、限盐、卧床休息治疗后仍存在明显水肿者,应使用利尿药治疗。如氢氯噻嗪,剂量为 1～2 mg/(kg・d),分 2～3 次口服;肾功能受损及噻嗪类效果不明显者,可应用利尿药,如呋塞米,口服剂量 2～5 mg/(kg・d),注射剂量每次 1～2 mg/kg,每日 1～2 次,静脉注射剂量过大可有一过性耳聋。禁止使用渗透性利尿药和保钾利尿药，如螺内酯。

3.控制血压

(1)理想的血压：即尿蛋白<1 g/d 时，血压应在 130/80 mmHg 以下；尿蛋白≥1 g/d 时，血压应在 125/75 mmHg 以下。

(2)降压治疗：如经休息、控制饮食及利尿后血压仍高者，均应给予降压治疗。

①硝苯地平：为降压首选药物，属钙通道阻滞药。开始剂量为 0.25 mg/(kg·d)，最大剂量为 1 mg/(kg·d)，分 3～4 次口服或舌下含服。

②肼屈嗪：剂量为 1～2 mg/(kg·d)，分 3～4 次口服。

③利血平：适用于严重高血压者，剂量为每次 0.07 mg/kg，一次最大量不超过 1.5 mg/kg 肌内注射，血压控制后按 0.02～0.03 mg/(kg·d)，分 3 次口服维持治疗。此药可致鼻塞、嗜睡及心动过缓，可与肼屈嗪合用，彼此可起协同作用，并互相校正其对心率的影响。

(3)严重表现时的治疗

①高血压脑病的治疗：降压首选硝普钠，剂量为 5～20 mg，溶于 5％葡萄糖液 100 mL 中以 1μg/(kg·min)的速度持续静脉滴注或用输液泵泵入，在监测血压的基础上可适当加快滴速，但一般不应超过 8 μg/(kg·min)，以防发生低血压。滴注时针筒、输液瓶、输液器等应避光，以免药物遇光分解。同时应用呋塞米，每次 2 mg/kg 静脉推注。高血压脑病出现抽搐时，可给予地西泮，每次 0.3～0.5 mg/kg，静脉缓慢推注，并给予吸氧辅助治疗。脑水肿明显者，可选用 20％甘露醇，快速静脉滴注，每 4～6 小时 1 次以降低颅内压。

②严重循环充血的治疗：严格限制水和钠盐的摄入，治疗的重点是应用利尿剂等药物，如呋塞米，每次 2 mg/kg 静脉推注；酚妥拉明，剂量为 0.2～0.3 mg/kg（每次用量不应超过 5 mg）加入 5％葡萄糖溶液中缓慢持续的静脉滴注。洋地黄类药物一般不用。可加用硝普钠（剂量及用法同上）治疗。难治性病例可采用透析或血液滤过治疗。

③急性肾功能不全的治疗：严格控制液体入量，每日液体入量＝前 1 日尿量＋不显性失水（每日 300 mL/m²）＋吐泻丢失量－内生水量（每日 250～350 mL/m²）。保持水、酸碱度和电解质的平衡，监测血钾变化，浓度较高时应积极纠正，达到透析指标时尽早透析。

(三)其他治疗

1.手术治疗

对于反复发作的扁桃体炎，可考虑做扁桃体切除术。手术时机以病情稳定、无临床症状及体征，尿蛋白低于十，尿沉渣红细胞<10 个/高倍视野，且扁桃体无急性炎症为宜，手术前后需应用青霉素 2 周。

2.血液净化

对于较长时间无尿或少尿伴急性肾衰竭或急性肾衰竭合并肺水肿、脑水肿、高血钾、严重代谢性酸中毒的患儿，应紧急行血液透析、血液滤过或腹膜透析治疗，以帮助患儿渡过急性期。由于本病具有自限性，肾功能多可恢复，一般不需要长期维持透析。

五、护理

(一)护理评估

(1)评估患儿的意识、精神状况,测量生命体征、身高、体重。

(2)询问患儿的既往史、过敏史、手术史、家族史。

(3)询问患儿的饮食情况、大小便状况、睡眠情况。

(4)评估患儿水肿的情况(部位、程度、时间),了解患儿尿量、尿色、腹围及体重变化。评估患儿血压的情况,有无头晕、头痛、眼花、耳鸣等。评估患儿有无感染,询问患儿有无咳嗽、咳痰等不适。询问患儿用药治疗的情况。

(5)了解实验室检查结果,如尿常规、血常规、肝肾功能及免疫学检查。

(6)评估患儿及家属的心理-社会支持状况。

(二)护理措施

1.一般护理

保持病房内干净、整齐、舒适,保持室内的空气流通、新鲜,每日开窗通风,2次/天,每次15~30分钟。温度最好保持在18~22℃,湿度最好保持50%~70%,同时注意保暖,避免上呼吸道感染以及受潮受凉,因为潮湿的环境很容易使溶血性链球菌迅速生长、繁殖,加重感染,而寒冷的环境可能会引起肾小球痉挛,加重肾缺血。病房内要进行紫外线照射消毒,2次/天以及用10%含氯的消毒液拖地。患儿要进行口腔护理,2次/天,根据患儿的实际情况来选择不同的漱口液,如生理盐水、制霉菌素、西吡氯铵含漱液等。要保持皮肤清洁、完整,定时翻身,防止发生压疮,每日最好用温水给患儿擦浴,对于水肿严重的患儿,最好在受压部位垫棉垫或气垫圈,防止皮肤损伤,尽量避免在患儿水肿部位进行肌内注射治疗。

2.病情观察

严密观察患儿生命体征的变化,尤其是血压的情况,同一时间同一血压计测量,并做好详细记录。每日准确记录出入量,每8小时记录一次。每周测量2次空腹体重,用同一体重秤,穿同样的衣服,水肿严重的患儿每日测量空腹体重,以观察患儿水肿的变化。每周留晨尿2次,以进行尿常规检查,同时准确记录尿液的颜色、性质及量。若发现患儿尿量增加,肉眼血尿消失,则提示病情好转,可以进行适当的活动。若发现患儿尿量持续减少,出现头痛、恶心、呕吐等,可能是发生了急性肾衰竭,需要马上通知医生。若发现患儿体温在37.2℃以上,可以采用物理方法降温,若体温在38.5℃以上,遵医嘱给予药物降温,若降温效果不明显,患儿仍然持续高热不退或体温持续升高且腰痛加剧时,可能是肾周脓肿、肾乳头坏死等并发症,应及时报告医生并做好相应的护理措施。

3.用药护理

(1)按医嘱正确使用药物,观察药物的疗效及不良反应。

(2)应用利尿剂时,要准确记录出入量,观察患儿用药前、后尿量及水肿的变化,注意利尿剂的不良反应,如低钾血症、低钠血症等。

(3)应用降压药时,要定时测量血压,以便了解降压效果,注意降压药的不良反应。应用硝普钠时的注意事项,要避光使用,现用现配,4小时更换一次,使用过程中严格控制输液速度,注意监测血压,防止发生低血压。

4.留取尿常规的护理

(1)通常送检晨尿。所谓晨尿,即起床后空腹状态下第一次排出的尿液。因晨尿受食物及其他因素干扰最少,各种成分的含量最稳定。

(2)注意避免外物混入干扰检测结果:如女孩应避开经期留尿,留尿前注意清洁外阴及尿道口,留取中段尿,最好将尿液直接排入送检的专用小瓶内并及时送检。

5.并发症的护理

(1)严重循环充血

①主要是因为体内水、钠潴留,血浆容量增加所致。主要表现为呼吸急促、肺部听诊可听到湿啰音。病情进一步加重,可出现呼吸困难、面色苍白、烦躁、咳粉红色泡沫痰、颈静脉怒张、心率增快、可闻及奔马律、水肿加重等表现。

②护理:绝对卧床休息,尽量保持病房安静,限制钠盐和水的摄入。密切观察生命体征的变化,如患儿出现上述严重循环充血的表现时,应立即让患儿取半卧位,减慢输液速度,吸氧。同时可使用呋塞米利尿。

(2)高血压脑病

①主要是由于血压急剧增高所致。主要表现为血压突然升高,剧烈头痛、呕吐、复视或一过性失明,有的甚至突然出现惊厥、昏迷等。

②护理:绝对卧床休息,尽量保持病房安静,限制钠盐和水的摄入。密切监测生命体征的变化,可进行动态血压监测。遵医嘱给予止惊、降压和脱水的治疗。降压首选硝普钠,减轻脑水肿可静脉注射呋塞米,惊厥者可给予地西泮止惊。

(3)急性肾衰竭

①主要是由于少尿导致机体的代谢产物不能顺利通过尿液排出体外而潴留于体内,引起血中肌酐、尿素氮增高,高血钾,代谢性酸中毒等表现。通常少尿持续1周左右,然后尿量增加,病情好转,肾功能也逐渐恢复。

②护理:限制钠盐、水、蛋白质食物及含钾丰富的食物的摄入,及时处理高钾血症和酸中毒,如经保守治疗无效,应及早进行透析治疗。

6.心理护理

护士应与患儿及家属建立良好的关系,关心、体贴患儿,态度和蔼、亲切,使其消除紧张心理。对患儿及家属耐心讲解病情及治疗情况,使其了解病情进展及治疗方案,及时解决患儿及家属的疑问,消除顾虑,使其更好地配合医护人员的治疗及护理。

(三)健康教育

1.饮食

(1)应给予清淡、易消化、高热量、高维生素、低盐饮食。严重水肿时应限制钠盐的摄入,一般钠盐每日1~2 g,水肿消退后每日3~5 g。

(2)伴有氮质血症者则应限制蛋白质的入量,一般以0.5 g/(kg·d)摄入,且以优质蛋白

（如牛奶、鸡蛋、瘦肉等）为主，以补充体内必需氨基酸，并减轻肾脏负担，也有利于减轻氮质血症。

（3）根据患儿的尿量适当控制液体摄入，一般计算方法是每日进入体内的液体量为前一天的出量加 500 mL。发生严重水肿、少尿或无尿者液体摄入量应更少。要准确记录 24 小时液体的出入量。

2.休息与活动

急性期患儿起病 2～3 周内应卧床休息，减轻心脏负担，改善心脏功能，还可以增加心排血量及肾血流量，提高肾小球滤过率，减少水钠潴留，预防严重循环充血、高血压脑病、急性肾功能不全的发生。待水肿消退、肉眼血尿消失及血压接近正常后，可下床在室内活动或到户外散步。然后逐渐增加活动量，但 1～2 个月内应限制活动量，3 个月内避免剧烈活动和劳累以及体育运动。

3.出院指导

（1）向患儿及家属介绍有关药物的作用、用法、疗程、注意事项以及不良反应等，叮嘱其不可以随意停用或增减药物。

（2）告知患儿及家属要定期到医院接受复查，出院后每周复查尿常规一次，2 个月后改为每月一次，直至正常。

（3）告知患儿及家属强调预防急性肾小球肾炎的关键是防治感染，一旦出现呼吸道感染、皮肤感染等症状时，要及时到医院接受治疗。

（4）告知患儿及家属休息及饮食的重要性，在出院后的 1～2 个月内活动量要加以限制，3 个月内避免剧烈活动，1 年之后才可以进行正常的活动。

（田晓娟）

第十节　肾病综合征护理

肾病综合征，是由各种病因引起肾小球毛细血管通透性增高、导致大量蛋白尿的临床综合症，其临床特征为大量蛋白尿、低蛋白血症、高脂血症和不同程度的水肿。肾病综合征为儿科泌尿系常见病之一，有关资料统计，本病占儿科泌尿系住院病例的 21%，仅次于急性肾炎，居第二位。任何年龄均可发病，以学龄前儿童多见，男性多于女性。

一、病因

迄今尚未完全阐明，目前认为原发性肾病综合征的发病机制与 T 细胞免疫功能紊乱有关。蛋白尿是由于肾小球毛细血管通透性增高所致。肾病综合征时由于基底膜构形改变使大孔增多、小孔相对减少，血浆中分子量较大的蛋白能经肾小球滤出；另一方面由于基底膜阴电荷位点和上皮细胞表面的阴电荷减少，使带阴电荷的蛋白（如白蛋白）得以大量通过。持续大量的蛋白尿会促进肾小球系膜硬化和间质病变，逐渐导致肾功能不全。大量蛋白尿可引起以下病理生理改变。

（一）低蛋白血症

肾病综合征病理生理改变的关键环节,对机体内环境的稳定(尤其是渗透压和血容量)及多种物质代谢可产生影响。血浆蛋白由尿中大量丢失和从肾小球滤出后被肾小管吸收分解是造成肾病综合征低蛋白血症的主要原因;蛋白丢失超过肝合成蛋白的速度也致使血浆蛋白降低。

（二）高脂血症

患儿血清总胆固醇、甘油三酯、低密度和极低密度脂蛋白增高,原因未明,多数认为是低蛋白血症促进肝合成蛋白增加,其中的大分子脂蛋白难以从肾排出而蓄积于体内,导致了高脂血症。另外可能是由于肾病时脂蛋白酶活力下降,造成脂蛋白分解障碍所致。持续高脂血症也可促进肾小球硬化,脂质从肾小球滤出可导致肾小球硬化和肾间质纤维化。

（三）水肿

水肿的发生与下列因素有关:低蛋白血症可使血浆胶体渗透压降低,当血浆白蛋白低于25 g/L时,液体将在间质区潴留;低于15 g/L则可有腹水或胸水形成。血浆胶体渗透压降低使血容量减少,刺激了压力和容量感受器,促使抗利尿激素(ADH)和醛固酮分泌增加,导致钠、水潴留。某些肾内因子改变了肾小管管周体液平衡机制,使近曲小管 Na^+ 吸收增加。

二、临床表现

（一）临床特征

男性发病率显著高于女性,患儿起病前常有上呼吸道感染。主要症状是不同程度的水肿,最初表现为晨起眼睑水肿,随后波及四肢和全身,呈进行性加重,且随体位而变化,水肿多为凹陷性。男孩阴囊水肿使表皮光滑透亮,阴茎包皮或大阴唇水肿可影响排尿;严重水肿可伴发腹水和胸腔积液。患儿可因大量蛋白丢失导致蛋白质营养不良,出现疲倦、厌食、苍白和精神萎靡等症状。一般无明显血尿和高血压。肾炎性肾病较少见,水肿不如单纯性肾病明显,常伴有血尿、不同程度的高血压和氮质血症。

（二）辅助检查

1.尿液检查

尿蛋白定性多数在＋＋～＋＋＋;24 小时尿蛋白定量常超过 0.1 g/kg,单纯性肾病偶可见少量红细胞,肾炎性肾病可见较多红细胞和颗粒管型。

2.血液检查

血浆总蛋白显著下降,白蛋白低至 10～20 g/L;胆固醇明显增高。血沉增快,可达100 mm/h 以上。血清蛋白电泳显示白蛋白和 γ 球蛋白低下、α_2 球蛋白显著增高。单纯性肾病血清补体正常,肾炎性肾病补体多降低。

3.肾功能检查

一般正常,单纯性肾病极少数可有一过性氮质血症,肾炎性肾病可有不同程度的肾功能异常。

三、诊断及鉴别诊断

(一)诊断

1.肾病综合征(NS)诊断标准

(1)尿蛋白大于 3.5 g/d。

(2)血浆白蛋白低于 30 g/L。

(3)水肿。

(4)高脂血症。其中(1)(2)两项为诊断所必需。

2.NS 诊断应包括三个方面

(1)确诊 NS。

(2)确认病因:首先排除继发性和遗传性疾病,才能确诊为原发性 NS;最好进行肾活检,做出病理诊断。

(3)判断有无并发症。

(二)鉴别诊断

1.过敏性紫癜肾炎

好发于青少年,有典型皮肤紫癜,常于四肢远端对称分布,多于出皮疹后 1~4 周出现血尿和(或)蛋白尿。

2.系统性红斑狼疮性肾炎

好发于中年女性及青少年,免疫学检查可见多种自身抗体,以及多系统的损伤,可明确诊断。

3.乙型肝炎病毒相关性肾炎

多见于儿童及青少年,临床主要表现为蛋白尿或 NS,常见病理类型为膜性肾病。诊断依据:①血清 HBV 抗原阳性。②患肾小球肾炎,并且排除继发性肾小球肾炎。③肾活检切片找到 HBV 抗原。

4.糖尿病肾病

好发于中老年,常见于病程 10 年以上的糖尿病患者。早期可发现尿微量白蛋白排出增加,以后逐渐发展成大量蛋白尿、NS。糖尿病病史及特征性眼底改变有助于鉴别诊断。

5.肾淀粉样变性病

好发于中老年,肾淀粉样变性是全身多器官受累的一部分。原发性淀粉样变性主要累及心、肾、消化道(包括舌)、皮肤和神经;继发性淀粉样变性常继发于慢性化脓性感染、结核、恶性肿瘤等疾病,主要累及肾脏、肝和脾等器官。肾受累时体积增大,常呈 NS。肾淀粉样变性常需肾活检确诊。

6.骨髓瘤性肾病

好发于中老年,男性多见,患者可有多发性骨髓瘤的特征性临床表现,如骨痛、血清单株球蛋白增高、蛋白电泳 M 带及尿本周蛋白阳性,骨髓象显示浆细胞异常增生(占有核细胞的 15% 以上),并伴有质的改变。多发性骨髓瘤累及肾小球时可出现 NS。上述骨髓瘤特征性表现有利于鉴别诊断。

四、治疗

（一）一般治疗

1.休息

一般不必限制活动,有明显水肿、低血容量和感染的患儿需卧床休息,即使需卧床者也应在床上经常变换体位,以预防血管栓塞导致并发症。

2.饮食

患儿饮食不宜限制太严,水肿病例采用少盐(2 g/d);严重水肿和高血压患儿应予无盐饮食,不宜长期禁盐,一旦浮肿消退、血压正常即应恢复正常饮食。尿少病例应限制入水量。给予相当于同龄儿童正常需要量的热量和蛋白质;大量蛋白尿病例的蛋白摄入量应在每日 2 g/kg 左右,以补充优质蛋白质如乳、鱼、蛋及瘦肉等为宜。

（二）利尿

肾病患儿虽有水肿,但有效循环血容量不足,故不要轻易使用利尿剂。当水肿较重,尤其有腹水时可给予利尿剂治疗。对激素敏感的可用激素,不能服用激素的可先用低分子右旋糖酐,每次 10～15 mL/kg,每日 1 次,1 小时内静脉滴入;如加入呋塞米 1～2 mg/kg,效果更好,但婴幼儿慎用。还可使用人血清蛋白 0.5～1.0 g/kg 静滴,具利尿效果,输毕即予呋塞米 1～2 mg/kg 静脉注入,对大多数水肿患儿有良好的利尿效果,但不宜多输,否则有可能会延迟肾病缓解和增加复发机会。在大量利尿时,必须注意防止发生低血容量休克和体位性低血压。

（三）防治感染

积极治疗感染对防止肾病复发至关重要,但不主张预防性应用抗生素。注意皮肤清洁,避免交叉感染,一旦发生感染应及时治疗。预防接种需在病情完全缓解且停用糖皮质激素 3 个月后才能进行。

（四）肾上腺皮质激素

1.泼尼松短程疗法

适用于初发的单纯性肾病。泼尼松每日 2 mg/kg,分 3～4 次服用,共 4 周。4 周后不管效果如何,均改为泼尼松 1.5 mg/kg 隔日清晨顿服,共 4 周。全疗程共 8 周,然后骤然停药。短程疗法易于复发。

2.泼尼松中、长程疗法

即泼尼松每日 1.5～2.0 mg/kg,最大量不超过 60 mg/d,分 3～4 次服用,共 4 周。若 4 周内尿蛋白转阴,则改为泼尼松 2 mg/kg,隔日早餐后顿服,继续用 4 周。以后每 2～4 周减量 2.5～5 mg,直至停药。疗程达 6 个月者为中程疗法,达 9 个月者为长程疗法。应用激素,要强调"始量要足,减量要慢,维持要长"的原则。

疗效的判断:根据激素正规治疗 8 周后的效应分为:①激素敏感:尿蛋白转阴、水肿消退。②激素部分敏感:水肿消退,但尿蛋白仍为＋～＋＋。③激素耐药:尿蛋白仍在＋＋以上者。

④激素依赖:对激素敏感,用药即缓解,但减量或停药 2 周内复发,恢复用量或再次用药又可缓解并重复 2～3 次者。⑤复发和反复:尿蛋白已转阴、停用激素 4 周以上,尿蛋白又≥＋＋为复发;如在激素用药过程中出现上述变化为反复。

(五)免疫抑制剂

一般病例不用,对难治性肾病、频繁复发或激素部分敏感、激素耐药、激素依赖的病例可用。常用环磷酰胺每日 2～3 mg/kg,分 2～3 次口服或每晨 1 次顿服,复发者连服 8 周,激素依赖病例连用 12 周,总量不超过 200 mg/kg;用药期应鼓励饮水,保持充足尿量以预防出血性膀胱炎;每 1～2 周查血象;秃发多为暂时性,不必处理;远期副作用为性腺受抑制,但总剂量小于 300 mg/kg 时,此副作用轻微,另一副作用为诱发肿瘤。其他免疫抑制剂如苯丁酸氮芥、雷公藤多甙、环孢菌素 A 等,可酌情使用。

(六)辅助治疗

(1)在激素应用期间注意补钾、补钙及补充维生素 D。

(2)高凝状态治疗。肾病时血液呈高凝状态,故近来有人主张应用抗凝或抗血小板聚集剂,常用药物有肝素、双嘧达莫、蝮蛇抗栓酶、复方丹参等。

五、护理

(一)护理评估

1.健康史

评估患儿起病有无明显诱因,如感染、劳累、预防接种等,此次患病是初发还是复发;患儿是否为过敏体质,发病后是否用药治疗及用药情况等。

2.身体状况

评估患儿有无"三高一低"的典型症状和体征,是否同时伴有血尿、高血压等肾炎的表现,及时了解患儿尿液和血液等检查结果和意义,根据患儿水肿消退情况和尿液检查情况评估药物疗效和不良反应。

3.心理-社会情况

评估患儿及其家长的心理状态,患儿是否因为与同伴分离、学习中断等产生焦虑心理,是否出现抑郁、烦躁、隐瞒、否认等表现;患儿是否因为用肾上腺皮质激素治疗引起形象改变而造成了自卑的心理;家长是否因知识缺乏而焦虑,了解患儿既往有无住院经历及其表现以便给予有针对性的指导。

(二)护理诊断

1.体液过多

与血浆蛋白减少及水、钠潴留有关。

2.营养失调:低于机体需要量

与大量蛋白质自尿中丢失、消化功能降低致食欲下降有关。

3.有感染的危险

与水肿及免疫功能低下有关。

4.潜在并发症

电解质紊乱、血栓形成、药物副作用等。

5.焦虑

与病情反复发作、病程长、形象改变和知识缺乏等有关。

（三）护理措施

1.协助减轻及消除水肿

(1)适当休息:严重水肿和高血压时需卧床休息,一般不需严格限制活动,即使卧床也要经常更换体位,防止血栓形成,可根据病情适当安排文娱活动,活动时不要过度劳累,以免病情复发。

(2)调整水、钠入量:重度水肿、高血压时适当限制水和钠盐的摄入,一般钠盐限制在2 g/d,一旦水肿消退,立即恢复正常饮食,过分限制钠盐可造成电解质紊乱和食欲下降。

(3)遵医嘱用药

遵医嘱应用利尿剂、糖皮质激素等药物治疗,观察药物的疗效和副作用。

2.调整饮食以保证患儿营养供应

(1)疾病活动期的饮食调整

①一般患儿不需特别限制饮食,但因患儿胃肠道黏膜水肿使消化能力减弱,应注意减轻消化道负担,给予易消化的饮食,如优质的动物性蛋白(乳类、蛋类、鱼类、家禽等)、少量脂肪、足量碳水化合物及高维生素饮食。

②严重水肿、少尿时,给予低盐或无盐饮食,水肿消退、尿量正常后,应恢复正常饮食,以免限盐过久导致食欲缺乏。

③大量蛋白尿期间蛋白质摄入量不宜过多,应控制在每日 2 g/kg 左右为宜。因摄入过多蛋白质可使肾小球处于高滤过状态,造成肾小管细胞功能受损。

④加用免疫抑制剂治疗的患儿常有胃肠道反应,应注意与患儿或家长沟通制订可口食谱,保证营养供给;使用环磷酰胺期间要让患儿多饮水,同时注意碱化尿液,防止发生出血性膀胱炎。

(2)疾病恢复期的饮食调整

①补充蛋白质:因肾病综合征患儿长期用肾上腺皮质激素治疗,可使机体蛋白质分解代谢增强,出现负氮平衡,因此尿蛋白消失后应增加蛋白质饮食。

②调整脂肪摄入量和吸收:少食动物性脂肪,以植物性脂肪为宜,同时增加富含可溶性纤维的饮食如燕麦、米糠及豆类等,以降低脂肪的吸收。

③补充富含钾的食物:因糖皮质激素有排钾作用,长期应用可造成机体缺钾,应鼓励患儿进食富含钾的食物,如香蕉、橘子等。

④补充钙及维生素 D 含量丰富的食物:由于在大量蛋白尿时,与蛋白质结合的钙随之丢失,同时应用肾上腺糖皮质激素可使肠道吸收钙减少,造成缺钙导致骨质疏松,应注意补充钙及维生素 D。

3.预防感染

(1)首先向患儿及其家长解释预防感染的重要性,共同预防感染的发生。

(2)对肾病综合征患儿施行保护性隔离:本病患儿应与感染性疾病患儿分房收治,有条件者可安排单人病房;病室应定期消毒;严格执行探视管理制度,拒绝有明显感染的探视者进入病室;减少患儿到人多的公共场所的机会,避免交叉感染。

（3）预防皮肤感染的护理：保持床单清洁、平整、无皱褶；使患儿处于舒适体位，避免水肿部位摩擦；阴囊水肿时可用棉垫托或丁字吊带将阴囊托起；臀部和四肢水肿严重时，受压部位可垫软垫或气垫床；每 1～2 小时助患儿翻身 1 次，避免拖、拉、拽等动作；尽可能减少各种穿刺；经常给患儿沐浴，擦干后在皮肤皱褶处撒少许爽身粉；进食后协助患儿刷牙、漱口；帮助患儿勤剪指甲，勿让患儿抓伤皮肤；严重水肿者尽量避免肌内注射，以减少皮肤感染的机会。

（4）做好会阴部清洁，每日清洁会阴部 2 次，预防尿路感染。

（5）密切观察有无感染表现，监测体温及白细胞数，发现异常及时向医生报告。

4.密切观察病情，防治并发症

（1）预防电解质紊乱的护理：患儿不能长期限盐，应进食含钾丰富的食物，补充维生素 D 和钙。

（2）预防血栓的护理

适当活动和经常翻身可促进血液循环，防止血栓形成；患儿出现腰痛、血尿、少尿等症状提示肾静脉血栓形成；必要时按医嘱给予抗凝和溶栓治疗。

（3）观察药物副作用

①激素治疗期间，密切观察可能出现的副作用，如感染、高血压、消化性溃疡、骨质疏松、库欣综合征等，发现异常及时报告医生。

②应用利尿剂时可出现低血容量性休克、静脉血栓、电解质紊乱等，应密切观察、记录尿量、血压、血钾、血钠的变化，发现异常及时报告医生。

③应用免疫抑制剂的常见副作用包括白细胞下降、脱发、胃肠道反应、肝功能损害、出血性膀胱炎和性腺损害等，用药期间嘱患儿多饮水，监测白细胞情况，发现异常及时报告医生。

5.减轻焦虑

（1）关心和爱护患儿，多与患儿及其家长交谈，鼓励他们说出内心感受，同时指导家长多给患儿心理支持，使患儿保持良好的情绪。适当安排患儿活动，增加生活乐趣，增强患儿和家长的信心从而积极配合治疗。

（2）帮助患儿适应其形象改变，向其解释形象改变是暂时的，激素停药后即可恢复正常，使家长及患儿树立信心，配合治疗和护理。

6.健康教育

（1）向患儿及其家长解释本病的相关知识，强调患儿必须按计划用药，不可突然停药或擅自减量，以免疾病复发。同时向患儿及其家长说明本病病程较长，长期用肾上腺皮质激素治疗引起的副作用是暂时的，使家长及患儿树立信心，积极配合治疗和护理。

（2）向患儿及其家长讲解本病容易复发，强调感染和劳累是本病常见的复发诱因，说明采取有效措施预防感染至关重要；讲解预防感染的常见方法，了解感染的常见表现，并及时就诊；预防接种应在病情完全缓解且停用激素 3 个月后才能进行；同时患儿要注意避免劳累，以免疾病复发。

（3）指导患儿饮食，肾病综合征患儿饮食虽不过分限制，但也要按医嘱及时调整，否则不利于本病的康复。

（田晓娟）

参考文献

[1]宋茂民,王磊.外科疾病学[M].北京:高等教育出版社,2017.

[2]陈孝平,汪建平.外科学[M].北京:人民卫生出版社,2014.

[3]吴金术.肝胆胰外科案例分析[M].北京:科学出版社,2017.

[4]丛文铭.肝胆肿瘤外科病理学[M].北京:人民卫生出版社,2015.

[5]谭永琼,谬安鹊.图解普外科手术配合[M].北京:科学出版社,2017.

[6]张洪义.肝胆外科腹腔镜手术并发症预防与处理策略[M].北京:人民卫生出版社,2015.

[7]李荣祥,张志伟.腹部外科手术技巧[M].北京:人民卫生出版社,2015.

[8]金黑鹰,章蓓.实用肛肠病学[M].上海:上海科学技术出版社,2014.

[9]张同成.乳腺疾病诊断与治疗[M].北京:化学工业出版社,2019.

[10]胡作为.乳腺肿瘤的诊断与治疗[M].郑州:河南科学技术出版社,2018.

[11]范虹.肝病[M].北京:中国医药科技出版社,2015.

[12]贾杰.肝病相关性疾病[M].北京:科学出版,2016.

[13]池肇春.实用临床肝病学[M].2版.北京:人民军医出版社,2015.

[14]赵玉沛,陈孝平.外科学[M].北京:人民卫生出版社,2015.

[15]田德安.消化疾病诊疗指南[M].北京:科学出版社,2019.

[16]胡敬宝.肝病临床诊断与治疗[M].长春:吉林科学技术出版社,2019.

[17]田伟.实用骨科学[M].2版.北京:人民卫生出版社,2016.

[18]姜虹.骨外科学[M].2版.北京:中国协和医科大学出版社,2020.

[19]贾建平,陈生弟.神经病学[M].8版.北京:人民卫生出版社,2018.

[20]赵继宗.神经外科手术精要与并发症[M].2版.北京:北京大学医学出版社,2017.

[21]杨树源,张建宁.神经外科学[M].2版.北京:人民卫生出版社,2015.

[22]北京市健康管理协会.健康体检与管理机构护理工作常规[M].北京:中国医药科技出版社,2021.

[23]蔡威,张潍平,魏光辉.小儿外科学[M].6版.北京:人民卫生出版社,2020.

[24]冯杰雄,郑珊.小儿外科学[M].3版.北京:人民卫生出版社,2021.

[25]汤绍涛.小儿外科手术要点难点及对策[M].北京:科学出版社,2017.